# 现代中医整脊学

编著 吕选民 常钰曼 吕金豆

世界图书出版公司

西安 北京 上海 广州

## 图书在版编目（CIP）数据

现代中医整脊学/吕选民，常钰曼，吕金豆编著. —西安:世界图书出版西安有限公司，2018.6
ISBN 978 - 7 - 5192 - 4396 - 8

Ⅰ.①现… Ⅱ.①吕… ②常…③吕… Ⅲ.①脊椎病－按摩疗法（中医）－中医学院－教材 Ⅳ.①R244.1

中国版本图书馆 CIP 数据核字（2018）第 122420 号

| | | |
|---|---|---|
| 书　　名 | **现代中医整脊学** | |
| | Xiandai Zhongyi Zhengjixue | |
| 编　　著 | 吕选民　常钰曼　吕金豆 | |
| 责任编辑 | 胡玉平 | |
| 出版发行 | **世界图书出版西安有限公司** | |
| 地　　址 | 西安市北大街 85 号 | |
| 邮　　编 | 710003 | |
| 电　　话 | 029 - 87214941　029 - 87233647（市场营销部） | |
| | 029 - 87234767（总编室） | |
| 网　　址 | http://www.wpcxa.com | |
| 邮　　箱 | xast@wpcxa.com | |
| 经　　销 | 新华书店 | |
| 印　　刷 | 西安华新彩印有限责任公司 | |
| 开　　本 | 787mm×1092mm　1/16 | |
| 印　　张 | 25　彩插 16 页 | |
| 字　　数 | 400 千 | |
| 版　　次 | 2018 年 6 月第 1 版　2018 年 6 月第 1 次印刷 | |
| 书　　号 | ISBN 978 - 7 - 5192 - 4396 - 8 | |
| 定　　价 | 86.00 元 | |

医学投稿　xastyx@163.com　‖029 - 87279745　87284035
☆如有印装错误，请寄回本公司更换☆

# 序

　　第一次认识吕选民教授是2006年8月在北京中医药大学针灸推拿学院召开的人事部中国人才研究会骨伤人才分会骨伤学术会议上，会间交流中吕教授详谈了他二十余年来在中医整脊学方面的实践和研究，这让我们找到了共同的话题和新的研究方向。对于长期从事中医骨伤、针灸和推拿医教研工作的我来说，当时正纠结于脊柱疾病发病率越来越高且渐趋年轻化、传统常规疗法突显难以为治的窘境。吕教授认为，中医整脊学是中医按摩推拿学科中伤科正骨推拿与推拿功法学、导引养生学中脊柱导引术的有机结合，是一门古老而又新兴的交叉学科。整脊疗法是流行世界的脊柱病自然疗法，若将其与现代解剖生理和生物力学进一步融合，将能有效解决临床上越来越多的脊柱疾病。说话间吕教授拿出了他2004年主编出版的《中国整脊学》专著递给我，非常谦虚地要我斧正。

　　会后我认真阅读了全书，除第一章概述介绍了整脊学学科体系外，其余十一章分别介绍了脊柱的解剖和生理、脊柱生物力学、中医对脊柱和脊柱病的认识、脊柱病的病因病理和诊断、推拿整脊、导引整脊、其他整脊法、颈段脊柱病、胸段脊柱病、腰段脊柱病、骶尾椎及其他脊柱病、脊柱及脊柱相关疾病的预防和整脊保健等整脊学的基本理论、知识和技能。全书体现六大特点：①构筑了《整脊学》的学科框架，使其成为一门系统的学科；②紧扣培养目标，着眼于培养实用型整脊技术人才；③规范了整脊、整脊学的概念；④吸收了最新的国内外研究成果和成熟的观点，反映了学科的研究新进展，对于开展整脊的医疗、教学和科研具有现实指导意义；⑤结构严谨、简明扼要、图文并茂、生动直观；⑥针对性、可操作性强，有利于学习者系统掌握整脊的基本理论、基本知识和基本技能。

　　会后我组织了一次学会理事会议，讨论整脊医学的研究和发展问题，各位理事一致同意吸纳吕选民教授为学会常务理事,并推选其为学会副会长之一。会议决定由我和吕选民担任总主编编写一套新世纪全国整脊医学系列教材。经过学会专业骨干人才五年的努力,《整脊基础与脊柱病诊断》《整脊治疗学》《颈椎整脊学》《胸椎整脊学》《腰椎整脊学》《骶尾椎整脊学》《整脊保健学》《国外整脊技术》八本教材终于 2011 年全部与读者见面了,它不仅解决了骨伤科、针灸推拿科医生和医学院学生学习、运用整脊医学技术诊治脊柱病的临床实践问题,而且为广大脊柱病患者提供了治疗指南和预防保健知识技能。这套教材出版发行后,吕教授又完成了多项整脊科研项目,并将推拿整脊、脊柱病整脊疗法、整脊保健等整脊医学技术引入其主编的全国中医药高职高专十一五、十二五和十三五《推拿学》《推拿治疗》规划教材,力争为国家培养更多的整脊医学人才。

"路漫漫其修远兮,吾将上下而求索"是吕教授的座右铭。可能是机缘巧合吧,去年吕教授携其新著《现代中医整脊学》书稿索我一序。感其执着不弃的治学精神,我抱病勉力分享其学。本书是在吕教授主编的国内首部整脊学专著《中国整脊学》的基础上,结合最近十年的最新研究成果和临床经验编著而成。书中系统论述了整脊学的发展历史、基础理论、基本知识、基本技能和临床应用。本书理论与实践并重,操作性强,法简效宏,为广大整脊、推拿、正骨、理疗和康复医师提供了一本专业化的书籍,特别是为广大临床工作者提供一种新的思路和治疗方法,也为医学院校特别是中医院校骨伤、推拿、针灸等专业的学生、进修生及研究生提供了一门必修学科的入门参考书。

北京中医药大学教授

中国人才研究会骨伤人才分会会长　宋一同

全国高等中医院校骨伤教育研究会会长

2018 年 5 月

# 前　言

　　人类进化为直立位从事生产劳动后,明显地增加了脊柱及其椎间盘的压力和下部静脉血的回流阻力,因而容易导致两种疾病——脊柱病和痔疾。关于痔疾,中医最古老的方书《五十二病方》就有较详细的论述和疗法,早已引起人们的重视,在综合医院设有专科,人们也认识到其危害的普遍性,所谓"十人九痔",众人皆知。而关于脊柱病,虽然中国古代的医学家和养生家早已认识到它的危害,但深入不够,后人也缺乏系统的研究。所以,直至现代,许多医生和患者仍然不甚了解这种像感冒发烧一样常见的疾病。随着知识经济时代的到来和人们生活、工作条件的变化,现代人的工作节奏加快,思想负担加大,伏案学习、工作、上网的时间延长,运动不足,身高增加,体重增加,体形变化,追求卧具舒心享乐而不符合脊柱生理要求的情况增多以及单一姿势体位劳作的情形增多等,均容易导致脊柱关节及脊周软组织的急慢性损伤和退行性病变、错位、畸形,从而引起脊柱及其相关疾病。有人统计,在伤科门诊中,约有1/2的患者是因脊柱病引起的颈肩臂腰腿痛;而在内、妇、儿、五官等科就诊的许多顽固难愈病症中,如顽固性头痛、偏头痛、眩晕、耳鸣耳聋、咽炎、目疾、冠心病、心律失常、血压异常、肋间神经痛、恶心呕吐、不孕不育、阳痿等,有相当一部分属于脊柱相关病症。上述这些病症的根本原因是脊柱位置结构异常,而其治疗必然要"从脊论治"。大量古今中外临床资料证明,运用推拿、导引、牵引、针灸等方法整复调理脊柱,可迅速解除上述病症,整脊疗法就这样应运而兴。由于脊柱病发病率愈来愈高,而且发病有年轻化趋势,这种疗法便被迅速普及和推广,风靡世界许多国家和地区。在美国、德国、澳大利亚、英国、加拿大、日本等国家,都有专门大学培养整脊高级人才。仅美国就大约有500所按摩学院和25 000名整脊医生，每年治疗750多万人次，相当于全美人口的3.6%。近年来，我国沿海城市和港、澳、台地区的医务工作者也越来越重视这一疗法，并广泛应用于临床实践，取得了可喜的成效。

中医整脊疗法源远流长，内容丰富，疗效独特。虽然中国古代医学文献中没有"整脊"这个词，但在大约3000年前的商代就有了整脊疗法"踩跷"（用足在颈肩腰背和四肢部按摩）和整脊医生"俞跗"的记载。先秦时期的医学经典著作《黄帝内经》中多处论述了脊柱与人体生命活动过程的关系及整脊疗法：如《素问·上古天真论》论述的人随年龄增长肌肉筋骨的退变现象；《素问·骨空论》论述的督脉入脊贯肾通于脑，统率人身阳气，从而决定人体生命活动的全过程——生、老、病、死；《素问·脉要精微论》则从病理上论述了脊柱与脏腑（尤其是先天之本——肾脏）功能变化的密切关系；《素问·骨空论》提出了"从脊论治"脊柱及其相关疾病的治疗原则（"督脉生病，治在骨上"），并采用按背俞穴治疗心痛症的方法。思想家、养生家庄子在《庄子·养生篇》中则提出了"从脊保健养生"的整脊保健理论和方法："缘督以为经，可以保身，可以全生，可以养亲，可以尽年。"由此可见，在两千多年前的先秦时期，中国的整脊学就有了相当的理论、知识和技能，为现代中医整脊学奠定了基础。此后，历代中医、推拿、导引、骨伤学家在研究和实践中做了许多工作，形成了中医正骨推拿（广泛涉及整脊）和以"缘督以为经""鹿运尾闾"为指导思想的脊柱导引养生方法，如周天功、站桩功、龟蛇功、道家养生功、放松功、太极拳等，充实了整脊学的内容。在20世纪30年代，中医整脊学又吸收了部分西方按脊术而有所发展，到了20世纪50年代，研究工作有所深入，重新认识并确立了"脊柱病因学说""从脊论治"原则和较为系统的整脊方法。到了21世纪，中国脊柱病防治技术迅速发展，研究者愈来愈多，研究工作越来越深入，形成了系统的整脊理论、知识和技能，因而也促成了本书与读者朋友们的见面。

20世纪90年代，李宗翰先生出版掘著《药王孙思邈养生长寿术》时曾提议攒著《中国整脊学》，时因医、教、研工作繁忙，加之临证虽多而尚未形成完整的理论、知识和技能，未敢应允。后经十多年的钻研，作者揣摩于临床，又翻阅了大量国内外有关文献，梳理出一条脉络，未及动笔，辛闻世界卫生组织启动"骨与关节10年（2000—2010）"计划，引起社会对这一领域关注，使人们积极行动起来，与诸如骨关节炎、脊髓疾病，严重致残的外伤以及使中老年人严重致残的疾病做斗争。有鉴于此,编者特邀资深专家同仁,联袂挥毫,著成《中国整脊学》(2004年),既为防治骨关节病这一世界性活动献一份薄礼,又为圆满李先生之夙愿,更为推动中国整脊医学的发展、解除脊柱病患者疾苦做出一点贡献。

时光荏苒,岁月如梭,转眼间又过了十余年,研究和治疗4万多人次的脊柱病患者,遂将十余年来的研究成果和治疗经验充实于前著,以飨同仁和脊柱病患者。

现代中医整脊学是一门古老而又新兴的边缘科学,涉及面广,病症繁多,加之编者水平有限,错漏在所难免,恳望同道斧正,以冀共同提高,不断完善,弘扬民族医学,早日完善中国整脊学的学科体系,为脊柱病患者解除痛苦,为全人类健康长寿服务。

编著者

2018 年 5 月

督脉生疾……治在骨上。

——《黄帝内经·素问》

缘督以为经，可以保身，可以全生，可以养亲，可以尽年。

——《庄子·养生篇》

脊柱的异常变化是百病之源。

——古埃及佚名者

五脏皆系于脊(背)，骨节灵通，均获裨益。

——清·汪昂《寿人经》

五脏之系咸附于背……(腹痛)毒深病急者，(括沙)非背不可也。

——清·田间来是庵《灵验良方汇编》

　　脊柱是人体的中轴支柱，贯通躯体上下、五脏六腑、四肢百骸。十二经脉、奇经八脉与大脑的连属，主要是通过脊旁背腧穴，经冲脉联络会于督脉，由督脉统帅，汇于髓海——大脑，在大脑的协调指挥下，有条不紊地工作，使人适四时之变，应劳作之动。

——中医理论

　　脊柱是人体的控制器。一旦大脑和躯干之间"精神冲动"的正常传导出现障碍，则可能导致多种疾病。用旋转脊柱的复位手法可以克这种障碍，所治疗的疾病多达几十种。

——美·佩尔默(Daniel Davia Palmer)博士

　　大脑是人体的智能指挥中心。脊柱既是脑体的控制调节枢纽，又是人体的中轴支柱和活动枢纽。脊柱灵动，脑体康宁；脊柱一病，身心苦痛；严重一点，妨碍行动；更有甚者，伤身殒命。

——本书编著者

　　脊柱是人体的大梁，是人类得以直立行走的保障，人体脏腑组织器官的功能活动与脊柱密切相关。脊柱位置结构即使发生细微的变化，也会刺激和压迫神经、血管，引起疼痛、形体异常和相关组织器官功能障碍而发生肢体和内脏器官疾病。科学、合理的整脊方法能迅速矫正畸形或错缝的脊柱，从根本上治愈脊柱及其相关疾病。

——本书编著者

　　脊柱是大脑与肢体内脏官窍联通的唯一器官，其解剖位置和功能的正常，是身心健康的根本保证。

——本书编著者

　　脊柱是人体的中轴，神经的中枢，保健的中心。

——本书编著者

　　衰老不是从眼角的第一道皱纹开始，也不是从鬓间的第一根白发开始，而是从身体，特别是脊柱开始的。脊柱的柔韧性减弱是人体衰老的最早征兆，脊柱退行性变引起的许多病变，是影响中老年人工作、生活，引起衰老和病痛的主要原因。

——本书编著者

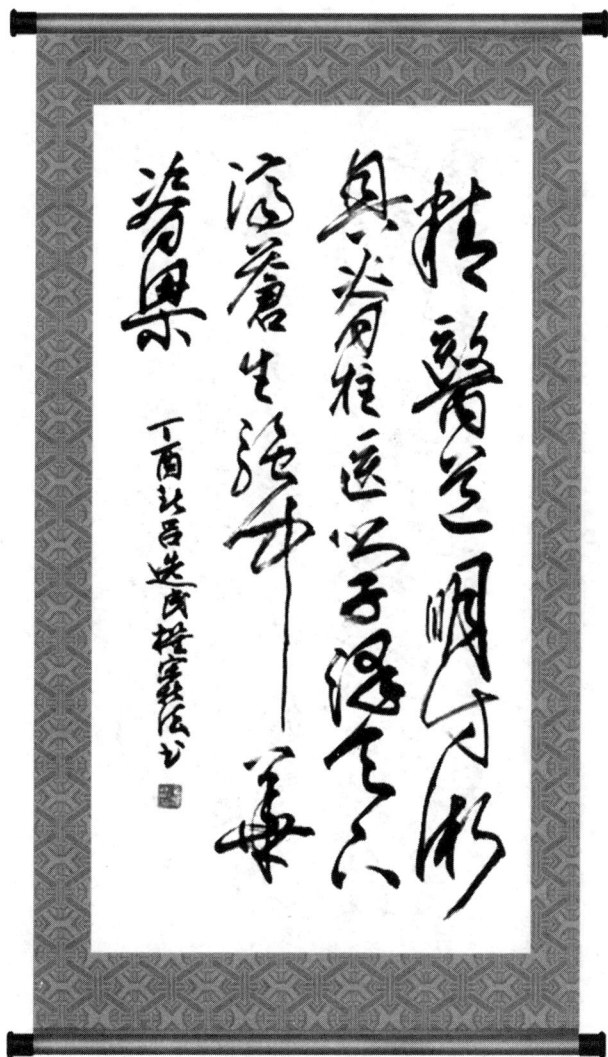

精医道，明方术，兴脊柱医学；
泽天下，济苍生，强中华脊梁。

——陕西省老年书协会员　宋新法

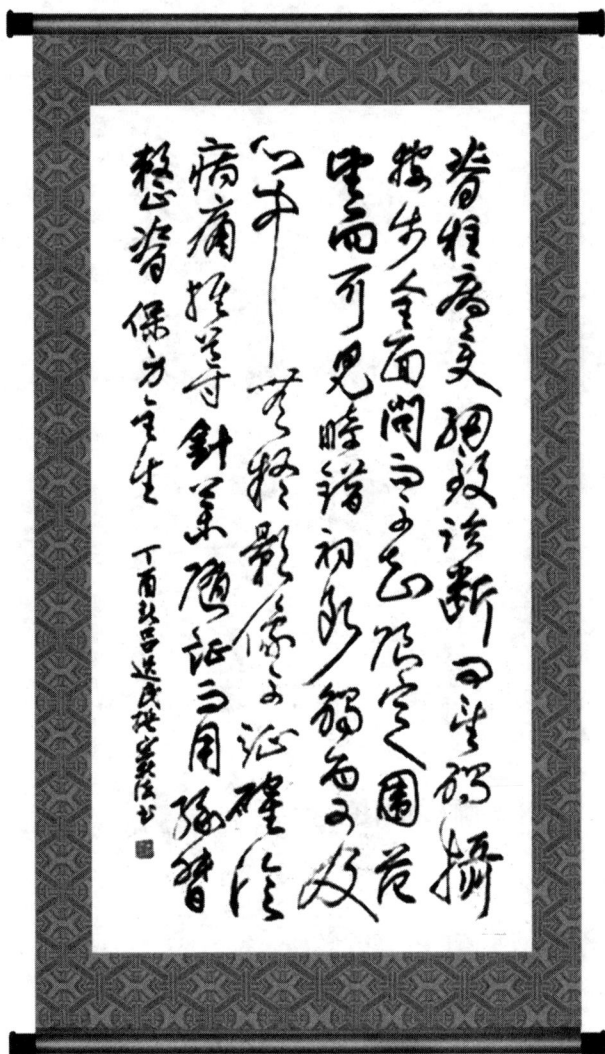

脊柱病变，细致诊断；问望触摄，按步全面；
问而可知，限定围范；望而可见，畸错初断；
触而可及，心中无疑；影像可证，确诊病痛；
推导针药，随证而用；缘督整脊，保身全生。

——陕西省老年书协会员　宋新法

# 目 录

# 第十四章　脊柱及脊柱相关疾病的预防

# 第十五章　整脊保健

# 第一章
# 绪　论

　　中医整脊是一种源远流长的医疗保健技术，在几千年的发展历史中，既为人类的健康发挥了不可磨灭的作用，又使自身发展成为一门独立的学科。尤其是在现代社会，脊柱及脊柱相关疾发病率越来越高且渐趋年轻化，对人类的健康和劳动生产造成越来越严重的影响。因此，对中医整脊学的研究和中医整脊技术的应用逐渐引起医学界的重视。按摩、推拿和导引既是中医医疗、预防和保健的重要绿色疗法，也是中医整脊的主要技术，在中国已有五千多年的发展历史，为中国人民的卫生保健事业做出了卓越的贡献。随着科技的进步和社会的发展，人们在重新认识非药物疗法的优越性时，对按摩推拿和导引等传统不药而愈的自然疗法越来越重视，并逐渐形成了按摩推拿学和推拿功法学独特的学科体系。中医整脊学是中国按摩推拿学科中伤科正骨推拿与推拿功法学、导引养生学中脊柱导引术有机结合的一门学科，而现代中医整脊学是中西推拿按摩学、正骨学和导引养生学有机结合的一门古老而新兴的交叉学科。

## 第一节　概　述

### 一、现代中医整脊学的基本概念

　　整脊（chropractic），又称正脊、按脊、治脊、调整脊柱、脊椎矫正，是用按摩推拿手法（包括手法的延伸，如器械牵引等）和医疗导引等方法整复调理位置结构异常的脊柱，从而达到防治脊柱及其相关疾病的医疗方法，有广义和狭义之分。狭义整脊是指运用各种手法技术移动患者的患病脊椎，使病变脊椎尽量恢复到正常的结构和功能，以减轻乃至消除患者脊柱和脊柱区病痛的医疗方法；广义整脊是指运用推拿按摩、牵引、导引、针灸、药物等方法整复调理结构和功能异常的脊柱和脊柱区，防治脊柱、脊柱区及脊柱相关脏腑组织器官疾病的医疗保健方法。

整脊学亦称脊柱医学、脊椎神经医学、脊椎矫正学，现代中医整脊学是以中医基础理论和现代医学知识为指导，以生物力学和生物物理学为基础，研究脊柱、脊旁组织及脊柱相关脏腑组织器官的力学、解剖、生理、病理变化，运用推拿按摩、牵引、导引、针灸、药物等中西医医疗方法对脊柱位置结构异常进行整复调理，治疗和预防脊柱、脊柱区及脊柱相关脏腑组织器官疾病，增强人体健康的一门医学科学。

现代神经生理学认为，脑神经、脊髓神经及自主神经通过脊柱分布于全身各处，它们与生命活动有着密切的联系，是各种生理反射活动的必经之路，承担着支配内脏、躯干和四肢的全部功能活动。所以，有学者认为"脊柱是人体的调控器"。一旦不慎，如跌打损伤、姿势不良，用力不当等，造成脊柱位置结构异常，即使细微的变化，就可以刺激或压迫神经、血管及脊柱区的其他组织器官，引起神经、血管运动、血液循环及相应组织器官的功能失调及障碍，造成肢体或内脏器官疾病的发生。运用合理正确的按摩推拿手法和导引方法整复调理异常的脊椎，可以迅速解除对神经、血管和脊柱区组织器官的刺激和压迫，消除脊柱及其相关的肢体、组织器官疾病。

## 二、现代中医整脊学的基本内容

现代整脊学是一门新兴的交叉学科，涉及中西医学和现代科学的许多领域，其基本内容如下：

1. 整脊学基础　整脊专业的主要基础课程，主要介绍脊柱的解剖、生理、病因病理、生物力学等基本理论和知识，并介绍部分脊柱重要结构的组织形态学、生物化学知识。

2. 整脊学技术　整脊专业的主要技能课程，主要介绍推拿按摩、导引、牵引、注射、针灸、刀针、药物和其他一些国内外科学、有效、安全的整脊技术，它既是整脊学基础与整脊治疗学之间的一门桥梁课程，又是整脊专业的一门核心技能课程。

3. 整脊治疗学　整脊专业的主要临床课程，主要介绍整脊治疗的作用、机理、原则、方法、脊柱病诊断和脊柱及其相关疾病的治疗。

4. 整脊保健学　整脊专业的一门综合应用课程，主要介绍整脊的保健作用、应用和方法及脊柱保健法、脊柱病的预防和护理等。

5. 实验整脊学 运用现代科学的实验研究方法探讨并阐明整脊理论、治疗技术和保健方法的作用机理的一门课程，主要分为基础研究和应用研究。

6. 整脊文献学 整理和研究代表性整脊文献资料及各整脊流派的理论、方法和应用的一门课程。以揭示整脊学发展的历史、规律，汲取成功的经验和方法。

7. 整脊器械学 运用现代科学技术，研制、开发整脊器械的必备理论、知识和技能及临床常用整脊器械的制造、作用原理、适应范围和使用方法等有待进一步开发的一门主要学科。

## 三、现代中医整脊学的基本特点

现代整脊学作为一门临床医学学科，有异于其他临床医学学科的许多特点，其基本特点如下：

1. 交叉学科，理论多元 整脊学属中西推拿按摩学与中西骨伤学中的正骨学互相结合而形成的一门古老而新兴的边缘学科，因此，其理论依据呈现一种多元现象。如其基础理论以脊柱、脊柱区、运动节、脊神经等的组织解剖、生理、病理和生物力学为主；在诊法、治则、治法上则中西理论和方法并重，择优选用，这种理论学说上的多元性，催化了学科的形成和发展。

2. 诊治一体，辨病关键 脊柱病的诊断要求辨证与辨病相结合，但重在辨病，它是在中医四诊基础上结合现代医学检查方法进行的，尤其是切诊中的触诊，能诊察脊柱各骨性标志及脊柱区软组织有无偏歪、移位、畸形、摩擦音、压痛、肿块、硬结、冷热及其他异常变化，从而了解病变的部位、性质、轻重等情况，它既是诊断脊柱病的主要方法之一，也是整脊治疗的主要依据。临床上，常常是在触诊结合其他诊断方法辨清病证后才开始治疗；治疗时又必须通过触诊等定位施术；治疗后又要通过触诊对整复后效果进行评估。除患者的自觉症状外，亦重在触诊等观察脊柱位置结构是否恢复正常，从而使诊治一体贯穿于脊柱病的整个治疗过程中。

3. 以点带面，适宽禁严 脊柱及脊柱相关疾病的整脊治疗，常常只需在结构位置异常处施术，就可以解决局部及相关脏腑组织器官的许多病证，起到以点带面，全面康复治疗的作用。整脊学的这一特点，使其有宽泛的适应证，不仅对脊柱和脊柱区本身的位移性、劳损性、退变性疾病，而且对脊柱相关的运动、神经、消化、呼吸、循环、泌尿生殖、内分泌等系统的100余种疾病都有很好的治疗效果，涵盖了脊柱骨盆、骨伤、内、外、妇、儿、五官及康复等临床学科的许多常见病、多发病和疑难病，甚至在急诊抢救中也常被应用。至于整脊养生保健、增高减肥等更是被广泛应用。然而，并不是所有的疾病都可以用整脊治疗，整脊在临床上有严格的禁忌证。

4. 亦医亦防，养生保健　整脊除了广泛用于临床治疗外，其预防疾病、养生保健的作用前景更为广阔，并且已成为新的保健产业。

5. 简便验廉，易于推广　整脊治病以手法为主，辅以牵引、导引等方法，不需要特殊、昂贵的医疗设备，应用极其方便，简便经济，易于推广，符合我国目前卫生事业发展的整体要求。至于其疗效，如果早诊早治，常常立竿见影，为其他疗法所不及。即使病程日久的慢性脊柱及脊柱相关疾病，由于整脊疗法可以重复施术，只要坚持按疗程治疗，常能获得满意疗效。

## 四、现代中医整脊疗法的适应证和禁忌证

整脊是一种非药物自然疗法，是一种物理疗法，属于中医的外治法之一。它不仅对脊柱本身及脊旁软组织的病变有较好的治疗作用，而且对脊椎位置结构异常引起的脊神经、内脏组织器官的病理变化有显著疗效，更具有防病治病、保健强身、延年益寿的作用。同时，整脊还无服药之不便，针刺之痛苦，故易为患者接受。尽管如此，为了杜绝意外事故的发生，临床上要严格地掌握整脊的适应证和禁忌证。

1. 整脊的适应证

·脊椎位置结构异常引起的各种病症：如脊柱侧凸、前凸、后凸畸形，脊柱扭转、侧转、棘突偏斜，椎体错缝、半脱位、脱位，单纯性颈腰椎间盘突出症，腰椎小关节滑膜嵌顿等。

·脊旁软组织病变：急慢性脊旁软组织损伤，如落枕、胸胁岔气、肩关节周围炎、急性腰扭伤、慢性腰肌劳损等。

·脊髓轻度受压迫或刺激，如早期脊髓型颈椎病，影像学检查（MRI 为主要客观依据）无明显脊髓受压表现，或虽然压迫较严重，但不宜手术或患者不愿意手术者，腰椎管狭窄症等。

·脊椎骨折后遗症、脊髓损伤后遗症可酌情运用。

·脊椎退行性病变。脊柱退行性变化引起椎间隙、椎间孔狭窄性病症，如各型颈椎病、腰椎病、$L_3$ 横突综合征等；脊柱稳定性、灵活性下降引起的脊柱强直，活动受限，如强直性脊柱炎；脊椎骨质增生引起的局部和（或）支配区域的疼痛、麻木、关节晨僵等。

·健康或亚健康人群的保健。古人云："人不能一日无损伤，亦不能一日无修补。"健康、亚健康人群，尤其是工作紧张的人、中老年人、运动员、脊柱位置结构也会出现轻微的变化，即使没有异常，通过整脊调整脊柱位置结构，增强脊柱的稳定性和灵活性，改善脊神经、内分泌和内脏组织器官的功能状态，消除工作，生活产生的疲劳和功能退化，增强体质，提高生活质量，以便精力充沛地工作和生活。

2. 整脊的禁忌证

·脊柱感染性疾病，如脊椎结核、椎骨骨髓炎及其他化脓感染。

·脊柱区外伤出血，脊椎骨折早期，椎骨骨质疏松症等骨质有明显病理性改变。

·脊椎恶性肿瘤部位。

·脊柱外伤引起气闭昏迷，吐、衄、便血，骨折断端压迫或刺伤脏器，开放性损伤等。

·局部皮肤破损，水火烫伤，感染性病灶的皮肤病。

·妇女妊娠、经期、剧烈运动后，极度劳累、饥饿、虚弱及酒后神志不清者，一般不宜立即做整脊治疗。

·对疼痛高度敏感者，传染病传染期者。

## 五、现代中医整脊原则

对于脊柱位置结构异常性疾病，整复调理是简、便、验、廉的首选治疗方法。整脊时应遵循以下原则：

·以辨病为主，结合辨证，正确选择整脊方法。

·动静结合，既要运用推拿导引整复调理，又要酌情固定；既要强调适度的功能锻炼，又要注意静卧休息，从而促进脊柱位置结构早日恢复正常并得以巩固。

·筋骨并重：整脊时重点在整复脊椎的位置结构异常，但同时也要重视脊柱区软组织及脊椎病变节段脊神经支配区域软组织的调理，使筋骨同时恢复其正常的位置结构和功能，消除脊柱、脊柱区软组织及肢体、内脏的病痛。

·内外兼顾：整脊主要是运用推拿导引整复调理脊柱结构位置异常，但不能忽视运用针灸、药物调理脊柱病变引起的脏腑、经络、气血功能的异常。两方面相辅相成，相互影响，只有同时调整，才能使局部与整体、内部与外部兼顾，达到彻底治愈，并巩固疗效的目的。

·医患合作：医患合作包括在整脊过程中患者体位的摆放、身心的放松与医生整脊方法的配合以及整脊措施与患者调养保护脊柱结构位置的配合。常言道："三分治，七分养。"脊柱病患者在行、住、坐、卧时均应保持脊柱正直并且力争做到"能卧不站，能站不坐"。卧具应是硬板床，枕头高低适宜：仰卧3～5cm，侧卧5～7cm，维持颈椎正常的生理曲度和正位时的正直，并且以仰卧或俯卧为佳。

## 六、中医整脊的方法

中医整脊的方法丰富多彩，法简效宏。临床使用最多的有推拿、导引、针灸和药物整脊等方法。这些疗法既属自然疗法，也是常用的保守疗法。正确运用这些方法整脊，不仅简便验廉捷，而且无副作用和不良影响；不仅可用于临床最常见的脊椎位置结构轻微异常引起的病痛，而且可用于除骨折、感染、肿瘤外的脊椎脱位、滑脱、椎间盘突出症、脊椎退行性病变等较严重的脊柱病。临床遇到脊柱位置结构异常引起的病痛，应首先选用这些方法。

## 七、学习《现代中医整脊学》的要求和方法

《现代中医整脊学》作为一门交叉学科，要求学员在掌握中西医学基本理论、基本知识和基本技能的基础上，练就适应整脊临床需要的身心素质及高度技巧性的规范手法、牵引技法和导引术式等，并能将其熟练地运用于医疗和保健工作。所以，在学习过程中要把握好以下重要环节：首先要掌握中医学、现代科学（包括现代医学）的基本理论、知识和技能，打好解剖学、生理病理学、生物力学、生物物理学、中西诊断学和中西骨伤学的基础。其次，要长期刻苦地进行整脊手法的学习和练习，并能达到正确熟练的运用。尤其在手法整脊时脑海里要有被整复脊柱节段清晰的立体解剖构象和力学特点，使手法和术式符合人体结构规律，安全有效科学。第三，要掌握牵引、导引、针灸、药物和微创手术等辅助整脊方法及其应用。最后，也是最重要的一点，整脊医生必须严格掌握整脊的适应证和禁忌证，既要掌握好专业知识，又要全面了解患者病情，治疗时要不断地检查病情变化和检讨治疗方案，必要时请专科医生会诊，避免整脊意外事故发生。

学习整脊学既要求学习者具有先天的身心素质，更要有后天的勤奋；既要像科学工作者那样熟练掌握专业理论和知识，又要像手工艺行业一样勤学苦练，对技术精益求精。只有理论联系实际，坚持临床实践，长期反复地练习整

脊技术，并培养自己良好的医德医风，才能成为一个合格的、对社会有用的高水平整脊医生。

## 第二节　中医整脊学的起源及发展简史

整脊疗法是人类在长期与疾病做斗争的过程中逐渐认识、总结和发展起来的一种古老的医疗、保健和防病方法。

中医整脊具有历史悠久，方法简便，适应证广，疗效显著等特点，是中医学的一个重要组成部分。中医虽然没有整脊的名称和论著，但关于脊柱及其相关疾病的推拿、导引等整复的记载历史悠久。由于脊柱病主要表现为疼痛、姿势异常及活动受限，所以早期文献提出"筋骨瑟缩不达""痿厥""肾有久病"等脊柱病概念，并用推拿导引整脊方法治疗。周代归脊柱关节病于骨伤科（疡医），秦汉以后将脊柱病引起的肢体关节疼痛称为"痹证"，沿用至今。中医整脊疗法起源于远古，盛行于殷商，总结提高于秦汉，广泛应用于晋唐，发展创新于宋元，系统完善于明清，正名昌盛于当代。

1. 先秦时期　自夏、商、周以来，直到秦始皇统一中国之前，史称先秦时期。据史书记载，战国时有不少医书流传于世，后因兵燹战火及秦焚书，率多亡佚。而幸存的诸子百家书中，只是零星半点提及医药之事。所以，对这一时期整脊学成就的了解，主要来自于 20 世纪考古学的两大发现：殷墟甲骨卜辞和马王堆汉墓帛简医书。

整脊最早的文字记载，见于殷商时代的甲骨卜辞，称之为"拊"或"跗"。已出土的甲骨卜辞中，关于医药卫生的记载为数不多，但其中按摩推拿的记载却较多，同时也有尹、娍、臭、拊等宫廷专职按摩推拿师的记载。史学家认为，殷商时期按摩推拿作为治病保健的重要手段，在宫廷及民间生活中有着不可低估的地位。商代人对疾病有超乎我们预料的惊人知识，他们对疾病发生、发展变化过程中的种种现象有过详细的观察，他们至少知道 30 多种（类）疾病，尤其对骨及脊柱相关疾病，如臀、膝、趾、肘、头面五官等部位的疾病有较多认识。

值得一提的是，在甲骨卜辞及后世的《史记》《说苑》《新语》等文献中记载古代有位叫俞拊（跗）的医学大师，"治病不以汤液醴酒，（而以）馋石、挢引、案杌、毒熨，一拨见病之应，因五脏之输，乃割皮、解肌、诀脉、结筋、搦髓脑、揲肓、爪幕、湔浣肠胃、漱涤五脏、练精易形"。这位神乎其技的外治法大师，应是卜辞中记载的武丁时期擅长推拿导引整脊的按摩推拿师"拊"，其搦髓脑、割皮、解肌、诀脉、结筋、揲肓、易形等治疗方法，正是后世整脊的常用手法。此外，"拊"乃殷商对按摩推拿的称谓，"跗"则是用足在腰背颈项踩摩的一种整脊方法。由此可见，俞拊（跗）乃一位擅长踩跷整脊的按摩师。

综上所述，可以说殷商时期是按摩导引整脊技术运用的第一个黄金时代，俞跗是按摩导引整脊的鼻祖。

周代在商代按摩导引医学的基础上，着重于医理、药物、养生保健和医事制度的研究，如伏羲画卦明阴阳、神农辨药性教稼穑倡导饮食卫生、宫廷食、疾、疡、兽四医分科等，其中疡医掌折疡等之祝药，即主管筋骨损伤的治疗。可见，周代我国已经有了脊柱及四肢关节疾病的专科医生，而《庄子》中的"熊经鸟伸"，《孟子》中的"为长者折肢"即对这一时期按摩导引整复调理脊柱及四肢关节疾病的描述。

先秦时期，记载导引整脊较多的文献首推马王堆帛简医书《导引图》，其绘于秦汉之际，内容早于《黄帝内经》，反映了春秋战国时期的医学成就，是中国乃至世界医学史上第一幅彩绘医疗保健体操图。图中绘有44个人物全身导引图像，有坐式、站式、徒手、执械等不同形式。其中在12幅有题记的导引动作中，就有9幅用于治疗颈椎、腰脊和四肢关节疼痛等脊柱及其相关疾病。除导引整脊外，还有搓腰、揉膝等按摩推拿整脊方法。

原始导引起源于4000多年前洪水泛滥、地平以湿的中原地带，主要是舞式、体操式的特定肢体锻炼方法，用于防治肢体筋骨疾病，如《吕氏春秋·古乐篇》的"作舞以宣导之"，《黄帝内经·素问·异法方宜论》的"其治宜导引按跷"。到了春秋战国时期，人们逐渐认识到导引不仅能治疗寒湿筋骨之疾，而且能防病养生，延年益寿，并在肢体俯仰屈伸的动作中加入了呼吸锻炼，提高了防治疾病和健身延年效果，这在《老子》《庄子》等书中均有记载。如《庄子》中的"吹嘘呼吸，吐故纳新，熊经鸟申，为寿而已矣。此道（导）引之士，养形之人，彭祖寿考者之所好也"。此外，《庄子》《韩非子》还记载有效龟引颈吐纳，对脊柱，尤其是颈椎有显著的整复调理作用。

综上所述，先秦时期我们的祖先即擅长用按摩推拿导引整复调理脊柱，治疗和预防脊柱及其相关疾病，达到健康长寿的目的。

2. 秦汉时期　秦汉时期是我国历史发展的一个重要时期，统一而稳定的社会局面为科技文化的总结和提高创造了有利的社会条件。发轫于春秋战国的各种医学流派和经验，具备了全面总结和提高的历史条件。中医理论的基本框架，临床治疗的重要原则都在这一时期构筑和奠基，同时也使按摩推拿、导引、针灸等来自经验积累的治疗方法摆脱了经验医学的桎梏，形成了有民族特色、理论基础的学科。

秦代虽然实现了大统一，但由于秦始皇膨胀了的独裁霸道对自由民主的镇压和对先秦文化的毁灭性围剿——焚书坑儒，秦朝的科技文化和医药卫生的发展不多，整脊的文献记载甚少。

汉革秦弊，重视科技文化和医药卫生的发展。据《史记》记载，西汉初期按摩推拿已成为名医教学的一项重要内容，王府中为贵族进行保健按摩的专职医生已经相当普遍，许多名医及一些经典医学著作对按摩推拿的治病机理、作用及治疗原则等进行了较为深入的探讨。仅整脊方面就有以下记载；首先从汉代及其以前对按摩的名称说起。汉代将按摩称为按跷、跷摩，可见其手法擅长用足，即今日主要用于脊柱及其周围软组织疾病防治的踩跷法。其次，这一时期成书的《黄帝岐伯按摩十卷》，晋葛洪《抱朴子·遐览》又称其为《按摩经导引经十卷》，是按摩推拿学和导引养生学最早的专著，虽已亡佚，但顾名思义，其应是汉以前按摩推拿学和导引养生学的全面总结。同一时期的《黄帝内经》是中医学的奠基之作，对按摩推拿和导引的发展也做出了历史性的贡献。该书首次将按摩作为一种疗法和学科，比较系统地论述了按摩推拿理论、治疗手法、治疗工具和适应病症。其中《举痛论》按背俞治疗寒气客于脊背引起的心胸疼痛是最早运用按摩推拿整脊治疗脊柱相关内脏病的记载，《痿论篇》对腰背不举的分析是最早对脊柱病理的论述。此外，按摩推拿的古称——按跷——最早见于《黄帝内经》，说明该书已重视运用踩跷手法整复调理脊柱来防治疾病。再次，就是汉代医家对脊病的认识和整脊的运用。如张仲景用颈部牵引救治自缢及对腰痛的诊治，董奉用端提摇转头项手法配合药物治交州刺史杜燮暴死，华佗用按摩法治举体风残等。此外，《汉书·苏武传》还记载了用足踩背救醒昏迷的苏武。

导引整脊方面，《黄帝内经》在肯定了导引为一种主要的防治疾病方法的基础上，运用导引治疗腰肾顽疾（《素问遗篇·刺法论》），张仲景用导引治疗肌肉四肢重滞（《金匮要略》），华佗创编《五禽戏》："熊经鸱顾，引挽腰体，动诸关节，以求难老。"

3. 晋唐时期 晋唐时期包括西晋、东晋、南北朝、隋、唐、五代，前后近700年，中国封建社会正处于上升阶段，我国的临床医学得到了蓬勃发展。按摩导引成为宫廷医学教育的四大科目之一，与医药、针灸并列。按摩导引除作为养生保健方法为贵族提供服务外，已在社会上广泛用于肢体、脏腑等疾病的治疗。特别是隋唐将损伤折跌列入按摩治疗范围，使正骨整脊推拿逐渐形成为一门富于民族特色、疗效卓著的临床学科，揭开了按摩推拿整脊史上新的一页。《诸病源候论》和晋唐三大方书《肘后》《千金》《外台》集中记载了按摩导引在这一时期的杰出成就。

按摩整脊方面，晋·葛洪的《肘后救卒方》运用抄腹捏脊法治疗卒心痛、卒腹痛，背法急救溺死，捏肩井调整椎旁总筋（开总筋）以流通气血，调畅脏腑。王叔和《脉经》和皇甫谧《针灸甲乙经》中用针灸治疗腰痛及筋骨痹痛。梁·陶弘景《养性延命录》推拿与导引对脊柱病的防治。隋·巢元方《诸病源候论》对脊柱及其相关疾病有较深入的认识："劳伤之人，肾气虚损，而肾主腰脚，其经贯肾络脊，风邪乘虚卒入肾经，故猝然而患腰痛。"书中论述了8种腰痛证候，对"背偻"等脊柱病有专篇论述。在脊柱病治疗方面，巢氏重视运用局部固定、按摩导引治疗，指出筋骨"卒然致损，故血气隔绝，不能周荣，所以需善系缚、按摩、导引，令其气血复也"。其记载的233种按摩导引方法中，绝大多数适用于脊柱疾病。唐·孙思邈《千金方》的"天竺国按摩法""老子按摩法"，记载了25种导引按摩整复调理脊柱，改善肢体内脏功能的方法，并重点介绍了腰背痛导引法和踏背（踩跷）等整脊方法。王涛《外治秘要》的捏脊加拔罐治疗瘰疬及对汉以来治痹方药的记载，蔺道人《仙授理伤续断秘方》的"拔伸""搦捺""捺正"等整骨整脊手法，及用仙正散熏洗痹症"筋脉拘急不得屈伸，步行艰苦"等，均集中反映了唐代整脊疗法的成就。尤其是《唐六典·太常寺》概括地提出了用按摩导引正骨整脊："是以消息导引之法，以除人之八疾：一曰风，二曰寒，三曰暑，四曰湿，五曰饥，六曰饱，七曰劳，八曰逸。凡人肢节腑脏积而疾生，宜导而宣之，使内疾不留，外邪不生；若损伤折跌者，以法正之。"临床上，大多数脊柱病与过度劳逸和损伤有关，其防治以按摩导引为主。可见，晋唐时期整脊不仅有了比较系统的方法，而且在脊柱病成因上有了明确认识。

4. 宋金元时期　宋金元时期是我国封建社会进入稳定发展的中期阶段，经济和科技文化高度繁荣。尤其是北宋活字印刷的发明，为医药等知识的普及和提高提供了有利的条件。然而，由于封建礼教和士大夫重思维、轻动手的影响，按摩推拿不仅没有得到朝廷应有的支持，反而受到严重的阻碍和限制——宋太医局取消了按摩科。尽管如此，以收集民间单验方为主的《圣济总录》《太平圣惠方》仍记载了宋代医家在按摩推拿和导引等方面的成就，其他医书也有按摩导引经验的记载。整脊方面，有《普济方》的导引治腰背颈项痛、摩腰膏治腰脊痛，《圣济总录》的"神仙导引法""膏摩方"，《圣惠方》的摩腰丸（散），均在晋唐整脊基础上有所发展。金元四大家对脊病和按摩整脊有高度认识和运用。朱丹溪将摩腰膏的应用推向了一个新的高潮，延至清代不衰。清代名医徐大椿在《兰台轨范》中记载了当时的盛况："有人专用丹溪摩腰膏方治形体之病，老人虚人极验，其术甚行。"《保生要录》中的左右转腰，时俯时仰，《云笈七签》中的诸多导引法，无名氏的"八段锦"等均有整脊的良好作用。

元代，蒙古族善骑射，跌损病证较多，使伤科有了长足发展。在医制十三科中，除了金疮肿疡之外，又设立了正骨科，对整脊学的发展起到了很大的推动作用。元代医家危亦林是世界上采用悬吊复位法整脊的第一人。危氏乃骨伤世家，他以《理伤续断方》为基础，吸收宋元以前的骨伤成就，结合家传经验，著成《世医得效方》，书中记载了利用身体重力牵引复位的许多首创性整骨整脊方法，尤其是用悬吊复位法整复脊柱骨折、错缝、脱位等，比英国戴维斯1927年提出的悬吊复位法早600多年，开创了器械牵引整脊的先河。

5. **明清时期** 明清是我国封建社会的后期，在这一长达五个半世纪的历史阶段，我国自然科学的各个领域依然取得了许多令人瞩目的成就。按摩推拿导引分支越来越细，小儿推拿日益发展，自成体系。正骨推拿、一指禅推拿、内功推拿、保健推拿等都相继取得了很大成就，呈现繁荣景象，按摩导引已经广泛地为医家和养生家所掌握并加以运用。从明代开始，按摩逐渐演称为推拿，并在正骨整脊方面有了很大发展。明《普济方》详细记载了背腰颈项强痛的导引防治方法。明代医家张景岳认为推拿擅治肌肉病变，现存最早的推拿专著四明陈氏《按摩经》中用"摇动河山""飞结积气""推倒泰山"等手法治疗背腰腿膝疼痛，徐春甫的全身关节按摩，李时珍的鹿运尾闾以通督脉，胡文焕的诸多导引法，聂尚恒的不宜久立久行久坐久卧养生法，高濂的散步、摩肾堂、按摩导引，均对脊柱病的防治有积极意义。薛己则认识到脊柱在人体的重要作用及脊柱、骨节、筋肉损伤后整复调理的重要性，著成《正体类要》。清代，吴谦等编辑的《医宗金鉴·正骨心法要旨》提出手法比器械正骨作用好。"因跌扑闪失，以致骨缝开错，气血郁滞，为肿为痛，宜用按摩法。"其正骨八法：摸、接、端、提、按、摩、推、拿，不仅用于骨折的整复，而且广泛用于脊柱错缝、脱位等的整复调理。此外,书中还载有攀索叠砖法整复胸腰椎脱位、错缝、骨折等病变。沈金鳌《杂病源流犀烛》用整脊治痧胀:"若犯痧,先循其七节骨缝中,将大指甲重掐入,候骨节内响方止。"现今在胸 1~8 椎体棘突上寻找压痛点按压治痧疾,是沈氏整脊治痧的发展。

导引整脊方面,清代更为盛行。祝澄元《心医集》中的端坐伸腰、热擦肾俞、颈部导引、双转辘轳,马齐《陆地仙经》的猿臂、熊经、托踏,佚名《养生秘旨》八段导引法中的撼天柱、摩精门、转辘轳、双虚托、攀足,王祖源《内动图说·分行外功法》中的身、首、手、足、肩、背、腰、肾功,方开"延年九转法"的捏腰,活动肢体,汪启贤等《济世全书》中的掐、摩、搓、擦配合导引均具有显著的整脊效果。尤其是汪启贤对脊柱病的系统认识和分类,将脊柱病证分为肩背指症、腰肾足膝症、腰背疼痛,使中医对脊柱病的认识更接近现代医学的脊椎神经节段理论。

值得一提的是,明清时期不仅对脊柱及其相关疾病如颈肩背痛,腰腿痛有了较详细的分类,而且对其病因病机、综合诊治有了丰富完整的认识和方法,除按摩导引、针灸药熨等外治法外,还重视内服药物。如张璐《张氏医通·肩背痛》概括了历代对颈肩背痛的辨证论治方法,认为:"肩背痛,脊强,腰似折,项似拔,此足太阳经气不行也,羌活胜湿汤……湿热相搏,肩背沉重而痛,当归拈痛汤。当肩背一片冷痛,背脊疼痛,古方用神保丸愈者,此有寒积也;有因寒饮伏结者,近效白术附子汤……或观书对弈久坐而致背痛者,补中益气加羌、防。"对于腰腿痛,张景岳认为:"腰痛证凡悠悠戚戚、屡发不已者,肾之虚也。"主张用当归地黄饮、左归丸、右归丸和煨肾散等治疗。

6. 近代整脊的发展　由于受西方文化的冲击和国民党政府对传统医学采取民族虚无主义态度,使中医饱受摧残,举步维艰,而推拿导引更是处于历史上的低潮。然而,由于推拿导引悠久的历史和简便验廉的优点,深为人民喜爱,广泛地活跃于民间和武林,并且得到了一定发展。如推拿流派的形成,整脊学的系统和完善。整脊方面,1935 年谢剑新《按脊术专刊》扼要介绍了西方按脊术史略、治病原理、疾病与脊柱、神经与脊柱病变、伤科推拿与按脊术等内容,使我国的脊柱病治疗在传统推拿导引方法的基础上融入了西方的按脊术。然而由于按脊术手法单一,其旋转、后伸、侧扳手法仅是我国正骨推拿手法中的一小部分,所以国人对西方的按脊术运用较少。

此外,随着近代医学在中国的传播,使推拿导引与人体解剖、生理病理紧密联系,强调手法与各部组织相结合,对整脊学的发展产生了积极的影响。

7. **现代整脊的发展**　中华人民共和国成立以后，政府十分重视中医学的继承和发扬工作，推拿导引整脊也枯木逢春，蓬勃发展。建国初期，推拿以治疗软组织损伤和正骨整脊为主，20世纪50年代末治疗范围扩大至内、外、外、妇、儿、五官等科疾病，60年代开始用于心脑血管、神经、内分泌及外科的胆石症、肠梗阻等疑难重症的治疗。70年代推拿导引的临床、教学、科研逐步走向正轨，推拿导引著作的出版，队伍的建设空前繁荣，并开展了整脊手法的研究（冯天有等提出脊柱旋转手法等）。到80年代初，对颈、腰、椎等脊柱病的研究已有了成熟的经验和多方面的成果，出版了多部颈腰椎病专著，翻译了一些美、苏脊柱病研究书刊，并于1984年4月4～6日在北京召开了全国脊柱相关疾病学术研讨会。近10年来，由于科技进步，经济发展，人们的工作、生活条件不断改善，体力劳动、外出行走愈来愈少，坐位工作愈来愈多，脊柱及其相关疾病发病率急剧上升，诸如颈椎病、胸椎病、腰椎病、椎间盘突出症、腰椎管狭窄、脊柱骨质增生、强直性脊柱炎等已成为困扰人们的常见病、多发病。而推拿导引是这些疾病的有效疗法，因而受到医学研究者、医生和患者的重视，各种按摩导引整脊方法应运而生。随着现代科学知识与先进技术的发展和应用，人们对脊柱的生理、病理有了更全面的认识，对脊柱病的防治有了更完善的措施，这一切将促进中国整脊学水平的进一步提高，为我国及世界人民的健康做出更大的贡献。

# 第三节　国外整脊疗法概况

1885年，美国医生佩尔默（Danial Davia Palmer，1845—1913年）偶尔用旋推棘突复位的方法治愈了一例聋哑患者和一例心脏病患者。尔后，他依据大量的临床实践，提出了系统的按脊理论：脊柱是人体的调控器，一旦大脑与身体之间"精神冲动"的正常传导出现障碍，则可导致多种疾病。用旋转脊椎的复位手法，可以克这种障碍，所治疗的疾病多达几十种。"按脊疗法"刚一发明，立即在美国引起一场轩然大波。由于它与西方的正统观点大相径庭，受到美国法律的限制和美国医学会（AMA）的强烈抨击。佩尔默的理论被视为奇谈怪论、迷信。在一片反对声中，佩尔默凭着顽强的斗志，终于创出了一条自己的路。1897年，他创立了第一所按摩学院和佩尔默医院，为按脊疗法提供了教学和临床基地。1910年他又成立了美国按摩学会。其继承者1926年又成立了国际按摩学会。20世纪70年代，美国已有500余所按摩学院和25 000余名按脊医生，每年治病750多万人次，占美国人口的3.6%。1978年，AMA宣布：放弃按脊疗法是一种迷信的说法。美国政府也正式确认"按脊疗法将在所有的国家健康保险计划里占有不可忽视的地位"。

目前，按脊疗法已传播到东西方几十个国家，产生了若干重要的手法流派。美国、德国、澳大利亚、英国、加拿大、日本都有专门大学培养整脊手法高级人员。在东方，日本、韩国、新马泰等国家和我国的沿海发达地区及港、澳、台地区，均盛行按脊防治脊柱及其相关疾病和按脊保健，并称其为"整脊疗法""脊柱病调整法"。尤其在日本，整脊疗法发展迅速，并形成不同的手法流派和名称，如山田式整体术、福永式整体术、高桥式正体式、安久式脊柱诊疗法、梶间式脊柱反射疗法、松田式按脊调整法（又称松田式脊柱调整法）。在日本，除手法整脊外，还运用中国的导引整脊术，如野口式整体操法和日本的柔道、指压方法整脊。

# | 第二章 |
# 脊柱的解剖和生理

脊柱的解剖和生理是整脊医学的基础，掌握好脊柱的解剖和生理知识，有利于整脊技能操作和临床治疗。

## 第一节　概　述

脊椎在全身骨骼中占重要地位，四肢与头颅直接或间接与脊柱相连接，人体任何部分的负重，受冲击时其动力均可传达到脊柱。脊柱亦是许多主要内脏的附着点和保护器，由椎孔构成的椎管包围着整个脊髓和马尾神经及其被膜。因此，脊柱的损伤可严重影响内脏的解剖和生理功能。脊椎骨折与脱位、脊柱退行性病变，均可造成脊髓损伤，轻者尚可恢复，重者可致终生残疾或死亡。

在临床上如何确定病变椎体的序数呢？可沿脊柱后正中线向下触摸和辨认各椎骨的棘突，从而确定不同部位椎骨的序数。当颈椎前屈时，很容易触摸到第 7 颈椎（$C_7$）棘突，其他颈椎的棘突由于粗厚的项韧带附着和掩盖而不易触到。下连横线可以帮助确定椎骨的序数：连接两侧肩胛冈内侧端的横线，通过第 3 胸椎（$T_3$）的棘突；两侧肩胛骨外角连线，横过 $T_2$ 棘突；两侧肩胛骨下角的连线，横过 $T_7$ 的棘突；通过脐部的水平面，相当于第 3 腰椎（$L_3$）棘突的高度；两侧髂嵴最高点的连线，经过 $L_4$ 棘突；两侧髂后上棘的连线经过第 2 骶椎（$S_2$）中部。沿骶骨中线向下，可触摸到骶中嵴和骶管裂孔；在骶管裂孔的两侧能摸到骶角，骶管麻醉时常经骶管裂孔向骶管的硬脊膜外腔注入麻醉药，可进行阻滞麻醉。第 12 肋骨通常在皮下可以触及。在棘突纵嵴的两侧，有粗大的骶棘肌明显可见。

脊柱区是指脊柱及其后方、两侧软组织所分布的区域。脊柱区由脊柱及其周围的软组织所组成，该区域包括项部、背部、腰部和骶尾部。枕骨的上项线为项部的上界；斜方肌的前缘是颈部（前）和项部（后）部的分界线；腋后线及其向下的延长线是背部和腰部的侧缘；第12肋骨为腰部的上界，骨盆的髂嵴是腰部的下界；尾骨下端是脊柱的终末点。

脊柱区自表皮至脊柱，有皮肤、浅筋膜、深筋膜、肌肉等组织，其中有丰富的血管和神经，各自起着不同的作用。

脊柱由7块颈椎、12块胸椎、5块腰椎、1块骶骨和1块尾骨借骨连接形成。脊柱除有支持身体、保护脊髓、增加弹性、减轻震荡等功能外，还有较大的活动性，脊柱可做屈、伸、侧屈、旋转运动。

脊髓位于椎管内，脊髓由灰质和白质构成，灰质在内部，白质在周围。灰质主要是神经细胞体和纵横交织的神经纤维。白质内有上行纤维束、下行纤维束和固有束。上行纤维束内包括薄束、楔束、脊髓小脑束、脊髓丘脑束、脊髓顶盖束、脊髓网状束及内脏感觉传导路等；下行纤维束包括皮质脊髓束、红核脊髓束、前庭脊髓束、网状脊髓束、内侧纵束及顶盖脊髓束等。脊髓有传导功能和反射功能。

脊神经与脊髓节段相连，共有31对，负责躯体、内脏的感觉和运动。脊神经出椎间孔后，立即分为脊膜支、交通支、后支和前支，脊神经的前支相互交织成神经丛，形成颈丛、臂丛、腰丛和骶丛。

内脏神经系统包括内脏运动神经和内脏感觉神经，内脏运动神经可分为交感神经和副交感神经。交感神经在全身分布极为广泛，几乎全身所有的内脏器官都受其支配。

# 第二节　脊柱区的软组织

脊柱区的软组织包括皮肤、浅筋膜、深筋膜、肌肉、血管、神经等组织。

## 一、脊柱区的皮肤和浅筋膜

**皮肤**（skin）　皮肤由表皮和真皮组成，覆盖身体表面，借浅筋膜和深部组织相连。

### （一）皮　肤

皮肤可分为表皮和真皮两层（彩图1）。

1. 表皮　表皮（epidermis）是皮肤的浅层，厚度不等，一般厚 0.07 ~ 0.12mm，手掌和足跖处最厚，达 0.8 ~ 1.4mm。

表皮从表面到基底可分为**角质层**（stratum corneum）、**透明层**（stratum lucidum）、**颗粒层**（stratum granulosum）、**棘层**（stratum spinosum）和**基底层**（stratum basale）五层。

2. 真皮　真皮（dermis）位于表皮深层，由致密结缔组织组成，真皮分**乳头层**（papillary layer）和**网状层**（reticular layer）两层。

背部皮肤具有保护、吸收、排泄、感觉、调节体温以及参与物质代谢等作用。

**（二）浅筋膜**

**浅筋膜**（superficial fascia）　浅筋膜即**皮下组织**（hypodermis），位于皮肤深面，包被全身各部，由疏松结缔组织和脂肪组织组成，有许多结缔组织纤维束与深筋膜相连，浅筋膜内有丰富的浅动脉、皮下静脉、浅淋巴管和皮神经等。浅筋膜的厚度随个体、年龄、性别和部位而异，一般背部浅筋膜致密而厚，含有较多脂肪（彩图 1）。浅筋膜有贮存脂肪、保温、缓冲外力的作用。

## 二、脊柱区的深筋膜

**深筋膜**（deep fascia）　深筋膜又名固有筋膜（proper fascia），位于浅筋膜的深面，由致密结缔组织构成，遍布全身。

背部深筋膜分为浅、深两层。浅层薄弱，覆盖于斜方肌和背阔肌表面。深层称**胸腰筋膜**（thoracolumbar fascia），包裹于竖脊肌和腰方肌的周围。胸腰筋膜可分为浅、中、深三层：浅层覆盖于竖脊肌的后面，在腰部明显增厚，并与背阔肌的腱膜融合，向内附于腰椎棘突、骶正中嵴和棘上韧带；中层位于竖脊肌和腰方肌之间，向内附于腰椎横突尖；深层覆盖于腰方肌的前面，属于腹内筋膜的一部分，向内附于腰椎横突前面。浅层和中层在竖脊肌外侧缘愈合，形成竖脊肌鞘，在腰方肌外侧缘再与深层汇合，构成腹内斜肌和腹横肌的起点（彩图 2）。深筋膜包被肌肉、血管和神经等。

## 三、脊柱区的肌肉

**（一）骨骼肌概述**

人体的肌肉可分为平滑肌、心肌和骨骼肌。

**骨骼肌**（skeletal muscle）　运动系统的肌肉均属骨骼肌，肌肉在神经系统的支配和调节下，可随人的意志收缩，故又称**随意肌**（voluntary muscle）。绝大多数骨骼肌附着于骨，少数附着于皮肤，附着于皮肤的骨骼肌称皮肌。每块骨骼肌都有丰富的血管、淋巴和神经分布，都具有一定的构造、形态和功能。

1. **骨骼肌的构造** 骨骼肌由肌性部和腱性部组成。骨骼肌的肌性部称**肌腹**（muscle belly），肌腹为肌肉的中间部分，主要有骨骼肌纤维构成，色红，柔软，具有收缩和舒张的功能，是力的产生部分；骨骼肌的腱性部称**肌腱**（tendon），肌腱是肌肉两端的部分，主要由致密结缔组织构成，色白，强韧，但没有收缩功能，是力的传导部分。

2. **骨骼肌的形态和功能** 骨骼肌的形态多种多样，大致可分为 4 种，即长肌、短肌、扁肌、轮匝肌，不同形态的肌肉功能各异（彩图 3）。

长肌的肌腹多呈梭形，两端的肌腱呈扁带状，某些长肌的起端可有 2 个、3 个或 4 个头，以后聚合成一个肌腹，分别称二头肌、三头肌或四头肌，还有一些长肌由 2 个或 3 个以上的肌腹组成，肌腹之间为中间腱，称二腹肌或多腹肌。长肌多分布于四肢，因跨越距离较长，收缩时可产生较大的运动幅度；短肌的肌腹短，多见于躯干深层，收缩引起的运动幅度小，但有利于稳定关节；扁肌的肌腹呈薄片状，腱呈薄膜状，扁肌多存在于胸腹部，除运动外，还有保护内脏的功能；轮匝肌位于孔裂的周围，主要由环形的肌纤维构成，收缩时可关闭孔裂。

**（二）脊柱区的肌肉**

脊柱区的肌肉可分为浅、深两群。

1. **脊柱区的浅群肌** 脊柱区的浅群肌包括斜方肌、背阔肌、肩胛提肌、菱形肌、上后锯肌和下后锯肌，这些肌肉大多起自脊柱的棘突，除上、下后锯肌止于肋骨外，均止于上肢带骨或肱骨。这群肌肉可分为三层：第一层有斜方肌和背阔肌；第二层有肩胛提肌和菱形肌；第三层有上、下后锯肌（彩图 4，彩图 5）。

**斜方肌**（trapezius） 斜方肌位于项部和上背部的浅层，为三角形阔肌，两侧相合呈斜方形。斜方肌起自上项线、枕外隆凸、项韧带、$C_7$ 和全部胸椎的棘突。它的上部纤维向下外，止于锁骨外侧端；中部纤维平行向外，止于肩峰和肩胛冈上缘；下部纤维斜向上外，止于肩胛冈下缘的内侧部。斜方肌收缩可使肩胛骨向脊柱靠拢，上部纤维收缩可上提肩胛骨，下部纤维收缩可使肩胛骨下降，当肩胛骨固定、两侧斜方肌同时收缩时，可使头部向后伸，一侧斜方肌收缩，可使颈屈向同侧、面部转向对侧。

**背阔肌**（latissimus dorsi） 背阔肌位于腰背部和侧胸部，呈扁平三角形，为全身最大的扁肌。背阔肌以腱膜起自 $T_{7\sim12}$、全部腰椎棘突、骶中嵴以及髂嵴后部腰背筋膜后层，纤维向上外聚合成一扁平腱，止于肱骨结节间沟底。背阔肌能够内收、内旋和后伸肱骨，当上肢上举位固定时，可上提躯干，引体向上。

**肩胛提肌**（levator scapulae） 肩胛提肌位于颈部两侧、斜方肌的深面，属带状长肌。肩胛提肌起自 $C_{1\sim4}$ 横突，向外下止于肩胛骨的内侧角。肩胛提肌收缩时能上提肩胛骨，并使肩胛骨下角向内旋转，肩胛骨固定时，可使头部后伸并向同侧屈曲。

**菱形肌**（rhomboideus） 菱形肌位于斜方肌的深面，属菱形的扁肌。菱形肌起自 $C_6$、$C_7$ 及 $T_{1\sim4}$ 胸椎棘突，纤维向下外，止于肩胛骨的脊柱缘。菱形肌收缩时能牵拉肩胛骨向上内，与肩胛提肌共同作用，使肩胛骨旋转。

**上后锯肌**（serratus posterior superior） 和**下后锯肌**（serratus posterior inferior） 上后锯肌起自项韧带、$C_7$ 棘突和 $T_1$、$T_2$ 棘上韧带，向下外止于第 2~5 肋骨肋角外的上缘和外侧面，上后锯肌收缩能上提肋骨。下后锯肌起自背阔肌、腰背筋膜、$T_{11}$、$T_{12}$、$L_1$、$L_2$ 棘突，向上外止于下 4 个肋骨肋角外的下缘和外侧面，下后锯肌收缩能降肋骨（彩图 5）。

2. 脊柱区的深群肌 脊柱区的深群肌分为三层，第一层为夹肌和竖脊肌；第二层为半棘肌、多裂肌和回旋肌；第三层为横突间肌和棘间肌。椎骨两侧还有腰大肌和腰方肌（彩图 6）。

**夹肌**（splenius） 夹肌分为头夹肌和项夹肌。头夹肌在胸锁乳突肌的深面，项夹肌在肩胛提肌的深面。头夹肌和项夹肌均起自项韧带的下部、$C_7$ 棘突、上部胸椎棘突及棘上韧带，纤维向上向外，头夹肌止于颞骨乳突后缘及枕骨上项线，项夹肌止于 $C_{1\sim3}$ 横突后结节。夹肌单侧收缩可使头部转向同侧，两侧收缩，可使头部后仰。

**竖脊肌**（erector spinae） 竖脊肌又叫**骶棘肌**（sacrospinalis），竖脊肌位于脊椎棘突和肋角之间的沟内，起点由筋膜和肌性两部分组成，筋膜部分和腰背筋膜后层相融合，肌性部分起自骶髂骨间韧带和髂嵴上部，纤维向上，至肋下缘稍上，延展成为内、中、外三个肌柱。内侧柱为**棘肌**（spinalis），紧附于棘突的两侧，小的肌束起于下数棘突，止于上数棘突。中间柱为**最长肌**（longissimus），分为头最长肌、颈最长肌和胸最长肌：头最长肌在头夹肌和胸锁乳突肌的深面，起自上数胸椎横突与下数颈椎关节突，上行止于颞骨乳突的后部和下部；颈最长肌起于 $T_{1\sim6}$，止于 $C_{2\sim6}$ 横突后结节；胸最长肌起于骶骨、肋角和全部横突，止于腰椎的副突和横突、胸椎的横突尖及其附近的肋骨。外侧柱为**髂肋肌**（iliocostalis），又可分为颈髂肋肌、胸髂肋肌、腰髂肋肌三部。颈髂肋肌起自上数肋角，止于下数颈椎横突后结节；胸髂肋肌起自下数肋角，止于上数肋角；腰髂肋肌由竖脊肌的总腱向上止于下数肋角。竖脊肌收缩，可使脊柱后伸和仰头。

**半棘肌**（semispinalis）　半棘肌起自横突尖，跨越 4~6 节椎骨，上行止于棘突尖，按位置可分为头半棘肌、颈半棘肌和胸半棘肌：头半棘肌起于上数胸椎横突和下数颈椎关节突，向上止于枕骨上、下项线间的骨面；颈半棘肌起于上数胸椎横突，止于上数颈椎棘突；胸半棘肌起于下数胸椎横突，止于上数胸椎和下数颈椎棘突。头半棘肌和项半棘肌可以牵引颈部向后，加深颈段脊柱前凸，胸半棘肌是脊柱的旋转肌。

**多裂肌**（multifidus）　多裂肌为多数小的肌性腱性束，从 $C_2\sim S_4$ 均有，起止点跨越 1~4 节椎骨。在颈部，起自 $C_{4\sim7}$ 的关节突；在胸部，起自横突；在腰部，起自乳突；在骶部，起自骶骨后面、髂后上棘及骶髂后韧带，每条肌束向上内止于上位棘突。多裂肌的作用是稳定各椎骨节段，一侧肌肉收缩使脊柱转向对侧，两侧肌肉共同收缩能伸直脊柱。

**回旋肌**（rotator）　回旋肌为节段性小方形肌，起自各椎骨横突上后部，止于上一椎骨椎弓板下缘及外侧面，直至棘突根部。回旋肌的作用是保持椎骨稳定。

**横突间肌**（intertransversarii）和**棘间肌**（interspinalis）　横突间肌位于项部和腰部，起止于相邻的横突。棘间肌起止于相邻棘突。横突间肌、棘间肌与脊柱的韧带共同维持椎骨的稳定。

**腰大肌**（psoas major）　腰大肌位于腰椎椎体和横突之间，起自第12胸椎和第 1~4 腰椎椎体的侧面、椎间盘、横突根和腰动脉的腱弓，肌纤维向下外与髂肌共同组成髂腰肌腱，止于股骨小转子。腰大肌和髂肌合成髂腰肌，如果下肢固定，髂腰肌收缩可使脊柱前屈。

**腰方肌**（quadratus lumborum）　腰方肌位于腰大肌的外侧，起于髂腰韧带及毗连的髂嵴与下 2~3 个腰椎横突尖，向上内止于第 12 肋骨下缘。吸气时，腰方肌能够固定肋骨，使膈肌收缩下抑，加大胸腔纵径。

## 四、脊柱区的血管

### （一）血管概述

血管是输送血液的管道。根据血管的形态结构、功能特点和管道内血液流动方向，将其分为动脉、静脉和毛细血管（彩图7）。

1. 动脉　动脉（artery）是输送血液离开心室的血管。动脉自心室发出后，反复分支，愈分愈细，其终末移行为毛细血管。根据管径的大小可将动脉分为大、中、小三类：大动脉离心较近，管壁有较大的弹性，心室射血时扩张，心室舒张时则管壁回缩，维持血液继续向前流动；中、小动脉管壁有较发达的平滑肌，在神经体液调解下收缩和舒张，改变管腔的大小，控制血流阻力和局部血流量。动脉在其行程中通常与静脉、神经伴行，并被结缔组织包裹，形成血管神经束。

2. 静脉　静脉（vein）是引导血液返回心房的血管。静脉起始于毛细血管，最后注入心房，在向心回流的过程中，小静脉逐级汇合成更大的静脉，通常把小静脉称为较大静脉的属支。静脉可分为浅静脉和深静脉：**浅静脉**（superficial vein）位于皮下，又称**皮下静脉**（subcutaneous vein），一般不与动脉伴行，有些部位的浅静脉可在体表见到或摸到；**深静脉**（deep vein）位于深筋膜深面或体腔内，常与同名动脉伴行。

3. 毛细血管　**毛细血管**（capillary）是连接动、静脉末梢之间的微细管道。毛细血管数量特别多，除软骨、角膜、晶状体、毛发、被覆上皮和牙釉质外，遍布全身各处。血管内、外的物质在毛细血管处实现交换。

### （二）脊柱区的血管

脊柱区的血管分为浅表血管和深部血管。

1. 浅表血管　浅表血管指浅表的动脉和静脉。

浅动脉主要来自深动脉的分支：项部的浅动脉主要来自枕动脉、颈浅动脉和肩胛背动脉的分支；胸背部的浅动脉来自肋间后动脉、肩胛背动脉和胸背动脉的分支；腰部的浅动脉来自腰动脉分支；骶尾部的浅动脉来自臀上动脉、臀下动脉的分支。

脊柱区的浅静脉与浅动脉伴行。

2. 深部血管

（1）动脉：项部组织主要由枕动脉、颈浅动脉、肩胛背动脉和椎动脉供血；胸背部由肋间后动脉、胸背动脉和肩胛背动脉供血；腰部由腰动脉和肋下动脉供血；骶尾部由臀上动脉、臀下动脉供血（彩图8）。

**枕动脉**（occipital artery） 枕动脉起自颈外动脉，向后上经颞骨乳突内面进入项区，在夹肌深面、半棘肌外侧缘处越过枕下三角，分出数支，本干继续向上至上项线高度穿斜方肌浅出，与枕大神经伴行，分布至枕部。分支中有一较大的降支，向下分布至项区诸肌，并与椎动脉、肩胛背动脉等分支吻合，形成动脉网。

**肩胛背动脉**（dorsal scapular artery） 肩胛背动脉起自锁骨下动脉，向外侧穿过或越过臂丛，经中斜角肌前方至肩胛提肌深面，与同名神经伴行转向内下，在菱形肌深面下行，分布至背肌和肩带肌，参与形成肩胛动脉网。

**椎动脉**（vertebral artrey） 椎动脉起自锁骨下动脉，沿前斜角肌内侧上行，穿第6～1颈椎横突孔，经枕骨大孔进入颅内。

**肋间后动脉**（posterior intercostal artery） 肋间后动脉一般是每个肋间隙一支，第1、2肋间隙的肋间后动脉发自锁骨下动脉的最上肋间动脉，其余9个肋间隙的肋间后动脉单独或共同起自胸主动脉后壁，每一肋间后动脉发一后支与脊神经后支伴行，营养相应阶段的脊髓、脊柱、脊柱后肌肉和临近皮肤。

**胸背动脉**（thoracodorsal artery） 胸背动脉是肩胛下动脉的分支，它主要分布到背阔肌、大圆肌、前锯肌等肌肉和其表面皮肤。

**腰动脉**（lumbar artery） 腰动脉自腹主动脉的后壁发出，沿腰椎椎体中部向后外侧走行，沿途发出一些垂直小支进入椎体前方，以营养椎体。腰动脉至椎间孔前缘时先后分出3个主要分支，即脊前支、横突前支和背侧支，形成椎管外、内两组血管网。

（2）静脉：背部的深部静脉与动脉伴行。项部的静脉汇入椎静脉、颈内静脉或锁骨下静脉；胸背部的静脉经肋间后静脉汇入奇静脉，部分汇入锁骨下静脉或腋静脉；腰部的静脉经腰静脉汇入下腔静脉；骶尾部的静脉经臀部的静脉汇入髂内静脉。脊柱的深静脉可通过椎静脉丛广泛地与椎管内、颅内及骨盆部等处的静脉交通。

## 五、脊柱区神经

脊柱区的神经主要来自31对脊神经后支、副神经、胸背神经和肩胛背神经。

### （一）脊神经后支

**脊神经后支**（posterior branch of spinal nerve） 脊神经后支自椎间孔处由脊神经分出后，绕上关节突外侧向后行，至相邻横突间分为内侧支（后内侧支）和外侧支（后外侧支）。脊神经后支呈明显的节段性分布：颈神经后支分布至项部皮肤和深层肌；胸神经分支分布至胸背部皮肤和深层肌；腰神经后支分布至腰部、臀部皮肤和深层肌；骶、尾神经后支分布至骶骨背面和臀部皮肤。其中较粗大的皮支有：

**枕大神经**（greater occipital nerve） 枕大神经是第 2 颈神经后支的分支，在斜方肌的起点上项线下方浅出，分布至枕部皮肤。

**第 3 枕神经**（third occipital nerve） 第 3 枕神经是第 3 颈神经后支的分支，穿斜方肌浅出，分布至项部上部皮肤。

**臀上皮神经**（superior gluteal cutaneous nerve） 臀上皮神经由第 1～3 腰神经后支的外侧支组成，行经腰部，穿胸腰筋膜浅出，越髂嵴，分布至臀部上部。

**臀中皮神经**（middle gluteal cutaneous nerve） 臀中皮神经由第 1～3 骶神经后支组成，分布于臀中部皮肤。

**（二）副神经**

**副神经**（accessory nerve） 副神经自胸锁乳突肌后缘中、上 1/3 交点处斜向外下，经枕三角至斜方肌前缘中、下 1/3 交点处深面进入胸锁乳突肌，支配胸锁乳突肌、斜方肌。

**（三）胸背神经**

**胸背神经**（thoracodorsal nerve） 胸背神经起自臂丛后束，与同名动脉伴行，沿肩胛骨外侧缘下行，支配背阔肌。

**（四）肩胛骨神经**

**肩胛骨神经**（dorsal scapular nerve） 肩胛骨神经起自臂丛锁骨上部，穿中斜角肌斜向外下至肩胛提肌深面，继沿肩胛骨内侧缘下行，与肩胛背动脉伴行，支配肩胛提肌和菱形肌。

# 第三节　脊柱的结构和运动

**脊柱**（vertebral column）是身体的支柱，是由脊椎骨及椎间盘组成，前者占脊柱长度的 3/4，后者占 1/4。脊柱周围有坚强的韧带相连，还有很多的肌肉附着，它不仅能负荷重力，缓冲震荡，而且参与组成胸、腹、盆壁，保护脊髓及神经根，也保护胸、腹盆腔脏器。

成人脊柱由 26 个脊椎骨借骨连接形成，即 7 个颈椎，12 个胸椎，5 个腰椎，1个骶椎（小儿为5块，成人融合成1个），1个尾椎（小儿为3~5块，成人亦融合成1个）。它们之间借椎间盘、关节及韧带等软组织相连接而成。颈椎，胸椎和腰椎可以活动，故又称为可动椎或真椎；骶椎和尾椎，在婴幼儿时期由韧带和软骨互相连接，随着发育成长，至一定时期，骶椎和尾椎即分别愈合成骶骨和尾骨，它们不能活动，所以也叫不动椎或假椎。

## 一、脊柱的结构

### （一）椎 骨

幼年时椎骨为32或33块：7块颈椎、12块胸椎、5块腰椎、5块骶椎、3~4块尾椎。成年后5块骶椎融合成骶骨，3~4块尾椎融合成尾骨，故成人有24块独立的椎骨、1块骶骨和1块尾骨（彩图9）。

1. **椎骨的一般形态** 椎骨（vertebrae）由前方短圆柱形的椎体和后方板状的椎弓组成。

**椎体**（vertebral body） 椎体由骨松质构成，表面密质较薄，上、下面平坦，中央部粗糙，周缘较光滑，借椎间纤维软骨与邻近椎骨相接，椎体是椎骨负重的主要部分。椎体后面微凹陷，与椎弓共同围成**椎孔**（vertebral foramen）。各椎孔相通，构成容纳脊髓的**椎管**（vertebral canal）。

**椎弓**（vertebral arch） 椎弓是弓形骨板，紧连椎体的缩窄部分称**椎弓根**（pedicle of vertebral arch）。椎弓根的上、下缘各有一切迹，相邻椎骨的上、下切迹共同围成**椎间孔**（intervertebral foramen），有脊神经和血管通过。两侧椎弓根向后内扩展变宽，在中线会合，称**椎弓板**（lamina of vertebral arch）。椎弓共发出7个突起：1个**棘突**（spinous process），伸向后方或后下方，尖端可在体表摸到；1对**横突**（transverse process），伸向两侧，棘突和横突都是肌肉和韧带的附着处；2对**关节突**（articular process），在椎弓根与椎弓板结合处分别向上、下方突起，即**上关节突**（superior articular）和**下关节突**（inferior articular process），相邻关节突构成**关节突关节**（zygapophysial joints）。

2. **各部椎骨的主要特征**

（1）颈椎：颈椎（cervical vertebrae）椎体较小，横断面呈椭圆形，上、下关节突的关节面几乎呈水平面。$C_{3~7}$椎体上面侧缘向上突起，称**椎体钩**（uncus of vertebral body）。椎体钩若与上位椎体的前、后唇缘相接，则形成非滑膜性关节–钩椎关节，又称骨膜关节、椎体半关节、神经弓椎体关节、Luschka 关节。

钩椎关节从左右增强了颈椎的稳定性，能防止椎间盘从侧后方突出。但常因退变、磨损易发生骨质增生，导致椎间孔缩小引起神经血管症状。当个别椎体因外伤或退变发生移位时，该关节两侧不对称，可影响位于其侧方的椎动脉的血液循环，并可压迫其后方的脊神经根。颈椎的椎孔较大，呈三角形。横突有孔，称**横突孔**（transverse foramen），有椎动脉和椎静脉通过。$C_6$横突末端前方的结节特别隆起，**称颈动脉结节**（carotid tubercle），有颈总动脉经其前方。$C_{2~6}$的棘突较短，末端分叉（彩图10）。

**寰椎**（atlas） 寰椎即第1颈椎，寰椎呈环状，无椎体、棘突和关节突，由前弓、后弓及侧块组成。前弓较短，后面正中有齿突凹，与枢椎的齿突相关节，侧块连接前后两弓，上面各有一椭圆形关节面与枕髁相关节，下面有圆形关节面与枢椎上关节面相关节。后弓较长，上面有横行的椎动脉沟，有同名动脉通过（彩图11）。

**枢椎**（axis） 枢椎即$C_2$，枢椎的特点是椎体向上伸出齿突，与寰椎齿突凹相关节，齿突原为寰椎椎体，发育过程中脱离寰椎而与枢椎椎体融合（彩图12）。

**隆椎**（vertebra prominens） 隆椎即$C_7$，隆椎棘突特别长，末端不分叉，活体易于触及，常作为计数椎骨序数和针灸取穴的重要标志（彩图13）。

（2）胸椎（thoracic vertebrae）：胸椎椎体从上向下逐渐增大，横断面呈心形。横突末端前面多有横突肋凹与肋结节相关节。关节突的关节面几乎呈冠状位，上关节突关节面朝向后，下关节突关节面朝向前。棘突较长，向后下方倾斜，呈叠瓦状排列（彩图14）。

（3）腰椎（lumbar vertebrae）：腰椎椎体粗壮，横断面呈肾形。椎弓发达，椎孔较大，呈三角形。上关节突、下关节突粗大，关节面几乎呈矢状位。棘突宽而短，呈板状，水平后伸（彩图15）。

（4）骶骨（sacrum）：骶骨由5块骶椎融合而成，呈三角形。上部宽大为底，有一粗糙的卵圆形面，与$L_5$连接；下部为尖，骶骨尖下面成卵圆形，接尾骨。骶骨盆面凹陷，上缘中份向前隆凸，称岬（promontory），中部有四条横线，是椎体融合的痕迹，横线两端有4对**骶前孔**（anterior sacral foramen）；背面粗糙隆凸，正中线上有棘突融合而成的**骶正中嵴**（median sacral crest），嵴外侧有4对**骶后孔**（posterior sacral foramen）。骶前、后孔均与骶管相通，有骶神经前、后支和血管通过。骶管上通椎管，下端的裂孔称**骶管裂孔**（sacral hiatus），裂孔两端有向下突出的**骶角**（sacral cornu）。骶骨外侧部上宽下窄，上方有耳状面与髋骨的耳状面构成**骶髂关节**（sacroiliac joint），耳状面后方骨面凹凸不平，称**骶粗隆**（sacral tuberosity），为韧带附着处（彩图16）。

（5）尾骨（coccyx）：尾骨由3~4块退化的尾椎融合而成，上接骶骨，下端游离为尾骨尖，无椎管（彩图16）。

**（二）椎骨的连接**

各椎骨之间借椎间盘、韧带、软骨和滑膜关节相连。

1. 椎体间的连接　相邻各椎体之间借椎间盘、前纵韧带、后纵韧带相连。

**椎间盘**（intervertebral discs）　椎间盘是连接相邻两个椎体的纤维软骨盘。中央部为**髓核**（nucleus pulposus），髓核是柔软而富有弹性的胶状物质；周围部为**纤维环**（anulus fibrosus），纤维环由多层纤维软骨呈同心圆排列组成，富于坚韧性，牢固连接各椎体上、下面，保护髓核并限制髓核向周围膨出。椎间盘既坚韧，又富弹性，允许脊柱作各个方向的运动。当脊柱前屈时，椎间盘的前份被挤压变薄，后份增厚，脊柱伸直时又恢复原状（彩图17）。

**前纵韧带**（anterior longitudinal ligament）　前纵韧带位于椎体前面，宽而坚韧，上至枕骨大孔前缘，下达第1或第2骶椎椎体，其纤维与椎体及椎间盘牢固连接。前纵韧带有防止脊柱过度后伸和椎间盘向前脱出的作用（彩图18）。

**后纵韧带**（posterior longitudinal ligament）　后纵韧带位于椎体后面，窄而坚韧，起自枢椎，并与覆盖枢椎椎体的**覆膜**（tectorial membrane）相续，向下达骶管，与椎间盘纤维环及椎体上、下缘紧密连接。后纵韧带对椎间盘起保护作用，防止椎间盘向后脱出，同时有限制脊柱过度前屈的作用（彩图19）。

2. 椎弓间的连接　椎弓间的连接包括椎弓板之间和各突起之间的连接。

**黄韧带**（ligamenta flava）　黄韧带是连接相邻两椎弓板间的韧带，由黄色的弹力纤维构成。黄韧带将一系列叠瓦状椎板连为一体，协助围成椎管，并有限制脊柱过度前屈的作用（彩图20）。

**棘间韧带**（interspinal ligaments）　棘间韧带位于相邻各棘突之间，前接黄韧带，后方移行于棘上韧带和项韧带。棘间韧带有限制脊柱过度前屈的作用（彩图21）。

**棘上韧带**（supraspinal ligament）　棘上韧带是连接胸、腰、骶椎各棘突尖之间的纵形韧带，其前方与棘间韧带融合。在颈部，从颈椎棘突尖向后扩展成三角形板状的弹性膜，称**项韧带**（ligamentum nuchae）。项韧带向上附着于枕外隆凸及枕外嵴，向下达 $C_7$ 棘突并续于棘上韧带。棘上韧带有限制脊柱过度前屈的作用，项韧带起肌间隔作用，供肌肉附着（彩图20）。

**横突间韧带**（intertrasverse ligaments） 横突间韧带是连接相邻椎骨横突之间的韧带（彩图21）。

**关节突关节**（zygapophyseal joints） 关节突关节由相邻椎骨的上、下关节突的关节面构成。单个关节只能作轻微滑动，但各椎骨之间的运动总和却很大（彩图17）。

**（三）脊柱与颅、下肢带骨的连接**

1. *脊柱与颅的连接* 由寰椎侧块上面的椭圆形的上关节面与枕骨髁构成寰枕关节，将脊柱与颅骨相连（彩图23）。

2. *脊柱与下肢带骨的连接* 由骶骨外侧部上份的耳状面与髋骨的耳状面构成骶髂关节，将脊柱与下肢带骨连接（彩图22）。

**（四）脊柱的整体观及其生理曲度**

成年男性脊柱长约70cm，女性稍短。其长度因姿势不同而略有差异。老年人的脊柱也略有缩短。

1. *脊柱前面观* 从前面观察脊柱时，可见椎体自上而下逐渐加宽，到第二骶椎为最宽，这与椎体的负重逐渐增加有关，但自骶骨耳状关节面以下，因重力经过髋骨传向下肢骨，椎体已没有负重作用，故从 $S_3$ 往下，椎骨急剧缩小变窄，直至尾骨尖。

2. *脊柱后面观* 从后面观察脊柱，可见棘突自上而下，全长形成纵嵴，位居背后正中，其两侧各有一个与其平行的脊柱沟，容纳背部深层肌肉。颈部的棘突短而呈水平位，末端分叉；上胸部的棘突斜向后下；中胸部的长，直而向后下，呈叠瓦状；下胸部和腰椎的棘突接近水平位。在颈部和腰部，上、下相邻棘突间的间隙一般较宽，因而临床上常在腰部作腰椎穿刺术。正常人的脊柱可有轻度侧曲，习惯使用右手的人，右侧肌肉比较发达，在肌肉长期牵引下，脊柱上部稍微突向右侧；相反，习惯使用左手者则代偿性地向左微突。

3. *脊柱侧面观及其生理曲度* 从脊柱侧面观察，可见脊柱有颈、胸、腰、骶 4 个生理性弯曲。从整体上看，脊柱弯曲对身体重心的维持和吸收震荡有利。其中胸曲和骶曲凹向前方，在胚胎时已形成。并在生后保持存在；颈曲和腰曲突向前方，为生后代偿性弯曲。当婴儿开始抬头时出现颈曲，其范围自 $C_1 \sim T_2$。胸曲自 $T_{2\sim12}$，它向前凹陷，主要因以上各椎体后部明显增厚所致。当婴儿开始坐起或站立时，出现腰曲，其范围自 $T_{12}$ 至骶骨岬，主要因 $L_{3\sim5}$ 椎体及其椎间盘前半部分特别增厚，以致下腰部向前凸度明显。骶曲自骶岬至尾骨尖，凹向前下，以增加骨盆部的容积。脊椎的每一个弯曲，都有它们的功能作用，如颈曲支持抬头，腰曲使身体重心的垂线后移，以维持身体前后平衡，保持直立姿势，加强其稳定性。

4. **维持脊柱生理曲度的因素** 维持脊柱生理曲度的因素主要是脊柱周围相关的肌肉，浅纵行肌群主要作用为后伸、侧屈；深斜行、横行肌群主要作用为旋转、侧屈；腹肌、腰方肌、腰大肌、肋间肌、菱形肌、斜方肌及背阔肌均与维持脊柱姿势有关。另外，骨盆的倾角、韧带的牵引等均可引起脊柱曲度的改变。

## 二、脊柱的运动

脊柱除支持身体、保护脊髓、增加弹性、吸收震荡之外，自身还有很大的运动性。相邻两个椎骨之间的运动度有限。但整个脊柱的活动范围则很大，它可以作前屈后伸运动，也可向两侧进行侧屈，绕垂直轴可作回旋运动和环转运动。脊柱各部的运动范围和性质不同，主要由关节突的关节面方向和形状、椎体的形态和宽窄、椎间盘的厚薄等因素所决定。年龄、性别和锻炼等因素也起一定的作用。

当脊柱前屈时，前纵韧带松弛，椎间盘前部被挤压，到运动极限时，后纵韧带、黄韧带、棘间和棘上韧带以及椎间盘的后部纤维都处在高度绷紧状态，椎弓板之间的间隙扩大，同时下关节突也上滑至上关节突的上方。然而一般认为，背部伸肌的张力是阻止脊柱过度前屈的主要力量。前屈运动的幅度以颈部为最大。

后仰运动因前纵韧带的张力和上、下棘突的抵触而受到限制。后仰以颈、腰两段比较自如。胸部受限制明显的原因是椎间盘较薄，以及胸廓骨骼和肌肉的影响等。

在侧屈位时，椎间盘侧部受压，对侧拮抗肌的肌张力以及周围韧带都成为限制侧屈运动幅度的因素。侧屈多伴有旋转动作。脊柱各部虽都能侧屈，但以颈部和腰部活动度最好。

脊柱的环转运动只是上述各方向运动的连贯。旋转运动时，有椎骨以及椎间盘的扭转，尽管相邻两椎骨之间的活动范围不大，但全脊柱连接起来，则幅度可相当大。旋转运动以颈部较大，上位胸部尚有一定活动度，腰部动作相对为小。

# 第四节　脊髓和脊神经

脊髓起源于胚胎时期神经管的后部，分化较少，仍保持着明显的节段性。脊髓与 31 对脊神经相连，脊神经分布到躯体和内脏，完成复杂的生理活动。

脊髓是中枢神经系统的组成部分，是极为重要的长条形器官，它呈扁圆柱形，上端在枕骨大孔处与脑干的延髓相连续，下端终于 $L_1$ 的下缘或 $L_2$ 的上缘。脊髓各部的直径并非均匀一致，它有两处呈纺锤形膨大，即颈膨大和腰膨大，支配上肢和下肢的神经在这两个膨大处出入。人脊髓的颈膨大，上端起自 $C_2$ 处，下达 $T_2$ 的高度；腰膨大约自 $T_{10}$ 处开始，向下终于脊髓圆锥，圆锥的下端终于 $L_1$ 或 $L_2$ 下缘。从圆锥的尖端向下延伸，形成一条无神经组织的细丝，称为终丝，至 $S_2$ 处，穿过硬脊膜囊继续向下，终止于尾骨背面的骨膜。

## 一、脊　髓

### （一）脊髓的位置和外形

**脊髓**（spinal cord）　脊髓位于**椎管**（vertebral canal）内，呈前后稍扁的圆柱状，外包被膜。上端在枕骨大孔处与**延髓**（medulla oblongata）相延续，下端平第 1 腰椎下缘，脊髓的末端变细，称为**脊髓圆锥**（conus medullaris）。脊髓圆锥向下延为细长的**终丝**（filum terminale）（彩图 24）。

脊髓的表面有 6 条纵沟：前面的**前正中裂**（anterior median fissure）较深，后面的**后正中沟**（posterior median sulcus）较浅，两侧有左右对称的两对**前外侧沟**（anterolateral sulcus）和**后外侧沟**（posterolateral sulcus）。前外侧沟有**脊神经前根**（anterior root）穿出，后外侧沟有**后根**（posterior root）进入脊髓，前、后根在椎间孔处合并形成**脊神经**（spinal nerve）。

脊髓全长粗细不等，有两个膨大：**颈膨大**（cervical enlargement）自颈段第 4 节到胸段第 1 节；**腰骶膨大**（lumbosacral enlargement）自腰段第 2 节至骶段第 3 节。这两个膨大的形成与这两个部位分别发出支配上肢和下肢的脊神经、神经元数量相对较多有关。腰、骶和尾神经根在到达相应的椎间孔之前，必需先在椎管内向下斜行一段，并在脊髓圆锥以下围绕终丝，形成**马尾**（cauda equina）。

**（二）脊髓的内部结构**

脊髓由灰质和白质构成，灰质在内部，白质在周围。在脊髓的横切面上，正中央有**中央管**（central canal）。围绕中央管是"H"形的灰质，灰质主要是神经细胞体和纵横交织的神经纤维。灰质的周围是白质，白质主要是纵行排列的纤维束。每侧的灰质，前部扩大为前角，后部变细为后角，前、后角之间的宽阔区域为中间带，从第1胸段到第2或第3腰段，中间带向外侧突出，形成**侧角**（lateral horn）。中央管周围、连接双侧灰质的结构称为**灰质连合**（gray commissure）。前、后角之间的外侧，灰、白质交织为**网状结构**（reticular formation），在颈段特别明显。白质借脊髓表面的纵沟分为3个索：前正中裂与前外侧沟之间为**前索**（anterior funiculus），前、后外侧沟之间为**外侧索**（lateral funiculus），后外侧沟与后正中沟之间为**后索**（posterior funiculus）。在中央管的前方有纤维在此横越，连接左右侧白质，称为**白质前连合**（anterior white commissure）（彩图26）。

1. 灰质　灰质（gray matter）内含有大量大小不等的多极神经元，其中大多数神经元的胞体在横切面上组合成群，在纵切面上每群细胞纵贯成柱，因此每一群细胞称为一个神经核（或柱）。

**前角**（anterior horn）　　前角内含前角运动神经元，这些神经元分为大型的α运动神经元和小型的γ运动神经元。α运动神经元发出纤维，支配肌梭外的肌纤维，引起骨骼肌收缩。γ运动神经元的轴突支配肌梭内的肌纤维，有调节肌张力的作用。

**中间带**（intermediate zone）　　中间带在第1胸段到第3腰段。侧角占据中间带的外侧，内有中间**外侧核**（intermediolateral nucleus），为交感神经元的胞体，它发出的轴突随脊神经前根出椎管。脊髓的第2～4骶段，虽无侧角，但在中间带外侧，相当于胸段侧角的部位，含有副交感神经元，称**骶副交感核**（sacral parasympathetic nucleus），它发出轴突，也随脊神经前根出椎管。中间**内侧核**（intermediomedial nucleus）在中间带的内侧，接受来自后根的传入纤维，与内脏感觉有关。

**后角**（posterior horn）　　后角由后向前依次有**后角边缘核**（posteromarginal nucleus）、**胶状质**（substantia gelatinosa）、**后角固有核**（nucleus proprius）及**胸核**（nucleus thorocicus）等，为联络神经元。胶状质接受后根的薄髓和无髓纤维，发出短的节段内纤维或节段间纤维，行于胶状质背外方的背外侧束中，最后仍进入胶状质。后角固有核发出的纤维有的终止于脊髓的不同节段，有的进入白质形成长的纤维束。在后角基部的内侧有一团边界明确的大型细胞，称为胸核，也名背核，或 Clarke 柱，仅见于第 8 颈段到第 2 腰段。

2. 白质　白质（white matter）有许多纤维束组成，主要包括长的上行纤维束、下行纤维束和短的固有束。上、下行纤维束位于白质外周，固有束是紧贴灰质边缘的一层短距离的纤维。

（1）上行纤维束：上行纤维束起自脊神经节细胞或脊髓灰质，将各种感觉信息自脊髓传递到脑。

**薄束**（fasciculus gracilis）和**楔束**（fasciculus cuneatus）　薄束和楔束位于白质后索，薄束位于内侧，楔束位于外侧，是后根内侧部纤维在同侧后索的直接延续。薄束起自同侧第 5 胸段以下的脊神经节细胞的中枢突，楔束起自同侧第 4 胸段以上的神经节细胞的中枢突，分别止于延髓的**薄束核**（gracile nucleus）和**楔束核**（cuneate nucleus）。所以，薄束在第 4 胸段以下占据后索的全部，在第 4 胸段以上只占据后索的内侧部分，外侧部分则由楔束所占据。薄束、楔束传导来自身体同侧的肌、腱、关节、皮肤的冲动，在脑内经过两次中继，最后传入到对侧的大脑皮质，引起本体感觉和精细触觉（或辨别性触觉）。

**脊髓丘脑束**（spinothalamic tract）　脊髓丘脑束位于外侧索的前半和前索中，在外侧索上行的纤维称**脊髓丘脑侧束**（lateral spinothalamic tract），在前索中上行的纤维称**脊髓丘脑前束**（anterior spinothalamic tract）。脊髓丘脑束传导痛觉、温度觉和粗略触觉的冲动。

在脊髓的白质中，还有一些上行纤维束，如脊髓顶盖束、脊髓小脑束、脊髓网状束及内脏感觉传导路。

（2）下行纤维束：下行纤维束起自脑的不同部位，形成许多纤维束直接或间接的终止于脊髓前角或侧角，管理骨骼肌的随意运动和反射活动。

**皮质脊髓束**（corticospinal tract）　皮质脊髓束起自大脑皮质，在延髓锥体交叉中大部分纤维交叉至对侧脊髓小脑后束的内侧下行，可达骶髓，称为**皮质脊髓侧束**（lateral corticospinal tract），主要止于同侧灰质 IV ~ VI 层；在锥体交叉处未经交叉的小部分纤维，在同侧前索中下行，居前正中裂两侧，一般下行不超过胸节，称为**皮质脊髓前束**（anterior corticospinal tract），皮质脊髓前束的纤维有些经白质前连合止于对侧的灰质，也有些止于同侧。皮质脊髓束的主要功能是完成大脑皮质对脊髓的直接控制，其中主要是对运动功能的控制。

**红核脊髓束**（rubrospinal tract） 红核脊髓束位于皮质脊髓侧束的腹侧，起自中脑的红核，纤维发出后立即交叉，下行止于对侧脊髓灰质的第Ⅴ～Ⅶ层。红核脊髓束兴奋对侧屈肌运动神经元，同时抑制伸肌运动神经元，它与皮质脊髓束一起对肢体远端肌运动发挥重要的作用。

在脊髓的白质中，还有一些下行的纤维束，如前庭脊髓束、网状脊髓束、顶盖脊髓束及内侧纵束，这些下行传导束与调节肌张力、协调肌肉运动等功能有关。

（3）固有束：固有束（fasciculus proprius）紧贴脊髓灰质的表面，在白质3个索内均存在，它发出的纤维上升或下降，但离不开脊髓。其主要功能是参与脊髓节段内和节段间的反射活动。

**（三）脊髓节段**

脊髓实际上是不分节段的，它是一种连续性结构。由于31对脊神经从脊髓出入，从而在外观上产生了分节状态。每一对脊神经所附着的一段脊髓即称为一个脊髓节。因此，脊髓全长共有31个脊髓节段：颈段脊髓8个节段，胸髓12个节段，腰髓5个节段，骶髓5个节段，尾髓1个节段。

胚胎发育的早期脊髓与脊椎管等长，因此每对脊神经均水平向外到相应的椎间孔，每个脊髓节段与其对应的椎骨平面是一致的。从胚胎第4个月开始，脊柱生长的速度比脊髓快，所以胎儿出生时其脊髓的下端仅达到 $L_3$ 下缘，到成人脊髓下段达第1腰椎体的下缘或 $L_2$ 的上缘。因而，每个脊髓节段与其所对应的椎骨平面也不一致，其中颈脊髓节段和上胸脊髓节段的平面相当于椎骨数加1，例如 $C_6$ 与第7颈脊髓节段相对应；中胸部脊髓节相当于椎骨数加2，即 $T_7$ 与第9胸脊髓节相对；下胸部脊髓节为胸椎数加3；腰段的脊髓节位于 $T_{10～12}$ 间；骶部脊髓节段则位于 $T_{12}$ 和 $L_1$ 之间。因此，脊髓越往下段，脊神经根的行程越向下倾斜，腰部和骶部的神经根几乎垂直下降，呈马尾状，故称马尾。掌握脊髓节段与椎骨对应椎骨平面的关系，对于脊髓病变的定位、诊断和确定手法的施术部位都具有实用意义。

1. **脊髓节段与椎骨的对应关系** 脊髓根据每一对脊神经前、后根的根丝在脊髓的附着范围将其分为一个阶段。由于有31对脊神经，因而脊髓也分为31个节段，即8个颈节段，12个胸节段，5个腰节段，5个骶节段和1个尾节段。由于成人脊髓短于脊柱，脊髓各节段与同序数的椎骨不完全相对应。脊髓节段和椎骨的对应关系见表2-1。

表2-1 脊髓节段与椎骨的对应关系

| 脊髓节段 | 相应的椎骨 | 推算举例 |
|---|---|---|
| $C_{1\sim4}$ | 与相同序数的椎骨同高 | 第3颈段与第3颈椎体相对 |
| $C_5\sim T_4$ | 比同序数椎骨高1个椎体 | 第2胸段与第1胸椎体相对 |
| $T_{5\sim8}$ | 比同序数椎骨高2个椎体 | 第7胸段与第5胸椎体相对 |
| $T_{9\sim12}$ | 比同序数椎骨高3个椎体 | 第10胸段与第7胸椎体相对 |
| $L_{1\sim5}$ | 平对第10、11、12胸椎体 | |
| $S_{1\sim5}$，$Co_1$ | 平对第1腰椎体 | |

2. 脊髓节段与脊神经对皮肤的节段性支配　脊髓每个节段通过躯体感觉纤维管理一定区域的皮肤感觉，其节段性以躯干部最为典型，其中第2胸节段支配胸骨角平面皮肤，第4胸节段支配乳头平面皮肤，第6胸节段支配剑突平面皮肤，第8胸节段支配肋弓平面皮肤，第10胸节段支配脐平面皮肤，第1腰节段支配腹股沟平面皮肤（彩图25）。

3. 脊髓节段与内脏的关系　自脊髓胸1~5节段中间外侧核发出的节前纤维分别在颈上节、颈中节、颈下节和胸1~5椎旁节交换神经元，其节后纤维分布于头、颈、胸腔脏器及上肢的血管、汗腺和竖毛肌等；自脊髓胸5~12节段中间外侧核发出的节前纤维在胸节换元，或穿越椎旁节组成内脏大神经和内脏小神经，分别到达腹腔神经节、主动脉肾节换元，节后纤维分布于肝、脾、肾等实质性器官和结肠左曲以上的消化管；来自脊髓腰1~3节段中间外侧核的节前纤维在腰、骶节换元，或穿越椎旁节组成腰内脏神经至肠系膜下神经节换元，节后纤维分布于结肠左曲以下的消化管、盆腔脏器以及下肢的血管、汗腺和竖毛肌等。

**（四）脊髓的功能**

1. 传导功能　脊髓是脑与躯干和四肢的感受器、效应器发生联系的枢纽。脊髓内上行和下行纤维束是实现这一功能的重要结构。脊髓通过上行纤维束，将脊神经分布区的各种感觉冲动传至脑；通过下行纤维束和脊神经，将脑发出的冲动传至（脑神经分布区以外的）效应器，从而对来自体内、外的刺激产生反应。

2. 脊髓反射　脊髓反射是通过脊髓，使机体对内、外环境的各种刺激产生的不随意性反应。

脊髓反射的最简单反射弧由一个传入神经元和一个传出神经元组成。根据反射出现的部位不同，可将其分为躯体反射和内脏反射。躯体反射是指骨骼肌的反射，骨骼肌反射分为深反射和浅反射。刺激肌肉、肌腱、骨膜和关节内的深感受器引起的反射称深反射，如牵张反射、屈曲反射等；刺激皮肤的浅感受器引起的反射称浅反射，如腹壁反射、提睾反射等。内脏反射是指一些躯体内脏反射、内脏反射和内脏躯体反射，如排尿反射、排便反射等。

## 二、脊神经

**脊神经**（spinal nerve） 脊神经共有 31 对，每对脊神经与一个脊髓节段相连，分别以**前根**（anterior root）、**后根**（posterior root）连于脊髓**前外侧沟**（anterolateral sulcus）和**后外侧沟**（posterolateral sulcus）。前、后根均由许多根丝组成，一般前根属运动性的，后根属感觉性的，两者在**椎间孔**（intervertebral foramen）处合成一条脊神经。脊神经为混合性神经，包含运动纤维和感觉纤维（彩图 24，彩图 27）。

**（一）脊神经的构成、纤维成分、分类及其分支**

1. 脊神经的构成 各部脊神经数目如下：颈神经 8 对，胸神经 12 对，腰神经 5 对，骶神经 5 对，尾神经 1 对。第 1～7 对颈神经由同序数椎骨上方的椎间孔穿出椎管，第 8 对颈神经由第 7 颈椎下方的椎间孔穿出，12 对胸神经和 5 对腰神经由同序数椎骨下面的椎间孔穿出，1～4 骶神经由同序数的骶前、后孔穿出，第 5 骶神经和尾神经则由骶管裂孔穿出。腰、骶神经根在椎管内的行程较长，几乎垂直下行，构成**马尾**（cauda equina）。

2. 脊神经的纤维成分 脊神经有感觉纤维和运动纤维，脊神经节内假单极神经元的突起是脊神经的感觉纤维，其周围突分布于皮肤、肌、腱、关节和内脏的感受器，中枢突形成后根，进入脊髓；脊神经运动纤维实为位于脊髓前角和侧角内的神经元发出的轴突，穿出脊髓形成前根，与后根合成脊神经，分布于心肌、横纹肌、平滑肌和腺体等。

3. 脊神经的分类 根据脊神经内纤维的分布范围、功能，将脊神经所含神经纤维分为躯体传入纤维、内脏传入纤维、躯体传出纤维和内脏传出纤维 4 类。

**躯体传入纤维** 躯体传入纤维分布于皮肤、肌、腱与关节的感受器，将相应部位的感觉信息传入中枢。

**内脏传入纤维** 内脏传入纤维分布于胸、腹、盆腔脏器和腺体及心、血管壁的感受器，将感觉冲动从这些结构传向中枢。

**躯体传出纤维**　躯体传出纤维发自脊髓前角，支配骨骼肌收缩。

**内脏传出纤维**　内脏传出纤维分布于胸、腹、盆腔脏器及心肌、血管的平滑肌和腺体，调节心血管和腺体的活动。

4. 脊神经的分支　脊神经出椎间孔后，立即分为 4 支，即脊膜支、交通支、后支和前支。

**脊膜支**　脊膜支发出后经椎间孔返回椎管至脊髓被膜。

**交通支**　交通支连接交感干神经节的细支，节前纤维构成白交通支，节后纤维组成灰交通支。

**后支**　后支经相邻两椎骨横突之间后行，至躯干部棘突两侧的肌肉和皮肤。**枕下神经**（suboccipital nerve）分布于椎枕肌；**枕大神经**（treater occipital nerve）分布于颈枕部皮肤；**第 3 枕神经**（third occipital nerve）分布于枕下区皮肤；**臀上皮神经**（superior gluteal nerve）分布于臀上部皮肤；**臀中皮神经**（middle gluteal nerve）分布于臀中区皮肤。

**前支**　前支较后支粗大，分布于躯干外侧和前面及四肢的肌肉、皮肤、关节和骨。人体的脊神经前支中，胸神经前支呈节段性分布于胸、腹部；其他的脊神经前支相互交织成神经丛，形成颈丛、臂丛、腰丛和骶丛。

**（二）脊神经丛**

1. 颈　丛

（1）颈丛（cervical plexus）的位置和组成：颈丛由第 1~4 颈神经前支组成。位于中斜角肌和肩胛提肌起端的前方，胸锁乳突肌上部的深面。

（2）颈丛的分支：包括皮支、肌支和交通支。皮支从胸锁乳突肌后缘中点浅出，散开行向各方；肌支包括膈神经，分布于颈部深肌群和经颈襻支配舌骨下肌群的分支（彩图 28）。

**枕小神经**（lesser occipital nerve）　枕小神经由第 2 颈神经前支组成，沿胸锁乳突肌后缘上升，分布于耳后及枕部皮肤。

**耳大神经**（great auricular nerve）　耳大神经由第 2、3 颈神经前支组成，经胸锁乳突肌浅面上行，分布于耳垂及附近皮肤。

**颈横神经**（transverse nerve of neck）　颈横神经由第 2、3 颈神经前支组成，自胸锁乳突肌后缘中点穿出，分布于颈前区皮肤。

**锁骨上神经**（supraclavicular nerve）　锁骨上神经由第 3~5 颈神经前支组成，2~4 支，经锁骨浅面至颈前区下部、胸上部、肩峰附近皮肤。

**膈神经**（phrenic nerve）　膈神经由第 3~5 颈神经前支组成，系混合神经，经锁骨下动、静脉之间，穿胸廓上口入胸腔下行，分布于膈、心包、胸膜。右膈神经还分布于肝和胆囊表面的腹膜。

2. 臂 丛

（1）臂丛（brachial plexus）的组成与位置：臂丛由第 5～8 颈神经前支和第 1 胸神前支的大部分组成，穿斜角肌间隙，经锁骨后方进入腋窝。构成臂丛的 5 个脊神经前支先分支并组合成上、中、下 3 个干，各干再分出前、后股，再由股组成内、外侧束和后束。

（2）臂丛的分支：臂丛的分支较多，长短有别。以锁骨为界将其分为锁骨上部分支和锁骨下部分支，胸长神经、肩胛背神经、肩胛上神经为锁骨上部分支，其他为锁骨下部分支（彩图 29，彩图 30）。

**胸长神经**（long thoracic nerve）　胸长神经由第 5～7 颈神经前支组成，发自神经根，于胸侧壁下行，分布于前锯肌、乳房。

**肩胛背神经**（dorsal scapular nerve）　肩胛背神经由第 4、5 颈神经前支组成，起自神经根，支配菱形肌、肩胛提肌。

**肩胛上神经**（suprascapular nerve）　肩胛上神经由第 5、6 颈神经前支组成，起自臂丛上干，至肩部的冈上肌、冈下肌和肩关节。

**肩胛下神经**（subscapular nerve）　肩胛下神经由 5～7 颈神经前支组成，发自臂丛后束，支配肩胛下肌和大圆肌。

**胸内侧神经**（medial pectoral nerve）　胸内侧神经由第 8 颈神经和第 1 胸神经前支组成，发自臂丛内侧束，支配胸小肌、胸大肌。

**胸外侧神经**（lateral pectoral nerve）　胸外侧神经由第 5～7 颈神经前支组成，发自臂丛外侧束，穿过锁胸筋膜，分布于胸大肌、胸小肌。

**胸背神经**（thoracodorsal nerve）　胸背神经由第 6～8 颈神经前支组成，起自后束，沿肩胛骨外侧缘下行，分布于背阔肌。

**腋神经**（axillary nerve）　腋神经由第 5、6 颈神经前支组成，发自臂丛后束，行向后外方，穿过四边孔，肌支支配三角肌、小圆肌，皮支称臂外侧上皮神经，分布于肩部、臂外侧区上部的皮肤。

**肌皮神经**（musculocutaneous nerve）　肌皮神经由第 5～7 颈神经前支组成，发自臂丛外侧束，肌支支配前臂前群肌（肱二头肌、喙肱肌、肱肌），皮支即前臂外侧皮神经，分布于前臂外侧部皮肤。

**正中神经**（median nerve）　正中神经由第 6～8 颈神经、第 1 胸神经前支组成，由发自臂丛内、外侧束的内、外侧根。在腋动脉外侧汇合而成。正中神经在臂部沿肱二头肌内侧沟下行，至肘窝到前臂，达手部。正中神经在臂部无分支；在肘部、前臂发出肌支，和行于骨间膜前面的骨间前神经支配除肱桡肌、尺侧腕屈肌和指深屈肌尺侧半以外的前臂前群肌；在屈肌支持带下方正中神经发出一粗短返支，进入鱼际，支配除拇收肌以外的鱼际肌；在手掌区，正中神经发出数支指掌侧总神经，它们下行至掌骨头附近，每支又分成两支指掌侧固有神经，沿手指相对缘行至指尖，正中神经还支配1、2蚓状肌。

**尺神经**（ulnar nerve） 尺神经由第8颈神经和第1胸神经前支组成，发自臂丛内侧束，经臂部下行，经尺神经沟至前臂，穿尺侧腕屈肌，有分支支配该肌和指深屈肌尺侧半，最后至桡腕关节上方分为掌支和手背支：尺神经掌支，伴尺动脉经桡腕关节掌侧行至豌豆骨桡侧，分为浅、深支，浅支分为尺侧的小指掌侧固有神经和桡侧的指掌侧总神经，分布于掌面的皮肤；深支为肌支，分布于小鱼际肌、拇收肌、骨间肌和3、4蚓状肌；尺神经手背支，分布于手背。

**桡神经**（radial nerve） 桡神经由第5~8颈神经和第1胸神经前支组成，发自臂丛后束，在臂部沿桡神经沟下降，在肘窝外侧分为浅、深两支：浅支经前臂至桡骨茎突上方到达前臂背侧，分布于手背桡侧半、桡侧两个半指背皮肤；深支在前臂背侧浅、深两层肌肉之间下降，支配肱三头肌、肱桡肌、前臂后群全部肌肉，分支达腕部。

**臂内侧皮神经**（medial brachial cutaneous nerve）和**前臂内侧皮神经**（medial antebrachial cutaneous nerve） 臂内侧皮神经、前臂内侧皮神经均由第8颈神经和第1胸神经前支组成，两者均发自臂丛内侧束，前者分布于臂内侧、臂前面的皮肤；后者分布于前臂内侧区前、后面的皮肤。

3. 腰 丛

（1）腰丛（lumbar plexus）的组成和位置：腰丛由第12胸神经前支一部分、第1~3腰神经前支和第4腰神经前支的一部分组成。位于腰大肌深面、腰椎横突前方。

（2）腰丛的分支：腰丛的主要分支有髂腹下神经、股外侧皮神经、股神经、闭孔神经和生殖股神经（彩图31）。

**髂腹下神经**（iliohypogastric nerve）与**髂腹股沟神经**（ilioinguinal nerve） 髂腹下神经由第12胸神经和第1腰神经前支组成，髂腹股沟神经由第1腰神经前支组成，两者以共同神经干发自腰丛，在腰方肌前面平行走向外方。髂腹下神经依次走行于腹横肌与腹内斜肌之间、腹内斜肌与腹外斜肌之间，最终在腹股沟管浅环上方3cm处穿腹外斜肌腱膜达浅筋膜内；髂腹股沟神经于腹股沟韧带中点附近穿出腹内斜肌，循精索（或子宫圆韧带）浅面伴随精索（或子宫圆韧带）走行，出腹股沟浅环，至阴茎根、阴囊（或大阴唇皮肤）。行程中，两神经有分支分布于腹股沟区的肌肉和皮肤。

**股外侧皮神经**（lateral femoral cutaneous nerve）　股外侧皮神经由第2、3腰神经前支组成，穿出腰大肌外缘，行向外侧，经腹股沟韧带深面达股部，分布于大腿前外侧部皮肤。

**股神经**（femoral nerve）　股神经由第2~4腰神经前支组成，系腰丛最粗大分支，下降至腹股沟韧带深面进入股三角，有多个分支，包括皮支和肌支：肌支支配耻骨肌、股四头肌、缝匠肌；皮支分布于股前部皮肤，最长的皮神经为**隐神经**（saphenous nerve），该神经穿经收肌管后下行，支配小腿内侧面和足内侧缘皮肤。

**闭孔神经**（obturator nerve）　闭孔神经由第2~4腰神经前支组成，发出后下行，贴盆腔侧壁向前穿经闭膜管，至股内侧，分布于大腿内侧群肌肉、股内侧皮肤。

**生殖股神经**（genitofemoral nerve）　生殖股神经由第1、2腰神经前支组成，自腰丛发出后下行，至腹股沟韧带上方分为生殖支和股支。生殖支穿经腹股沟管，分布于提睾肌、阴囊（或大阴唇）。股支穿股鞘和阔筋膜至股三角皮肤。

4. 骶丛

（1）骶丛（sacral plexus）的组成和位置：由腰骶干（$L_4$中除参与腰丛以外的前支余部和第5腰神经前支合成）、全部骶神经前支和尾神经前支组成，位于盆腔内，是全身最大的脊神经丛。

（2）骶丛的分支：骶丛发出短小肌支，除支配梨状肌、肛提肌和一些小肌肉外，还有以下分支（彩图32）。

**臀上神经**（superior gluteal nerve）　臀上神经由第4、5腰神经和第1骶神经前支组成，穿梨状肌上孔出盆腔，至臀中肌、臀小肌、阔筋膜张肌。

**臀下神经**（inferior gluteal nerve）　臀下神经由第5腰神经和第1、2骶神经前支组成，穿梨状肌下孔出盆腔，至臀大肌。

**阴部神经**（pudendal nerve）　阴部神经由第2~4骶神经前支组成，穿梨状肌下孔出盆腔，绕坐骨棘后方入坐骨小孔，进入坐骨直肠窝，发出以下分支：**肛（直肠下）神经**（anal nerve）分布于肛门外括约肌、肛部皮肤；**会阴神经**（perineal nerve）分布于会阴各肌、阴囊（或大阴唇）的皮肤；**阴茎（或阴蒂）背神经**（dorsal nerve of penis/clitoris）行于阴茎（或阴蒂）背侧，分布于阴茎（或阴蒂）海绵体及皮肤。

**股后皮神经**（posterior femoral cutaneous nerve）　股后皮神经由第 1～3 骶神经前支组成，穿梨状肌下孔出骨盆，沿股后部正中线下行，发出分支至臀部、会阴部、股后部、腘窝。

**坐骨神经**（sciatic nerve）　坐骨神经由第 4、5 腰神经和第 1～3 骶神经前支组成，系全身最粗大神经。自梨状肌下孔出盆腔，在臀大肌深面下降，至腘窝上方分为胫神经、腓总神经，并降至足部。坐骨神经在股部有分支支配股后群肌肉。

**胫神经**（tibial nerve）　胫神经由第 4、5 腰神经和第 1～3 骶神经前支组成，系坐骨神经本干之延续，在腘窝伴腘血管下降，行于比目鱼肌深面，再于内踝后方进入足底，分为足底内、外侧神经。足底内侧神经支配足底内侧群肌肉、足底内侧和内侧 3 个半趾跖面皮肤；足底外侧神经支配足底肌的中间群、外侧群、足底外侧和外侧 1 个半趾跖面皮肤。此外，胫神经尚有关节支、肌支、皮支等分别支配膝关节、小腿后群肌、小腿后面皮肤。

**腓总神经**（common peroneal nerve）　腓总神经由第 4、5 腰神经和第 1～3 骶神经前支组成，发出后沿股二头肌内侧行向下外方。绕腓骨颈向前，穿腓骨长肌起始部，分为腓浅神经、腓深神经。**腓浅神经**（superficial peroneal nerve）于腓骨长短肌之间下行，并有分支支配这两块肌肉，其本干于小腿中、下 1/3 交界处浅出，降至足背，下降过程中有分支分布于小腿前外侧面、足背、2～5 趾背侧缘皮肤；**腓深神经**（deep peroneal nerve）发出后下行，先后于胫骨前肌与趾长深肌之间、胫骨前肌与腘长深肌之间下行，经踝关节前方达足背。该神经支配小腿前群肌、足背肌、1～2 趾背面的相对缘皮肤。腓总神经还发出关节支、腓肠外侧皮神经等分支分布于膝关节、小腿外侧面皮肤等。

# 第五节　交感神经

**内脏运动神经**（visceral motor nerve）又称**自主神经**（autonomic nervous）或**植物神经**（vegetative nervous），根据内脏运动神经形态结构和机能特点的不

同，可将其分为**交感神经**（sympathetic nerve）和**副交感神经**（parasympathetic nerve）两部分，交感神经和副交感神双重支配平滑肌、心肌和腺体。

## 一、交感神经的组成

### （一）中枢部

交感神经的低级中枢位于脊髓 $T_1 \sim L_3$ 节段侧角的中间带外侧核，交感神经的节前纤维发自此核（彩图33）。

### （二）周围部

交感神经的周围部包括交感神经节、交感干、交通支和交感神经前节纤维、节后纤维等结构（彩图34）。

1. 交感神经节　交感神经节可分为椎旁节和椎前节。

**椎旁节**（paravertebral ganglia）　交感干神经节，位于脊柱两侧，共有 $19 \sim 22$ 对及尾部一个单节：颈节 3 对，分别称颈上、中、下神经节；胸节 $10 \sim 12$ 对；腰节 4 对；骶节 $2 \sim 3$ 对；尾部的单节称奇神经节。

**椎前节**（prevertebral ganglia）　椎前节呈不规则的团块状，位于脊柱前方，包括**腹腔神经节**（celiac ganglia）、**主动脉肾节**（aorticorenal ganglia）、**肠系膜上神经节**（superior mesenteric ganglion）及**肠系膜下神经节**（inferior mesenteric ganglion）等。

2. 交感干　交感干（sympathetic trunk）由椎旁节借节间支连接而成。交感干位于脊柱的两侧，从颅底延伸至尾骨，两侧交感干终于尾骨前方的奇神经节。

3. 交通支　每一个交感干神经节借交通支（communicating branches）与相应的脊神经相连，交通支分白交通支和灰交通支。白交通支由来自脊髓胸1至腰2或腰3节段灰质侧柱中间外侧核的节前纤维组成，因有髓鞘而成白色，故称白交通支，共15对；灰交通支由交感干神经节发出的无髓鞘节后纤维组成，色灰暗，连于交感干与31对脊神经之间，共31对。

4. 交感神经节前纤维　交感神经节前纤维经脊神经前根、脊神经干、白交通支进入交感干后，有三种去向：①终止于相应的椎旁节，并交换神经元；②在交感干内上升或下降，终止于上方或下方的椎旁节，来自脊髓第 $1 \sim 6$ 胸段中间外侧核的节前纤维，在交感干内上升至颈部椎旁节换元，第 $7 \sim 10$ 胸段在交感干内上升或下降，至胸部椎旁节换元，第 $11 \sim 12$ 胸段和第 $1 \sim 3$ 腰段在交感干内下降，至腰、骶部椎旁节换元；③穿经椎旁节，至椎前节换元。

5. **交感神经节后纤维**　由交感神经节细胞发出的交感神经节后纤维，也有三种去向：①经灰交通支返回 31 对脊神经，随脊神经分布至头颈、躯干及四肢的血管、汗腺和竖毛肌等；②攀附于动脉的表面走行并形成颈内动脉丛、颈外动脉丛、腹腔丛、肠系膜上丛、肠系膜下丛等神经丛，随动脉到达所支配的器官；③由交感神经节直接分布到所支配脏器。

## 二、交感神经的分布

交感神经在全身分布极为广泛，几乎全身所有的内脏器官都受其支配，颈、胸、腰、骶部的交感神经分布状况如下。

**（一）颈部交感神经**（cervical sympathetic nerve）

颈交感干位于颈椎横突前方。一般每侧有 3 个椎旁节，即颈上、颈中和颈下节。颈上节最大，呈梭形，位于 $C_2$、$C_3$ 横突之前；颈中、颈下节分别位于 $C_6$、$C_7$ 横突附近。颈下节常与第 1 胸神经节合并，称星状节。颈上、颈中、颈下节的节前纤维来自 $T_1 \sim T_5$ 的中间带外侧核，节后纤维的分布可概括如下：①经灰交通支连于 8 对颈神经，并随颈神经分布于头颈和上肢的血管、汗腺、竖毛肌等；②围绕动脉形成颈内动脉丛、颈外动脉丛，并随动脉分布于头颈部的平滑肌和腺体，包括瞳孔开大肌、睑板肌、泪腺、唾液腺、口腔及鼻腔黏膜内腺体、甲状腺等；③颈上、颈中、颈下节分别发出心上、中、下神经，进入胸腔，加入心丛，分布于心脏，此外还发出咽支参与组成咽丛。

**（二）胸部交感神经**（thoracic sympathetic nerve）

胸交感干位于肋骨小头前方，有 11 ~ 12 个胸交感节。节前纤维起于 $T_5 \sim T_{12}$ 脊髓侧角，节后纤维的主要去向如下：①经灰交通支进入 12 对胸神经，并随胸神经分布于胸腹壁的血管、汗腺、竖毛肌等；②上 5 对胸交感节发出的节后纤维至胸主动脉、食管、气管和支气管，参加主动脉丛、食管丛、肺丛及心丛；③胸部尚有节前纤维组成的内脏大神经、内脏小神经。内脏大神经由穿经 $T_{5\sim9}$ 交感节的节前纤维汇合而成；内脏小神经由穿经 $T_{10\sim12}$ 交感节的节前纤维组成。二者沿脊柱两侧向内下方斜行，穿膈脚入腹腔，分别终于腹腔节、主动脉肾节和肠系膜上节，其节后纤维分布于肝、胰、脾、肾等实质性脏器以及结肠左曲以上的胃肠道。

**（三）腰部交感神经**（lumber sympathetic nerve）

腰交感干位于腰大肌的内侧缘，有 4 个腰交感节。节前纤维起于 $L_{1\sim3}$ 脊髓侧角，节后纤维经灰交通支进入 5 对腰神经，并随腰神经分布到下肢的血管、汗腺和竖毛肌。穿过腰交感节的节前纤维组成腰内脏神经，终于肠系膜下节，其节后纤维分布于结肠左曲以下的消化管及盆腔脏器，并有纤维伴随血管分布到下肢。

**（四）骶部交感神经**（sacral sympathetic nerve）

骶交感干位于骶前孔内侧，有 4 个骶交感节和一个奇节。节前纤维起于 $L_{1\sim3}$ 脊髓侧角，节后纤维经灰交通支加入骶神经和尾神经，并随之分布到血管、汗腺和竖毛肌。一部分节后纤维加入盆丛，伴随髂内动脉分布于盆腔脏器。

# | 第三章 |
# 脊柱生物力学

## 第一节　概　述

### 一、生物力学基本概念

生物学是研究生物有机体的结构、功能、发生和发展规律的科学。力学是研究物体机械运动过程中，力和力的作用规律的科学。生物力学则是研究生物体物理运动和生物材料的力学问题及其应用的一门科学，是力学与生物学、力学与医学、力学与生物工程学等学科之间相互交叉、相互渗透的一门新兴的边缘科学。就人体而言，人们所从事的每一项身体活动，都与生物力学密切相关。当人体受到某些因素影响，身体运动失去协调平衡时，人体的生物力学就会发生改变，随之就会引起相关的运动系统和内脏器官的疾病。脊柱是人体的主要运动组织，当人体生物力学发生改变时，就可能引起脊柱错位或畸形，产生脊柱及其相关疾病。

生物力学的研究有助于更深刻地了解生物器官尤其是脊柱及其相关的组织器官的功能，并进一步从功能的变化推知其生理或病理含义，从而设法进行预防和治疗。

生物力学研究的目的是定量分析物理力对活体系统的效应，其涉及范围相当广泛，凡是可以应用力学及计算机原理进行分析的医学和生物学的问题，均属生物力学的研究范畴。随着生物力学研究的不断深入，对医学众多领域产生了深远的影响。因此，临床医学工作者必须具备一定的生物力学知识。

脊柱生物力学从脊柱的强度、疲劳度和稳定性等方面研究脊柱的功能，通过对诸如椎间盘、脊柱韧带和椎骨的生物力学性质的了解，加深了对脊柱功能和脊柱损伤机制的认识。虽然脊柱某一结构的破坏导致脊柱强度减少，但并不一定导致脊柱稳定性的丧失。因此，从脊柱稳定性，即脊柱维持其正常运动功能能力的角度，研究脊柱部分结构损伤及其重建对脊柱稳定性的影响，可以为临床整脊技术提供生物力学依据。

## 二、与整脊相关的基本力学概念

### （一）应力与应变

物体由于受外力作用、温度变化等外部因素的影响或者由于内在的缺陷而变形时，在其内部任意截面的两方即出现相互作用力，单位面积上的这种作用力称为应力。与截面垂直的应力称为正应力（或法向应力），例如使物体拉长的张应力以及使物体缩短的压应力；与截面平行的应力称为切应力（或剪应力），如剪切和扭转时的应力。

物体在力的作用下，其形状和大小所发生的相对改变，称为应变（也称为相对变形）。物体上某处的微小线段，在变形后其长度的改变量与线段原长的比值，称为线应变；物体上两相互垂直的微小线段，在变形后所夹角的改变值，称为剪应变（或角应变）；变形后物体内任意单位体积的改变量与原单位体积的比值，称为体积应变。

### （二）弹性和弹性模量

物体在外力作用下所发生的变形，在除去外力后随即消失，恢复到它的原有形状，这种性质称为弹性。这种可以恢复的变形就称为弹性变形。只有在物体受到外力作用而在其内部产生的应力不超过某一极限值时，所发生的变形才能在除去外力后全部消失而恢复原状，这个作为极限的最大应力值，称为弹性极限。在弹性极限内，应力与应变的比值称为弹性模量，它是度量物体受力时变形大小的指标之一。正应力与线应变的比值称为纵向弹性模量（又称杨氏模量），剪应力与剪应变的比值称为剪切弹性模量。

### （三）黏弹性

许多生物材料是由黏弹性材料构成的，一般说来，黏弹性具有蠕变、松弛、滞后三个特点。

1. 蠕变　对实验材料施加一个固定不变的载荷时，实验材料的变形随着时间的延长而逐渐增加，也就是说，在一个固定不变的负荷作用下，持续一定时间之后，变形仍会继续，这种现象称为蠕变。

2. 松弛　将实验材料固定在一定的变形之下，实验材料内部的应力随着时间的延长而逐渐下降，这种现象称为松弛。

3. 滞后　如果对物体进行周期性的加载和卸载，则加载时的应力应变曲线与卸载时的应力应变曲线不重合，在同一应力水平下，卸载时的应力要大于加载时的应变，这种现象称为滞后。

# 第二节　脊柱的力学结构

## 一、脊柱结构的力学特点

脊柱由 33 块脊椎骨组成：7 个颈椎，12 个胸椎，5 个腰椎，5 个骶椎及 4 个尾椎。由于骶尾段成年后融合基本不活动，因此可将骶、尾段各视为一块，这样就是 26 块脊椎骨。整根脊柱有 23 个椎间盘，134 个关节。脊柱作为人体的中轴支柱，是由这些椎骨、椎间盘、椎间关节、椎旁关节以及椎周的肌肉、韧带有机连接而成，构成一个严密稳定、动态平衡的力学结构。

脊柱的前部由椎体及椎间盘组成，呈圆柱形，后部为各椎骨的椎弓、椎板、横突及棘突，中间为椎管。椎管不仅有骨性管壁，还有由椎间盘及各韧带组成的软组织管壁。椎体在前，是椎骨最大、也是负重的部分，由颈椎向下负重逐渐增加，椎体体积逐渐加大，至 $L_5$、$S_1$ 椎体最大。椎体承受着脊柱的大部分压缩载荷，椎体的表面是一层密质骨，内部是由骨小梁构成的松质骨，椎体的密质骨约承受椎体压力的 45% ～75%，椎体的抗压极限应力约为 50 ～ 70kg/cm$^2$。由于人的体重既产生垂直方向的压应力，又产生水平方向的拉应力，与此相适应，椎体内松质骨的骨小梁也是按照力线的方向排列的，从椎体的冠状面上观察，骨小梁呈 90°纵横交叉排列，垂直方向的骨小梁连接到椎体的上面和下面，可有效地传递重力，水平方向的骨小梁连接到椎体的两侧，有利于防止因负荷而产生的变形。如果从椎体的矢状面上看，骨小梁呈交叉的弧形走行，一种从椎体的上面走向上关节突和棘突，另一种从椎体的下面走向下关节突和棘突。骨小梁的交错排列，加强了椎体的阻抗，但在椎体的前部存在一个阻抗能力薄弱的三角形区域，它是骨折的好发部位。

随着年龄的增加，椎体的抗压强度逐渐下降，并且垂直方向与水平方向的抗压强度比值逐渐加大。年轻人的椎体骨松质，纵横两种方向的骨小梁分布比较均匀，随着年龄增长，横向骨小梁首先减少，而纵向骨小梁则大多保留。此时的骨重建过程一般处于负平衡状态，即骨吸收速度大于骨形成的速度，使得因各种原因造成的微小骨损伤难以得到及时修复，随着这一病理进程的发展，松质骨的横向骨小梁进行性减少，纵向骨小梁也逐渐由宽变窄，椎体上、下面的软骨终板及椎体周围的密质骨逐渐变薄，因此，在受到外力撞击时很容易发生骨折。

## 二、脊柱稳定的支持结构

脊柱是由相邻的两个脊椎及其之间的连接组成，前部包括两个相邻的椎体、其间的椎间盘、前纵韧带和后纵韧带，后部包括相应的椎弓、关节突关节、横突、棘突以及其间的韧带。

### （一）椎 体

椎体是由软骨板、骨松质及骨密质组成的复合结构，这些不同的成分具有各自独特的生物力学性能，不同成分在抗轴向载荷方面的作用尚不清楚。

椎体主要是承受压缩载荷。随着椎体负重由上而下地增加，椎体也自上而下地变大，如腰椎椎体的形态比胸椎和颈椎的又厚又宽，承受较大的负荷。椎体的力学性能与解剖形状、骨量相关。

椎体在承受压缩负荷方面起重要作用。不同椎体承受负荷所占体重的百分比均有所不同，总的趋势是自上而下逐渐增大，由 $L_{1-5}$ 分别为 50%、53%、56%、58% 和 60%。椎体的强度随年龄增长而减弱，尤其是 40 岁以后表现得更为明显。当椎体骨量减少 25% 时，其抗压强度可减低 50%，而这一变化与椎体骨松质抗压强度的变化基本平行。患者骨质疏松时，由于骨量的减少，容易出现微骨折，是出现疼痛的原因之一。

在压缩载荷下，首先破坏的结构是终板。在腰椎，椎体在 40 岁以前可承受大约 8000N 的压缩负荷，40~60 岁时降低至 55%，60 岁以后则进一步降低到 45%，当椎体因压缩而破坏时，终板总是首当其冲。其骨折形式可分为三种类型：中央型骨折、边缘型骨折及全终板骨折。椎间盘正常时最易出现中心型骨折，压缩载荷使髓核产生液压力，该压力使纤维环的外层纤维拉伸并使终板中心承受压缩载荷，因应力与弯矩成正比，终板中心的弯矩最大，所以最可能首先骨折。当椎间盘退变时，髓核不能产生足够的液压，压缩载荷大部分传递到下一椎体的周围，以致终板四周骨折，而中心变形很小。载荷极高时导致整个终板骨折。终板及其附近骨松质的骨折可影响其本身的通透性，从而破坏椎间盘髓核的营养供给，即使骨折愈合后通透性亦仍然受到妨碍，从而导致椎间盘的退变。而这一薄弱区域也可能被髓核穿过向椎体内凸入，形成所谓 Schmorl 结构。

**（二）椎间盘**

椎间盘构成脊柱整个高度的 20%~33%，主要由髓核、纤维环和软骨终板三部分构成。髓核是一种液态团块，由含有大量亲水性氨基葡萄糖聚糖的胶样凝胶组成，位于椎间盘的中央，在下腰椎则较偏向后方。髓核含有 70%~90%的水分，但随着人的衰老，水分含量逐渐降低。当水分含量变化时，椎间盘的黏弹性就会改变。这些变化是椎间盘退变的基础。纤维环由纤维软骨组成，纤维软骨内有多层相互交叉的胶原纤维束。纤维环纤维与椎间盘平面呈 30°角，相邻的两层纤维束的走向相互交叉，呈 120°夹角。纤维环纤维的独特排列方向使椎间盘具有一定程度的抗扭转能力。纤维环的后部与后纵韧带相编织。纤维环内层纤维附于软骨终板，而外层纤维则直接止于椎体的骨性部分，这些纤维称为 Sharpey 纤维，在后部与后纵韧带相编织。在椎体与纤维环、髓核之间为软骨终板，由透明软骨构成。

椎间盘可承受并分散负荷，同时能制约过多的活动，这是其重要的生物力学功能。压缩载荷通过终板作用于椎间盘的髓核和纤维环，髓核内部产生的液压使纤维环有向外膨胀的趋势。外层纤维环承受了最大张应力，内层纤维环承受的张应力较外层小，但承受了一部分压应力。在严重退变的椎间盘中，由于髓核脱水，压缩载荷在椎间盘内的分布发生较大的变化，表现为终板中心的压力减小，周围的压力增高，相应纤维环外层的张应力减小，压应力增加，但纤维环纤维承受了更大的应力。

扭转是引起椎间盘损伤诸负荷中的最主要类型，扭转载荷在椎间盘的水平面和竖直面上产生剪切应力，其应力大小与距旋转轴的距离成正比。纤维环对抗扭转负荷的能力较弱，这是由其各向异性的特点所决定的，纤维环层间纤维相互交叉，当其被扭转时仅有一半纤维承负；同样，外层纤维所受扭力要大于内层纤维，因而也就更容易发生断裂。

**（三）椎弓根和关节突**

目前关于椎体纠正生物力学特性的研究不多。一些力学实验表明，椎弓的破坏多发生于椎弓根和椎弓峡部，采用三维有限元方法分析亦证实这两个部位均为应力集中区域。但椎弓根部的损伤临床上非常少见，多数椎弓峡部裂患者亦无明显外伤，故目前多数意见认为腰椎椎弓峡部裂实质上系由局部应力异常增高所导致的疲劳骨折。

脊柱节段的活动类型取决于椎间小关节面的取向，而小关节面取向在整个脊柱上有一定的变化。下颈椎的小关节面与冠状面平行，与水平面呈 45°，允许颈椎发生前屈、后伸、侧弯和旋转运动。胸椎的小关节面与冠状面呈 20°，与水平面呈 60°，允许侧弯、旋转和一定程度的屈伸。腰椎小关节面与水平面垂直，与冠状面呈 45°。允许前屈、后伸和侧弯，但限制旋转运动。

关节突除引导节段运动外，还承受压缩、拉伸、剪切、扭转等不同类型的负荷，其承受负荷的多少因脊柱的不同运动而变化。后伸时关节突的负荷最大，占总负荷的 30%（另外 70% 由椎间盘负荷）。前屈并旋转时关节突的负载也较大。以往腰椎关节突关节承受压缩负荷的作用常被忽视，但据椎间盘内压测定结果，关节突关节所承受的压缩负荷占腰椎总负荷的 18%。关节突关节承受拉伸负荷主要发生在腰椎前屈时，当腰椎前屈至最大限度时所产生的拉伸负荷有 39% 由关节突关节来承受。此时上、下关节突可相对滑动 5～7mm，关节囊所受拉力为 600N 左右，而正常青年人关节囊的极限拉伸负荷一般在 1000N 以上，大约相当于人体重量的 2 倍。

当腰椎承受剪切负荷时，关节突关节大约承受了总负荷的 1/3，其余 2/3 则由椎间盘承受。但由于椎间盘的黏弹性受负后发生蠕变和松弛，这样几乎所有的剪切负荷均由关节突关节承受，而附着于椎弓后方的肌肉收缩使上、下关节突相互靠拢，又在关节面上产生了较大的作用力。

腰椎关节突关节的轴向旋转范围很小，大约在 1° 左右。实验表明，当轴向旋转范围超过 1°～3° 时即可造成关节突关节的破坏。因此有人提出，限制腰椎的轴向旋转活动是腰椎关节突关节的主要功能。

**（四）韧　带**

韧带的主要成分为胶原纤维和弹力纤维，胶原纤维使韧带具有一定的强度和刚度，弹力纤维则赋予韧带在负荷作用下延伸的能力。韧带大多数纤维排列近乎平行，故其功能多较为专一，往往只承受一个方向的负荷。脊柱韧带的功能主要是为相邻椎提供恰当的生理活动，同时也可产生所谓"预应力"以维持脊柱的稳定。脊柱离体标本在牵拉负荷作用下仍保持一定的椎间盘内压，这种预应力在相当程度上来源于韧带的张力，以黄韧带最为突出。所有韧带均具有抗牵张力的作用，但在压缩力作用下疲劳很快。韧带强度与韧带的截面积密切相关，在脊柱韧带中，腰椎韧带的破坏强度最高，另一点必须考虑韧带与骨的界面，界面部的破坏由这两种结构的相对强度决定。严重骨质疏松患者，骨质破坏比韧带破坏更容易出现。

脊柱的韧带承担脊柱的大部分牵张载荷，它们的作用方式如橡胶筋，当载荷方向与纤维方向一致时，韧带承载能力最强。当脊柱运动节段承受不同的力和力短时，相应的韧带被拉伸，并对运动节段起稳定作用。脊柱韧带有很多功能，首先，韧带的存在既允许两椎体间有充分的生理活动，又能保持一定姿势，并使维持姿势的能量消耗降至最低程度；其次，通过将脊柱运动限制在恰当的生理范围内以及吸收能量，对脊柱提供保护；第三，在高载荷、高速度加载伤力下，通过限制位移，吸收能量来保护脊髓免受损伤。上述功能特别是能量吸收能力，随年龄的增长而减退。

一般认为，前纵韧带更为坚强，与后纵韧带一起能够阻止脊柱过度后伸，但限制轴向旋转、侧屈的作用不明显。小关节囊韧带在抵抗扭转和侧屈时起作用。棘间韧带对控制节段运动的作用不明显，而棘上韧带有制约屈曲活动的功能。在所有脊柱韧带中，黄韧带在静息时的张力最大，单纯切除黄韧带不会引起脊柱不稳定，但动态运动条件下尤其是屈曲和后伸时其确切的作用尚不清楚。有一点可以明确，脊柱不稳定会促进黄韧带的退变及骨化。

对脊柱的前纵韧带、后纵韧带、关节囊韧带、黄韧带和棘间韧带进行的破坏试验显示，前纵韧带和小关节囊韧带最强，棘间韧带和后纵韧带最弱。刚度最大的结构是后纵韧带，棘上韧带有最大的破坏前变形量，而前纵韧带和后纵韧带的破坏变形量最小。

**（五）肌　肉**

许多试验均忽视椎旁肌对脊柱稳定性的影响。但是，椎旁肌在维持脊柱直立姿势中的作用不能低估。在休息和活动时，没有完整的椎旁肌作用，脊柱动态的稳定性就无法保持。肌力为保持姿势的必需条件，神经和肌肉的协同作用产生脊柱的活动，主动肌引发和进行活动，而拮抗肌控制和调节活动。

与脊柱活动有关的肌肉可根据其所处位置分为前、后两组。位于腰椎后方的肌肉又可进一步分为深层、中间层和浅层三组。①深层肌肉：包括起止于相邻棘突的棘间肌、起止于相邻横突的横突间肌以及起止于横突和棘突的回旋肌等。②中间层肌肉：主要指起于横突、止于上一椎体棘突的多裂肌，也可将其划入深层肌肉。③浅层肌肉：即竖脊肌，自外向内又可分为髂肋肌、最长肌和棘肌三组。前方的肌肉包括腹外斜肌、腹内斜肌、腹横肌和腹直肌等。

放松站立时，椎体后部肌肉的活动性很小，特别是颈、腰段。支持躯体重量的脊柱在中立位具有内在的不稳性，躯体重心在水平面的移动，要求对侧有一有效的肌肉活动以维持平衡。因此，躯体重心在前、后、侧方的移位分别需要有背肌、腹肌和腰大肌的活动来保持平衡。前屈包括脊柱和骨盆两部分运动，开始60°运动由腰椎运动节段完成，此后25°屈曲由髋关节提供。躯干由屈曲位伸展时，其顺序与上述相反，先是骨盆后倾，然后伸直脊柱。腹肌和腰肌可使脊柱的屈曲开始启动，然后躯干上部的重量使屈曲进一步增加，随着屈曲亦即力矩的增加，骶棘肌的活动逐渐增强，以控制这种屈曲活动，而髋部肌肉可有效地控制骨盆前倾。脊柱完全屈曲时，骶棘肌不再发挥作用，被伸长而绷紧的脊柱后部韧带使向前的弯曲获得被动性平衡。

在后伸的开始和结束时，背肌显示有较强活动，而在中间阶段，背肌的活动很弱，而腹肌的活动随着后伸运动逐渐增加，以控制和调节后伸动作。但做极度或强制性后伸动作时，需要伸肌的活动。脊柱侧屈时骶棘肌及腹肌都产生动力，并由对侧肌肉加以调节。在腰椎完成轴向旋转活动时两侧的背肌和腹肌均产生活动，同侧和对侧肌肉产生协同作用。

## 三、脊柱的生理学功能和运动

1. 脊柱的生理学功能　从运动力学及人体生理角度讲，脊柱具有众多的功能，其中主要的有以下四个方面：

承载功能　在各种体位时支持头颅和躯干，自头和躯干并将其载重负荷传递到骨盆。

运动功能　使头颅及躯干能够在三维空间内完成较大范围的生理活动。

稳定功能　支持和附着四肢与躯干联系的骨骼、肌肉、韧带和筋膜。

保护功能　保护脊髓、神经根及胸、腹、盆腔脏器不受损伤。

2. 脊柱的运动　脊柱运动是在神经和肌肉的指挥协调作用下产生的。主动肌发起和完成运动，拮抗肌往往是控制和修正运动。脊柱不同节段运动范围亦不同，它是由几个运动节联合起来进行的。脊柱有前屈、后伸、侧屈、旋转的三维空间运动功能。它们的运动幅度很不一致。屈伸时，上位颈椎为8°，下位颈椎则达20°；上、中、下胸段分别达到4°、6°和12°；腰段自上而下逐渐增加，直到腰骶段可达28°。侧屈时，上胸、下胸、腰、腰骶依次为9°、6°、6°、3°。旋转时，上胸段为9°，越向下越小，至腰段只有3°，到腰骶段又增至5°。脊柱在运动时，椎间盘的髓核成为杠杆作用的支点。当仰头、伸腰时，椎间盘后方受到挤压，髓核向前移动；低头弯腰时向后移动。由于生理弯曲的存在，胸椎间盘髓核在中央，而颈腰椎间盘髓核偏后。髓核前方的纤维环比后侧方的坚厚，前纵韧带亦较后纵韧带强而有力。所以，若用力过度，尤其是椎间盘已发生退变，过度低头、弯腰或侧弯、旋转时，后纵韧带和后方纤维环薄弱处易发生损伤、破裂而发生髓核膨出或突出。

# 第三节  脊柱生物力学

## 一、脊柱的功能单位——运动节

脊柱的功能单位，即活动节段，是由相邻的两个椎骨及其间的软组织组成。两块相邻椎骨的椎体、椎间盘和前、后纵韧带构成运动节的前部，而椎弓、椎间关节、横突、棘突和后部韧带构成其后部。从理论上讲，脊柱是由可以单独考察的相互类似的运动节段组成。这些运动节段，即脊柱功能单位，是指两个相邻椎体及其连接结构包括椎间盘、韧带、关节突及关节囊等的复合，是代表脊柱运动的基本单位。脊柱节段运动的叠加构成了脊柱在空间中的三维运动。根据生物力学的观点，了解脊柱功能单位的力学行为，就可以描述某段脊柱甚至是整体脊柱的力学响应。所以，目前大多数的脊柱生物力学研究以脊柱的功能单位作为研究对象，可以简化研究对象，便于数学计算以及数学模型的建立。然而，此研究模型的主要缺陷是无法考察对脊柱稳定性影响很大的椎旁肌的作用，也无法了解某一运动节段对另一运动节段的影响。

脊柱功能单位从结构上大致可以分为前、后两部分。其前部结构包括两个相邻椎骨的椎体、椎间盘和前、后纵韧带；后部结构包括椎弓、关节突、棘突、横突和后部韧带。脊柱作为一柔性负载结构，其运动形式是多样的。整个脊柱在空间中的运动范围很大，但组成脊柱的各个节段的运动幅度却相对较小。节段间的运动与椎骨间的连接结构（椎间盘、韧带和小关节）的变形相关。节段间的运动是三维的，表现为两椎骨间的角度改变和移位，如节段间的前屈后伸、左右侧弯和左右轴向旋转运动的角度改变以及节段的上下、左右和前后方向上的移位。一个节段承受力偶矩便会产生节段间的角度改变，承受力侧会出现节段的移位。

脊柱节段运动的复杂性还表现在脊柱各种运动之间的耦合。所谓耦合，系指沿一个方向的平移或旋转同时伴有沿另一个方向的平移或旋转运动。脊柱的活动不仅是单方向的，而且是多方向活动的耦合，不同方向移位运动之间，不同方向角度运动以及移位运动与角度运动之间均可出现耦合。在脊柱生物力学中，通常将与外载荷方向相同的脊柱运动称为主运动，把其他方向的运动称为耦合运动。如当脊柱承受轴向旋转力偶时，脊柱的轴向旋转运动称为主运动，而伴随的前屈或后伸及侧弯运动称为大耦合运动。耦合作用意义相当重要，意味着一个脊柱运动单位出现异常运动，可能其他邻近的运动单位也会出现异常运动。

在脊柱运动分析中，一般将椎骨视为不变形体，也称为刚体。将椎间盘、韧带看成是可以伸缩的变形体。脊柱节段运动就是相邻上、下两椎骨间的相对运动，属三维运动，有 6 个自由运动度，需要用 6 个独立变量来描述，其中 X 轴为冠状轴，沿此轴出现前屈、后伸和左右侧向平移；Y 轴为纵轴，沿此轴出现轴向压缩、轴向牵拉和顺、逆时针旋转；Z 轴为矢状轴，沿此轴出现左右侧屈及前后平移。此三轴相互垂直。

运动节具有重要的生物力学意义。运动节的后部控制运动节的运动，其运动方向由椎间关节面的方向决定。整个脊柱椎间关节面方向的变化都与水平面和额状面有关。颈椎关节面接近水平，所以能做屈伸、侧弯和旋转等大幅度运动。胸椎小关节面呈额状，加上胸廓的固定作用，所以只可做到侧屈、旋转和少许屈伸运动。腰椎的关节面与水平成 90°，与额状面呈 45°，所以，腰部脊椎仅能做屈伸和侧屈运动。

## 二、脊柱的三柱力学结构

脊柱对重量的支持和传递实际上是通过三个柱，即一个由椎体和椎间盘形成的前柱和两个由上、下关节突形成的后柱来实现的。椎弓根在前柱和后柱之间载荷的动态平衡中起着杠杆作用。

关节突关节与相应节段的椎间盘一起，共同形成"关节三联体"。以椎体水平面正中线的中后 1/3 交界处和两侧关节面的中心在水平面上所构成的三角称为运动节段的稳定三角。关节突关节具有引导和限制运动节段的运动方向的作用，上、下关节突关节面的方位与脊柱各节段的运动性质和运动范围相适应。也就是说，关节突的关节面在颈部脊柱近水平位，在胸部脊柱近冠状位，在腰部脊椎近矢状位，因此上部脊椎可以进行较大范围的旋转运动。由于颈部脊椎的关节突近于水平位，在腰部和胸部则近于垂直位，因此在受到斜行或横行方向的暴力冲击时，颈椎容易发生脱位，但很少发生骨折，而胸椎和腰椎则容易发生骨折，而不易发生椎骨的单纯脱位，即在椎骨彼此发生分离之前，一侧的关节突往往首先被折断，出现骨折和脱位的复合损伤。

上、下关节突两侧方位对称、关节面和形状相互适应、面积较大有利于脊柱的稳定。反之，如果两侧关节突不对称、关节面的形状不相适应、面积较小则关节突关节不稳定，容易损伤。关节突关节还在一定程度上承受压缩、拉伸、剪切、扭转等不同类型的载荷。当关节突被切除后，运动节段所承受的极限压缩载荷明显降低。但关节突关节的承载情况因脊柱的运动状态而不同，当脊柱处于后伸位时，其压缩载荷增大，而在前屈位时则减小，例如当腰椎处于最大后伸位时，关节突关节承受的压缩载荷约占33%，在作最大前屈时其压缩载荷可降至零。在脊柱前屈时关节突关节承受拉伸载荷，当腰椎前屈至最大限度时，所产生的拉伸载荷有39%由关节突关节来承受。当腰椎受到剪切载荷时，关节突关节大约承受总载荷的1/3，其余2/3则由椎间盘承受。但由于椎间盘在受载后发生蠕变和松弛，所以在受载较长时间后，实际上几乎所有的剪切载荷均由关节突关节承受，而附着于椎弓后方的肌肉收缩使上、下关节突相互靠拢，又在关节面上产生了较大的作用力。

### 三、椎间盘的弹黏性

椎间盘好像一个密闭的弹簧垫，包括周围的纤维环、中央的髓核和位于上下两面的软骨终板。纤维环由分层的纤维软骨构成，处于同一层内的胶原纤维平行排列，相邻两层间的纤维呈交叉排列，纤维的走行方向与椎体的上、下平面约呈30°角，因此，相邻层的纤维呈120°左右的夹角，这种结构特点使它可承受强大的弯曲和扭曲，并形成了位移极小的稳定连接结构。纤维环的外层纤维直接与椎体相连接，而内层纤维借软骨终板固定于椎骨的上、下面上。髓核呈透明凝胶状，被封闭在纤维环与软骨终板形成的腔隙中，其内产生的压力，符合帕斯卡定律所描述的特点，能够均匀地分布到椎体的上、下面及周围纤维环上。正常情况下，由于体重、肌肉的收缩以及纤维环的限制作用，髓核内就已有静水压产生的预应力，纤维环和脊柱的纵向韧带也有一定的张应力，在负重状态下，应力会进一步升高。

椎间盘由黏弹性材料构成，具有蠕变、松弛、滞后等黏弹性性质。在生理载荷范围之内，随着时间的延长，脊柱的蠕变变形逐渐增加，载荷松弛不断衰减。椎间盘退变过程中，髓核的水结合力逐渐下降，弹性功能逐渐减退，逐步丧失能量贮存、传递和扩散应力的能力，对抗冲击与吸收震荡的能力减弱。同时由于髓核脱水，容积减小，椎间隙变窄，相应脊柱节段的活动减小，关节突关节的活动被动增加，继而关节突关节由不等距的错位发展到半脱位，并在错位或半脱位的情况下造成关节囊及周围软组织的损伤，其结果将使椎体间出现不稳定。椎间盘的退变一般以髓核的退变最快，它所导致的继发性改变也最多，因此髓核的退变成为脊柱功能失衡的首发部位，继发性损伤性炎性反应也从该处开始和扩展，形成一系列以慢性腰痛为主要特点的临床疼痛综合征。某个椎间盘失去功能后，其相邻运动节段必然要承担更大的弯应力及形变，而产生应力集中。

## 四、脊柱韧带的力学特征

脊柱的前部和后部均有坚强的韧带，这些韧带作为肌肉的后备，可补充肌肉收缩力的不足，对于维持肌肉的静力位置，控制和防止脊柱的过度运动，调节身体重心，加强脊柱的稳定性均有重要作用。韧带的本体感觉由传入神经传导到中枢神经系统后，可反射性地引起相应肌肉的收缩，从而维持脊柱的稳定，避免脊柱损失。

弓间韧带，连接于相邻椎骨的椎弓之间，它由弹性纤维构成，在新鲜时呈黄色，故又称黄韧带。黄韧带的薄和宽窄在脊柱各段有所不同，颈部薄而宽，胸部厚而窄，腰部最厚。脊柱的运动状态不同，黄韧带的厚度也随之发生变化，例如在脊柱向后伸展时，由于椎板之间的距离缩小，黄韧带处于放松状态而增厚；反之，当脊柱向前屈曲时，椎板之间的距离加大，黄韧带处于拉紧状态而变薄。黄韧带的主要功能是拉紧上位椎骨的椎板并使之固定，当脊柱屈曲时，防止脊柱向前滑移，并限制脊柱的过度前屈，维持脊柱正常的弯曲度和人体的直立姿势。由于黄韧带与脊柱活动中心之间有一定的距离，因此可产生对椎间盘的预应力，有利于使脊柱保持稳定。切除黄韧带可引起脊柱活动范围增大。由于黄韧带的良好弹性，使它在脊柱大幅度运动时，不致发生折叠而进入椎管。在有慢性连续性损伤时，黄韧带会发生肥厚，正常弹性和柔韧性不同程度的损失，并可向椎管内突出，压迫椎管内容物。黄韧带肥厚多见于 $L_4$ 与 $L_5$ 之间，因此常压迫马尾和神经根而出现类似腰椎间盘突出的临床症状。

## 五、脊柱的稳定性

脊柱的稳定性指脊柱维持自身生理平衡位置的能力，它是脊柱承载和运动的基础。正常脊柱保持在稳定状态时应没有异常应变，各脊柱节段没有过度或异常的活动，脊柱的稳定性越强，在同等载荷作用下所发生的位移越小。

脊柱具有内源性稳定和外源性稳定。前者靠椎间盘和韧带，后者靠有关肌肉，特别是胸腹肌。内源性稳定是椎间盘髓核内的压应力使相邻椎体分开，而纤维环及其周围韧带在抵抗髓核的分离压应力情况下，使椎体靠拢，这两种不同方向的作用力，使脊柱得到较大的稳定性。一般认为，脊柱外源性稳定较内源性重要，失去内源性稳定，脊柱的变化较缓慢，而失去外源性稳定，则脊柱不能维持其正常功能。如脊柱侧凸弯，无论是麻痹性还是特发性，若失去外源性稳定，脊柱即开始出现原发性侧弯，继之出现代偿性侧弯，整个脊柱可发生明显的畸变。而失去内源性稳定时，脊柱的畸形变往往不明显。脊柱的内源性或外源性稳定结构遭受破坏，均可影响脊柱的稳定性。

对静态脊柱来讲，所有的力都处于平衡状态。其中又可分为静止性外在平衡和静止性内在平衡。前者指整个身体在松弛状态下与外环境的平衡关系，它依靠体重和地面应力来保持；后者指所有力量的合力均通过椎间关节的旋转活动中心，地面应力来自人体重力中心在地面支重区内足底所接触的地面。当体重中心落在支重区以外时，人体的内外平衡系统将进行调节，如利用骨盆倾斜、脊柱侧弯等，使重力中心重返支重区内。

然而，对于活动着的人来说，重力中心随人体的运动而不断地在发生改变。以平地行走为例，每走两步重复一次，左右交替，重力中心随骨盆的旋转和倾斜，也从一足移到另一足以维持身体的平衡和稳定。换句话说，动态的人需要较多的脊柱活动来维持内在平衡。在姿势不当、平衡失调的情况下，必将加大某一组肌肉的张力来保持稳定。若肌力不足以承受时，则需要更多的内平衡来维持。由于韧带对脊柱的稳定作用有限，往往不能胜任，这时就极易发生脊柱关节的错动。临床上闪腰、岔气及椎间盘突出症等脊柱病，均由姿势不当导致内外平衡失调而发生。因此，要求人们（尤其是脊柱病患者）不论在任何状态下，均应保持良好的姿势和体位，即使在日常生活和工作中的上下床、转身、弯腰、搬抬、拾取物品及行住坐卧中均应采取正确的姿势，既不能随便，更不能失当，以免对脊柱造成不必要的损伤。

## 六、颈部肌肉和韧带的运动学特性

颈椎的韧带承担着其绝大部分的张力负荷，并与椎间盘一起提供脊柱的内源稳定，使其活动保持在正常生理限度之内。除黄韧带以外，延伸率均极低。前纵韧带和后纵韧带是人体两条最长的韧带，前纵韧带的强度是后纵韧带的2倍，但两者的组织结构性质却是相同的，它们协同作用能有效防止脊柱的过度屈伸运动。黄韧带含较高比例的弹性纤维，正常情况下，该韧带可在较大范围内活动而不发生永久变形。研究发现，黄韧带在前屈时应变最大，然后是侧弯，扭转时黄韧带在前屈时应变最小，后伸时黄韧带短缩。黄韧带在长度变化时伴有厚度的改变；屈颈位时变薄，伸颈位时增厚并突向椎管。由于其与椎间盘的活动中心有一定距离，因此黄韧带的张力可使椎间盘内出现静止应力（即预应力），从而有利于颈椎的稳定。韧带的脊柱稳定作用不仅取决于它的生物力学性质，而且也取决于其位置以及载荷的状况。韧带距旋转中心的距离越远，提供的稳定性就越大，例如棘间韧带对前屈与旋转稳定性有显著作用，但对后伸载荷无抵抗作用。虽然脊柱韧带具有较高的力学强度，但在暴力作用下仍可完全断裂，从而严重影响颈椎的稳定。

颈椎前后方的肌肉是维持颈椎稳定、保持姿势和提供活动的必需条件。发达的肌肉可增加颈椎的稳定性，如长期固定制动则可使颈肌减弱。因此，不是病情十分必要，应让患者保持一定的功能活动。

## 七、腰椎的动力学变化

与颈椎、胸椎不同，腰椎承受的载荷很大，腰椎和骨盆的运动构成了躯干的活动，由于小关节面的取向，腰椎的轴向旋转运动是很小的，但有较大的屈伸活动。腰椎的屈伸运动范围从上至下是逐渐增加的，其中 $L_5 \sim S_1$ 节段屈伸运动最大。除 $L_5 \sim S_1$ 节段的侧弯运动和轴向旋转运动较小以外，腰椎节段的侧弯运动和轴向旋转运动是相近的。$L_4 \sim S_5$ 节和 $L_5 \sim S_1$ 节段承受的载荷最大，运动的幅度也很大，其独特的生物力学机制与临床上这两个节段疾患较多的现象有密切的联系。

屈曲/后伸活动时出现前后方向上的平移是腰椎运动的一种重要组成，常用于确定腰椎不稳。Pearcy 根据立体影像学的研究，认为腰椎正常的前向平移为 2mm。Posner 根据体外研究，建议 2.8mm 作为正常前向平移的上限。在所有节段，后伸时平均后向平移为 1mm。Pearcy 观察到屈伸运动时耦合 2° 的轴向旋转运动和 3° 的侧弯运动，尤其是侧弯运动与屈伸运动的耦合更为显著。另外，侧弯运动伴有轴向放置运动，且棘突移向是相反的。

## 八、骶髂关节的生物力学特性

与肢体的典型关节或腰椎的关节不同，骶髂关节并不能够允许大范围的活动。事实上，它的活动范围限定于 2° 之内。而且，它也没有产生主动的生理运动的肌肉。更确切地讲，骶髂关节是骨盆环用来缓解应力的关节，在行走时，骨盆环承受复杂的扭转力，力的本质可以比喻为将一个环扭转为"8"字形。施加于骨盆的力就是这样的一种力，所以如果骨盆是一个坚硬的骨环的话，它就会破裂。有幸的是，这种现象往往发生于老年人，因为其骶髂关节因为老化或疾病已经融合，如果它们活动较活跃的话，那么骨盆就会沿平行于骶髂关节的方向骨折；因为骶髂关节的存在，骨盆避免了破裂。因此，骶髂关节被赋予了坚强的韧带，以吸收行走时的应力。

骶髂关节是介于骶骨关节面和髂骨关节面的滑膜关节。骶骨的耳状关节面不平整，在第 2 骶椎有一个朝向椎体的凹陷，第 1 和第 3 节段则突起。这种波形的关节面与相应的髂骨相互关节，如此则骶骨和骨盆环的髂骨相互锁定。如果髂骨持续挤压骶骨，骶骨就会受到这种锁定机制的保护而不会被体重或旋前的力量导致下坠。骶髂骨之间为骶髂骨间韧带所附着固定。骶髂骨间韧带短而且粗壮，起于骶骨的韧带区，止于髂骨的相对面。双侧韧带的张力使得髂骨紧紧压靠于骶骨上，在韧带撕裂损伤或者如怀孕等使韧带松弛的情况下，可以使骶髂骨间的压力降低，从而损伤骶髂关节的完整性。

## 九、脊髓的生物力学

脊髓位于骨性椎管中，受到骨性椎管的保护，并受脊膜（软脊膜、蛛网膜和硬膜），齿状韧带，脑脊液及脊神经根等软组织支持和保护。脊髓借齿状韧带附于硬脊膜囊。脊柱完全屈曲时，脊髓、神经根及齿状韧带均处于生理性牵张状态。后者由于向下倾斜，所受张力分解为两个分力，轴向分力与脊髓所受张力分解为两个分力，轴向分力与脊髓所受张力相互平衡，可减少脊髓被牵拉，两侧的横向分力则相互平衡，可保持脊髓位于椎管近中线处。硬膜外脂肪和脑脊液通过吸收能量和减少摩擦亦可对脊髓提供保护。齿状韧带、神经根及脑脊液等均具有最大限度防止脊髓与骨性椎管的碰撞和减震作用。

脊髓的生物力学特性对其自身也有重要的保护作用。脊髓无软脊膜包裹时其特性有如半流体性黏聚体。包裹软脊膜的脊髓为一具有特殊力学特性的结构。如除去其周围的神经根、齿状韧带等各种周围组织，将脊髓悬吊起来，其长度因其自身重量而延长 10%，但此时如使其进一步变形，可突然出现非弹性阻力，即脊髓的载荷一变形曲线有两个明显的不同阶段。初始阶段，低于 0.01N 的拉伸力即可产生很大的变形，脊髓折叠或展开；第二阶段，相对较大的力只造成较小的变形，该阶段真正代表了脊髓的组织特性，此时脊髓的展开或折叠已达极限，脊髓组织直接承受外力，阻力将以 $10^3$ 为指数而迅速增加，脊髓在断根前可承受 20～30N。横断的脊髓可部分回缩，说明脊髓本身具有内在的张力。

脊柱在不同方向上活动时，骨性椎管的长度和有效横截面积也将随之改变。颈、胸、腰段椎管屈曲时伸长，前缘增加不多，后缘增加最多。而伸直时缩短，后缘最多，脊柱轴向旋转及水平位移时，椎管有效横截面积也有改变。脊柱前屈时，椎管长度增加，尸体研究表明，颈、腰段椎管长度可增加 28mm，但胸段椎管只增加 3mm。中立位时，脊髓和脊膜有轻微张力，脊柱屈曲时延长变为扁平，其横切面有轻微减少，脊髓变为紧张并借其可塑性而前移。坐位或站位时，重力亦使脊髓前移。脊柱运动主要发生在颈、腰段，胸段较少，在 $C_6$、$T_6$、$L_4$ 水平，脊髓及脊膜无任何运动，与椎管关系相当恒定。

# 第四节　脊柱变形

脊柱变形的基本表现形式是屈曲、压缩、拉伸、扭转、剪节等。载荷量越大，其所具有的能量也越大，脊柱变形也越严重。能量在脊柱的消散有数种方式，其中一部分能量在脊柱变形过程中消失。如载荷量超过局部骨质的断裂强度，将造成骨折，剩余的能量被围绕在骨周围的软组织吸收。如果暴力超过了韧带的抗拉伸强度，韧带就断裂。

## 一、椎骨变形

### （一）颈椎变形

上颈椎为枕颈结合区，其解剖及运动学均相当复杂。当患者处于不同体位、姿势和环境时，由于遭受外力的性质不同而导致临床上多种类型的上颈椎骨折和脱位。

1. 枕脱位　由于寰枕之间韧带强度极大，寰枕脱位是极少见的损伤类型，该类型损伤极为严重，患者生存机会甚微，故只能从尸体解剖展现的畸形加以推测。所以 Alker 推测枕寰脱位的基本机制是过屈，但是 Bucholz 相信寰枕关节前脱位变形的机制是过伸和纵向牵张，还有认为由于枕寰内在旋转的局限性可能会导致的伴有或不伴有侧屈强制性旋转是这种损伤的基本原因。

2. 椎骨折　寰椎骨折由 Cooper 于 1823 年首先报道。1920 年 Jefferson 报道 4 例，并通过文献研究了该类型骨折的损伤机制，提出了寰椎骨折的解剖分型，主要包括爆裂性骨折、后弓骨折、前弓骨折、侧块及横突骨折。其后将直接压缩暴力造成的寰椎四部分的爆裂骨折称为 Jefferson 骨折。认为暴力通过枕骨髁向上传递到寰椎的侧块，由于寰椎的上关节突朝向内上方，下关节突朝向外下方，压缩暴力的作用使寰椎最薄弱的部分，即前弓和后弓发生骨折。

3. 寰枢关节旋转半脱位和脱位  1907 年首先描述寰枢关节的旋转性损伤，可以表现为 $C_{1\sim 2}$ 正常活动范围内的旋转限制，也可以表现为显著的寰枢关节旋转脱位。在寰椎横韧带完整时，寰枢关节旋转 65° 才会造成双侧寰枢关节完全脱位，并出现椎管显著狭窄，存在脊髓损伤可能。但在横韧带缺失时，寰枢关节仅旋转 45° 就可以造成单侧寰枢关节完全脱位及类似结果。$C_{1\sim 2}$ 旋转脱位少见于成人，并与儿童旋转脱位截然不同。在儿童，由于上呼吸道炎症等原因，可出现旋转性半脱位，但常为自限性。

4. 下颈椎过度屈曲性变形  由过度屈曲暴力产生的损伤，暴力使头颈运动超过其后部骨韧带结构的生理极限，常发生于车辆撞击事故或坠落伤。因过度屈曲，颈椎后部韧带结构出现牵张性或拉伸应力，导致由后至前方向的韧带撕裂。当合并有旋转暴力时，就可以发生单侧关节突关节脱位，脱位小关节位于颈椎旋转方向的反侧，脱位的小关节常有小的骨折，其关节囊韧带和后部韧带复合体被撕裂，后纵韧带和椎间盘也可能被破坏。过度屈曲暴力也可以导致椎体的压缩骨折，伴有或不伴有后部结构的撕裂。因头部快速减速而导致损伤时，牵张性屈曲暴力可引起关节突脱位和前纵韧带的撕裂。

5. 下颈椎压缩性变形  压缩性损伤来自轴向压缩暴力，导致椎体或后部结构的骨折。尽管楔形压缩骨折可由于过度屈曲暴力引起，但由于其涉及椎体，则归于此类。压缩性损伤常发生在跳水、足球赛、撞车、蹦床等事故中。损伤类型与损伤时头颈部位置有关，如头颈位于屈曲位，则导致前脱位；如头颈位于中立位，则导致楔形，压缩性或爆裂性骨折。下椎管的短暂变化，发现轴向压缩载荷可以导致椎体和后部结构的粉碎骨折，与 Allen 等描述的压缩伸展损伤相似。屈曲性"泪滴"样撕脱骨折常由屈曲轴向暴力所致，是高能量损伤引起的颈椎前部或后部的骨和韧带的撕脱。

6. 下颈椎过伸性变形  伸展性暴力常出现于坠落等原因引起直接撞击头面部时。因此，过伸性损伤常合并有头颅或颌面部损伤。颈椎过伸，椎管出现一过性狭窄，即使没有明显的骨性破坏，也可能出现严重的脊髓损伤。颈椎挥鞭样运动产生的过伸性损伤是撞车事故中最常见的损伤类型，是由加速－减速所产生的惯性力所致的间接创伤。头颈部通常不受到直接暴力，导致损伤的唯一暴力是惯性力。

### （二）胸腰椎变形

1. **轴向压缩变形**　由于胸椎正常的后凸角度，轴向压缩载荷在此区域常分解椎体前屈的载荷，即为屈曲暴力导致脊柱损伤。在胸腰段直立时，轴向载荷一般为椎体纯压缩载荷。正如 Roaf 描述，此压缩载荷造成终板断裂，椎体出现压缩骨折，暴力大时，椎体发生爆裂骨折，椎体前柱和中柱均发生破坏，中柱骨片突入椎管可造成神经损伤，后柱也有骨折但韧带结构仍保持正常。本型骨折的 X 线特点是中柱破坏，并有骨片突入椎管。

2. **屈曲暴力变形**　屈曲暴力在椎体及椎间盘前部产生压缩应力，而后部产生拉伸应力。后部韧带可没有撕裂，特别是快速加载速率时，但后部撕脱骨折可以出现。从前屈旋转轴到棘突尖的距离是到椎体前缘距离的 3～4 倍，因此，前屈时椎体前柱承受压缩载荷是后部韧带张力载荷的 3～倍，故首先造成椎体前部压缩骨折，骨折消散了能量即削减了载荷，如暴力不是很大，往往只造成前柱的楔形压缩骨折，而后部韧带完整，属稳定性骨折类型。通常中柱保持正常，没有骨和椎间盘碎片的半脱位或后突出。可是，如果后部韧带和关节突关节囊撕裂，则出现脊柱不稳。由于骨框架的保护作用，单纯的楔形压缩骨折最常见于胸椎。

3. **侧屈压缩暴力**　侧屈压缩暴力导致类似椎体前部楔形压缩骨折类似损伤，只不过暴力时作用于脊柱一侧。这样，在一侧椎体和后部结构产生压缩力，而在对侧产生张力，可以导致单纯椎体骨折，或者合并后部韧带损伤。张力侧可有小关节脱位、韧带撕裂。单纯一侧椎体前柱楔形压缩骨折时脊柱仍保持稳定，当合并有后部结构损伤时，会引起慢性不稳定。

4. **屈曲牵张暴力变形**　在交通事故的突然减速过程中，安全带限制下部躯干和骨盆向前弹射，而使暴力集中在没有制约的上部躯干。这样上部躯干、上肢对下肢以离心的方式向前弹出，增加了腰椎后部的牵拉暴力。这与前面所提到的过屈损伤不同，由于安全带已成为支点，使屈曲旋转轴前移到前腹壁，整个脊柱位于该轴的后方而受到张应力。脊柱骨性结构、椎间盘和韧带全部断裂或撕脱，但没有像其他大多数脊柱损伤一样形成粉碎性骨折。

## 二、椎间韧带变形

当一个运动节段在弯曲、压迫和剪力下承受复杂的负荷来模拟活体腰椎的前屈时，椎间韧带提供了大部分的抵抗力。在最初几度的前屈中，来自椎间盘和黄韧带的抵抗力很小。此时运动节段对弯曲抵抗力为 0，但这是因为对标本脊柱施加离散重力造成的假象，其可以测量前屈角度前使蠕变发生。在动力运动中，腰椎对于很小的运动都会产生一些抵抗。

在达到完全前屈的一半时，椎间盘比后侧的椎间韧带提供更强的抵抗力，这是因为后侧纤维环外层的张力和前侧纤维环的压力所致。每前屈 1°前侧纤维环就会向前膨出约 0.1mm。在最后几度的运动中，韧带的张力迅速升高，因此在完全前屈位，关节突关节囊韧带提供 39%的抵抗力，椎间盘提供 29%，棘间韧带和棘上韧带提供 19%，黄韧带提供 13%。脊柱抵抗的弯曲力矩在最后 2°~3°时几乎达到两倍。椎间韧带的张力足以使下关节突绕峡部向前弯曲达到几度的程度，并且可以在完全前屈时，即使压力不变情况下，也可以使髓核内压增加 110%。已经有人认为关节突关节面能够对抗前屈，但是这是基于实验的结果：实际上，实验测量的是关节对弯曲和剪力的联合抵抗力，而关节对抗的是剪力。实验和理论证据表明关节突关节面对于腰椎前屈的抵抗作用可以忽略。

前屈中，在超过弹力极限（50~80Nm）后，第一个遭受损伤的是棘间韧带和棘上韧带复合体。如果前屈合并侧屈，因为距离矢状中线有一定距离，那么对侧的关节突关节囊韧带就会额外拉伸而在棘间韧带之前受损。然而，在正常的前屈中，2°的过度前屈才需要过伸关节囊韧带。有报道，在更剧烈的前屈损伤中，当弯曲力矩超过 70Nm 时，会发生明显的损伤，120Nm 时会发生总体的损伤，140~185Nm 时会发生彻底的破坏，此时前屈达到约 20°。

无论何时前屈来提起地上的重物时，健康人的腰椎都会前屈达到 80%~100%。"笨拙的"弯曲运动（向前和偏向一侧）需要腰椎一些侧屈，这可以增加对对侧关节突关节囊的拉伸。在完成日常简单的一些任务中如穿袜子和鞋，腰椎完全前屈可以达到或超过正常静态的极限，尤其那些腰椎和髋关节在矢状面运动幅度较低的人在试图完成动作而大幅前屈时。在长时间的前屈位，风险就会增加（例如驾驶汽车），因为长时间拉伸的韧带或胶原组织会发生应力松弛。

腰椎侧屈还没有被仔细研究。就其本身来说，它并不是一个常见的运动，但是当人们弯曲脊柱来取不是正前方的物体时，侧向屈曲的一部分经常伴随前屈。小范围的侧屈可能还伴随轴向旋转，虽然这个作用是不定的，而且可能在肌肉的控制下。对称性表明侧屈的轴位于椎间盘的中矢状面上，因此对于侧屈的抵抗多数来自于脊柱弯曲侧关节突关节的压迫以及对侧纤维环和关节囊韧带的拉伸。横突间韧带多为侧屈所提伸，但是它们不是很强，不能够机械性地保护椎间盘。

正常状态下，前纵韧带和相邻的椎间盘外侧纤维环或椎体前缘的韧带属于前柱，起着限制身体后屈的作用，向椎体前方过度施加牵拉力可使其发生断裂变形，如牵动-伸展损伤变形。在 MRI 上当韧带的低信号的连续性消失时即可诊断为韧带断裂。可伴有椎体前下缘的三角形剥脱骨折，如伸展泪滴形骨折，但多难以发现小骨片。后纵韧带表现为沿着椎体后缘的连续性低信号带，在正中矢状位像容易看到，它的断裂表现为低信号带连续性消失。后纵韧带属于中柱，是维持椎体稳定性的重要结构。它具有限制前屈的作用，当过度屈曲如屈曲泪滴形骨折，双侧双关节突关节脱位和过度伸展时易受损。后纵韧带与纤维环后部和硬脊膜有时很难区别，只有当出现椎间盘突出、脱位以及液体潴留等时，后纵韧带受压，从而易于显示清楚。

棘间韧带是指连接上下棘突间的韧带，可限制脊柱向前屈曲而引起其受损伤，如压缩-屈曲损伤、牵拉-屈曲损伤。MRI 正中矢状位像可见棘突间的低信号结构，由于与截断面平行，边缘多显示不清。损伤的韧带在 T2 加权像呈不规则的高信号区，与上下棘突间相比较易于诊断。另外，损伤部多有棘突间隙扩大，呈扇形。

黄韧带是连接上下椎弓板的韧带，可限制屈曲。在正中矢状位像和横断位像上显示为低信号带。受损的韧带呈高信号，黄韧带损伤多合并后方结构的骨折。

# 第五节  脊柱生物力学改变与脊柱病理变化

## 一、概  述

脊柱在无负载的自然情况下所受到的力主要包括人体的重力、支持反作用力、韧带张力和肌肉的收缩力等。人体的重力线垂直于水平面，支持反作用力则与重力方向相反、大小相等。如果身体长轴与支撑面呈某种角度，则按照力的平行四边形法则，反作用力可被分解为水平分力和垂直分力两部分。韧带张力和肌肉的收缩力使脊柱维持在特定的平衡状态或产生相对位移及运动。

从生物力学的角度看，脊柱由刚度较大的椎骨和刚度较小的椎间盘以及附着在脊柱上的韧带等组成。从椎骨和椎间盘力学特性来看，椎骨大体上属于弹性材料，而椎间盘和韧带则属于黏弹性材料。

在不同运动状态下，脊柱各节段的受力情况和力学特性也有所不同。对新鲜颈段脊柱在前屈、后伸、侧屈位置下，受到静载荷和冲击载荷作用时的应力、应变分布与传播进行研究发现，在同等数值的静载荷或冲击载荷作用下，由于颈椎处于不同的屈伸位，也会引起各颈椎骨和钩椎关节的应力值及其分布规律的变化。在颈段脊柱前屈15°位置，并给以3kg（相当于正常人体头部重量）的载荷时，应力与应变呈线性变化关系。各颈椎前缘和钩椎关节基本上承受压缩应变，其中以 $C_4$ 前缘及 $C_5$ 的钩椎关节的应变值最大。但是颈段脊柱处于后伸15°状态时，最大应变位置位于 $C_6$ 前缘和钩椎关节，而且应变和应力呈非线性变化关系。说明在前屈状态下，载荷主要由颈椎承受，而后伸状态时，由于肌肉、韧带等黏弹性材料以及颈椎后方的关节突、棘突等结构的作用，使颈段脊柱表现出粘弹特性，显示了生物复合结构的特征。人体脊柱即使处于相同的屈伸位置，但由于承受载荷的静、动性质差异，其应力大小及其分布规律也不相同。承受正常静态负荷时，脊柱的应力、应变都比较小，在冲击载荷作用下，可产生较大的应力、应变，外来暴力容易使脊柱的应力急剧加大，造成急性外伤或骨质病变。

## 二、静态的脊柱

脊柱在静态情况下，受力情况是不同的，而且静态体位不同，受力的情况也不同。

### （一）站立位

正常人在直立位时，身体上部的重心位于脊柱的前方，躯干的重力线一般是通过 $L_4$ 中心的腹侧。$L_4$ 恰好是脊柱腰曲的顶点，说明在直立位时重力线位于脊柱所有功能节段冠状运动轴的腹侧，即脊柱各节段承受着恒定的前屈力矩。因此，脊柱受到的压力并不只是躯干本身的重量，还包括了背部肌肉为平衡重力而产生的收缩力。在放松直立时，$L_3$ 平面所承载的负荷约为该平面以上躯干重量的2倍。

在人体处于站立姿势时，也并不是绝对平衡和静止，重力线的任何位移都会产生相应的弯矩，因而需要各肌群的间歇性协调活动来维持。由于各肌群的作用和反作用的结果，直立姿势下身体也有轻微的晃动，晃动的幅度随着人体疲劳程度的增加而增大。直立时骨盆前倾程度不同，也会改变脊柱的受力情况，当骨盆前倾增大时，腰部前凸加大，背部肌肉活动增强，作用在腰椎上的载荷也将增加。

人体垂直站立时，几乎全部压力由椎体和椎间盘承受，脊柱各段所受到的压力从上到下逐渐增加，但是在脊柱向后伸展时，一部分压力则由关节突关节承受，并且由于骶棘肌和髂腰肌的收缩以及髂肌韧带的紧张，使骨盆向前的倾斜程度增大，脊椎腰段的弯曲也随之增大。有测量数据表明，人体直立时，腰段脊柱的前屈角度比尸体上腰段脊柱的前屈角度大 15°左右。

（二）坐　位

人处于坐位时，脊柱要受到垂直方向的重力作用和它的偏心力矩，还要受到由下肢传来的与偏心力矩方向相反的集中力矩。此外，由于坐位使骨盆向前的倾斜度减小，脊柱腰曲减小或消失，使重力线向腹侧移动，力矩增大。因此，腰部椎间盘的负荷要比直立时为大。在坐位时如果躯干向前弯曲，则力矩会进一步增大。如果采取向后斜靠的坐位时，则躯干重力可分为两部分，一部分是沿着躯干轴的作用分量，它使脊柱受到压缩应变，另一部分是与躯干轴垂直的作用分量，这一部分可由靠背（如椅背）上的反作用力平衡。由于各部分的重力方向与脊柱不共线，所以还有一部分偏心力矩相一致，使脊柱的应力增大。通过计算得知靠背的倾斜为 120°时，脊柱（主要是腰段下部）的应力最小。椅子的扶手也可降低对腰椎的压力，此时上肢的重量可由扶手的支持平衡而不再传至腰部。另外，椅子的高度、椅高和桌高的比例也都会影响脊柱内的应力分布值。

（三）卧　位

1. 仰卧位　仰卧时的脊柱像一个平放着的弹性曲梁，要受到头部和下肢传来的弯矩和剪力，两端的弯矩使脊柱的前面受拉而后面受压，腰肌的作用也可产生对腰椎的负荷。如果头部升高，下肢弯曲，则从头部传到颈椎以及从下肢传到髋部的轴向作用力增加，使脊柱所受的弯矩减小，同时由于髋关节和膝关节的弯曲使腰肌放松，减弱了对腰椎的牵拉，从而使腰部脊柱的受力得到部分改善。

在床板较硬的情况下，在腰椎下面部分的床板不会产生支持反作用力，只有该部分躯干重量形成的弯矩，此弯矩能减低两端弯矩的作用。如果床板过于松软，在身体下陷后，将在腰部脊柱产生床的反作用力，它和端部传来的弯矩叠加起来而造成腰部脊柱较大的应力。因此，软床虽然使身体表面的载荷分散，但将使腰段脊柱的应力增加。

2. 侧卧位　侧卧时肩部、胸部和盆部与床面接触，由于腹腔内脏器的重力作用使脊柱的下胸段向下弯曲，使该部脊柱上面受压而下面受拉。如果没有枕头，颈段脊柱由于头部重力作用而产生向下的弯矩，使颈部脊柱的上面受拉而下面受压，使用高度适合的枕头可减轻或消除颈部脊柱受到的弯矩。

人的身高在卧位时要比站立位时高 2～3cm，这是由于站立位时椎间盘被压扁，脊柱弯曲增大，卧位时由于椎间盘自身的弹性而伸长，脊柱弯曲也减小的缘故。

## 三、动态的脊柱

当人体行走或弯曲时，脊柱的生物力学就要发生变化。

1. 行走　行走会加大脊柱内的应力。行走过程中，由于身体前倾而使重心前移，增加了背部肌肉的紧张程度，使脊柱所受压力增加。行走过程中身体的重心也不是完全沿直线向前移动的，在足抬起时，身体的重量完全加于对侧下肢，同时骨盆倾斜，腰段脊柱凸向骨盆抬高侧。因此，随着两足的交替迈出，脊柱腰段发生交替侧屈。另外膝部的内翻和外翻，足尖的向内或向外，将导致髋关节的内旋和外旋，同时由于骨盆和肩部的相对运动，使脊柱也在不断地发生着扭转。总之，行走过程中，身体的重心不断发生移位从而增加了脊柱的横向载荷。

2. 弯腰　弯腰提物是每个人都经常遇到的动作。当人弯腰时，脊柱好像一根固定在骨盆上的带有枢轴的悬梁，骶骨相当于枢轴，$L_5$ 及其与骶骨相连接的椎间盘（$L_5 \sim S_1$）位于悬梁的根部，所承受的压力最大。当弯腰并维持在平衡状态时，$L_5 \sim S_1$ 椎间盘上所受到的压力与背部肌肉的作用力是基本相等的。当背部呈水平状态时，躯干、上肢和头部重力（约为整个身体重量的65%）的方向基本上与脊柱呈直角，并且其力臂很长，而背部肌肉作用力的方向与水平线所成的夹角约为 12°，即肌肉的作用线非常靠近枢轴，所以它的力臂很短。在这种情况下，脊柱实际上是一个机械效率（负荷重力与所需要施加外力的比值）很小的杠杆。如果不考虑胸腹腔脏器对脊柱的压力等其他因素的影响，一个体重为 60kg 的人，弯腰使背部呈水平状态时，其骶骨所承受的压力大约为180kg；如果要提起一个重 20kg 的物体，则骶骨所受的压力约为 250kg，如此大的力作用在肌肉和椎间盘上是有很大危险的。因此，在弯腰捡东西时，即使所捡的东西不重，也会在腰椎及其椎间盘，尤其是最下面的一个椎间盘内产生非常大的应力。所以，应尽量避免采取这种姿势。减轻压力的最有效办法就是缩短所提重物和体重的力臂，即让所提重物尽量靠近身体。如果使髋关节和膝关节弯曲而使背部保持垂直，则人体整个重量的重心直接作用于骶骨上，对骶骨的力矩很小，作用于椎间盘上的力接近于需要支持的总重量。一个体重60kg的人，在无负荷时作用于椎间盘上的重量约为39kg，提起一个重20kg物体时，其作用力也不过是59kg，这对椎间盘和肌肉来说都是比较安全的。

3. 低头　在颈椎屈伸时寰枢椎的活动幅度很小，主要是$C_{2\sim7}$节段上一椎体在下一椎体之上"滑动"。颈椎在低抬头屈伸时，椎间盘在水平位上发生扭转变形。前屈时椎间盘前部被压缩变窄，后部增宽，后伸时则与之相反。对于椎管而言，前屈时颈椎椎管增长，伸展时缩短；屈曲时椎管部长度的增长多于前部，在背伸时则相反。颈屈曲时椎间孔亦随之变化：屈时椎间孔张大，伸时椎间孔变小。故在颈椎病引起手麻时，进行颈椎牵引应取头前伸15°的角度较合适，为的是使颈椎椎间孔尽量扩大，减少对神经根的压迫或刺激。在头旋转、侧屈时，椎间孔的大小也会发生变化：头侧屈和转向的一侧椎间孔缩小，而对侧的椎间孔张大，故颈椎错位与颈椎间盘突出症患者，头习惯偏向健侧，为的是使病侧椎间隙和椎间孔张大，减少疼痛。在乘车时突然急刹车或撞车等加速损伤时，颈部先急剧屈曲，继而因伸肌反射性收缩及头部惯性的逆转使头颈出现回弹，引起颈部的软组织受损、椎间孔变形、神经根受压，甚至小关节半脱位。

## 四、颈椎病与脊柱力学改变

1. 颈椎病的好发部位与生物力学的关系　在颈椎仰伸状态下侧位X线摄片，可以显示出$C_2$后缘之垂直线与$C_7$后缘之垂直线相交于$C_{4\sim5}$间隙，表明此处所承受的压力和扭曲力最大；但如果前屈时则最大的压力和扭曲力位于$C_{5\sim6}$椎间隙。由此可见，长期屈颈位工作者，由于$C_{5\sim6}$处于高压力与高扭曲力状态下最先引起退行性变，尤其是椎体后缘及钩椎关节处，这与临床所见完全一致。

2. 椎节固定后的生物力学变化　如果$C_{4\sim5}$或$C_{5\sim6}$由于严重的退变，包括骨质增生、韧带钙化，或是手术将其融合，则于仰伸时，其压力与扭曲力的最大承受部位则转移到$C_4$椎体或其上方，而屈位时则降至$C_{6\sim7}$水平。并随着病程的进展其力点也随之再改变。如椎间关节固定过多，则力点可升至$C_{2\sim3}$以上。这一现象也为治疗方法的选择提供了参考依据。

3. 颈椎病的发生可视为正常生物力学平衡的破坏　脊髓在椎管内处于松弛与固定两者相互巧妙的平衡之中，不仅侧方有较宽畅的空隙，前后方亦留有相应的余地。如果颈椎的退变所造成的产物超过了椎管原有的缓冲间隙，则可使这一生物力学平衡遭到破坏而出现症状。这些致压因素可来自脊髓的前方，诸如骨赘和突出的椎间盘等，并随颈椎运动而变化，如屈颈位时颈脊髓前方的有效代偿间隙缩小，骨刺对脊髓的压迫加重。

4. 颈椎病治疗与脊柱力学关系　当颈椎错位后，由于脊柱力平衡的破坏，可使胸椎、腰椎甚至骨盆失稳产生延续性错位。在颈椎错位后，脊柱内源性平衡失调，就通过外源性的肌肉紧张来加强该关节的相对稳定。这种因与原发生性脊椎错位形成力学稳定关系并对其复位造成阻力的，称为负性稳定关节。

脊柱在肌肉运动时以等张收缩为主，而肌肉痉挛则以等长收缩为主。等长收缩时肌肉两头同时向中间靠近，肌肉紧张易引致起止点劳损。例如寰枢关节错位后为保持该关节负性稳定，提肩胛肌痉挛，导致该肌的附着点（肩胛内上角处）劳损，触诊检查时可发现有摩擦音。有些肌肉，如骶棘肌是跨行 6 ~ 7 个椎节的，当上位椎体错位未能及时纠正，日久可导致下位相应的椎体错位。例如，$C_4$ 错位后未经治疗，会引起颈背肌肉痉挛。其中颈半棘肌最粗大，跨 5 个椎节，$C_4$ 错位的同时可引起 $T_2$ 错位。这时，胸椎错位就变成继发于颈椎错位的错位，并与错位的颈椎形成力学上的稳定——负性稳定关节。

当 $C_4$ 和 $T_2$ 错位后，如果不及时医治，就引起这两个错位关节附近的肌肉紧张。如果这些痉挛的肌肉仍不能维持该关节的平衡时，便要用上段的项枕肌肉或下段的胸腰肌肉做等长收缩来补偿。于是，又会继发上颈段错位或腰椎错位。从上述变化可见 $C_4$ 错位导致 $T_2$ 错位，再引起腰椎错位，最后造成骨盆移位。这种由于 $C_4$ 错位最后导致的骨盆错位，假如仅做颈椎复位，仅仅解决了颈胸椎错位的负性稳定，但上颈段错位以及腰椎、骨盆的错位未纠正，脊柱的内外平衡仍未完全恢复，腰椎与骨盆仍属于负性稳定关节，其结果就是迫使 $C_4$ 回复到原来的错位状态。在临床上治疗一些棘手的脊柱失稳者，例如反复颈椎错位产生眩晕、头痛者，不妨检查其胸腰椎棘突有否偏歪压痛；而腰椎间盘突出症治疗效果不明显时，则应检查其骨盆以及双下肢是否对称。若有异常时，则可以通过 X 线片证实，并及早给予纠正。实践证明，从生物力学角度选择治疗方法，颈椎病的治疗方法有多种，在选择或判定某种方法时，除了其基本方面须加以考虑外，还必须从生物力学的角度获得合理的解释。例如牵引的力线、手法的选择、制动的范围、手术途径的选择、切骨范围的决定以及采用何种融合术式等，以使治疗方法更为合理与完善。只有经手法修复负性稳定关节后，才能彻底治愈原发性关节错位。

# | 第四章 |
# 中医对脊柱和脊柱病的认识

中医学非常重视人体本身的统一性、完整性及其与自然界的相互关系。中医学认为人体是一个有机的整体，构成人体的各个组成部分之间在结构上不可分割，在功能上相互协调、互为补充，在病理上相互影响。这种机体整体性和统一性的思想即整体观念。整体观念是中国古代唯物论和辩证思想在中医学中的重要体现。

脊柱是人体的中轴、神经的中枢、保健的中心，具有支持躯干、联通四肢、保护内脏、保护神经等四大功能，有"人体第二生命线"之称。保护和锻炼脊柱可以增强体质，促进健康，维持人体正常的生命活动；损伤和慢性劳损可使脊柱位置结构发生异常，引起脊柱、四肢、内脏和神经系统许多疾病的发生。

## 第一节  概  述

远在 2000 多年前的春秋战国时期，《黄帝内经》就认识到脊柱支持躯干，保护内脏的功能及与软组织的关系，即"骨为干""筋为刚"。其中《灵枢》经水、骨度、经筋等篇对脊柱的解剖、生理及与督、冲脉等经脉的关系做了详细的论述；《素问》谬刺论、痿论、生气通天论、上古天真论等篇对引起脊柱病的原因、脊柱病引起筋肉、内脏功能失调等均有详细的论述，并提出用按摩、导引、针灸、熨贴和药物等方法整复调理结构和功能失调的脊柱。《吕氏春秋·季春纪》亦主张用导引、舞等功能锻炼的方法治疗脊柱等筋骨疾病。秦越人《难经》则详细论述了督脉与脊柱的关系："督脉者，起于下极之俞，并于脊里，上至风府，入属于脑。"

68

后世医家对脊柱的生理病理虽然多有散在论述，而对脊柱病的各种疗法记载却比较详细。如晋代王叔和、皇甫谧运用针灸治疗腰痛，隋代巢元方用导引治疗各种腰痛和背偻，唐代蔺道人、孙思邈，元代危亦林，明代薛己、王肯堂、张景岳、李中梓，清代张璐、吴谦等医家均有推拿、导引、针灸、药熨、熏洗等方法治疗脊柱病的记载。关于脊柱的生理病理则巢氏《诸病源候论》记载最系统详细。

清代医家钱秀昌，鉴于骨伤理法，诸书虽载，但略而不详，随撷取《医宗金鉴·正骨心法要诀》精义，结合师传已验著成《伤科补要》，较详细地论述了脊柱的解剖生理和部分脊柱及脊柱相关疾病的病因病理和治疗。

# 第二节　中医有关的脊柱解剖生理知识

## 一、《素问·上古天真论》对筋骨生长发育和退变的认识

"女子七岁，肾气盛，齿更发长；二七而天癸至，任脉通，太冲脉盛，月事以时下，故有子；三七，肾气平均，故真牙生而长极；四七，筋骨坚，发长极，身体盛壮；五七，阳明脉衰，面始焦，发始堕；六七，三阳脉衰于上，面始焦，发始白；七七，任脉虚，太冲脉衰少，天癸竭，地道不通，故形坏而无子也。丈夫八岁，肾气实，发长齿更；二八，肾气盛，天癸至，精气溢泻，阴阳和，故能有子；三八，肾气平均，筋骨劲强，故真牙生而长极；四八，筋骨隆盛，肌肉满壮；五八，肾气衰，发堕齿槁；六八，阳气衰竭于上，面焦，发鬓斑白；七八，肝气衰，筋不能动；八八，天癸竭，精少，肾脏衰，形体皆极，则齿发去。肾者主水，受五脏六腑之精而藏之，故五脏盛乃能泻；今五脏皆衰，筋骨解堕，天癸尽矣，故发鬓白，身体重，行步不正，而无子耳。"由此可见，肾气的盛衰对机体的生长衰老起着主导作用。同时，因为肝肾精血同源，肾主骨，肝主筋，筋骨相连相辅，所以，肝血的充足与否对筋骨的生长荣衰也有着极为重要的作用。

## 二、《灵枢·骨度分寸篇》关于脊柱的解剖知识

·项发以下至脊骨（即后发际至大椎）长二寸半。

·膂骨（脊骨）以下至尾骶二十一节，长三尺。

### 三、《伤科补要》对脊柱骨度分寸的补充

· 脊骨外小而内巨，人之所以能负任者，以是骨之巨也。脊骨二十四节，经云二十一节者，除项骨三节不在内也。

· 自大椎至尾骶，通折三尺。上七节各长一寸四分一厘，共九寸八分七厘；中七节一寸六分一厘，共一尺一寸二分七厘，第十四节与脐相平；下七节各一寸二分六厘，共八寸八分二厘。共二尺九寸九分六厘。不足四厘者，有零未尽也。直寸依此。横寸用中指同身寸法。脊骨内阔一寸，凡云第二行夹脊一寸半，三行夹脊三寸者，皆除脊骨一寸外，净以半寸、三寸论。故在二行当为二寸，在三行当为三寸半也。

### 四、《伤科补要》周身名位骨度注释中关于脊柱骨名位的论述

颈项者，颈之茎也。又曰颈者，茎之侧也；项者，茎之后也，俗名脖项。颈者，头之茎骨，肩骨上际之骨，俗名天柱骨也。项骨者，头后颈骨之上，三节圆骨也。背者，后身大椎以下腰以上之通称也。膂者，夹脊骨两旁肉也。背骨者，背膂骨也，俗名脊梁骨。腰骨者，即脊骨十四椎下，十五、十六椎间，尻上之骨也。其形中凹，上宽下窄，方圆二三寸许，两旁四孔，下接尻骨上际也。䏶者，腰下两旁踝骨上之肉也。臀者，䏶下尻旁大肉也。尻骨者，腰骨下十七椎、十八椎、十九椎、二十椎、二十一椎、五节之骨也。上四节纹之旁，左右各四孔，骨形内凹如瓦，上四五寸许，上宽下窄；末节更小，如人参芦形，名尾闾，一名骶端，一名橛骨，一名穷骨。

### 五、关于脊柱生理功能的论述

《内经》提出"骨为干""筋为刚"，认识到了脊柱支撑躯体的梁柱作用及与筋肌的关系，即筋腱肌肉能保护脊柱，使其处于正常的生理功能位置，稳定而坚固。而"肾主骨"、"肝主筋"理论明确了脊柱与脏腑经络的密切关系。《难经》更进一步阐述了脊柱、脊髓与大脑通过督脉相互联属。后世医家关于脊柱的生理功能论述其少，而多偏重于脊柱与脏腑经络的病理关系的论述，从病理角度说明脊柱与脏腑组织器官的密切联系。清代医家钱秀昌补充和明确了《内经》对脊柱功能的认识："脊骨外小而内巨，人之所以能负任者，以是骨之巨也。"汪晸《寿人经》提出了脊柱有保护内脏，维持脏腑功能正常的作用："五脏皆系于脊，骨节灵通，均获裨益。"

关于脊柱的运动功能，古代医家及导引学家认为脊柱是人体运动的枢纽。脊柱一动，全身皆动。脊柱骨节灵通，脏腑组织器官的功能活动就会增强。而脊柱的运动功能又赖于脏腑功能的正常，所以，隋太医令巢元方提出"肾主腰脚"，明代大型医学专著《普济方》进一步指出"夫足少阴肾之经也，属于腰脚而主于骨；足厥阴肝之经也，纳血而主于筋"。

中医非常重视腰段脊柱在运动中的重要作用，"盖腰者，一身之要，屈身俯仰，无不由之"（《金匮翼》），认为"腰乃脉络经俞之大合"，是人体活动的枢纽，是人体直立的重心。人的前屈后伸，左旋右转，起坐翻身，劳作运动均以腰为轴，所以在养生保健防病上，重视强腰健肾。

# 第三节  脊柱与脏腑经络的关系

人体的脏腑经络、气血精津、皮肉筋骨等脏腑、组织、器官相互联结、相互贯通、相互依存、相互制约，从而保持着人体机能的相对协调平衡。脊柱作为人体的一个重要组织器官，与人体的各个脏腑、经络均有着极为密切的联系。

## 一、脊柱与脏腑的关系

古老的中医理论认为脊柱和五脏六腑以及体内组织器官是紧密相连的。在背部，脊柱通过各背俞穴与五脏六腑相联系，内脏的病变会反映到背部体表的筋、骨、关节，而通过对背部的推拿整脊治疗，也可以促进内脏疾病的痊愈。与脊柱关系最为密切的内脏是肝和肾。肾主藏精，主骨生髓；肝主藏血，主筋，束骨利节。肝肾两脏的盛衰与脊柱的生理病理有很大的关系。如《素问·上古天真论》曰："女子七岁，肾气盛，齿更发长……三七，肾气平均，故真牙生而长极；四七，筋骨坚，发长极，身体盛壮……丈夫八岁，肾气实，发长齿更；二八，肾气盛，天癸至，精气溢泻，阴阳和，故能有子；三八，肾气平均，筋骨劲强，故真牙生而长极；四八，筋骨隆盛，肌肉满壮；五八，肾气衰，发堕齿槁……七八，肝气衰，筋不能动，天癸竭，精少，肾藏衰，形体皆极……"又如《素问·脉要精微论》曰："腰者，肾之府，转摇不能，肾将惫矣。"指出腰也受到肾精的滋养，肾通过产生骨髓来滋养腰府。如果肾主生髓的功能减弱，则腰椎就要受到影响，甚至产生病变。《素问·痿论》中认为

"肾气热,则腰脊不举,骨枯而髓减,发为骨痿"。《素问·刺要论》曰:"肾动则冬病胀腰痛。"说明了肾病会影响到腰脊的生理状况。《灵枢·本藏》曰:"肾大则善病腰痛,不可以俯仰,易伤以邪;肾高则苦背膂痛,不可以俯仰;肾下则腰尻痛,不可以俯仰,为狐疝。肾偏倾则苦腰尻痛也。"说明肾的大小、位置也可引起腰的病痛。《素问·生气通天论》说:"因而强力,肾气乃伤,高骨乃坏。"高骨即腰脊骨,表明了各种损伤会同时伤及肾和腰椎。从以上论述可以看出,《内经》中肾主骨、肝主筋的概念建立了肾、肝与腰三者之间的关系,表明脊柱的生理病理状况早在先秦时期就已得到了一定的认识,并且自汉代以后这种脏腑脊柱相关的理论也指导了脊柱相关疾病的诊断和治疗。除了肝肾以外,其他脏腑之气均可以通过相关经络的联系输注到脊柱和脊柱周围的经穴,维持脊柱的结构和功能。

从现代人体解剖学上来看,脊柱对内脏具有重要的保护作用。脊柱是颈项、胸廓、腹腔、盆腔的重要组成部分和关键支架。脊柱的稳固和灵活不但是肢体运动的枢纽,更是保护内脏,使内脏功能得以正常发挥的关键。正如汪昂《寿人经》曰:"五脏皆系于脊,骨节灵通,均获裨益。"

## 二、脊柱与经络的关系

经络学说是古人在长期医疗实践中通过观察体表部位的改变与内脏病变的内在联系,在整体观念指导下而归纳总结出来的。经络学说对中医临床实践起着重要的指导作用。关于经络循行的描述最早可见于帛书《足臂十一脉灸经》和《阴阳十一脉灸经》,到了《内经》后又增加了腧穴,发展了十二经、奇经八脉等内容。经络是人体运行气血、联络脏腑、沟通表里内外、调节躯体筋骨的重要通路,可以使分布于体表的腧穴与内脏的功能密切地联系起来。

脊柱位于人体后正中,贯通上下。由于脊柱周围分布有督脉和足太阳膀胱经等经脉循行,并且人体脊背腰骶部分布着众多腧穴,所以,在脊柱附近的各种治疗方法对人体有着特别重要的保健和治疗意义。《素问·缪刺论》说:"邪客于足太阳之外络,令人拘挛背急,引胁而痛……刺之旁三,立已。"五脏六腑、十二经脉、奇经八脉等经络系统与大脑的联系也是通过背俞,经冲脉联络,会于督脉,再由督脉统帅,会于髓海——脑,从而在大脑的指挥下,机体才能有条不紊的正常工作,人体才能健康。三国时期,名医华佗采用下病上取的原则,选用《内经》中所载的夹脊穴来治疗"两足躄不能行",取得了非常好的疗效,被后世称为"华佗夹脊穴"。直至今日,"华佗夹脊穴"在临床上仍广泛被应用，并成为内科疾病针灸推拿等疗法的主要治疗部位之一。

脊柱与整个经络系统联系密切，尤其与其中的督脉、冲脉、足太阳膀胱经、足少阴肾经、足厥阴肝经等经脉关系最为密切。

1. 督脉　督脉"起于下极之输，并于脊里，上至风府，入脑上巅"，为"阳脉之海"。由于督脉循行于脊柱内，上通于脑，所以其除了统帅诸阳经，具有调节诸阳经经气，调整五脏六腑、经脉系统的功能外，还对脊柱的位置结构及生理功能具有重要的维护和调整作用。

2. 冲脉　冲脉起于小腹内，下出于会阴部，向上循行脊柱之内。冲脉为"十二经之海"，为十二经之根本。《经络中枢论》认为冲脉起于胞中，上循脊里，其上循路线相当于华佗夹脊穴一线，即沿脊旁五分上行，相当于解剖学上椎间孔的位置，乃脊神经根伸出的地方。用整脊疗法刺激这些穴位，可以将五脏六腑与十二经脉及督脉相沟通。由此可见，冲脉与脊柱关系密切。

3. 足太阳膀胱经　足太阳膀胱经及其分支不但夹脊而行，而且在脊柱两侧分布着重要的背俞穴。背俞穴是脏腑之气输注于腰背部的腧穴，是调节脏腑功能、振奋人体正气的要穴。《类经》称"十二俞，……皆通于脏气"。各脏腑的背俞穴与相应的脏腑位置基本对应。滑伯仁《难经本义》说："阴阳经络，气相互贯，脏腑腹背，气相通应。"《灵枢·卫气》曰："请言气街，……气在胸者，止之膺与背俞。气在腹者，止之背俞……"按气街理论，十二经脉之气到达胸腹头面后，均通过气街而向前后扩布。说明背部腧穴与脏腑之间的这种横向联系是通过气街实现的。同时，足太阳膀胱经为"诸阳之属"，督脉为"阳脉之海""督领经脉之海"，背俞穴居于督脉两旁，两者经气相互交会，为脏腑之气流通出入之处。

现代研究认为，背俞穴十分邻近脊神经后根，其分布规律与脊神经节段性分布特点大致吻合，内脏疾病的体表反应区也常在相应腧穴部位。通过对背俞穴的良性刺激改善了局部组织代谢，同时作用于躯体感觉神经末梢、交感神经末梢及神经伴随的血管，通过神经的轴突反射、节段反射等途径作用于脊髓相应节段的自主神经中枢，调整了内脏功能，并经躯体感觉纤维和内脏感觉纤维进入脊髓后传至脑，并借助脑的相关下行传导纤维联系，实现背俞穴对内脏和全身的良性调节作用。

4. 足少阴肾经　足少阴肾经起于足小趾之下，经下肢内侧上行，"贯脊属肾……"。由于足少阴肾经通过脊柱腰段，与腰椎及其周围组织和腰部神经支配区域密切相关，所以中医认为"腰为肾之府"。肾主骨生髓并通于脑，与脊柱的生长发育和功能活动密切相关。

5. 足厥阴肝经　足厥阴肝经上出额，与督脉会于巅，通过与之相交会的督脉与脊柱形成间接的联系。并且足厥阴肝经循行于下肢内侧，与腰骶神经丛的功能活动有关。

肝主筋。筋，即筋膜，包括肌腱、韧带等组织结构。筋膜附于骨而聚于关节，是联结关节、肌肉，专司运动的组织。肝主筋，是说全身筋膜的弛张收缩活动与肝有关。中医学认为，人体筋膜的营养来源于肝脏，肝与筋骨的濡养和关节的功能活动密切相关。可见，肝及其经脉之气的充足与否，对脊柱及其关节的功能状态至关重要。

在中医看来，除了上述关系，脊柱与整个经络系统都有着密不可分的直接或间接联系，而经络系统正是通过这种紧密而复杂的关系影响着脊柱的生理功能和病理过程。

中国古代医家对于脊柱的认识，从《黄帝内经》以来，就以朴素的唯物观为基础，在长期的医疗实践中，积累了丰富的经验，并以此指导着推拿、针灸和药物等整脊疗法的发展。这种朴素的唯物观虽然限制了中医脊柱外科切开复位疗法的发展，但却大大促进了脊柱闭合整复疗法的发展，使中医整脊疗法在中医学整体观念和辨证论治思想指导下成为中医外治法的一个重要组成部分。

## 第四节　中医对脊柱病病因的认识

祖国医学认为脊柱相关疾病发生的原因多种多样，主要包括六淫、七情、饮食劳逸、损伤及年老体弱、肝肾亏虚等方面。

1. 六淫　"六淫"，即风、寒、暑、湿、燥、火。在正常的情况下，称为"六气"，是自然界六种不同的气候变化，是万物生长的条件，对人体是无害的。当气候变化异常，六气发生太过或不及，或非其时而有其气（如春天应温而反寒，秋天应凉而反热等），以及气候变化过于急骤（如暴热、暴冷），在人体正气不足，抵抗力下降时，六气才能成为致病因素，并侵犯人体而导致疾病的发生。这种情况下的"六气"便称为"六淫"。"淫"有太过和浸淫的含意，由于"六淫"是不正之气，所以又称其为"六邪"，是属于外感病的一类致病因素。

"六淫"引起的脊柱病变主要与其中的风、寒、湿邪有关。风为百病之长，善行数变，易伤太阳经脉，使营卫气血失和，导致脊柱与脊柱相关的功能失调；寒为阴邪，易伤阳气，主要表现为"寒性凝滞收引"，可使腰背部肌肉出现痉挛凝滞、筋骨失养而导致痿弱强急；湿性重浊，易于阻遏气机，损伤阳气，使气血不通，可引起脊痛项强、脊背不舒等症。

2. 七情 祖国医学认为：人有喜怒忧思悲恐惊的情志变化，称为"七情"。其中怒喜思忧恐为"五志"，"五志"与五脏有着密切的联系。《内经》有"怒伤肝，悲胜怒""喜伤心，恐胜喜""思伤脾、怒胜思""忧伤肺，喜胜忧""恐伤肾，思胜恐"等理论。五志理论被历代医家应用于医疗、养生和预防保健中，对于情志调摄、防病祛疾、益寿延年起着不可低估的作用。

我们知道，人体是一个极其复杂的有机体。七情六欲，人皆有之，属于正常的精神活动，有益于身心健康。但异常的情志活动，可使情绪失控而导致神经系统功能失调，引起人体阴阳紊乱，从而出现百病丛生、早衰，甚至短寿的后果。故善养生者，宜注意情志调摄。

在脊柱病变的发病因素中，主要是怒伤肝、恐伤肾，影响肾主骨生髓和肝主筋的功能，从而加速了脊柱的退行性变化，影响脊柱的正常功能。另外，异常的情志活动，可使情绪失控而导致脊柱相关疾病病情加重，影响及时和彻底的治疗，不利于脊柱病的康复。

3. 饮食劳逸

（1）饮食：饮食失宜包括饮食不节、饮食不洁和饮食偏嗜，是导致疾病发生的重要因素。尤其是饮食不节造成的超重，甚至肥胖，使脊柱负担加重，导致脊柱稳定性、灵活性下降，日久将引起脊柱的生物力学改变及脊柱关节、椎间盘和骨质结构的病变。

（2）劳逸：劳逸包括过度劳累和过度安逸两个方面。正常的劳动和体力锻炼，有助于气血流通，体质增强。必要的休息，可以消除疲劳，恢复体力和脑力，不会使人致病。只有过度劳累，包括体力劳动、脑力劳动及房劳过度，或过度安逸，完全不劳动、不运动才能成为致病因素而使人发病。所以，过度的脊柱运动，如过度的低头、弯腰、强力举重等，均能直接损伤脊柱和椎旁组织，造成脊柱位置结构异常及脊柱周围软组织损伤；而过度安逸、脊柱缺乏合理运动，如久坐、久卧、跷二郎腿、懒散行走等均不利于脊柱保持正常的位置结构，容易发生脊柱病变。

4. 外伤 跌打损伤等外部因素能直接导致脊柱及其周围组织位置及结构异常，如脊椎软组织急性扭伤、脊椎韧带损伤、椎旁肌挫伤、脊椎骨折脱位等。临床上，外伤导致的脊柱相关疾病均应有明确的外伤史，多见于年轻脊柱病患者或重体力劳动者、职业运动员。

5. 年老体弱，肝肾亏虚　肾藏精、主骨生髓；肝藏血、主筋利关节。年老体弱，肝肾精血日渐亏少，筋骨失去滋润和营养，机能减退，脊柱的支撑力、稳定性、灵活性下降，易导致脊柱及脊柱相关疾病的发生。

# 第五节　中医对脊柱病病机的认识

脊柱及脊柱相关疾病发生、发展、变化及其预后，与患者体质的强弱和诸多致病因素密切相关。其病理过程常是由于脏腑、经络、气血功能失调，外邪的侵袭，阴阳平衡遭到破坏，导致脊柱及其相关组织结构功能异常，从而形成错综复杂的临床表现。脊柱病的病理机制主要包括脏腑病机、经络病机、气血病机、六淫病机等几个方面。

1. 脏腑病机　脊柱疾病的发生、发展、变化的机理与五脏六腑均有一定联系，其中与肾、肝、脾的关系最为密切。

（1）肾：肾为水火之脏，藏真阴而寓真阳，为先天之本、生命之根，主藏精、主纳气、主骨生髓通于脑。故肾精充足则骨强、齿坚、髓满、脑灵、耳聪、目明；命火充足，则五脏六腑的阳气旺盛而生机勃勃。所以，有关生长发育、生殖机能的异常和脑、髓、骨的病变，多与肾的生理功能异常有关。脊柱骨骼的生长发育须依赖肾精的濡养。人体衰老时，肾精衰减，不足以濡骨养髓，便会导致骨质结构的一系列病理变化的发生。先天性和幼年脊柱畸形的发生，也可以认为是先天肾精不足所致。

（2）肝：肝为风木之脏，主疏泄而藏血，其气升发，喜条达而恶抑郁，主筋，开窍于目，与胆相表里。肝以血为体，以气为用，体阴而用阳，集阴阳气血于一身，为阴阳统一之体。故其病理变化复杂多端，每易形成肝气抑郁，郁久化火，肝阳上亢，肝风内动等肝气、肝火、肝阳、肝风之变。所以，肝之阴血易于亏损，导致血不荣筋，出现肌肉痉挛、肢体麻木、关节运动不利等脊柱及脊柱相关组织病变。又因肝主筋，筋司运动，所以，筋肉疲劳的根本在肝。《素问·六节脏象论》："肝者，罢极之本，魂之居也。"王冰注：夫人之运动者，皆筋力之所为也，肝主筋，其神魂，故曰肝者罢极之本，魂之居也。从病因病理上分析，由于劳损等因素所导致的脊柱及其周围组织的损伤，气滞血瘀、筋骨疼痛、屈伸不利等均与肝的功能有关。

（3）脾：脾位于中焦，与胃相表里，主肌肉四肢，开窍于口，其华在唇，外应于腹。《素问·痿论》曰："脾主身之肌肉。"脾主运化，为后天之本，气血生化之源，并能统摄血液的运行，四肢百骸皆有赖其濡养。如果脾失健运，气血生化不足，则会导致肌肉消瘦、四肢无力，脊柱的稳定性、支撑力、协调性和灵活度下降，易导致脊柱相关疾病的发生。同时，脾失健运也会使脊柱病的恢复变得困难。

2. 经络病机　经络病机是致病因素直接或间接作用于经络系统而引起的病理变化，主要表现为联络或信息传导及气血运行的异常。由于经络内属脏腑，外络肢节，当人体感受外邪或由于其他原因而导致气血失调时，经络及其所络属的组织结构和脏腑气血必然会产生相应的病理变化。《灵枢·经别》就指出："夫十二经脉者，人之所以生，病之所以成；人之所以治，病之所以起……"经络所反映出来的病理变化，一方面与各经脉所络属的脏腑的病理变化有关，另一方面与各经络的循行路径和经脉气血运行通达与否也有关。《灵枢·本脏》："经脉者，所以行血气而营阴阳，濡筋骨，利关节者也。"故经络通畅，则气血调和，全身得以濡养，筋骨强健、关节活动自如；反之则会发生筋肉骨骼相关疾病。

同样，脊柱等筋骨疾病一旦累及经络，则会通过经络的循行影响到相关的脏腑组织器官的功能，出现相应部位脏腑组织器官的病症。

3. 气血病机　气血是构成人体和维持人体正常功能活动的物质基础，是人体生命活动的动力源泉。同时，气血又是脏腑功能活动的产物。人体的生理功能、病理变化均与气血有着十分密切的关系。《本草衍义》曰："夫人之生以气血为本，人之病未有不先伤其气血者。"《素问·调经论》曰："血气不和，百病乃变化而生。"气在人体有推动、温煦、防御、固摄、气化等重要作用；血在人体有营养、滋润脏腑及各种组织器官的作用。气、血生成之后，在体内循行不已，无处不到，以发挥其各种正常的生理作用：外而充养皮肉筋骨，内而灌溉五脏六腑。脊柱关节及筋肉疾患与气血关系密切。当各种原因导致气血的生成、运行及功能等发生异常时，就会导致脊柱及脊柱相关疾病的产生。脊柱疾病多因损伤引起，以肿胀、疼痛和运动功能障碍为主要表现。《素问·阴阳应象大论》说："气伤痛，形伤肿，故先痛而后肿者气伤形也，先肿而后痛者形伤气也。"吴注曰："气无形，病故痛；血有形，病故肿。"说明痛与肿是伤及筋肉骨节之气血的两种重要病机表现。临床上，脊柱病常常出现气血两伤，而这种气血两伤先后轻重的不同导致脊柱疾病发病机制和临床表现的不同。

4. 六淫病机　六淫致病多侵犯肌表或从口鼻而入，或二者同时受邪。六淫邪气既可单独侵袭人体，也可以两种或两种以上同时侵犯人体。其发病往往与患者体质、季节气候和居处环境等因素有关。在发病过程中，它们不仅可以相互影响，而且可以在一定条件下相互转化。在其病机演变过程中，因人体体质不同可以从阳化热或从阴化寒，且病变可随其所兼外邪的偏盛而反映出邪气本身的状况。因此，六淫病变是复杂多变的，但每一种邪气又都有其固定的特性、致病特点和典型证候。诊断依据主要为发病季节、临床表现是否符合某一淫邪的致病特点。对脊柱病变出现的骨节活动不利、筋肉痿痹等主要症状而言，以风寒湿邪为主要致病因素。

（1）风：风为百病之长，属阳邪，其性轻扬开泄，易袭阳位，善行数变，具有发病急、变化快、游走不定的致病特点，常与其他病邪合并侵袭人体而致病。《杂病源流犀烛》："风胜者为行痹，游行上下，随其虚处，风邪与正气相搏，聚于关节，筋弛脉缓，痛无定处。"风邪可乘虚侵袭脊柱关节，导致筋肉迟缓、脊柱位置结构不稳定和腰背四肢游走疼痛麻木等症状。

（2）寒：寒邪收引凝滞，易引起经脉不通，气滞血瘀，不通则痛。《素问·举痛论》曰："寒气入经而稽迟。泣而不行，客于脉外则血少，客于脉中则气不通，故卒然而痛。"反之，痛则不通，疼痛可导致肌肉痉挛、筋骨关节不利刺激和压迫经脉，阻碍经脉中气血的运行，形成恶性循环使病情加重。《素问·至真要大论》还指出："诸寒收引。"说明寒邪侵袭脊柱及其相关组织器官，还可导致脊柱关节疼痛拘急和相关内脏组织器官的急性病变。

（3）湿：湿邪滞留于脏腑经络，最易阻遏气机，损伤阳气，且湿性重着，黏滞难移，常固定一处，病势缠绵，不易速愈，影响脊柱关节功能活动的恢复。湿邪致病往往以出现一些沉重的症状如身体困倦、头重如裹、四肢腰部沉重等为特征。诚如《医宗必读·痹》所言："肌痹，即着痹、湿痹也。留而不移，汗多，四肢缓弱，皮肤不仁，精神昏塞，今名麻木。"

综上所述，脊柱及脊柱相关疾病的病机包括多方面综合因素，临床上需要综合考虑，认真分析，才能抓住疾病的本质，从而正确指导治疗。

# | 第五章 |
# 脊柱病的病因病理

## 第一节　脊柱病的病因

　　脊柱及脊柱相关疾病过去多见于老年人，中青年较少见，但近年来已有明显年轻化趋势。脊柱不但是人体的重要支架，也是对神经中枢起重要保护作用的关键结构之一，并且与人体各组织器官联系密切。无论是脊柱的急性损伤还是慢性劳损，尽管其致病因素千差万别，但都有一定的发病规律。任何致病因素，无论是内因还是外因，只要从时间或强度上超过了人体脊柱所能耐受的程度，就会导致脊柱及脊柱相关疾病的产生。脊柱及脊柱相关疾病的发病一般与姿势不良、外伤与劳损、退行性变、炎症和先天畸形等因素有关。

　　1. 姿势不良　在临床工作中我们可以见到，对现代媒体和学习工作方式的被迫适应，或因现代物质生活富足导致的许许多多脊柱及脊柱相关疾病，都与人们生活工作中的不良习惯姿势有关。睡高枕或软床、长期伏案工作学习、斜倚歪坐、跷二郎腿等，均可引起脊柱生理曲度改变或脊柱组织退化，稳定性和灵活性降低，导致各种脊柱病的发生。

　　2. 外伤与劳损　外伤与劳损是造成脊柱及脊柱相关疾病的一个常见而且直接的因素。脊柱的特殊解剖结构与功能决定了外伤与劳损容易发生在脊柱上。脊柱是人体承载体重和产生运动功能的主干骨，四肢与头颅又直接或间接地附着在脊柱上。身体任何部分的负重、冲击或压迫，其作用力均可传递到脊柱，并对脊柱产生影响。同时脊柱具有重要的平衡功能，身体任何部分的动作，都需通过对脊柱的适当调整才能平衡有序地进行。脊柱的特殊解剖结构构成了脊柱易于损伤的内因，脊柱的骨错缝、筋出槽以及六淫、七情、瘀血等因素是脊柱易于损伤的外因，在它们的共同作用下，即可导致脊柱损伤后的结构

79

和功能异常。

3. 退行性变　随着年龄增长，我们的脊柱都会相应地发生不同程度的退行性变，这可以影响到脊柱的任何一个节段，其病理改变主要为椎间盘、椎体、小关节和脊周肌肉韧带结构的改变。

椎间盘作为椎体与椎体之间的载荷结构，在20岁之前，除外伤、感染或其他特殊因素外，其结构很少发生异常改变，而在20~50岁年龄阶段，脊柱本身就会产生不同程度的退行性改变。在人体不断衰老的过程中，椎间盘中蛋白多糖侧链上的硫酸软骨素逐渐减少，硫酸角质及基质中的非胶原蛋白逐渐增加导致椎间盘内液压降低，水分减少，传递和缓冲负荷能力降低。而椎间盘的退变使相邻的椎体靠近，产生磨损性增生，从而导致骨刺、小关节肥大性关节炎、神经根管及骨性椎管狭窄的发生，这些改变也是中老年性脊柱病变的显著特征。并且，老年人椎体终板软骨的钙化和血管的改变会导致椎间盘从血液中得到的营养逐渐减少，从而加速了椎间盘的退变。同时相应的小关节发生滑膜的炎性反应、关节软骨磨损硬化碎裂致椎体边缘和关节突进一步增生、椎体间不稳、关节囊及韧带松弛、椎管狭窄、退变性滑椎、退变性脊柱侧凸等一系列病理变化也伴随发生。

随着脊椎的形态、组织结构的退行性变，脊柱的位置结构、生理功能就会发生变化，导致脊柱及脊柱相关疾病的发生。

4. 炎症与畸形　各种脊旁软组织的急慢性炎症均能发生炎性充血、水肿、渗出，引起脊旁软组织和脊柱关节等组织结构的病理变化，发生脊旁软组织松弛或痉挛、钙化及脊柱关节损伤，致使脊柱失稳、功能障碍而产生疾病。另外，脊柱的先天性畸形，使患椎相邻的椎体产生应力变化，使椎体退化加速，从而导致脊柱及脊柱相关疾病的发生。常见的脊柱相关性畸形有颈肋、横突肥大、椎体发育不良或缺如、隐性椎裂、腰椎骶化、自发性椎体融合等。

5. 诱发因素

年龄　在不同年龄阶段，人的脊柱病变好发部位和发生率也不一样，如少年儿童易发生寰枢椎半脱位、脊柱侧弯症，青壮年易患椎间盘突出症、骶髂关节紊乱症，老年人则脊椎骨质增生很常见，并且由脊柱内在平衡失常所引起的心脑血管和内脏疾病也较多见。

体质　体质的强弱与脊柱相关疾病的发生有密切关系。年轻力壮，气血旺盛，肾精充实，筋骨强劲，关节滑利，抵抗外邪能力强，只是在受到较大外力作用才会引起脊柱及脊旁软组织损伤。反之，如果年老体衰，肾精不足，素体虚弱，抵抗力差，则较易发生脊柱损伤，引起脊柱及脊柱相关疾病。

职业　脊椎疾患与职业有一定的关系。如颈椎损伤常发生于长期低头或伏案工作的人群；驾驶员易发生颈部挥鞭性损伤；慢性腰部劳损多发于经常弯腰负重操作的工人；运动员、舞蹈和杂技演员易发生脊柱各个部位的运动性损伤。

外邪侵袭　较剧烈的环境气候变化，如风、寒、湿、热等，可能导致局部肌肉痉挛、组织营养障碍、痛阈降低等，易诱发脊柱及脊柱相关疾病。

内分泌失调　内分泌功能失调，常合并自主神经功能紊乱，加重脊柱失稳，导致多种脊柱及脊柱相关疾病的发生。

心理因素　不良的心理因素会影响神经系统的正常功能活动，加重脊柱结构的异常变化或阻碍脊柱症状的有效、及时康复。

脊柱相关疾病的发生，外因和内因都是重要因素。不同的外力可以引起不同的伤病；而同一外力在不同的条件下，损伤的部位、性质、程度也会有所不同。如外力的大小、方向、速度、持续时间、接触人体的部位，物体的重量、体积、形状、硬度等的不同都可造成不同部位和不同程度的脊柱损伤。因此，各种致病因素作用于人体所引起脊柱的疾病是多种多样的，病变的机制也相当复杂。但在不同病因所引起的各种病理变化中，存在着共同的一般规律，即脊柱的内外平衡失调。掌握了各种病因所引起此类疾病的变化规律，就可以进一步深入了解脊柱及脊柱相关疾病的本质，从而正确地指导治疗。

## 第二节　脊柱的病理变化

脊柱及脊柱相关疾病的病理变化是一个复杂的过程。脊柱及其周边组织，在各种内外因素的作用下，可以导致一系列病理变化的发生，这些病理变化甚至可以累及相关脏腑组织器官发生功能改变。

### 一、概　述

脊柱的病理变化以椎间盘的退变为主，椎体、韧带、肌肉等组织结构随之出现相应的病理改变，从而造成椎间隙、椎间孔、横突孔及椎孔的变窄，刺激和压迫神经（如脊神经根、脊髓、交感神经等），血管及其他椎周组织，引起头面部、躯干、四肢、内脏和病变局部的许多疾病的发生。

按病变所在部位，脊柱的病理变化可以分为三类：脊柱组织结构变化、神经变化和椎旁软组织变化。其中，脊柱组织结构的异常改变，如关节半脱位、脱位、椎间盘突出、脊柱生理曲度改变等，是整脊疗法的主要治疗范围。脊柱与椎旁神经及软组织在结构上和功能上是相互依存、相互影响的。"骨错则筋挪，骨正则筋柔。"筋有联络骨与骨的功能，一旦骨骼受伤、小关节错缝、关节脱位等，其骨骼和关节周围的软组织就会损伤移位。由于椎体及脊柱的位置结构的异常变化，可使脊旁软组织、脊神经、脊髓等受到压迫刺激而产生病理变化。同样，当椎旁软组织损伤时，也可能诱发椎体及脊柱解剖结构的异常变化。

## 二、异常躯体姿势对人体健康的影响

躯体的不良习惯姿势包括很多，却很容易被人们忽视。正确的躯体姿势对人体健康极其重要。

人体的动作姿势主要是靠肌肉、韧带、骨骼等来共同完成和维持。不良的姿势会导致运动系统受力不平衡，此时则需要肌体提供一个额外的代偿平衡力，以维持身体的协调状态。姿势不良导致这样一个额外的代偿平衡力持续时间过长可引起肌肉痉挛、小关节紊乱，增加关节周围组织损伤、炎症和粘连，甚至形成疤痕、结节等病理组织，致使局部组织的神经损伤、血供减少。因缺血和代谢物的积蓄，引发炎性反应，导致受累肌肉的纤维变性，也改变了躯体自主反射循环的传入神经信息。长时间不良姿势也会使肌筋膜上形成板机点，并且长时间躯体自主反射循环传入异常的神经信息，会使自主神经系统的功能发生变化。

脊柱长期姿势异常，外周躯体和内脏结构就不可能处于最佳的健康状态。也就是说，外周原发性（外伤）和继发性（不良姿势）对躯体损害的信息，会通过相应的神经传导通路在相应的脊髓节段整合、放大或阻断，对内脏和其他躯体结构和功能产生不利的影响。所以，我们应尽可能地纠正不良姿势，减少或消除因其引起的组织损伤，改善纤维化和改进脊柱的关节功能，避免退行性变过早发生，这远比缓解肌肉骨骼系统的疼痛症状更为重要。

## 三、脊柱滑膜关节运动障碍的病理机制

脊柱滑膜关节由关节面、关节囊和关节腔三个部分组成。由于各关节面的形状、关节囊的松紧、韧带的强弱及其功能的不同，它们的结构常有所差异。有些关节有了一些辅助结构，如关节盘，能使相应的关节面更加契合；脊柱滑膜关节韧带，有的在关节囊内，有的在关节囊外，起着增强关节稳固性的作

用；附着于关节窝周缘的软骨组织——关节盂缘，可加深和扩大关节窝，从而加强关节的稳定性。

脊柱的运动主要依赖于脊柱滑膜关节，而这些关节易于发生退变。造成脊柱滑膜关节退行性损害的主要原因是盘－椎连接的松动。椎间盘发生退行性变后，其膨润程度减小，支撑力降低。这样，赖以保持脊柱稳定性的重要结构——纤维环及椎旁韧带——就变得松弛，盘－椎间紧密协调的连接配合就变得松动，出现类似机械传动中的"空回"现象。这样，在外力的作用下，椎体和椎间盘就不能缓冲掉大部分载荷，而将大部分载荷传给了其后方的小关节，造成关节面无序的碰撞和磨损。在过度载荷，尤其是冲击式载荷的作用下，关节软骨面下骨小梁会发生细微骨折，这种骨折愈合后的塑形过程可能导致其结构形态的改变。如果继续承受应力时，关节软骨就可能破裂脱落形成游离体，并影响到对侧软骨，从而很快发生退行性改变。

滑膜发生无菌性炎症，可使后关节内的软骨性半月形结构发生暂时性嵌顿，引起小关节半脱位。长期慢性损伤可加速滑膜增厚，使后关节内的软骨性半月形结构出现羟基磷灰石结晶，导致钙化的发生。在过度载荷下，关节囊纤维层胶原纤维断裂，关节囊变薄、扩大、松弛、积液，引起关节囊和周围结缔组织纤维化甚至挛缩，使关节僵硬。脊柱退行性改变过程进入稳定期，偶尔可出现滑膜囊肿。

关节突骨质的改变首先发生在软骨下层，出现软骨下骨质增生、假囊性变和软骨面不规则钙化。骨边缘部软骨、滑膜及骨膜有骨痂样组织浸润，关节软骨边缘形成骨赘，小关节面的面积增加。严重退行性改变时，关节软骨消失，裸露出骨面。加速小关节退行性改变的另一常见原因是腰椎骶化（或骶椎腰化），两侧横突在骶化或腰化的过程中发育不对称，一侧肥大的横突与髂骨接触形成假关节，而另一侧未与髂骨接触，这样，人的体重就不能均匀分布在椎体和椎间盘上。横突发育肥大的一侧，椎骨被向上顶起，椎后关节相应歪斜，本应由整个关节面均匀承受的载荷，这时仅作用于关节面的很小一个边或一个点上，导致小关节的迅速退行性改变。此原因引起的小关节增生大多数局限于腰椎最下端的小关节。

## 四、颈椎挥鞭伤的损伤机制

颈椎挥鞭伤是指躯干突然加速或减速时，头颈部先过伸后过屈的甩头样损伤的过程。多见于机动车相撞和高速行驶的汽车突然停车，致使乘员的头部因行进的惯性作用继续前进，颈椎受屈伸性外力作用，造成头颈部组织结构的损伤。

挥鞭伤的发生，一般见于四种方式：①颈椎屈伸性损伤过程中无头部的撞击性弹回；②颈椎屈伸性损伤过程中，头部被撞击弹回；③停驶或慢速行驶车辆的车尾被后方快速行驶的车辆冲撞，造成颈椎过伸性损伤；④车辆向前冲撞，造成颈椎过屈性损伤。

颈椎挥鞭伤的病理特征是在无明显外伤的情况下，出现硬膜下出血、脊髓和脑干的轻度损伤。过度的屈伸活动，可造成翼状韧带、前纵韧带、颈长肌、棘上韧带、棘间韧带、黄韧带、关节囊和椎间盘的损伤，严重时产生韧带断裂和椎间盘突出。挥鞭伤所致的椎体位移后又复位，以致 X 线片检查多无异常，但手术时行椎间盘造影多有碘剂溢出，且发现椎间盘与椎体分离。挥鞭伤后的慢性颈痛多为颈椎小关节损伤所致。颈长肌受到损伤，必累及交感神经，患者可出现瞳孔缩小、视力模糊及眩晕，伴发的椎动脉痉挛时还可引起耳鸣耳聋及眼球震颤等症状。由此可见，挥鞭伤的病理改变是一个多方面的改变过程。

日常生活和训练中也可发生类似挥鞭伤的颈部损伤。汽车快速行进，躯体也跟着行进，突然停车时，因颈椎的活动度大，无依托的头部便会因惯性作用而前屈及后仰拉伸。头颈屈伸的初始阶段，上位椎体（$C_1$、$C_2$）产生剪切力，可导致椎间结构的过度位移，造成损伤。挥鞭伤可致头颈部多处组织结构的损伤，一般多有脊髓水肿等病理改变。

## 五、椎间盘变性

脊柱退行性变是人体的自然衰老过程，而椎间盘的退变远较脊柱其他构件的退变要早要快。椎间盘变性是中老年人常见的脊椎退行性疾病。它以脊椎退行性病变及颈、腰部肌肉长期劳损为主因，刺激或压迫邻近神经根、脊髓，并由此产生颈、肩、腰、四肢及其他部位感觉异常和\或伴有运动功能障碍的一系列症状。

人在接近20岁时，椎间盘中已开始有退行性改变，在 20～30 岁间已有明显的退行性改变。椎间盘退变涉及整个组成椎间盘组织的三个部分，即髓核、纤维环和软骨终板。

椎间盘在最初形成时几乎全部被髓核占据，其外周仅有薄层纤维环包围。随着年龄的增长，髓核脱水而逐渐缩小至中心部，周围纤维环亦随之增厚。当纤维环受到损伤时，它可以表现为三种类型：同心圆状撕裂（常见侧方纤维环）、放射状裂隙（常见于纤维环后部）和横向型撕裂（发生于纤维环的外层）。纤维环出现不同程度裂隙或破裂后，髓核突出或脱出产生压迫刺激、生化致痛介质释放和免疫反应等对感觉神经纤维产生化学刺激。软骨终板发生退行性改变，并随着年龄增长而变薄，出现钙化和不完整。中年以后，软骨终板常出现裂隙。软骨终板无神经血管供应，损伤后不易再生修复。

椎间盘退变引发一系列疾病，如颈椎间盘突出症、胸椎间盘突出症、腰椎间盘突出症等，其病理机制涉及椎间盘营养供应、细胞凋亡、细胞因子、自身免疫反应、生物力学等方面，是一个多因素参与的综合性过程，是多种机制共同作用的结果。

# 第三节　脊柱病理变化的常见类型

## 一、脊椎半脱位

脊椎半脱位是指脊柱邻近关节很微小的排列异常，又被称为"错缝"。

全脱位会造成关节的功能丧失，并伴随剧烈的疼痛，还会严重压迫神经和脊髓，造成相当严重的症状，如高位截瘫等。半脱位虽然不太严重，也是一个相当大的隐患。脊椎半脱位发生后，形成长期的脊柱力学失衡，就会造成关节退化，如椎间盘变薄、脊椎骨质增生、椎体肥大等。这种病理状态也称为骨性关节炎。骨性关节炎会造成脊椎活动范围减少、关节变紧、僵硬，并常常引起诸如如颈部、上背部及腰部疼痛，并且以腰部疼痛最为常见。与此同时，也常常由于关节的病变和关节结构发生变化压迫到脊神经，从而产生一系列脊柱及其相关病症。

## 二、颈椎段后凸

颈椎后凸畸形是颈椎正常的生理曲度发生改变，经历曲度变小→变直→反曲的过程，明显影响颈椎的运动和正常的生理功能。

颈椎后凸畸形的原因可以是颈椎退行性改变、创伤后畸形、椎板切除术后所致。当椎间盘因损伤和（或）发生退变时，根据脊柱矢状平衡的原理，其必然导致颈椎结构的变化而出现颈部疼痛等症状。若同时伴有脊髓的进行性压迫，可引起四肢的肌力下降、肌张力增高、腱反射亢进等病理征出现。

### 三、胸椎段过度后凸

胸椎段是一个稍向后的生理弯曲，如果其后弯超过正常曲度就会形成驼背畸形。胸椎过度后凸多见于长期低头工作和瘦高体型的人。

任意习惯性地向前弯曲，则易形成胸椎段过度后凸而驼背，并导致脊柱相关组织结构发生异常变化，出现身体多处不适及内脏器官功能失调。如 $T_2$、$T_3$ 之间过度后凸导致肩背部后突，常影响支气管和心脏的功能，出现哮喘、胸闷、心悸等症状；$T_{5\sim7}$ 过度后凸导致背部后突，出现胃、肝等消化器官症状；$T_{8\sim10}$ 过度后凸导致近腰部胸椎后凸，易引起胃等内脏下垂。

### 四、腰椎段过度前凸

正常腰椎段有一定的生理性前曲，但某些情况也可导致腰椎过度前凸的发生。如腹部过胖的人或多产妇，步行时上半身常后仰，腰部就容易过度向前突出，造成 $L_5$ 腰椎向前移位，或腰骶关节的角度超过 $30°$ 的正常角度，使腰段脊椎周围肌肉、韧带的负担增大，腰椎的支撑力和稳定性下降，出现腰部酸胀、疼痛，甚至椎体滑脱，压迫和（或）刺激脊神经、脊髓，引起脊柱及脊柱相关疾病的发生。此外，腰椎段过度前凸，还会引起颈椎下段和胸椎上段位置发生异常变化，出现相对应部位的相关病变。

### 五、腰椎段后凸

正常人体腰椎有一定的向前生理曲度，腰椎后凸常见于长期弯腰劳作者、坐位工作学习时喜欢将身体过度倾向桌面的伏案人员或学生和长期仰卧位睡软床、软沙发者。如果劳作时腰部过度或习惯性向前弯曲，就会使腰椎生理曲度减小或消失，甚至反向成曲，形成后凸。同样，坐位时人们往往不自觉地将上身前倾，导致腰椎生理曲度变直甚至后突，严重者便出现后凸畸形。

人的腰骶关节的活动很频繁，腰椎段活动的 70% 是依靠腰骶关节活动来完成的，而且腰骶关节又处于脊柱的下端，需要承担身体上部的重量。如果上半身过度前倾，腰椎后凸，腰骶部的负荷比直立位增加 $4\sim5$ 倍，极易引起 $L_5\sim S_1$ 椎间盘损伤。因此，在生活及工作中，应该尽量保持脊柱正直，避免对脊柱正常生理曲度的慢性损伤。

### 六、脊柱侧凸畸形

正常脊柱，前后面观是竖直的，一个或数个脊柱节段偏离身体中线向侧方突出，可形成一个带有弧度的脊柱畸形，引起胸廓左右高低不等平、骨盆的旋转倾斜畸形及椎旁的韧带和肌肉松紧异常，导致多种疾病的发生。脊柱侧凸通常发生于颈椎、胸椎、腰部之间的脊椎，也可以单独发生于腰背部。侧凸出现在脊柱一侧，呈C形；或在双侧出现，呈S形。

早期的脊柱侧弯无明显症状，所以在初期时不容易发觉，症状的出现常在弯曲20°以后，一般在弯曲20°以前不易发现。侧凸20°以后需仔细观察才会察觉肩膀、背部、肩胛骨高低不对称，骶髂关节和骨盆移位等不对称现象。当侧凸角度更大时，除引起肩背疼痛、变形之外，还可影响脊神经和心肺等脏器功能。因此，及早发现相当重要。

脊椎侧凸畸形可发生于颈椎、胸椎、腰椎等处，以颈椎和胸椎最常见。不正常的脊椎结构会造成骨关节的退行性病变，导致颈、胸、腰活动不灵活，体力减退，劳动、工作后腰背部有酸痛感，不能仰卧，翻身困难。如果压迫到脊神经还可引起脊椎相关性疾病，如头痛、头晕、手脚麻木、脊源性的内脏功能紊乱等。

## 七、椎间盘退行性变化

椎间盘退行性变包括纤维环的退行性变、软骨终板的退行性病变及髓核的退行性变。20岁以后开始有椎间盘退变发生，随着年龄的增长，退变逐渐加重。纤维环的退行性变主要表现为纤维环的撕裂，形成一个或多个放射状裂隙。髓核含水分约75%，退变主要表现为髓核脱水，弹性和膨胀性下降。中年以后，椎间盘的软骨终板经常可以发现撕裂与裂隙。椎间盘退变以后就容易出现椎间盘膨出、突出或脱出，压迫神经根、脊髓等引起疼痛、麻木、无力甚至瘫痪等症状。

## 八、椎体骨质增生

脊椎骨质增生是指椎骨边缘或关节边缘、关节面及骨突处骨小梁增多和骨密度增高。因有时其形状似口唇或鸟嘴，故称之为唇状突起或骨赘，也称为骨刺。现代医学称为增生性骨关节病，是骨科的一种常见病和多发病。临床上，脊椎骨质增生好发于腰椎和颈椎段。

腰椎骨质增生的好发部位以$L_3$、$L_4$最为常见。临床上常出现腰部脊柱及腰部软组织酸痛、胀痛、僵硬和疲乏感，甚至弯腰受限。如邻近的神经根受压，可引起局部疼痛或下肢放射性疼痛、僵硬、酸胀、麻木等。如压迫坐骨神经可引起坐骨神经炎，出现患肢剧烈麻痛、灼痛、抽痛、串痛等，并可向整个下肢放射。

颈椎骨质增生的好发部位以 $C_5$、$C_6$ 最为常见，临床上主要表现为颈椎局部疼痛，颈部僵硬，活动受限及头、背、肩、臂、手指疼痛。有的还伴有上肢沉重、麻木、乏力及头沉、头晕眼花、视物模糊、失眠健忘、胸闷、心慌、气短、性情烦躁等症状。

### 九、骨盆倾斜

骨盆倾斜是指额状面骨盆不在正常的水平位。骨盆正常水平位的维持，主要依靠背部和腹部躯干肌及两髋肌群。如上述肌力平衡失调，即发生骨盆倾斜。可见到一侧髂部及臀部上翘，而另一侧则向下，骨盆一边高一边低，站立时身体向一侧倾斜。骨盆的移位或倾斜，可导致脊柱侧凸刺激或压迫神经，使脊柱关节、脊旁肌肉韧带和相关脏器发生功能障碍，引起腰背疼痛、颈肩酸胀疼痛及脊柱相关性疾病。

引起骨盆倾斜的原因很多，主要有先天性因素和后天性因素。先天性因素常见于分娩时，胎儿通过患有骨盆倾斜移位母亲的产道时，骨盆骨骼和肌肉发生歪斜、牵拉和损伤造成；后天性原因常见的有四种：

1. 下肢病变　双下肢不等长可引起骨盆倾斜。引起双下肢不等长的原因包括髋关节先天性和损伤性脱位、髋部骨折后严重的畸形性骨关节炎、髋关节滑囊炎、膝关节附近的骨骺损伤、小儿麻痹后遗症一侧臀中肌瘫痪以及下肢某部畸形引起的下肢缩短等。

2. 脊柱侧凸畸形　特发性、先天性、麻痹性、神经肌肉性脊柱侧凸畸形以及神经纤维瘤病等均可以引起骨盆代偿性倾斜。

3. 腰部脊神经根症状　腰椎间盘突出症或腰椎管狭窄可对脊神经根造成刺激和压迫，为了缓解疼痛，改善肌肉痉挛状态，患者长时间脊柱向一侧倾斜，从而引起骨盆倾斜以维持人体平衡。

4. 急性损伤和慢性劳损　腰骶、骨盆的急性跌打撞击损伤和斜倚歪坐、跷二郎腿引起的两侧骨盆倾斜、肌肉韧带拉伤，均可引起骨盆病理性倾斜。

### 十、继发性病理变化

脊柱退行性病变及其他位置结构异常性变化，均可刺激或压迫邻近的神经和血管，继发一系列肢体和内脏器官的病理变化，引起许多脊柱相关疾病的发生。

### 十一、常见脊柱先天性疾病和畸形

先天椎体畸形多因椎体异常生长发育所致，可以出现在椎体的任何部分。先天性畸形出生后即已发生，因而患者出现弯曲畸形较特发性脊柱侧凸早。由于所形成的弯曲易于进展，并且患者仍有较长的生长时期，所以，随着个体生长发育易产生较严重的畸形。先天性脊柱畸形由于多在胚胎期已经形成，触诊通常较僵硬，难于用手法和药物矫正。如影响正常的生理功能，需手术治疗。

#### （一）颈　肋

由于 $C_7$ 的横突异常增生、隆突，形成肋骨，从而使胸廓的出口狭小，以致出现神经和血管的压迫症状，此即颈肋综合征。本病多发现于中年期，因人步入中年以后，颈肋软骨逐渐骨化，血管弹性差，胸廓出口的血管、神经容易受压。

颈肋综合征的临床表现主要有手臂疼痛、感觉异常、肤色苍白、手指发冷、患肢肌肉萎缩、软弱无力，其中以手掌尺侧小鱼际较明显，严重者可出现患肢瘫痪、感觉消失，甚至手指坏死现象。颈部触诊，可在患侧锁骨上凹中部触及质地较硬的肿块，在肿块下可以触及锁骨下动脉的搏动。颈椎 X 线摄片可发现第 7 颈椎患侧横突异常增长，形成短小肋骨，即可明确诊断。

#### （二）原发性颈斜

原发性颈斜又称"肌性斜颈""先天性斜颈""胸锁乳突肌挛缩性斜颈"，俗称"歪脖"。现代医学认为本病多与产伤、胎儿脐绕颈、胎儿头位不正或胎头在子宫内位置处于歪斜状态等有关。上述原因使一侧胸锁乳突肌受压而血液循环受阻，引起缺血性改变，最后导致胸锁乳突肌发生挛缩而出现斜颈。中医认为血脉运行不畅、气滞血瘀是发生斜颈的主要病机。常见症状多为在出生后数日发现小儿头向一侧倾斜，脸面旋向另一侧。如勉强转动拨正，会引起小儿哭闹，并很快转回原位。检查时，可在一侧胸锁乳突肌中摸到肿块，呈梭形或不规则形状不，可随肌肉移动。如摸不到肿块，也可摸到一侧肌肉呈条索状发硬。两侧对比会发现患侧胸锁乳突肌挛缩变短。病期较久，患侧脸面、眼睛可较健侧为小；严重者还会产生继发性的胸椎侧凸畸形。

#### （三）先天性短颈

此病于 1912 年首先由 Klippel 和 Feil 报道，又称为 Klippel-Feil 综合征、短颈畸形、先天性骨性斜颈或先天性颈椎融合畸形，系指两个或两个以上颈椎融合。主要表现为颈椎缩短。

先天性短颈有三大临床特点：颈部短粗、后发际低平、颈部活动受限。

1. 颈部短粗　常不太明显，但仔细观察其颈部较正常人变短。面部不对称，从乳突至肩峰的两侧颈部皮肤增宽，呈翼状颈。

2. 后发际低平　主要表现为后发际明显低于正常人。

3. 颈部活动受限　由于椎体的融合，使颈椎的活动范围明显受限，旋转和侧弯受限尤为明显。多节段和全节段融合活动受限明显，单节段和下节段融合活动受限不太明显。

上颈椎融合引起的短颈畸形，常合并枕颈部畸形，多在早期出现神经症状，主要表现为枕部不稳引起的脊髓受压表现。中低位颈椎融合引起的短颈畸形，早期多不伴有神经症状。随着年龄的增长，在融合椎体上、下非融合颈椎节段的活动度增加，劳损和退变也相继发生。退行性变包括椎体后缘骨质增生和韧带结构增厚、钙化，上述病理变化将导致椎管狭窄，颈脊髓硬膜外的缓冲间隙减小，一旦遇到轻微外伤即可引起刺激神经症状。其临床特点是创伤轻、症状重，可造成四肢瘫痪，而 X 线检查又不表现出明显的骨损伤征象。短颈畸形合并颈肋、隐性脊柱裂、神经根或神经丛分布畸形，可出现臂痛、腰痛和坐骨神经痛；合并心脏畸形、肾脏畸形者也会出现相应的临床症状。

根据疾病的临床表现、X 线检查和 CT 等影像检查足以明确短颈畸形的诊断。MRI 能够明确地显示颈椎融合的节段，并可确定脊髓受压部位和严重程度，为治疗方案的选择提供可靠的依据。值得注意的是婴幼儿因椎体未完全骨化，融合椎体间有透明带类似椎间盘，仔细观察会发现此透明带比正常椎间隙窄。若还不能明确诊断，可行屈伸拉位动力性颈椎侧位片，融合椎体节段失去正常颈椎的圆滑曲线，但椎间隙不发生变化。

**（四）寰椎枕化**

枕骨与寰椎部分或完全融合，寰椎成为枕骨的一部分，引起寰椎旋转或倾斜，颈椎位置上升，枢椎齿状突亦随之上升，属于二者在发育过程中分裂不完全之故。

此症一般无明显症状，个别可影响点头动作，或出现枕下神经、椎动脉受挤压的症状。颈椎 X 片异常，即在颈椎前屈和后伸的侧位片上显示寰椎与颅底连接。当棘突位于枕骨联合时，见枕骨大孔与一发育较小的棘突相连；当寰椎前弓与枕骨联合时，侧位片上显示枕骨大孔前缘与一圆形小骨块相连，齿状突的位置上移；当寰椎的两个侧块与枕骨完全融合时，体层正位片示枕骨髁状突与寰椎连成一片；当侧块部分与枕骨联合时，体层正位片示髁状突与侧块间的关节间隙狭窄并且部分消失。

### （五）枢椎齿状突畸形

齿状突畸形是由于胚胎时期齿状突骨化异常、发育障碍所致的一种先天性疾病，其中包括齿状突发育不良、齿状突缺如及齿状突与枢椎分离，是颅颈区较常见的畸形。患者由于齿状突的正常解剖功能降低或丧失，使寰椎处于潜在的失稳状态。如果工作和生活中长时间低头，头部屈伸和旋转，就会使颈髓处于长时间的挤压状态，成为慢性进行性颈脊髓病的重要致病原因。在头颈部轻微外伤的情况下可发生寰枢椎脱位，脱位后出现高颈段脊髓损伤的一系列临床症状。急性脱位严重者可引起四肢瘫痪，甚至死亡。

### （六）半椎体畸形

在脊柱生长发育过程中，生骨节细胞发育受阻，会导致脊椎不发育或发育不良，倘若一侧细胞发育障碍而对侧发育正常则可构成半椎体畸形。半椎体畸形可累及一个或数个椎体。累及一个椎体则引起侧突畸形，若累及多个椎体可引起躯干萎缩，成 S 状脊椎弯曲。

多数先天性脊柱侧凸在出生后即有半椎体畸形存在，随着患儿生长发育使侧凸进展加重。腰骶段半椎体还会引起躯干扭曲、骨盆倾斜、下肢不等长。因此，早期诊断，切除半椎体，去除骨性畸形的僵硬因素，以矫正侧凸并控制其发展是非常必要的。早期手术矫形效果好，并发症少。

### （七）脊椎裂

又称为"脊柱裂"，指脊椎发育过程中闭合不全者。主要是胚胎在母体内发育时，神经管的发育发生障碍所致，现多认为与孕早期叶酸缺乏有关。脊柱裂的基本病理改变为脊柱的棘突及椎板不同程度的缺如，使椎管闭合不全，椎管内容物直接与椎管外组织邻接甚至突出到椎管外。病变可涉及一节或多节椎骨，常与神经系统或其他系统的畸形伴发。脊柱裂多见于腰骶部，颈段次之，其他部位较少。

腰骶部脊柱裂的临床表现总体上可以归纳为以下几个方面：

1. 局部皮肤表现　腰骶部皮肤隆突或凹陷，可伴有分泌物或感染、多毛、隆起的大包块等。

2. 下肢功能障碍　包括下肢和会阴部的感觉障碍，如足部感觉麻木，严重者烫伤或割伤仍不知痛；下肢尤其是足和踝部的运动功能障碍，如足下垂，行走时脚尖拖地；下肢足部和踝部的畸形，如马蹄内翻足等。

3. 大小便功能障碍　常见为大便秘结，小便失禁。肾功能衰竭是导致此类患者死亡的主要原因。

4. 其他表现 腰部、臀部及下肢的疼痛麻木等。

根据病变的程度不同，大体上将无明显椎管内容物膨出者称为隐性脊柱裂，有明显椎管内容物膨出者称显性或囊性脊柱裂。

（1）隐性脊柱裂：脊柱裂而无椎管内容物膨出者称为隐性脊柱裂，常见于腰骶部，最常累及者为第五腰椎和第一骶椎。病变区域皮肤大多正常，少数显示色素沉着、毛细血管扩张、皮肤凹陷、局部多毛等较轻微的皮肤异常。但脊柱裂部位椎管内可能存在着各种病理改变，如瘢痕、粘连，合并脂肪瘤或皮样、上皮样肿瘤等，致使脊髓和神经根受压或牵扯，从而导致一系列神经症状。

隐性脊柱裂及相关病变在婴幼儿引起的症状常不容易发现。因为婴幼儿的肢体和大小便功能本身就在逐渐发展过程中，还不完善，主诉又不清楚，所以容易忽略异常情况。只有随着患儿的发育，发现其下肢运动功能和（或）控制排尿的功能明显落后于同龄小儿，或出现下肢畸形，或到学龄时依然经常遗尿，才考虑到可能为先天性脊柱裂及相关病变导致脊髓和马尾神经根受到损伤所致。只有少数家长因患儿骶部皮肤异常，早期就诊，发现先天病变或早期相关症状。

隐性脊柱裂相关症状常出现于成年以前，但并非隐性脊柱裂都表现出症状，许多患者直到成年并无症状，仅在做 X 线平片或 MRI 等检查时偶然发现。少数成年病例因有尿失禁、腰腿痛、肌萎缩等表现，或在腰骶部外伤后出现相应症状，才就诊而发现此病。

（2）显性脊柱裂：根据膨出物与神经、脊髓组织的病理关系，临床较多见以下两型：①脊膜膨出。膨出的囊腔内壁与硬脊膜相延续，囊内可为脑脊液或其他物质填充，但无神经组织。囊腔常通过椎板缺损处形成较细的颈与椎管内蛛网膜下腔连通，有时此细颈也被粘连封闭。本型的特点是脊髓及其神经根均位于椎管内。②脊髓脊膜膨出。此型特点是脊髓与神经根在椎板缺损处随囊腔向背侧膨出，并与囊腔内壁及周围组织发生程度不等的粘连，此型往往并存严重的脊髓低位。显性脊柱裂的患儿多于出生后即发现在脊椎后纵轴线上有圆形囊性包块突起，大小不等，有的囊大颈细，有的基底宽大呈穹隆状。包块常随年龄增大，表面皮肤或正常，或可见单个或多个的小凹陷，或呈半透明膜状，也可同时伴发脑积水等其他异常。

脊膜膨出患儿视病变严重程度，可以暂无明显神经症状。病变严重的脊膜膨出患儿和脊髓脊膜膨出患儿均有不同程度神经系统症状和体征，仔细检查可发现患儿下肢无力或足部畸形，感觉减退（针刺无反应或反应微弱），小便失禁，大便秘结等。

### （八）椎弓峡部裂及脊椎滑脱

椎弓峡部裂是指椎弓峡部缺损，是脊椎滑脱的病理基础和先驱征象。生长完全的脊椎，上下关节突之间有一狭窄区，即为椎弓根峡部。如该部骨化不全，或有潜在的软骨缺损，即形成先天性峡部骨不连。其缺损区位于上下关节突之间，该椎体与后部椎板无骨性连接，与相邻椎体仅靠软组织联系。如该处发育薄弱，再加上某种程度的外伤或劳损，也可导致薄弱的峡部发生骨折，其机理与疲劳骨折相似。椎弓峡部裂及脊椎滑脱可分为三类：①真性脊椎滑脱，即因椎弓根峡部骨不连所致之前滑脱，此类最多见；②假性脊椎滑脱，无峡部骨不连，仅由于脊椎或椎间盘退行性改变，或其他原因所引起的椎体轻度前移位，较常见；③后滑脱，较少见。

上述三种滑脱的共同症状主要为慢性腰腿痛，单纯性峡不连多无明显临床症状，但由于腰骶部稳定性较差，局部软组织容易发生劳损。出现滑脱者成年后症状明显，主要表现为腰腿痛。疼痛部位和性质各有不同，可以为持续性或间歇性，也有仅在过度劳累时才感疼痛者；疼痛可局限于腰骶部，也可向髋部、骶尾部或下肢放射。脊椎前滑脱明显的育龄期妇女，自腰椎前缘至耻骨联合之间距离减小，宛如扁平骨盆，分娩时影响胎儿进入骨盆。

### （九）先天性脊柱侧弯

先天性脊柱侧弯是因椎骨结构先天畸形而引起的侧弯。事实上，从胚胎学的观点来看，脊柱的永久性形状早在胚胎的复杂发育过程中就已奇妙地确定了。这大部分的发育过程发生在受孕后的第三至第六周。由于先天性脊椎发育不全，如先天性半脊椎、楔形椎体、椎弓及其附属结构的发育不全，均可引起脊柱侧弯。此种畸形多发生在胸腰段或腰骶段，侧凸出现早，发展快，一般3～4岁的患儿就可以有较明显的畸形。另一种类型侧凸出现较晚，一般12～13岁始发现，发展也较缓慢，侧凸部位多局限于胸腰段，畸形不严重，有明显的家族史。

先天性脊柱侧弯分三型：形成不良型、分节不全型和混合型。最常见的形成不良型称为半椎体。半椎体使脊柱的发育不均衡，从而引起脊柱侧弯。分节不全型包括大块椎体和单侧骨桥，使脊柱的发育受到限制。当出现混合型时，如一侧出现半椎体而另一侧出现骨桥时，侧弯的进展则非常快。

先天性脊柱侧弯表现为脊柱外观有侧弯畸形，棘突偏离中线，双肩高低不一，胸廓不对称，甚至驼背、剃刀背畸形。内脏移位或受到挤压时出现相应症状，如心肺受到挤压可能出现呼吸困难，心慌气短；腹部受到挤压出现腹痛等。

脊柱与其他几个主要内脏器官如膀胱、肾和心脏是同时发育的。因此，先天性脊椎畸形和其他畸形之间有可能是相关的。例如，在儿童先天性脊柱侧弯中有 20% 与泌尿生殖系统畸形有关。如果腰背部皮肤出现凹陷或局部毛发增多、疼痛或下肢痉挛就暗示可能存在脊柱疾病，应当接受身体检查。如果被认为患有先天性脊柱侧弯，应当检查是否存在与先天性畸形相关的问题。全脊柱的 X 线片可显示是否存在先天性脊柱侧弯。临床可以根据 X 线片来确定先天性脊椎畸形的类型和严重性，有助于对弯曲可能恶化的长期风险做出预测。

**（十）枕 椎**

当枕骨基底部单个骨化中心与形成颅底的其他骨不完全联合时，环绕枕骨大孔形成类似脊椎的骨块即是枕椎。一般无临床意义。

# 第四节　脊柱损伤的生物力学

## 一、颈椎损伤

颈椎损伤在脊柱损伤中后果最为严重，由于其常合并脊髓损伤，易导致高位截瘫甚至死亡。近年来，随着交通运输业的发展，颈椎损伤的发生率明显上升。利用生物力学的研究方法可分析颈椎的损伤机制和受力过程，有助于判断预后，并可提出相应的预防及治疗措施。

**（一）稳定性**

稳定是指可对抗应力且无进行性变形或神经损伤，不稳则指变形增加或神经功能损害加重。不稳分为三度：Ⅰ度指力学意义上的不稳，有发生慢性脊柱后凸的危险；Ⅱ度是从神经学角度而言，这种不稳可突然导致发生神经系统的损害；Ⅲ度是指同时存在力学和神经学上的不稳定。颈椎损伤常伴有骨折脱位及肌肉韧带的损伤，易造成脊柱不稳，危及脊髓，亦可导致慢性疼痛。颈椎损伤后稳定性的判定有助于治疗方法的选择，也可避免不必要的固定。

生物力学研究中将两个椎体及其间的椎间盘和相应的附件作为一个活动节段，每个活动节段均可进行不同类型的生理活动。动物实验表明，颈椎发生屈曲损伤后在屈伸时稳定性最差，但侧弯时稳定；而过伸损伤在轴向旋转和侧弯时稳定性最差；压缩损伤对稳定性影响较小。活动节段的韧带、关节突关节、椎间盘及肌肉的损伤均可影响脊柱的稳定性。

1. 韧带　韧带是维持脊柱稳定性的重要结构，有其特有的生物力学特性。韧带承受剪切载荷时表现为高度黏弹性、非线性及速率依赖性。颈椎前纵韧带和黄韧带在承受拉伸载荷时其破坏载荷及刚度和能量吸收均随载荷速率的增加而增大。高速率载荷可导致韧带撕裂，低速率载荷下韧带可从附着的椎体撕脱。颈椎关节突关节的关节囊在屈伸、侧弯及轴向旋转中对于颈椎的稳定起到重要作用，即使切断关节囊韧带而使后纵韧带保持完整，颈椎在前屈时亦可保持稳定。韧带在对抗前后剪切、屈曲和轴向旋转力矩时起重要作用。

2. 关节突关节　颈椎损伤时常有关节突的骨折或交锁。关节突关节维持颈椎稳定的重要性主要表现为可对抗压缩和向前剪切载荷，限制后伸、侧弯和扭转。单侧关节突关节交锁后颈椎活动范围明显减小，这在屈伸及轴向旋转活动时尤为明显，但复位后各个方向的活动范围均明显大于正常，提示单侧关节突关节交锁被复位后颈椎稳定性将受到损害。

3. 椎间盘　椎间盘组织对于维持颈椎的正常力学特性至关重要。在生理载荷（前后剪切、屈伸、侧弯及轴向旋转）下椎间盘髓核主要维持颈椎的初始刚度。椎间盘较关节突关节有更强的抗剪切作用，而这一作用往往是在椎弓发生骨折后才被充分显示。

4. 肌肉组织　肌肉组织对于颈椎稳定性的作用过去并未得到足够重视。在上颈椎，其稳定性主要靠韧带来维持，韧带损伤往往会影响颈椎的稳定性，此时肌肉的作用就显得格外重要。头夹肌、半棘肌和颈长肌在不同方向载荷和不同类型损伤状态下，对完整或损伤的上颈椎都有很强的稳定作用。

**（二）颈椎损伤的生物力学分类**

目前颈椎损伤常依据损伤机制及脊柱稳定程度分型，通过对颈椎活动和外力类型的描述性分析，从生物力学角度提供骨与韧带损伤的信息，从而指导治疗。根据颈椎损伤的生物力学机制，可将损伤分为六种类型，即压缩屈曲、垂直压缩、牵拉屈曲、压缩后伸、牵拉后伸和侧屈。每一种损伤又根据其程度分为几个阶段。原始的损伤为主要损伤矢量，其他作用力均为次要损伤矢量。

1. 压缩屈曲损伤　第1期：椎体前上缘变钝圆；第2期：椎体前高丢失，前下角呈鸟嘴状；第3期：骨折线自椎体前缘斜向延伸穿过软骨板；第4期：椎体后下缘移位（<3mm）侵入椎管；第5期：椎体后缘骨折片移位>3mm，椎弓完整但后纵韧带撕裂。

2. 垂直压缩损伤　第1期：上终板或下终板中央的杯状骨折；第2期：

同 1 期，但为上、下终板同时骨折；第 3 期：椎体碎裂，骨折块有移位。

3. 牵拉屈曲损伤　第 1 期：关节突关节半脱位，棘突间分离，椎体前上缘变钝；第 2 期：一侧关节突关节脱位，可能有旋转性滑脱；第 3 期：双侧性关节突关节脱位，椎体前移位约 50%，关节突交锁；第 4 期：椎体移位距离为整个椎体，或活动节段完全不稳。

4. 压缩后伸损伤　第 1 期：一侧椎弓骨折，骨折可经关节突、椎弓根或椎板，可有旋转性滑脱；第 2 期：两侧椎板骨折，可为多发连续性；第 3 期：两侧椎弓（关节突，椎弓根或椎板）骨折，椎体向前部移位；第 4 期：椎体向前部移位；第 5 期：整个椎体移位。

5. 牵拉后伸损伤　第 1 期：前韧带复合体损伤，可为椎体中央横形骨折或椎间隙增宽，无椎体变形；第 2 期：椎体前缘撕脱骨折，上一椎体的向后移位提示后韧带复合体损伤，屈曲位时骨折复位。

6. 侧屈损伤　第 1 期：椎体中央非对称性压缩骨折，伴有一侧椎弓骨折，前后位片显示无移位；第 2 期：前后位片见一侧椎弓骨折移位，韧带牵拉性损伤可导致对侧关节突关节分离。

**（三）生物力学特征对颈椎损伤的影响**

颈椎在损伤前的生物力学特征，诸如颈椎屈曲程度、椎体质量、惯性特征等均会影响颈椎损伤的程度。颈椎在前屈位与中立位的损伤后果有很大不同，且这些特征之间也有相互关系，如惯性特征及载荷率可影响损伤颈椎的屈曲形式。认识力学特征的作用有助于预测后果并提出合理的预防措施。

1. 颈椎曲度　颈椎损伤前的曲度对颈椎损伤有一定的影响，如果损伤前曲度用偏心率来描述，在后伸压缩、屈曲压缩、过屈、垂直压缩四种情况下均可观察到偏心率对损伤机制、损伤严重程度和骨折类型有明显影响，但对稳定性的影响并不明显。比较轴向载荷在前凸与直立两种姿势下颈椎的损伤，可以发现两种姿势下的破坏载荷无明显差别，而破坏时间与骨折的变形程度在直立姿势下均明显小于前凸时。在前凸位的标本观察到受载部位出现载荷传递的平均分布，而在直立位时则可发生局部的过载。

2. 质量及惯性特征　轴向压缩载荷下颈椎惯性特征可影响应力的峰值、颈椎活动和颈椎对冲击的耐受性，而椎体质量增加可使颈椎的运动学行为更加复杂，且峰载荷和冲量值增大。

3. 椎体刚度　椎体骨折在颈椎损伤中很常见，颈椎椎体较胸腰椎小，当较大载荷作用于较小横截面的椎体时颈椎易受损伤，如同时有椎体刚度下降则更容易造成骨折。近年来对于椎体强度影响因素的研究较受关注。

**骨密度** 老年人骨密度降低，骨的脆性增加，由于松质骨的强度和刚度在很大程度上取决于骨的矿物质密度，椎体负载能力较差，易发生微细的骨小梁破坏。这种破坏可发生在椎体过载时，其损害的生物力学作用在老年人可能更为严重。

**应变能量密度** Kopperdahl 等建立了 16 个椎体切面的有限元模型，试图确定应变能量密度、表观密度和解剖位置对椎体刚度的影响。结果显示，局部应变能量密度与椎体结构刚度下降呈显著正相关，但仅有 4 个模型显示局部表观密度与椎体结构刚度下降之间有明显负相关。在不同解剖位置的损伤也导致了不同的刚度下降，但没有哪个特定区域始终是危险性最大的部位。因此，应变能量密度在椎体的分布特征有助于理解损伤对于骨力学特性的影响，并有助于优化手术设计。

**（四）椎管及椎间孔**

颈椎损伤常累及椎管与椎间孔。椎管内径及椎间孔大小改变直接对脊髓和神经根造成损伤，认识其力学改变有助于正确评估神经系统损伤。

1. **生理活动的影响变化** 下颈椎在正常生理活动范围内其椎管矢状径并未发生明显改变，但在后伸、同侧侧弯、同侧侧弯伴后伸以及对侧侧弯伴后伸时椎间孔的面积有明显的改变，其中以后伸伴侧弯时椎间孔的面积最小。

2. **颈椎损伤时的变化** 脊髓损伤与损伤瞬时的椎管正中矢状径的明显减小有关。颈椎发生爆裂性骨折后如继续承受后伸或轴向压缩载荷，椎管梗阻程度将会进一步加重。而骨折瞬时与骨折后的椎管梗阻程度有显著差别，即前者的椎管梗阻程度往往更为严重，如仅仅根据骨折后的影像学检查结果就很容易低估其损伤程度。而高速率载荷更容易造成椎体爆裂骨折，其椎管梗阻程度也更加严重。

## 二、胸腰椎损伤

当作用于胸腰椎脊柱的外载荷导致椎体局部应力过高时，不仅椎体本身的力学状态会发生改变，而且椎间盘及韧带也将不可避免地受到不同程度的影响。采用二维有限元模型分析椎体在生理情况下的应力分布，发现松质骨与终板相邻的中央部位有一个高效应力区。对人体腰椎活动节段的动力学实验及有限元分析表明：垂直加载达到一定量值，椎体垫板及相邻的松质骨首先发生破坏。用三维有限元法对胸腰椎活动节段施加破坏性载荷结果显示：椎体终板中殃及松质骨邻近终板处有应力集中区。此外，椎体皮质骨的前、后下部的应力也较集中，其应力值超过能耐受的强度值。在此载荷下，椎间盘虽承受较大应力，但并没有超过其临界值。因此，垂直加载后胸腰椎的上、下终板首先发生断裂，然后椎体受压骨折。如果载荷值过大，则可造成椎间盘的损伤，椎间盘内物质也可以进入破坏的椎体，形成 Schmorl 结节。压缩屈曲加载时，则椎体前下方及终板前方发生破坏。生物力学观点认为，胸腰椎易受伤的原因在于小关节排列方向的突然改变导致从胸椎到腰椎的刚度增高而引起应力集中。对腰椎屈伸活动时韧带受力的有限元分析表明：某一类型的活动产生的载荷过大将可能导致相应韧带的损伤，而反过来某一韧带的损伤或撕裂，也会使腰椎的相应活动范围增大，造成椎体不稳。对胸腰椎施加的分离屈曲载荷结果显示：后部结构的棘突应力最大，椎弓根及峡部的应力也超过皮质骨的耐受极限。后纵韧带、棘上韧带、棘间韧带及椎间盘的后部都受到最大拉应力，胸椎明显上移，可以认为在此载荷下，其破坏形式有两种：一是椎体、椎弓根及峡部因受张力过大而断裂；二是后纵韧带及椎间盘后部撕裂而导致椎体的分离。临床上将这种损伤定义为安全带损伤。胸腰椎损伤与其应力分布有密切关系，在外界暴力作用下，其内部应力分布不均，当应力集中的部位超过其强度极限时，就会造成脊柱的破坏。

## 第五节　脊柱不稳定的生物力学

### 一、腰椎节段性不稳定

腰椎不稳定是指腰部椎间关节在正常生理负荷下，不能维持其生理解剖关系的能力。所谓正常生理负荷，即该负荷不致引起脊髓或神经根的损伤，也不引起疼痛及脊柱的畸形。美国矫形外科医生学会将其定义为：对承受负荷的异常反应。即运动节段的活动范围超过正常限制。

腰椎位于脊柱下端，是颈胸段及上肢各项活动稳定的基础，与周围丰富的肌群、韧带及关节囊协同运动，活动自如，是具有强劲支撑力的结构。此外，腰椎将负荷传至骨盆和髋关节及下肢，为躯干的平衡和负荷提供了生物力学的平衡基础，也保证了腰骶部的正常功能。腰椎小关节面的方向近于矢状面排列，尤其 $L_5$ 与 $S_1$ 关节更甚。该解剖特征使腰椎伸屈活动范围较大，而局部的侧弯和旋转活动范围则明显受限。腰部活动范围：在屈曲时从 $L_{1\sim4}$ 的活动量为 5% ~ 10%，$L_{4\sim5}$ 为 15% ~ 20%，而 $L_5 \sim S_1$ 却达 60 ~ 75%。因此，该节段负有巨大的生物力学需求。腰椎区前纵韧带较发达，纤维环又占椎间盘面积的50%~70%，由于前纵韧带与纤维环的关系，所以对腰椎稳定起主要作用。后纵韧带不如前纵韧带强韧，发育良好的小关节囊在腰椎的轴向旋转和侧屈活动中起重要稳定作用。

由于腰部负荷和活动量大，其椎间盘源性疾病的发生率就高，椎间盘的退变，必定会波及小关节的稳定，致小关节退行性变的开始时间也较其他关节为早，表现为$L_5$、$S_1$椎体间易发生狭窄、松动及失稳等征象。小关节的退行性关节炎在X线片上显示小关节间隙狭窄、增生，这意味着椎间盘与韧带退变发生的时间比此改变更早。髓核退变主要表现为含水量降低，失水后纤维环及髓核的体积相应萎缩，椎间盘高度丧失，继而引起椎节间的松动和失稳。正常状态下，椎管内的马尾神经与神经根处于自然松弛状态，一旦椎间隙变窄，椎体间的后纵韧带与椎板前方的黄韧带必然因松弛凸向椎管，导致神经根与马尾神经受刺激或压迫。椎节间的松动与失稳也出现类似的病理刺激，再加上椎间关节及小关节的退变、增生、骨赘形成，与后突的髓核、增厚的黄韧带等共同形成对椎管的压迫，从而产生一系列临床症状与体征。

腰椎临床不稳的特点是：与颈、胸段相比，其神经并发症的发病率更低一些。但由于腰部的负荷较颈胸段大，退变发生较早，所以继发性腰腿疼痛、畸形、残疾也多见。由于退变引起腰椎逐渐发生不稳、移位甚至滑脱，可导致纤维环的广泛延长变形，更促使了腰椎不稳，如此形成恶性循环。此外，创伤使椎体发生严重的楔形变，感染、肿瘤或手术等破坏了后纵韧带的完整性，也可导致腰椎不稳。

腰椎节段性不稳是由于运动节段的活动范围超出正常限制。随着生物力学知识的不断积累，认为腰椎不稳是受最小应力后使腰椎丧失正常的强度，并产生异常活动。在维持脊柱的稳定性中，除骨性结构外，肌肉和韧带的作用力也是被肯定的。由于脊柱是在三维空间中运动，每一节段的活动都有三个互相垂直的轴，有6个自由度，所以正常脊柱活动的范围和方向变化较大，且与年龄、性别、锻炼、职业密切相关，活动范围的增加和变化是造成节段不稳的生物力学基础。所以，研究活动平面的异常是重要的。这些异常活动可通过对屈伸、侧弯、旋转的动态X线片来分析研究。如前屈时，椎体前移大于3mm，可认为是椎间盘发生早期退变的证据，侧弯时摄片可发现棘突的不连续，在动态CT扫描上也可发现异常和过度旋转。在摄片检查中，由于疼痛患者存在保护性肌肉痉挛收缩，所以腰椎不稳不可能都在 X 线上准确检查出来，尚需凭临床经验及其他手段给予准确诊断。

## 二、临床分类

腰椎不稳分原发性不稳和继发性不稳二类。

### （一）原发性腰椎不稳

1. Ⅰ型——轴向旋转不稳型　旋转畸形在退变性滑脱的病理标本中可以看到。X 线显示正位片棘突不在一条直线上，侧位片可见椎弓根旋转畸形，另外可见腰椎分节异常和 $L_5$ 横突过长，表明不稳的可能性加大，可能存在 $L_4$ 或 $L_5$ 神经根损害，小关节有不对称性狭窄。CT 扫描可检出旋转畸形。

2. Ⅱ型——滑移不稳　滑移不稳是典型的退变性滑脱不稳，X 线片特征为椎间隙狭窄和牵拉性骨赘，发病率男女比例为 1 ∶ 4，糖尿病患者发生率更高。

3. Ⅲ型——后滑脱性不稳型　后滑脱性不稳常发生在 $L_5 \sim S_1$ 水平，往往伴有影响 $S_1$ 神经根功能的椎管狭窄症状。

4. Ⅳ型——进行性退变侧弯型　退变不稳可为单节段，进行性侧弯常伴有多节段轴间旋转畸形，神经根受损也可为多节段。

5. Ⅴ型——椎间盘崩解　椎间盘崩解也可产生节段不稳。

### （二）继发性不稳

1. Ⅰ型——椎间盘切除术后继发性不稳　椎间盘切除术后 10 年进行随诊，有 20% 出现不稳。女性患者发病率更高，有 3% 患者要求再次手术以改善腰痛症状。

2. Ⅱ型——椎板减压术后继发性不稳　做椎板切除减压术后可发生脊柱不稳已是众所周知，所以首次手术前需明确诊断。往往在退变性腰椎滑脱的病例，做减压术后更易出现进行性不稳。这种进展程序随患者的年龄，稳定性，骨赘形成，椎间盘是否切除，小关节切除的数量等有关。

3. Ⅲ型——脊柱融合术后继发性不稳　在融合节段的上、下端常出现继发性不稳。由于脊柱融合后增加了邻近节段的应力，加速了邻近椎节劳损和退变，有 4% 的患者为改善持续性疼痛和 $L_{3\sim4}$ 不稳定，需要再做融合术。既往曾行 $L_5 \sim S_1$ 融合术的病例中，有 20% 需要再做 $L_{4\sim5}$ 水平稳定性手术，以改善持续性腰部疼痛。

目前对退行性腰椎不稳的临床诊断标准仍有争议。因为不稳仅是退变过程中的一部分，生物力学研究的进展可提供一些预防措施，即进行日常的肌肉锻炼，尤其是进行腰背肌群锻炼，可为脊柱稳定起保护和协同作用。

## 三、腰椎抵抗载荷的稳定功能

### （一）椎间盘应力与运动损伤

维持椎间盘正常结构是腰椎获得良好运动功能的结构前提。腰椎结构组织损伤和疼痛与应力有关，局部应力集中是组织损伤的机制之一。相同弯矩下，椎间盘受拉侧内陷程度高于受压侧膨出程度，而纤维环的受力峰值均出现于受拉侧，可见椎间盘对拉应力的顺应性要好于压应力，而对压应力的耐受力要好于张应力。中等体重的个体日常运动中对椎间盘施加的压力可达 3000～6000N，但结构完整的椎间盘并不会出现应力失衡。椎间盘这种拉压特性，一方面因为纤维环和水平面成 ±30° 的夹角，垂直的拉伸比水平膨胀需要更大的位移才能使纤维获得相同的拉应力，且拉应力不易分散而易于引起局部应力集中。另一方面，和髓核具有类似流体的应力特性有关。髓核将所承受的压力均匀地放射状传递至周围纤维环，因此，受压侧纤维环高应力区分布较广，较均匀，不易出现局部应力集中；而拉伸侧髓核流体特性并未得到体现。年龄大于 15 岁的人群中，有相当一部分人存在椎间盘纤维环的裂隙，这种情况在 25～30 岁以后的人群中更加常见。这种裂隙的发生要早于髓核出现严重退变减压的年龄，认为这种纤维环的裂隙形成是承受过度拉应力所导致。纤维环的高应力区在压力和后伸运动时位于椎间盘前部，而在前曲、侧弯和扭转运动时均位于椎间盘的后外侧部，特别是扭转负荷下后外侧部纤维环的应力峰值高达 30.79Mpa，其中 1500N 压力和 15Nm 弯矩的后伸运动时前部纤维环的应力峰值低于 15Nm 弯矩的前曲、侧弯和扭转运动引起的后外侧纤维环应力峰值。由此可见，椎间盘前部和后外侧部是纤维环高应力区，而后外侧区更易出现过度负荷而导致机械失败。高度前曲运动时，纤维环高应变区亦位于椎间盘的后外侧部，应力峰值可以超过纤维环的应力极限而出现应力失败。而后伸即使达 10° 以及 325N 的压力下，纤维环的应力峰值仍然在其弹性应力极限内，并不至于引起机械失败。此外，椎间盘在承受较高压应力的同时并伴有侧弯和（或）扭转运动时，特别容易出现椎间盘纤维环破裂引起椎间盘脱垂和下腰痛的发生。该现象的发生可能与侧弯和扭转运动引起后外侧部纤维环的高应力有一定关系。

### （二）小关节负荷与运动损伤

三关节复合体中，小关节对腰椎运动不仅仅起限制作用，还具运动轨迹导向功能。小关节切除后，不仅该节段刚度下降，屈伸、扭转活动度增加，还增加了椎间盘应力，并且腰椎各向运动的旋转轴亦出现移位。

后伸、侧弯和扭转运动中小关节均起了重要的作用，特别是扭转负荷下，小关节作为主要的限制装置，限制了扭转剪力引起的椎间盘后外侧区纤维环的破坏。有学者认为，扭转负荷是椎间盘退变、纤维环破坏而引起椎间盘脱出的主要原因。小关节破坏后，腰椎节段对扭转运动的限制能力显著下降，椎间盘就可出现加速破坏和退变。而小关节融合后，节段刚度随之上升，各向活动能力都出现下降。研究认为活动度下降在 10% 以上，15Nm 弯矩下最小的屈伸度仅为 1.47°。因此，确定手术方案时对小关节的处理应充分考虑到其在三关节复合体中的力学机制，降低手术引起不良影响，保护椎间盘等其他结构不遭到近期或远期的破坏。就小关节本身而言，小关节退变与其应力水平有关，长期反复的高应力可引起软骨基质新陈代谢率增加，过负荷甚至可改变蛋白多糖结构，导致软骨退变。而关节软骨退变剥脱以及骨赘形成引起关节应力的增高更进一步加速关节破坏，最终导致骨关节炎的发生，形成不良循环。比起普通群体，女子体操运动员小关节骨关节炎的发生率要高 3~4 倍。扭转、后伸以及高压力负荷下，小关节承受较高负荷，而体育运动中上述扭转、后伸以及复合运动的频率更高，强度更大，正是小关节运动损伤的力学机制。

### （三）椎弓根和椎弓峡部与运动损伤

临床上腰椎滑移和峡部裂不完全认为是一种先天性缺陷，一些年轻运动员存在一定的发生率表明腰椎滑移的发生和峡部承受较高的应力和外力创伤有关系。一旦出现腰椎滑移和峡部裂，三关节复合体中小关节的功能随之减退甚至丧失。等效应力研究中显示椎弓根和峡部的高应力和小关节承受的负荷大小及方向有关。压力和后伸运动时的小关节不仅承受较高负荷，而且负荷方向以轴向为主，引起椎弓根和峡部应力集中，应力峰值达 98.3MPa。扭转时虽然小关节也承受较高的负荷，但由于负荷方向以横向为主，椎弓根和峡部的应力峰值较低，为 35.6MPa。因此，运动损伤致腰椎滑移和峡部裂的高应力更多来自腰椎承受高压力负荷和后伸运动负荷，这也许是腰椎滑移和峡部裂发生的力学基础。

### （四）腰椎退变性不稳定的影像学诊断

X 线检查对确切诊断脊柱不稳是有价值的，分别采取站立位及仰卧位的方式，来比较和发现移位的程度。

1. 站位片摄片　站立位时腰椎负荷增加，约有21%患者在站立位时 X 线片显示移位增加。

2. 仰卧位摄片　在仰卧状态下，前纵韧带已充分松弛，此时使腰部轻度后伸，如果椎间盘出现退变，即出现上一椎体向后滑移，记录滑移数据，正常阈值在9%以内。

3. 俯卧位摄片　俯卧位下，后方小关节囊处于放松状态，俯卧时尽量前屈，如果该关节出现退变，即出现上一椎体向前滑移，记录滑移数据，判定病变的程度，正常在6%以内。

Posner 等（1982）作生物力学测试，在腰椎任意节段的静态 X 线侧位片上，矢状面移位 >4.5mm，或大于椎体前后径的15%时可认为潜在不稳。矢状面相对成角 >22°，也可能存在异常或潜在不稳。在动态屈伸位 X 线片上矢状面滑移 >4.5mm 或椎体前后径的15%应考虑存在异常或潜在不稳。在动态 X 线片上，矢状面旋转范围 $L_{1~4}$ >15°，$L_{4~5}$ >20°，$L_5 \sim S_1$ >25°也应考虑存在异常或潜在不稳。换而言之，临床上多使用动态屈曲位 X 线片检查，邻近的椎间隙成角超过15°或位移超过3mm 者就可确定存在不稳定。

# 第六节　脊柱滑脱的生物力学

近年来，腰椎滑脱治疗方法历经改进，归因于对滑脱病因、病理的深入认识，其中生物力学因素尤为重要。绝大多数滑脱发生于 $L_{1~5}$ 或 $L_5 \sim S_1$，所以我们可以以 $L_5 \sim S_1$ 为例阐明其力学机制。

在脊柱任一运动节段均存在剪力，在腰骶部因椎间隙倾斜，剪力尤为明显。因此，上一椎体对下一椎体有向前滑移、旋转的趋势。在生理载荷下，腰椎保持相互间的正常位置关系有赖于关节突关节、完整椎间盘的纤维环、周围韧带、背伸肌收缩力量和正常的脊柱力线。任何一种或数种剪力机制的减弱或丧失均将导致腰骶部不稳，久之产生滑脱的病理过程。

正常人体重心位于腰骶关节前方，一旦发生滑脱，前置载荷重力力臂增加，将明显增加 $L_5 \sim S_1$ 间剪力，可加速椎间盘退变，导致小关节退变或关节囊韧带撕裂等。

$L_5$ 重度滑脱时，$L_5$ 椎体后下方位于 $S_1$ 椎体前上方，纵向负荷长期应力集中于小范围区域，将使局部变形。典型表现为 $L_5$ 椎体楔形变，$S_1$ 圆顶形改变，导致腰椎倾斜旋转加速，腰骶部后凸畸形加重。另外，由于 $L_5$ 对骶骨近端的压力，骶骨逐渐变得垂直，骶骨倾斜角变小。如上述改变仍不足以维持矢状面平衡，患者需屈髋、屈膝。因此，重度滑脱患者常由于身高高度丢失，比例失调，影响美观，产生一种特有步态，称为 Phalen 征和 Dickson 征。

脊柱滑脱的 5 种病因学说：

1. 先天性学说　骶骨上关节突和骶骨关节面发育不良，逐渐向前下产生滑脱。

2. 峡部因素学说　脊椎峡部发育不良或有病变时，在难以抵抗各种应力时，可产生崩解或脊柱的滑脱。

3. 崩解性学说　脊椎峡部有崩裂，再受慢性劳损应力的破坏，可产生滑脱。

4. 创伤性学说　由于严重的直接暴力造成后关节的骨折或脱位而产生的滑脱。临床上这种情况较少见。

5. 退变性学说　老年女性由于脊柱的退行性改变、椎间盘的松动、关节囊及韧带的松弛，使脊椎向前滑脱，但没有脊椎峡部的缺损。

## 第七节　脊柱病的临床表现

### 一、概　述

人体的脊柱包括从颈椎到尾骨的所有骨性结构，分颈椎 7 个、胸椎 12 个、腰椎 5 个以及骶骨和尾骨。任何一个节段出现问题，都可能引起人体异常。现代医学认为，脊椎或与脊椎相关的肌肉、韧带、神经和血管急性或慢性损伤或自身病变后所产生的症候群，称为脊柱病或脊柱相关疾病。脊柱病病因繁多，医学分类方法也多，加上还有许多疾病病因不明，所以尚无明确全面的分类方法。目前较为公认的分类方法如下：

1. 脊柱骨质退变性疾病　如腰椎间盘突出、骨质疏松、腰椎小关节炎、腰椎管狭窄等。

2. 脊柱炎症性改变　如结核、骨髓炎、强直性脊柱炎、类风湿性关节炎、纤维组织炎、筋膜炎等。

3. 脊柱急慢性损伤　如腰扭伤、腰肌劳损、骨折。

4. 肿瘤及类肿瘤　如血管瘤、转移性肿瘤等。

5. 脊柱发育异常　如脊柱侧弯、脊柱裂。

## 二、脊柱病的主要临床表现

不同部位的脊柱病变引起不同的症状。颈椎、腰椎的发病率较高，胸椎、骶尾椎的发病率较低。

颈椎的病变大多引起颈肩部不适，常见的颈部慢性软组织炎，多见于青壮年，也可发生于老人，多由长期低头工作造成颈部肌肉韧带疲劳、慢性劳损引起。患者自诉颈后部感觉酸胀疼痛等不适，可同时伴有肩胛、肩部不适。患者不知把头颈放在何种位置舒适，部分患者颈部活动受限，少数患者可有一过性上肢麻木，但无肌肉力量下降及行走障碍。有的颈椎病长期压迫由颈部发出的神经、颈部脊髓、椎动脉，引起相对应节段的肢体感觉、活动以及大小便障碍。

腰椎病变可引起下腰、腰骶、臀部以及一侧或者两侧的下肢疼痛。脊柱的腰段位于脊柱的下部，承担着大部分的体重，腰段本身存在着一个生理性的前凸，腰段下面的骶段存在生理性后凸。当人站立活动时，各种负荷应力均集中在腰骶段，尤其是腰骶两个相反弯曲的交界处，故该处容易发生急慢性损伤及退行性变化。轻者引起腰肌劳损等疾病，表现为无明显诱因的慢性疼痛，如酸胀痛，休息后可缓解但卧床休息过久又感不适，稍事活动后又减轻，活动过久疼痛再次加剧；在疼痛点叩击时，疼痛反而减轻；可同时存在轻度的脊柱后凸、侧凸。腰椎疾病严重的可出现腰椎间盘突出、腰椎管狭窄等疾病，表现为腰部疼痛，腰椎侧弯，坐骨神经痛，下肢肌肉力量改变，不能走远路，严重的可引起大小便异常。常见的腰椎间盘突出症患者多有弯腰或长期坐位工作史，发病常是在弯腰持重或突然做扭腰动作过程中发生。

## 三、脊柱各节段病变的临床表现特点

凡是由脊柱退变、力学平衡失调、椎体小关节失稳刺激周围的神经血管都将引起人体其他系统的相应症状和体征。如心血管系统、神经系统、消化系统、内分泌系统、运动系统等，导致对应脏器功能减弱或失调。目前，经临床观察总结，已有近百种疾病与脊柱有关。

人体脊椎神经共有 31 对，由上至下分成颈椎神经 8 对（$C_{1\sim8}$），胸椎神经 12 对（$T_{1\sim12}$），腰椎神经 5 对（$L_{1\sim5}$），骶椎神经 5 对（$S_{1\sim5}$），尾椎神经一对（$C_0$）。每一对脊椎神经又分成前、后两支，依功能分别负责躯体神经及内脏神经（即自律神经，由交感神经及副交感神经构成）。躯体神经分布于各肢体肌肉，而内脏神经分布于全身的血管、腺体、内脏（表5 - 1）。

1. 颈椎神经  上段颈椎神经属于颈丛神经，分布于头面部。若此段神经压迫，将造成神经衰弱、失眠、头痛、头晕、记忆力减退等症状，以及脸色苍白、皮肤粗糙、眼、耳、鼻等脸部症状。中段及下段颈神经属于臂丛神经，分布于两手，包括肩、肘、手臂及手指。若此段神经压迫，将造成两手无力、酸麻、疼痛、冬天冰冷、两手指闭张不全、手肘疼痛等症状。又因颈椎动脉自心脏发出，从每节颈椎之横突孔由下而上贯穿至脑部，若颈椎中任何一节移位，将压迫椎动脉，造成脑部血液供应不足，引起脑部缺氧及脑部血液循环不良，因而容易造成头晕、头痛、高血压、脑血管阻塞及中风等症状。

2. 胸椎神经  上段胸椎神经属"胸心神经"，负责心脏及肺等胸腔器官，若此段神经受压迫刺激，将造成心脏、气管、呼吸道、肺、乳房等症状，较常见的症状为胸闷、心悸及呼吸困难。中段胸椎神经属"内脏大神经"，分布于腹腔器官，负责肝、胃、胆、十二指肠及小肠等器官，若此段神经压迫，将引起这些器官发生问题，较常见的症状为疲劳、胃口不佳及消化不良等症状。下段胸椎神经属于"内脏中神经"，分布于腹腔及肠系膜上器官，负责肾、大肠、膀胱等器官，若此段神经压迫，将引起这些器官发生问题，较常见的症状为双脚水肿、尿频、便秘及消化吸收不良等症状。

3. 腰椎及骶尾椎神经  此段神经属腰丛及骶丛神经，其躯体神经分布于两腿，包括大腿、膝盖、小腿、脚踝及脚掌；其内脏神经属"内脏小神经""腰内脏神经"，分布于肠系膜及骨盆内器官，负责子宫、卵巢、膀胱、肛门及生殖器官。较常见症状为坐骨神经压迫造成双脚或单脚疼痛、无力、酸麻、冰冷、膝痛、脚踝痛以及月经不调、痛经、子宫或卵巢肿瘤、痔疮及性功能障碍等症状。

表 5 - 1 各脊椎神经支配部位及引起的相关病变简表

| 脊椎 | 神经 | 支配部位 | 神经刺激、压迫后所造成的病变 |
|---|---|---|---|
| 颈椎 | $C_1$ | 头部血液循环、垂体、头皮、眼、耳、鼻、喉 | 头痛、失眠、头晕、神志不清、高血压、偏头痛、发热、眼疾、记忆减退等 |
| | $C_2$ | 耳、鼻、喉、舌、声带、口 | 鼻窦炎、过敏性鼻炎及其他过敏症、眼疾、耳鸣、扁桃腺炎、腮腺炎、失声 |
| | $C_3$ | 咽、颊、肩、交感神经、横膈膜神经 | 咽喉炎、肩酸、肩痛、肩僵、交感神经亢进、呼吸困难 |
| | $C_4$ | 头部肌肉、肩 | 头部肌肉痛、肩痛、臂无力、脸部血管压迫 |
| | $C_5$ | 食管、气管、肘 | 食管炎、气管炎、肘痛 |
| | $C_6$ | 甲状腺、甲状旁腺、腕 | 甲状腺炎、甲状腺结节、甲状腺癌、手腕痛 |
| | $C_7$ | 大拇指、甲状腺 | 甲状腺炎、甲状腺结节、甲状腺癌、腱鞘炎、手指炎 |
| | $C_8$ | 指尖、心脏、气管、食管 | 灰指甲、气管炎 |
| 胸椎 | $T_1$ | 心脏、气管、食管 | 心脏病、大动脉炎 |
| | $T_2$ | 心脏、气管、食管 | 心脏病、心肌痛、食管炎、心瓣膜炎 |
| | $T_3$ | 肺、支气管、食管 | 支气管炎、肺炎、肺结核、食管炎、肋膜炎 |
| | $T_4$ | 肺、支气管、食管、胸腔 | 肺炎、肋膜炎、胸痛、乳腺炎、乳头炎、乳癌 |
| | $T_5$ | 肝、脾、胃 | 肝炎、肝癌、胆囊炎、胃炎 |
| | $T_6$ | 胰、胃、胆 | 胃炎、胰腺炎、胆囊炎 |
| | $T_7$ | 胃、十二指肠 | 胃（幽门）炎、十二指肠炎 |
| | $T_8$ | 小肠 | 小肠炎 |
| | $T_9$ | 小肠、肾上腺 | 小肠炎、肾上腺炎 |
| | $T_{10}$ | 盲肠、肾脏、大肠 | 盲肠炎、肾炎、疝气 |
| | $T_{11}$ | 肾脏、大肠 | 肾炎、大肠炎、大肠癌、性功能障碍 |
| | $T_{12}$ | 膀胱、肾脏、大肠 | 膀胱炎、肾脏炎、大肠炎、尿频 |
| 腰椎 | $L_1$ | 输尿管、股四头肌、大腿前侧 | 输尿管炎、大腿痛、血尿、尿床 |
| | $L_2$ | 卵巢、输卵管 | 卵巢炎、卵巢瘤、宫外孕、输卵管阻塞 |
| | $L_3$ | 膀胱、子宫、大腿内侧 | 膀胱炎、子宫肌瘤、膝痛 |
| | $L_4$ | 下腰、膝、坐骨神经 | 下腰痛、膝痛、坐骨神经痛 |
| | $L_5$ | 足、直肠、膀胱、子宫、坐骨神经 | 坐骨神经痛、痔疮、膀胱炎、小腿痛、踝痛、肢冷 |
| 骶尾椎 | $S_{1\sim5}$ | 直肠、肛门、肾、大腿后侧、生殖器官 | 臀部痛、髋关节炎、性病 |
| | $C_0$ | 直肠、尾椎 | 肛门炎、尾椎痛、直肠炎、直肠癌 |

### 四、脊柱相关疾病

脊柱相关疾病也称"脊柱继发性疾病",有广义和狭义之分。广义是指因劳损外伤等原因,造成脊柱位置结构变化刺激或压迫神经、血管等引起的脊柱病变部位以外的肢体等运动系统和内脏器官的疾病。狭义主要指脊柱病变引起的内脏器官疾病。据不完全统计,与脊柱有关,并通过整脊可以防治的疾病就有一百多种。

中医对脊柱相关疾病很早就有认识。甲骨文对脊柱病变引起的臀、膝、趾、指及头面五官病痛的记载已有 3000 多年的历史,《内经》最早记载了整脊治疗脊椎相关内脏病 – 心胸痛。历代医家多有这一方面的记载,以清代医家沈金鳌《杂病原流犀烛》论述最祥:"跌仆闪挫,卒然身受,由外及内,气血俱伤病也。""夫至气滞血瘀则肿痛,诸变百出,虽受跌受闪挫为一身之皮肉筋骨,而气既滞,血既瘀,其损伤之患,必由外及内,而经络脏腑并与俱伤,其为病有不可胜言,无从逆料者矣。"

临床上,脊柱不同节段位置结构的病理变化,可引起不同的病症;或在不同的脊柱节段整脊,可以治疗内脏、机体的相关疾病。现根据有关资料归纳如下:

第 1 颈椎:神经衰弱、失眠、眩晕、呼吸困难、半身不遂、休克、癔症、癫痫、面神经麻痹、耳聋及神经系统疾患。

第 2 颈椎:头痛、头晕、斜颈、脑震荡后遗症、脑血液循环障碍、心脏病、发热、尿毒症。

第 3 颈椎:耳聋、鼻炎等鼻部疾患、视力疲劳近视等眼部疾患、肩周炎、消化不良、胃下垂。

第 4 颈椎:三叉神经痛、牙病、中耳炎等耳病、弱视、扁桃体炎、胃痉挛、膈肌痉挛(呃逆)、肺气肿、鼻及鼻唇沟嘴唇歪斜。

第 5 颈椎:支气管哮喘、喘息、咽喉疾患、甲状腺功能亢进、胃酸过多、肝病、麻疹、脑震荡后遗症。

第 6 颈椎:甲状腺肿大,甲状腺功能亢进,哮喘(咳嗽、呼吸困难),喑哑,失音,手腕神经痛,手麻。

第 7 颈椎:动脉硬化、支气管炎、心脏病、脑震荡后遗症、鼻衄、胃痛、上肢疾患。

第 1 胸椎:胸肌麻木、高血压、脑溢血、支气管炎、肺气肿、便秘、感冒、头部疾患、心内膜炎、心外膜炎。

第 2 胸椎：心脏病、动脉硬化、乳汁缺少、扁桃体炎、痉挛抽搐、贲门失弛缓症、感冒、肺炎。

第 3 胸椎：肺炎、胸膜炎、腹膜炎、肺结核、一时性窒息、心脏病、贲门失弛缓症、乳汁缺少、酸性体质。

第 4 胸椎：肝脏疾患、胆结石、胃酸过多或缺乏症、贲门失弛缓症、糖尿病、黄疸、心跳停搏、过敏体质、脱水、肩周炎。

第 5 胸椎：脑震荡后遗症、胃十二指肠溃疡、泄泻、恶寒、胰腺炎、低血压、更年期综合征。

第 6 胸椎：肾脏病、胃病、肝病、胆结石、肋间神经痛、心绞痛、血栓性疾病、糖尿病、多汗症。

第 7 胸椎：胃病、胃溃疡、食欲不振、阑尾炎、冠心病心绞痛、脚麻痹、神经衰弱。

第 8 胸椎：肝脏病、糖尿病、消化不良、贫血、畏寒、寒战、歇斯底里性偏头痛。

第 9 胸椎：小儿麻痹症、肝病、胆石症、头痛、失眠、下肢麻痹、运动不足或缺少运动引起的内脏病。

第 10 胸椎：肾脏病、风湿病、贫血、胃痛、自主神经失调症。

第 11 胸椎：心脏瓣膜狭窄症、充血性疾病、气喘、荨麻疹、肾病、胸腰部扭挫伤。

第 12 胸椎：肾病、尿毒症、前列腺肥大、尿失禁、泄泻、荨麻疹、热性病、带下病。

第 1 腰椎：腰痛、阳痿、胃十二指肠溃疡、胃扩张、便秘、神经性疲劳。

第 2 腰椎：腰痛、乏力、尿床、腹膜炎、便秘、皮肤病、贫血、不育不孕症、肝脏疾病。

第 3 腰椎：腰痛、腰部扭挫伤、闭经、月经不调、尿道炎、卵巢、子宫等生殖器官疾患。

第 4 腰椎：腰痛、坐骨神经痛、膝关节疾患、头痛、便秘、痔疾、难产。

第 5 椎：腰痛、膀胱炎、腹泻、痔疾、直肠出血、风湿病、下肢及腰冷症、局部麻痹、子宫疾患。

骶尾部：膀胱、直肠及生殖器疾患，坐骨神经痛及神经性疾患。

第 1 骶椎：尿频、浮肿、盗汗。

第 2 骶椎：痛经、月经不调、经期过长、粉刺、皮肤粗糙、烧烫伤。

第 3~5 骶椎：月经过多、更年期综合征、膀胱炎、痔疮、早泄。

以上介绍了脊柱与其相关疾病的关联情况，临床可根据病情所在脊柱节段诊查和治疗。

**附 1：脊髓神经支配节段与内脏的关系**

解剖、生理、病理学研究表明：体表和深部神经节段与内脏器官形成统一的机能整体，并且它的每个独立组成部分能够影响其他部分。某种反射的改变，都能使所属的节段组织发生相应的变化。苏联科学家 r. A·扎哈尔宁第一个注意到心脏病患者通过脊髓/自主神经在皮肤特定区域感觉过敏现象，而 H·赫特则详细描述了内脏与皮肤体节之间通过脊髓节段建立的规律性关系。根据"扎哈尔宁－赫特区和它的内脏器官与脊髓节段的关系"，我们可以判断一些内脏病与脊髓节段的病理改变有关。他们研究的主要结果如下：

第 4 颈髓：膈肌、心脏病变；第 4 胸髓：心脏、胃病变；第 5 胸髓：胃病变；第 8 胸髓：肝脏、胰腺病变；第 9、10 胸髓：肝脏病变；第 10 胸髓：肝脏、大肠病变；第 11 胸髓：小肠、肾、输尿管、膀胱病变；第 12 胸髓与第 1 腰髓：膀胱病变。

**附 2：中医经穴诊断法对脊柱与内脏肢体疾病对应关系的认识**

中医临床主要从三个方面通过脊柱及脊柱区的异常变化判断和治疗相应的内脏肢体疾病。

（1）在腰背部寻找皮疹及痣点的变化，在排除局部病变之后，可以推断有关脏腑器官的疾病。如腰骶部出现痣点说明有痔疾。

（2）推压脊柱及脊旁，检查棘突有无突出、偏斜、压痛及脊柱周围组织有无紧张、松弛、凹陷等异常改变。在排除局部病变之后，可以推断有关脏腑的疾病。一般认为：$T_{1~4}$ 反映上肢疾患；$T_{1~5}$ 反映心肺及支气管疾患；$T_{5~8}$ 反映胃、十二指肠疾患；$T_{8~10}$ 反映肝、胆、胰疾患；$T_{10~12}$ 反映胃肠疾患；$T_{12} \sim L_2$ 反映肾、膀胱疾患；骶部反映胞宫及前后阴部疾患。

（3）探查背俞和夹脊穴及其邻近组织出现的异常反应或变化，根据其穴所属脏腑，推知相应脏腑及器官的病变。

华佗夹脊穴　在第 1 胸椎至第 5 腰椎各椎棘突下左右旁开 5 分处。上胸背部穴反映和主治心、肺和上肢病证；下胸背部穴反映和主治脾胃、肠道病证；腰部穴反映和主治腰、腹和下肢疾病。

背俞穴　在第 3 胸椎至第 4 骶椎各椎棘突下左右旁开 1.5 寸处，是脏腑之气输注于腰背部脊柱旁的腧穴。每一脏腑都有一个俞穴。该俞穴反映和主治所属脏腑的病症。由于肺脏位于胸腔上部，是人体最高的内脏器官，中医称之为"华盖"，所以，位于胸1、2椎棘突下左右旁开1.5寸的大杼、风门虽不属背俞穴，但却位于膀胱经第1侧线上背俞穴的纵线位置，可反映和主治外邪袭肺引起的咳嗽、发热及头痛肩胛酸痛、颈项强急、腰背痛等脊柱及脊柱相关疾病。位于第1～4骶后孔中的上髎、次髎、中髎、下髎（左右各一，统称八髎），位于下部背俞穴小肠俞、膀胱俞、中膂俞、白环俞与骶椎之间，具有下部4个背俞穴类似的反应和主治泌尿、生殖、小腹、腰及下肢的脊柱及脊柱相关病症的作用。从整脊疗法的角度，可以将大杼、风门及八髎看作"准背俞穴"。各背俞及准背俞穴反映和主治的病症如下：

大杼（第1胸椎棘突下旁开1.5寸）：伤风咳嗽，发热头痛，肩胛酸痛，颈项强急。

风门（第2胸椎棘突下旁开1.5寸）：伤风咳嗽，发热头痛，项强，腰背痛。

肺俞（第3胸椎棘突下旁开1.5寸）：咳嗽，气喘，咯血，骨蒸潮热，盗汗。

厥阴俞（第4胸椎棘突下旁开1.5寸）：咳嗽，心痛，胸闷，呕吐。

心俞（第5胸椎棘突下旁开1.5寸）：心痛，惊悸，心烦，健忘，失眠，咳嗽，吐血，梦遗，癫痫。

督俞（第6胸椎棘突下旁开1.5寸）：心痛，胸闷，腹痛，恶寒发热，气喘。

膈俞（第7胸椎棘突下旁开1.5寸）：呃逆，呕吐，饮食不下，气喘，咳嗽，吐血，潮热，盗汗。

胰俞（又名胃上管俞，第8胸椎棘突下旁开1.5寸）：肝、胆、脾胃等消化系疾病及糖尿病。

肝俞（第9胸椎棘突下旁开1.5寸）：黄疸，胁痛，吐血，鼻衄，目赤，眩晕，雀目，癫狂，痫证，脊背痛。

胆俞（第10胸椎棘突下旁开1.5寸）：黄疸，口苦，胸胁满，肺痨，潮热。

脾俞（第11胸椎棘突下旁开1.5寸）：腹胀，黄疸，呕吐，泄泻，痢疾，便血，水肿，脾胃虚弱，背痛。

胃俞（第12胸椎棘突下旁开1.5寸）：胸胁痛，胃脘痛，腹胀，肠鸣，反胃，呕吐，脾胃虚弱。

三焦俞（第 1 腰椎棘突下旁开 1.5 寸）：腹胀，肠鸣，水谷不化，呕吐，泄泻，痢疾，水肿，腰背强痛。

肾俞（第 2 腰椎棘突下旁开 1.5 寸）：阳痿，遗精，遗尿，月经不调，带下，肾虚腰痛，目昏，耳鸣，耳聋，水肿。

气海俞（第 3 腰椎棘突下旁开 1.5 寸）：腰痛，痛经，痔漏。

大肠俞（第 4 腰椎棘突下旁开 1.5 寸）：腹痛，腹胀，肠鸣，便秘，泄泻，腰痛。

关元俞（第 5 腰椎棘突下旁开 1.5 寸）：腹胀，泄泻，腰痛，遗尿，消渴，小便不利。

小肠俞（第 1 骶椎棘突下旁开 1.5 寸）：遗精，遗尿，尿血，白带，小腹胀痛，痢疾。

膀胱俞（第 2 骶椎棘突下旁开 1.5 寸）：小便不通，遗尿，泄泻，便秘，腰背强痛。

中膂俞（第 3 骶椎棘突下旁开 1.5 寸）：痢疾，疝气，遗精，月经不调，腰腿痛。

白环俞（第 4 骶椎棘突下旁开 1.5 寸）：白带，疝气，遗精，月经不调，腰腿痛。

上髎、次髎、中髎、下髎（分别位于第 1 至第 4 骶后孔中，约当各骶椎棘突与髂后上棘、髂后上棘下、中膂俞、白环俞之间）：腰痛，二便不利。上、次、中髎还可反映和治疗月经不调、痛经、带下等病症，上、次、下髎分别能反映和治疗阴挺、下肢痿痹、小腹痛等病症。

# |第六章|
# 脊柱病诊断

脊柱病的诊断要求辨病、辨证相结合。辨病，辨别是何疾病，即在充分搜集临床资料的基础上，通过各种相关的检查手段和方法做出对疾病种类的明确诊断。辨证，辨别是何证型。辨证是解决矛盾（疾病）过程，即对疾病的本质认识清楚之后，要选择治疗原则和治疗方法的决策过程。辨证就是要确立一个疾病的病位、病性、治则和方法，是把临床表现相同、相似或不同，但可以用同一方法来治疗的病归纳在一起，形成所谓特定的"证"，如桂枝汤证、麻黄汤证、小柴胡汤证等等。对其发生原因、病理变化（病机）等的认识已成为非必须条件（在辨病过程中已解决了）。"辨证"是一种横向归类法，是在长期临床中形成的一种执简驭繁的方法。临床上，对脊柱病的检查和诊断要求认真、严谨、全面、系统、及时，做到辨病与辨证的完美结合。

## 第一节 辨 病

### 一、四 诊

四诊是指望、闻、问、切四种诊察疾病的基本方法，是中医诊察疾病的主要方法，古称"诊法"。下面就脊柱病的四诊要点做一论述。

#### （一）望 诊

望诊，就是医生用眼睛观察患者全身和局部神色、形态的变化。中医通过大量的医疗实践，认识到人体的外部，特别是面部、舌质、舌苔与内在脏腑有密切关系。《难经》有"望而知之谓之神"的论述。作为诊断脊柱疾病的第一步，要求医生有极其敏锐的观察力。望诊的内容非常丰富，主要包括望全身和望局部两方面。

1. 望全身

**望神色** 脊柱病常常是突然发病,如有疼痛和异常感觉,患者常表现痛苦面容。

**望体态、姿势** 脊柱病患者由于脊柱形变或疼痛等症状的存在常常表现出一些特殊的姿势,有较明显的体态特征。临床观察发现肥胖者、多产妇、重体力劳动者由于脊柱需承受超常压力,容易发生脊柱位置结构异常变化及骨质增生、椎间隙变小、椎间盘突出及腰骶关节病变等;个高的人由于脊柱节段较长、稳定性差,容易发生前后或左右病理性生理弯曲改变,继发椎间病变和骨质病变等。一旦发生脊柱侧凸畸形,身体就会发生偏斜,表现为双肩不在同一高度,并且可见脊旁肌肉不对称。腰段脊柱位置结构异常出现一侧腰、臀及下肢肌张力改变,甚至肌肉萎缩。腰部扭伤者,身体常向患侧弯曲,且站立、行走时用手支撑保护腰部。小儿肌性斜颈,头多向患侧歪斜,面部被迫转向健侧。再如,颈椎结核的患者常常用双手托住下颌;颈椎侧凸畸形患者,头颈常常弯向一侧;而颈椎后凸畸形的患者常常将头部前伸。

**望步态** 腰段脊柱病变,刺激或压迫坐骨神经,患者会出现患侧步行障碍,如跛行、迈步困难、拖步行走等;行走时常双手撑腰,臀部偏向一侧。为避免坐骨神经受刺激使疼痛加重,往往髋部和臀部同时活动,甚至需要搀扶,不能独立行走。

2. **望脊柱局部** 脊柱局部望诊首先要注意脊柱的生理弯曲是否改变,脊柱有无畸形,一般取站位、坐位或俯卧位进行检查。坐位或俯卧位检查可以排除下肢畸形给脊柱曲线带来的影响,重点观察脊柱有无侧弯或倾斜、驼背、腰前凸增大或减小、骨盆歪斜等畸形及支配区肌力、局部色泽和脊柱活动度等。

**畸形** 前凸畸形多由姿势不良、椎体滑脱、先天性髋脱位、后髋关节屈曲畸形、髋关节结核、妊娠、大量腹腔积液、腹腔内巨大肿瘤或小儿麻痹症等引起。后凸畸形,多见于少年驼背症、佝偻病和脊柱结核后期,表现为圆弧状背;脊柱强直,多见于强直性脊柱炎,老年人多见胸椎段后凸畸形。侧凸畸形多由姿势不良、骨盆倾斜、肩部畸形、小儿麻痹症、慢性胸腔或胸廓病变、特发性脊柱侧凸症所致。腰椎间盘突出症站立位可见脊柱侧凸、骨盆和肩部倾斜、背部肌肉痉挛、腰生理前凸消失或变平。肌性斜颈可见颈部肌肉痉挛缩短,甚至颜面和两肩不对称。脊柱侧凸常兼有纵轴旋转,有时外观棘突连线并无弯曲,仅表现为两侧肋骨、腰肌不对称,当患者向前弯腰时,可见两侧肩胛骨、腰肌的高度有较明显差异。

**皮肤** 背腰部不同形状的咖啡色斑点,反映了神经纤维瘤或纤维异样增殖综合征的存在；腰骶部汗毛过长、皮肤色素加深，提示多有先天性骶椎裂；腰部中线软组织肿胀，多为硬脊膜膨出；颈腰椎病变，常引起一侧支配区肤色变浅。

活动度　使患者在正常活动幅度内做脊柱前屈、后伸、侧弯、旋转等动作，以观察脊柱活动情况。活动受限见于颈肌肌纤维组织炎、颈腰肌韧带劳损、颈腰椎增生性关节炎、脊柱结核或肿瘤及脊椎骨折、脱位或椎间盘突出症等。通常脊柱移位引起的活动受限表现在病变侧。当以后伸受限为主时，多是胸腰椎后部移位。腰椎间盘突出症向患侧侧屈和前屈受限明显；脊柱结核、强直性脊柱炎向各个方向运动均受限制。

**（二）闻　诊**

闻诊是通过听觉和嗅觉了解、判断正气的盈亏和邪气性质的一种诊法，可概括为听声音和嗅气味两方面。对于脊柱病，主要听脊柱活动或手法操作时有无异常响声出现，如骨擦音常提示有骨折；入臼声是脱位整复成功的标志之一；筋响声或关节弹响声提示有肌肉筋腱病变或骨性关节炎等。

**（三）问　诊**

中医对问诊有一个提纲性歌诀——问证诗（清代陈修圆《医学实在易》，即现今的《十问歌》之一）："一问寒热二问汗，三问头身四问便，五问饮食六问胸，七聋八渴俱当辨，九问旧病十问因，再兼服药参机变，妇女尤必问经期，迟速闭崩皆可见，再添片语告儿科，天花麻疹全占验。"通过询问，了解患者的自觉症状、疾病的发展过程、生活习惯、思想情况和既往病史，从而为辨认现在病证提供更多的依据。

1. 一般情况　问诊除"十问"要求的内容外，对脊柱病还必须重点注意以下内容：

性别、年龄　脊柱退行性变与性别、年龄有关。如退行性脊柱滑脱症多见于老年女性；腰椎管狭窄症多见于 35 岁以上的男性；腰椎间盘突出症好发于30～50 岁，男性多于女性；脊柱骨质增生多发于 40 岁以上的中老年人。

职业　长期伏案、低头工作者，容易发生颈椎退行性变；经常弯腰工作的人，容易发生腰椎退行性变及增生；经常蹲位工作的人，容易发生骶髂关节紊乱症和骨盆移位综合征。

2. 发病情况　应首先了解患者的主诉，然后收集现病史，按照症状出现的先后顺序，询问患者如何发病及病程经过。注意对诊断和鉴别诊断有重要意义的一些症状及其性质、程度、时限等的问诊。此外，还应了解以前的治疗情况。

**（四）切　诊**

医生用手对患者体表进行触摸、按压以诊断疾病的方法，包括"脉诊"和

"按诊"两部分。"脉诊"又称"切脉""诊脉""按脉""持脉",为诊察脉象的方法,其目的是通过对脉象的体察,了解体内的病变。按诊又称触诊,是用手触摸、按压患者体表某些部位,以了解身体局部异常变化,从而推断病变的部位、性质和病情的轻重。脊柱病重在触诊,即医生用手触摸、挤压、叩击、旋转、屈伸受检部位,诊察脊柱棘突、横突以及其他骨性标志和脊旁的肌肉韧带有无偏歪、移位、畸形、摩擦音、压痛、肿块及其他异常变化,从而了解病变部位、性质、轻重等情况。

1. 脊柱触诊常见异常变化

棘突偏歪  脊椎棘突偏歪是脊柱及其相关疾病的诊断要点之一。在触诊中发现了棘突偏歪,不一定有临床意义,需要结合临床症状、体征和各项检查综合分析才能做出诊断,在触诊过程中可发现以下几种类型的棘突偏歪。①发育性棘突偏歪,是人在生长发育过程中棘突受先天或后天因素的影响,其骨性结构偏离中轴或移向一侧;或棘突呈分叉状,一边长一边短,一般以颈椎多见,触摸时往往只摸到长的一侧而忽视了另一侧,结果产生了棘突偏歪的感觉,并无临床意义。②代偿性棘突偏歪,即棘突的骨结构在外力的作用下偏离脊椎中轴线。这种代偿性棘突偏歪的现象,表示棘突的其他部位已有移位。由于错位椎体内外平衡失调和力学结构的改变,就使错位椎体的上端或下端的一个或多个椎体发生继发性移位,以便使脊椎在力学上保持相对平衡,称"负平衡"。③病理性棘突偏歪,发育正常的棘突和椎体在外力作用下偏离脊椎中轴线或相邻棘突的间距一宽一窄,或棘突后凸或前凸,棘突旁软组织有明显肌肉紧张和压痛,并且随着椎体的移位出现相应的神经或血管受刺激的症状和运动功能受限。这种棘突偏歪,是脊柱及其相关疾病的诊断和手法复位的依据。

压痛、叩击痛  检查脊柱压痛时,被检者取端坐或俯卧位,身体稍向前倾,医生用右手拇指自上而下逐个按压脊柱棘突,询问有无压痛。检察脊柱部压痛点,要区分浅压痛、深压痛和间接压痛。浅压痛表示浅部病变,如棘上、棘间韧带等浅层组织病变;深压痛和间接压痛提示深部病变。腰背部的压痛应注意区分是否为内脏疾病在该部位的反射性疼痛点。

叩击痛有两种检查法:①直接叩击法,用叩诊锤或手指直接叩击各脊柱棘突;②间接叩击法。被检者端坐位,医生左手掌面放于被检者头顶上,右手半握拳并以小鱼际部叩击左手手背,并询问有无疼痛。

正常人脊椎无压痛及叩击痛。脊椎压痛、叩击痛,见于脊椎结核、肿瘤、骨折、椎间盘脱出。脊柱两侧肌肉压痛,可见于急性腰肌劳损。

肿块、硬结  椎间盘突出症可触及突出部位硬结或肿块,局部肌张力增高；小儿肌性斜颈可触及患侧胸锁乳突肌肿块；第 3 腰椎横突综合征在骶棘肌外侧缘第 3 腰椎横突尖端部位可触及粗硬的条索状硬块。

温度异常　当脊柱位置结构异常变化刺激或压迫血管，有时可引起局部或四肢温度下降。

2. 脊柱触诊法

（1）颈椎触诊

横突触诊法　患者取坐位，术者用两手拇指分别轻轻置于患者下颌角后，先从乳突尖处触及第一颈椎横突，然后向下方移动至 $C_{2\sim6}$ 横突处，上下滑动，反复对比，明确两侧横突是否对称。如有异常，应检查是否同时有明显的压痛或病理反应物、反应点，如硬结、条索状物、摩擦音等。若有，即为颈椎错位体征。正常的颈椎有一弧形的生理弯曲，双手拇指触诊 $C_{1\sim6}$ 横突，可感觉到指下有一连续的生理前凸。当有错位时，横突位置即出现变化。由于颈椎棘突多有分叉，且长短悬殊，故触诊容易有误差，所以触诊以检查横突较为理想。

棘突触诊法　用于下位颈椎及胸腰椎。术者用右手食中二指并拢置于棘突两旁作上下滑动对比，遇棘突高低不平或偏歪者，结合横突触诊法鉴别诊断。寰椎没有棘突；枢椎棘突高大，易触及；$C_3$ 和 $C_4$ 棘突较短，颈肌发达或肥胖者较难触及，可以横突触诊为主。在颈稍前屈的状态下触诊发现颈椎棘突位置改变时，要注意区分是生理性改变还是病理性错位，或是代偿性棘突偏歪。如果是后者，除触诊颈椎外还应沿着脊柱从上而下触诊胸腰椎及骨盆，找出原发性胸腰椎或骨盆错位。触诊到颈椎棘突单个偏歪，是该颈椎旋转移位。如相邻两颈椎棘突偏歪，方向相反，为左右旋转式错位。如相邻两个以上颈椎棘突偏向同一侧，颈椎纵轴偏斜，为颈椎侧弯。触诊颈椎棘突间距上宽下窄，为仰位错位，反之则为倾位错位。如果合并有旋转式错位时，触诊错位的颈椎可出现一侧横突隆起而对侧凹陷。

阳性反应物触诊法　术者用拇指在患椎棘突旁、横突和关节突上下揉按触摸，并检查与患椎相连的肌肉远端附着点有无摩擦音、压痛或硬结。若有，即为劳损点或脊旁软组织损害的反应物。颈椎错位后，该颈椎的棘突及横突旁有硬结、压痛，偏患侧的肌紧张甚至增粗。此外，枕寰、寰枢、$C_2$ 及 $C_3$、$C_4$ 错位在肩胛提肌有摩擦音。而 $C_{3\sim7}$ 及 $T_{1\sim2}$ 错位，则在斜角肌出现硬结、紧张，有压痛。触诊斜角肌紧张呈条索状硬结，沿此条索状硬结向上触诊至横突处，重症者可发现有绿豆大小的粒状硬结，压痛明显，此为钩椎关节错位。落枕者起病突然，颈部因剧烈疼痛而引起反射性肌痉挛，颈部活动明显受限，并出现斜颈。触诊错位关节处有包块样隆起，按之剧痛，此为后关节滑膜嵌顿。

（2）胸腰椎触诊

棘突触诊法　患者体位常有以下三种：弯腰坐位、深鞠躬位、俯卧位。a. 坐位，两腿分开，两肘支膝的弯腰姿势；b. 深鞠躬位，患者站立位向前弯腰，两手支膝；c. 俯卧位。触诊时，可用中食指夹着棘突，从上往下滑行触诊，或用中、食、无名三指（中指在棘突尖，食指、无名指在棘突旁滑行）进行触诊。

阳性反应物触诊法　用拇指在棘突偏歪旁一侧或双侧按压有压痛，急性发作时疼痛明显，慢性者压痛较轻，压痛多数出现在偏歪的一侧。急性者触诊其棘上韧带肿胀或剥离，压痛明显；慢性者，其棘上韧带呈多条僵硬的条索状，有摩擦音，可左右拨动，压痛较轻或无明显压痛。棘突间两侧的短肌或背部肌肉、腰肌可紧张，形成条索状硬结，拨动时有痛感。

（3）骨盆的触诊：双侧下肢通过髋关节与骨盆相连，骶骨与 $L_5$ 组成腰骶关节。此外，骨盆内还有骶骨与两侧髂骨组成的骶髂关节，以及双侧耻骨组成的耻骨联合。上述这些关节由于外伤或劳损，可引起骨盆移位，从而导致脊柱及脊柱相关疾病。骨盆触诊除了要检查上述关节外，还应注意双下肢由于骨盆移位所出现的长短不等变化。

髂后上棘触诊　患者俯卧位，术者双手拇指分别放于两侧髂后上棘进行对比。当一侧髂后上棘前上移并有压痛者，为该侧骶髂关节前错位；而一侧髂后上棘往后下移者，为骶髂关节后错位。

髂嵴触诊　患者俯卧位，术者双手拇指分别放在两侧髂嵴，可触到疼痛侧髂嵴高低移位。

双足跟触诊　患者俯卧位，双下肢自然伸直并拢足跟，患侧足跟上移变短或下移变长的为骶髂关节后错位或前错位。

臀部触诊　患者俯卧位，术者双手分别放在两侧臀部，疼痛侧臀部隆起者，为骶髂关节后错位。

髂前上棘触诊　患者仰卧位，术者双手拇指分别放在两侧髂前上棘，疼痛侧髂前上棘上移或下移为骶髂关节后错位或前错位。

耻骨联合触诊　患者仰卧，术者用右手拇指触摸耻骨联合上缘及前面做对比，当骶髂关节错位时，耻骨联合上缘或前面可出现台阶样改变。

腰骶触诊　患者俯卧位，当腰骶部生理前凸消失变直，甚至向后隆起，$L_4$、$L_5$ 棘突隆起压痛，为 $L_4$ 或 $L_5$ 假性滑脱；而腰骶部明显凹下，腰曲增大，$L_4$ 或 $L_5$ 棘突压痛，为 $L_4$ 或 $L_5$ 真性滑脱。

骶髂关节错位可发生在一侧，疼痛在患侧，也可能出现在两侧。两侧的错位疼痛与压痛双侧都有，其表现可以是髂后上棘、髂前上棘、足跟等一高一低。一侧足外旋，对侧足内旋，或体征一侧重一侧轻，是混合式错位。腰骶部错位、骶髂关节错位以及耻骨联合错位，可单独出现，亦可同时出现呈混合式错位，除触诊检查外，应结合 X 线片仔细分析。

## 二、量 法

量法是利用工具对肢体外形及关节活动幅度进行测量的方法。脊柱位置结构异常变化刺激和压迫神经、血管等组织时，常引起肢体长度、周径及关节活动范围的异常变化，通过量法与健侧对比，以便发现病变，有助于诊断。

1. 上肢长度　从肩峰端至桡骨茎突或中指尖。其中上臂长度为肩峰端至肱骨外上髁；前臂长度为肱骨外上髁至桡骨茎突。

2. 下肢长度　从髂前上棘至内踝下缘或脐至内踝下缘。其中大腿长度为髂前上棘至股骨内侧髁；小腿长度为股骨内侧髁至内踝下缘。

3. 四肢周径　取两侧四肢同一水平进行测量。上肢周径，从肱骨外上髁向上或向下 5～10cm 处分别测量上臂或前臂周径；下肢周径，从髌骨上缘向上 10～15cm 处测量大腿周径，从胫骨结节向下 10～15cm 处测量小腿周径。

4. 关节活动范围　用特制量角器进行测量。人体各关节活动正常功能范围（图 6－1～图 6－8）。

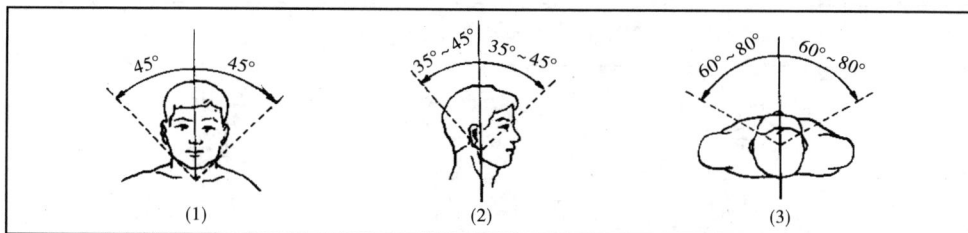

图 6－1 颈部活动范围

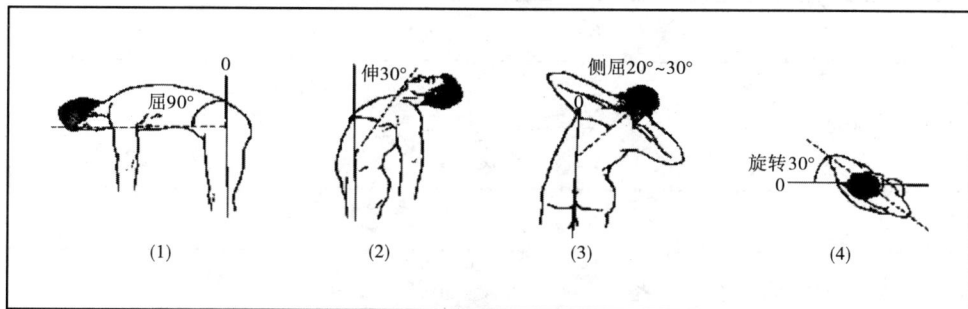

图 6－2 腰部活动范围

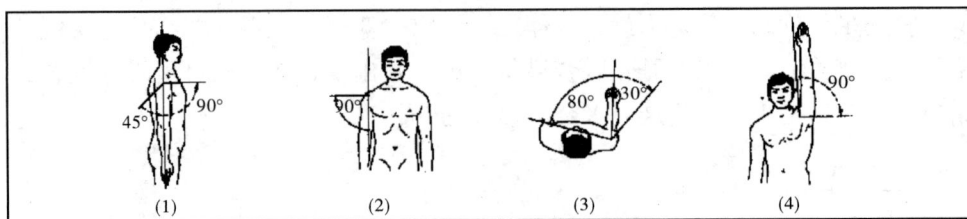

图6-3 肩关节活动范围

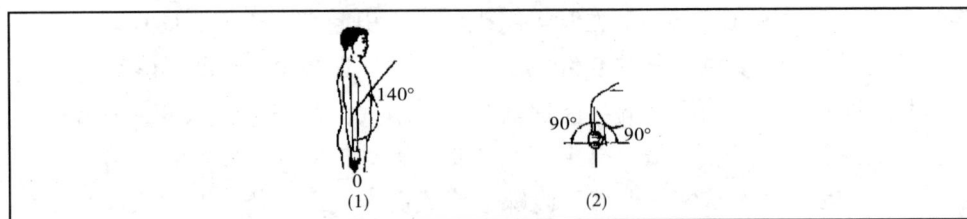

图6-4 肘关节活动范围

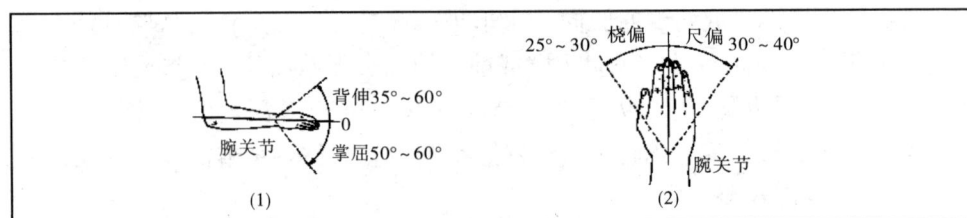

图6-5 腕关节活动范围

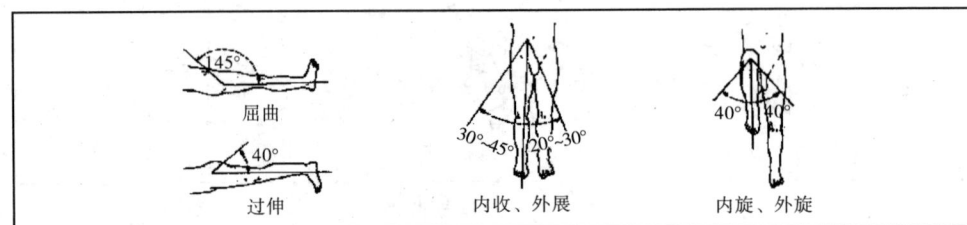

图6-6 髋关节活动范围

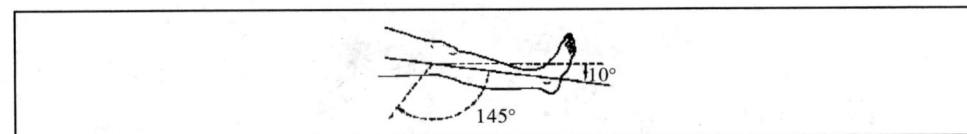

图6-7 膝关节活动范围

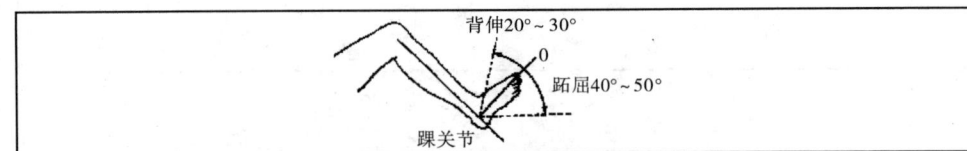

图6-8 踝关节活动范围

### 三、特殊检查

#### (一)颈椎检查

1. **分离试验**  医者一手托住患者颌下，另一手托住枕部，然后逐渐向上牵引头部，如患者感到颈部和上肢的疼痛减轻，即为阳性。提示颈椎椎间孔狭窄，神经根受压。

2. **挤压试验**  患者取坐位，医者双手手指互相嵌夹相扣，以手掌面下压患者头顶，两前臂掌侧夹于患者头两侧以保护，不使头颈歪斜。当双手向下挤压时，颈部或上肢出现疼痛加重，即为阳性。

3. **屏气收腹试验**  又称凡尔赛凡（Valsalva）试验。检查时嘱患者屏住呼吸，收缩腹部肌肉以增加腹压，此时患者颈部出现疼痛，即为阳性。提示颈椎管内有占位性病变。

4. **吞咽试验**  患者取坐位，嘱其做吞咽动作，如出现吞咽困难或疼痛为阳性。常见于咽后壁脓肿，颈椎前血肿等。

5. **吸气转头试验**  又称艾得松（Adson）试验。患者取坐位，医者用手指摸到患者的桡动脉，同时将其上肢外展、后伸并外旋。然后嘱患者深吸气并把头部下颌转向被检查的一侧，医者感到患者的桡动脉搏动明显减弱或消失，即为阳性。提示有颈肋或前、中斜角肌挛缩等病变。

6. **椎间孔挤压试验**  此试验多应用于颈椎关节病。患者坐位，检查者立于患者后方，嘱患者将头向患侧屈曲，检查者从头顶向下按压，如患者感觉疼痛即为阳性。其机理在于侧屈位椎间孔缩小，按压头部时，因神经根受到刺激，而出现刺激神经症状。

7. **臂丛神经牵拉试验**  又称意顿（Eaten）试验。患者坐位，头微屈，医者立于患者被检查侧，一手置该侧头部，推头部向对侧，同时另一手握该侧腕部做相对牵引，此时臂丛神经受牵拉，若患肢出现放射痛，麻木，则视为阳性。颈椎综合征患者常出现该试验阳性。

8. **转身看物试验**  让患者观看自己肩部或身旁某物，若患者不能或不敢猛然转头，或转动全身观看，即为阳性。说明颈椎或颈肌有疾患。如颈椎结核、颈椎强直、落枕等。

9. **头前屈旋转试验**  也称凡兹（Fenz）试验。先将患者头部前屈，继而向左右旋转，如颈椎出现疼痛，即为阳性，多提示颈椎骨关节病。

### （二）胸椎检查

1. **挺胸试验**  正常肋锁间隙约一横指宽，可让锁骨下动脉通过，如果肋锁间隙过窄，可使锁骨下动脉受压。检查时，患者坐位，两肩外展，两臂后伸，如桡动脉搏动减弱或消失，即为阳性。多见于胸廓出口综合征患者。

2. **过度外展试验**  用于超外展综合征的检查，即锁骨下动脉是否被喙突及胸小肌压迫。患者坐位或立位，上肢从侧方被动外展高举过头，桡动脉搏动减弱或消失，即为阳性征。

3. **上肢牵拉试验**  使患肢手提 10kg 重物，或向下牵拉上臂，使肩部垂向后下方，患者感觉疼痛者为阳性，多见于胸廓出口综合征患者。

### （三）腰骶椎检查

1. **屈颈试验**  患者仰卧，医生一手置于患者头部枕后，一手置于患者胸前，然后将患者头部前屈，若出现腰痛及坐骨神经痛即为阳性。颈部前屈时可使脊髓在椎管内上升 1~2cm，神经根亦随之受到牵拉，出现放射性疼痛。常用于腰椎间盘突出症的检查。

2. **颈静脉压迫试验**  患者仰卧，医生用手压迫一侧或两侧颈静脉 1~3min。由于压迫颈静脉，引起蛛网膜下腔压力增高，影响神经根的张力，而发生坐骨神经放射痛，即为阳性征，说明病变在椎管内。

3. **直腿抬高试验**  患者仰卧，双下肢伸直，医生一手托患者足跟，另一手保持膝关节伸直位，做一侧下肢的抬高动作。正常两下肢抬高 80° 并无疼痛感。若高举不能达到正常高度且沿坐骨神经有放射性疼痛者为阳性，说明有坐骨神经根受压现象。

4. **直腿抬高足背伸加强试验**  在做直腿抬高试验时，抬腿到最大限度引起疼痛时，稍放低缓解疼痛，然后突然将足背伸，使坐骨神经受到牵拉引起放射性疼痛即为阳性，此试验可排除因其他因素影响而造成的直腿抬高试验的假阳性。

5. **股神经牵拉试验**  患者俯卧，下肢伸直，医生提起患肢向后过度伸展，若 $L_{3\sim4}$ 椎间盘突出压迫腰 2、3、4 神经根，引起沿股神经区放射性疼痛，为阳性征。

6. **屈髋伸膝试验**  患者仰卧，医生使患侧下肢髋、膝关节尽量屈曲，然后再逐渐伸直膝关节。此动作可使坐骨神经被拉紧，若出现坐骨神经放射痛即为阳性征。

7. **拾物试验**  用于小儿腰部前屈运动的检查。通过小儿拾取一件放在地上的物品，观察脊柱运动是否正常。当腰椎有病变时，小儿下蹲拾物时必须屈曲两侧髋关节，而腰仍是挺直的，且常用手放在膝部做支撑蹲下，则为阳性征。常见于小儿腰椎结核及其他腰椎疾病。

8. 脊柱被动伸展试验　小儿俯卧，医生将其双下肢向后上方提起，观察小儿腰部伸展是否正常。若有腰部僵硬现象为阳性征，提示腰椎病变。

9. 腰骶关节试验　又称骨盆回旋试验。患者仰卧位，医生极度屈曲两侧髋、膝关节，使臀部离床，腰部被动前屈，若腰骶部出现疼痛则为阳性征。常见于下腰部的软组织劳损及腰骶椎的病变。

10. 骨盆挤压分离试验　患者仰卧位，医生用两手分别压在骨盆的两侧髂前上棘，向内相对挤压为挤压试验；两手分别压在骨盆的两侧髂嵴内侧，向外下方作分离按压称为分离试验。若引起损伤部位疼痛加剧则为阳性征，常见于骨盆环的骨折。

11. 单腿独立试验　又称屈德伦堡（Trendeienburg）征。此试验是检查髋关节承重机能。先让患者健侧下肢单腿独立，患侧腿抬起，患侧臀皱襞（骨盆）上升为阴性。再让患侧下肢单腿独立，健侧腿抬高，则可见健侧臀皱襞（骨盆）下降，为阳性征。表明持重侧的髋关节不稳或臀中、小肌无力。任何使臀中肌无力的疾病均可出现此阳性征。

12. 跟膝试验　又称"4"字试验。患者仰卧，健侧下肢伸直，将患侧小腿远端放在健侧膝关节上部，医生用手将患侧膝部用力下压，阳性者骶髂关节疼痛。一般见于骶髂关节错位或损伤患者。

13. 蹬趾背伸试验　医生用双手拇指同时下压患者的两足蹬趾背部，令患者将蹬趾上翘。两侧蹬趾上翘的力量对称为正常。若一侧蹬趾上翘力量减弱，甚至无力，则为阳性，多为$L_{4\sim5}$椎间盘突出压迫$L_5$神经根，引起足伸蹬长肌的肌力减退所致。

## 四、神经功能检查

### （一）运动系统检查

运动系统的检查是脊柱病诊断的一个重要项目，因大部分神经系统疾病均可表现出运动功能障碍。运动系统分为锥体系、锥体外系和小脑。随意运动由锥体系支配，而共济运动则由锥体外系及小脑完成，但各种运动的完成则必须靠三者的协调合作。临床中主要检查肌营养、不自主运动、肌张力、肌力、共济运动和步态。

1. 肌营养

检查方法 观察肌肉有无萎缩及肥大，必要时可用软尺测量对比。测量时应选择生理性标志，在其上或下的一定距离处测量其周径，确定双侧是否对称，并可为以后随访做比较。上肢差1cm以内，下肢差1～1.5cm以内均不能认定为肌萎缩，应再跟踪观察，因正常人体发育可以出现差异。如经测量确定为肌萎缩则应注意其分布和体征。

临床意义 ①神经源性肌萎缩：周围神经或脊髓前角病变，则可较早出现肌肉萎缩且较重，并伴肌纤颤。而中枢病变则可因长期卧床而出现程度较轻的肌萎缩，无肌纤颤，称失用性肌萎缩。进行性肌营养不良症，还可见肌肉肥大。②肌源性肌萎缩：多以肢体近端为主，进展可急可缓，如肌营养不良、多发性肌炎等。

2. 不自主运动：是指患者不由自主的发生一些无目的的异常运动，可发生于身体的任何部位，而且表现形式多样。

检查方法 主要是观察其幅度、速度、部位、程度、收缩与放松的时间、有无规律、运动形式是否均匀一致、固定不变或变化不定，并应观察、询问患者在随意运动、休息、睡眠、情绪紧张、某种姿势等情况下，不自主运动是否加重或消失。

临床意义 ①震颤，是最常见的不自主运动，表现为不自主的节律性运动。可分为：a. 静止性震颤，肢体远端震颤明显，节律性幅度大的震颤，频率为每秒4～8次，静止时明显，随意运动时减轻或消失，多见于震颤麻痹；b. 动作性震颤，当身体保持某种姿势时出现并持续整个过程，又称为姿势性震颤，多见于甲亢、疲劳、焦虑；c. 特发性震颤，当肢体做随意运动时出现，而且在动作终了时最明显，又称意向性震颤，多见于小脑病变。②肌纤维与肌束颤动，表现为单个或一组肌纤维的连续细小的颤动称为肌纤颤，而一个及一些肌束的细小的颤动称为肌束颤动。肌纤颤多为周围神经病变，而肌束颤动则多为运动核或前角受累。③痉挛，指成群肌肉阵发性节律性不自主收缩。病变部位可为肌肉本身、周围神经及中枢神经。如腹膜受刺激的腹肌痉挛，急性腰扭伤的骶棘肌痉挛，皮质运动区受刺激引起的阵挛性痉挛，皮质下锥体外受刺激的强直性痉挛；典型的牙关紧闭、头后仰、角弓反张的破伤风痉挛等及低钙抽搐、面肌痉挛。④抽搐，指反复发生刻板式的一定肌群的急促抽动，类似有目的的随意运动，如眨眼、耸眉、转头等，大多为精神因素所致，入睡后消失。部分患者的抽搐可能为脊柱病或脑部疾病的症状之一。⑤舞蹈样运动，表现为无规律、无目的、不对称、突发的、运动幅度大小不等的急促动作，可见于面、舌、唇、肢体等各个部位，患者挤眉、弄眼、伸舌、弹手、踢腿等。可见于各种舞蹈病及脑炎、中毒性脑病、脊柱病等。⑥肌阵挛，多表现为短暂、快速、闪电样、不规则的不自主收缩。如发生在上肢，则可使手中的物品失落；如发生在躯干或下肢，可致倾斜或跌倒。

3. 肌张力　指肌肉安静状态下的肌肉紧张度。

检查方法　先嘱患者放松肢体，触摸肌肉的硬度。做被动运动测定患者的抵抗强弱，并观察有无关节过屈、过伸现象。可做下肢钟摆试验：患者坐于检查床边，双下肢放松下垂，检查者将其双下肢抬起后迅速放松，正常者双下肢状如钟摆前后摆动。

临床意义　①张力过高：肌肉坚硬，被动运动阻力大。如为均匀一致的张力增加则称为铅管样强直，如张力增高为齿轮样表现称为齿轮样强直，两者均为锥体外系的病变所致。如张力在开始时明显增大，而终了时减弱似折刀样，则称为折刀样肌张力增高，此为锥体束损害的特点。如做下肢钟摆试验则可发现张力增高者摆动停止较早。②张力低下：被动运动阻力减低或无阻力似面条状。肌张力明显低下者有关节过伸、过屈现象，多见于小脑疾病、先天性肌病等，也可见于周围神经和脊髓后束病变。

4. 肌力　指肌肉收缩时的力量。

检查方法　可观察肢体主动运动时是否有力，两侧对比有无差异，或患者依次作各关节的各方向运动，并给予阻力以测试其肌力程度。如嘱患者用力捏检查者的手以测定其握力；伸直屈曲的上肢，或屈曲伸直的上肢以测定上肢的肌力。嘱患者仰卧，将伸直的下肢抬离床面，测定下肢的肌力。在上述检查中均应给予阻力。肌力一般分为5级：0级，无肌肉收缩；1级，可见肌肉收缩但无肢体运动；2级，肢体能在床上移动，但不能离开床面；3级，肢体能抬离床面；4级，能在较轻的阻力下做运动；5级，正常肌力。如一般检查不能确定是否有肌无力的患者则可做轻瘫试验（上肢试验：让患者将双上肢伸出平举于胸前，数秒钟后上肢下落速度相同但均较慢为正常；下落较快为阳性，表示有隐性瘫痪。下肢试验：①俯卧屈膝法，患者俯卧，将其两膝屈曲成垂直位，放手后几秒钟患肢即逐渐下垂为阳性；②俯卧跟臀法，患者俯卧屈膝使足跟碰到臀部，可见踝关节与趾关节不能伸直为阳性；③仰卧屈膝屈髋法，患者仰卧，髋关节与膝关节皆屈曲成直角，几秒钟后患肢便不能支持而下垂为阳性)。

临床意义 经检查如有肌无力多提示为所测肌群的肌肉或神经发生病变。临床实践中常根据瘫痪肢体的形式等分为单瘫、偏瘫、截瘫及四肢瘫。

5. 共济运动 肢体完成某一动作时，需锥体系、锥体外系、前庭、小脑及深感觉的共同参与才能准确完成。如发生障碍则称之为共济失调。

检查方法 应观察患者的日常活动如行走、穿衣、系扣、取物等是否协调。并选择性做下述检查。①指鼻试验：嘱患者将上肢伸直外展，以其食指指端触其鼻尖。先睁眼，后闭眼反复进行，并双侧对比有无异常。②快复动作：嘱患者做前臂迅速的旋前、旋后动作（轮替运动），或以一侧手迅速连续轻拍对侧手背，观察动作是否笨拙。③误指试验：检查者将伸直食指的手伸至患者前面，请患者用同样姿势将手指伸出，然后使两者食指相碰，先睁眼、后闭眼反复进行，双侧对比，看有无两指不能相碰而偏斜，及偏斜有无一定规律。④反跳试验：患者用力屈肘，检查者握住患者腕部做相反动作，随即突然松手。正常人前臂屈曲可立即停止，不会反击到自己的身体，这是前臂对抗肌的协同作用。⑤跟膝胫试验：患者仰卧，先将一侧下肢伸直高抬，然后屈膝让足跟放于对侧膝盖上，最后沿胫骨前缘下滑。正常人完成动作准确。⑥平衡性共济失调检查（闭目难立征，又称 Romberg 征）：让患者双足并拢手向前平伸，先睁眼，后闭眼检查。观察有无身体倾斜。正常人睁、闭眼均能站稳。

6. 姿势与步态

检查方法 观察患者的立姿及行走有无异常。

临床意义 头部前倾、躯干俯屈、双上肢屈曲状者多为震颤麻痹患者。前后、左右摇晃者为小脑蚓部病变，而小脑半球或前庭病变则向病侧倾斜。常见的病理步态有偏瘫步态、慌张步态、醉汉步态、鸭步态、剪刀步态及感觉性共济失调步态。

**(二) 感觉系统检查**

感觉系统是神经系统的一个重要组成部分，机体通过其传递各种外界及体内的刺激和信号，使中枢神经能协调各种活动。通过检查可发现感觉系统有无障碍及障碍的程度、受损的部位和性质等。

1. 皮肤感觉的节段性支配关系 临床常用的脊髓节段与皮肤的支配关系

见表6-1。

表6-1 皮肤感觉的节段性支配关系

| 脊髓节段 | 皮肤区域 | 脊髓节段 | 皮肤区域 |
|---|---|---|---|
| $C_{1\sim3}$ | 枕部、颈项部 | $T_{10}$ | 脐平面 |
| $C_4$ | 肩胛部 | $T_{12}\sim L_1$ | 腹股沟 |
| $C_{5\sim7}$ | 上臂、前臂、手桡侧面 | $L_{1\sim5}$ | 下肢前面 |
| $C_8\sim T_2$ | 上臂、前臂、手尺侧面 | $S_{1\sim3}$ | 下肢后面 |
| $T_4$ | 乳头平面 | $S_{4\sim5}$ | 马鞍区 |

**2. 感觉检查的内容及意义**

内容 包括痛、温、触觉和实体觉。

意义 发现有无感觉障碍，并进一步寻找病因。根据感觉障碍的分布、性质、类型等进行病变定位。

**3. 感觉检查的方法** 耐心、细致并反复检查在感觉检查中至关重要。让患者了解检查方法和检查的必要性，并取得患者的配合是获得真实资料的前提。请患者闭目，检查应从感觉障碍部位向健康部位检查，必须左右、远近对称检查并进行比较。如有疑问，检查中应变换方法，如用大头针针尖部检查，再用其针尾检查，同一部位反复、交替数次以测定是否确有感觉障碍存在。检查中应避免暗示性语言。常用检查工具为大头针、棉签和盛有冷热水的试管、音叉、两脚规，以及日用品（钱币、钥匙、笔等）。

浅感觉 包括痛、温、触觉。①触觉：可用棉签轻拭患者皮肤，并询问是否有棉签接触感。检查时按其神经分布区域逐段检查，双侧对比。②痛觉：用大头针或一般注射器针头进行检查，从痛觉缺失区开始移向正常感觉区，按神经节段双侧对比检查，询问针刺时有无痛觉及疼痛程度。③温度觉：用盛有冷、热水的试管按上述方法检查，记录感觉是否正常、减退或消失。痛、温、触觉的检查还应注意有无分离性感觉障碍。

深感觉 ①运动觉：轻移患者手指、足趾、腕关节、踝关节，请患者说出是否觉察到移动的部位、方向等。②位置觉：嘱患者闭目，将患者的手指、脚趾或腕关节、踝关节等摆成某一姿势，请患者说出其姿势或用另一肢体模仿出同样的姿势。③震动觉：将震动的音叉置于体表突起处，询问有无震动及震动的程度。

皮层觉 ①定位觉：用手指或笔杆轻拍患者的皮肤，请患者指出刺激部

127

位，正常误差不超过1cm。②两点辨别觉：用两脚规或特制的双脚仪检查，将两脚规的两脚分开一定距离试之，如患者感到是两点时，逐步缩小距离至不能分别时测其最小距离。正常人舌尖、鼻尖、指尖、手臂最灵敏，可分辨1~3cm的距离；四肢近端、躯干敏感性差，可分辨4~12cm或更宽。③图形觉：在患者肢体、躯干皮肤上划三角、正方形等图形或十、一等字，请患者识别。④实体觉：嘱患者闭眼，给予钥匙、硬币等，让患者单手触摸后说出其物体名称。⑤重量觉：给患者有一定重量差别的数种物品，请患者试其轻重。

### （三）反射检查

**1. 生理反射检查**

深反射　腱反射和骨膜反射是刺激肌腱、骨膜和关节内的本体感受器所引起的反射。常检查的深反射有肱二头肌反射、肱三头肌反射、桡骨膜反射、膝腱反射和跟腱反射。一般用下列方法表示反射的程度：消失（－），减退（＋），正常（＋＋），增强（＋＋＋），亢进或阵挛（＋＋＋＋）（表6－2）。

浅反射　是刺激皮肤所引起的反射。常检查的浅反射有腹壁反射、提睾反射、肛门反射。一般记录方法：消失（－），迟钝（＋），活跃（＋＋），亢进（＋＋＋）（表6－3）。

表6－2　深反射分析表

| 反射名称 | 检查方法 | 反应 | 肌肉 | 神经 | 脊髓节段 |
|---|---|---|---|---|---|
| 肱二头肌反射 | 叩击置于患者肱二头肌腱上的检查者的手指 | 肘关节屈曲 | 肱二头肌 | 肌皮神经 | $C_{5~7}$ |
| 肱三头肌反射 | 叩击尺骨鹰嘴上方的肱三头肌腱 | 肘关节伸展 | 肱三头肌 | 桡神经 | $C_{6~8}$ |
| 膝反射 | 叩击髌骨下股四头肌肌腱 | 膝关节伸展 | 股四头肌 | 股神经 | $C_{2~4}$ |
| 跟腱反射 | 叩击跟腱 | 足部跖曲 | 腓肠肌 | 胫神经 | $L_4~S_2$ |

表6－3　浅反射分析表

| 反射名称 | 检查方法 | 反应 | 肌肉 | 神经 | 脊髓节段 |
|---|---|---|---|---|---|
| 上腹壁反射 | 迅速轻划上腹部皮肤 | 上腹壁收缩 | 腹横肌 | 肋间神经 | $T_{7~8}$ |
| 中腹壁反射 | 迅速轻划中腹部皮肤 | 中腹壁收缩 | 腹斜肌 | 肋间神经 | $T_{9~10}$ |
| 下腹壁反射 | 迅速轻划下腹部皮肤 | 下腹壁收缩 | 腹直肌 | 肋间神经 | $T_{11~12}$ |
| 提睾反射 | 轻划大腿内上侧皮肤 | 睾丸上提 | 提睾肌 | 生殖股神经 | $L_{1~4}$ |
| 肛门反射 | 轻划肛门旁皮肤 | 肛门收缩 | 肛门括约肌 | 肛门神经 | $S_{4~5}$ |

**2. 病理反射检查**　在中枢神经损害时才出现的异常反射。常检查的病理

反射有下列几项：

霍夫曼（Hoffmann）征　医者快速弹压被夹住的患者中指指甲，引起诸手指的掌屈反应为阳性。

巴宾斯基（Babinski）征　医者轻划患者足跖外侧，引起踇趾背伸，余趾呈扇形分开的反应为阳性。

奥本海姆（Oppenheim）征　医者以拇指用力沿患者胫骨前嵴内侧面从上而下压擦，若出现踇趾背伸，余趾呈扇形分开，则本试验阳性。

戈登（Gordon）征　医者用力捏压患者小腿腓肠肌，若出现踇趾背伸，余趾呈扇形分开，则本试验阳性。

踝阵挛　医者一手托住患者腘窝，一手握足，用力使其踝关节突然背伸，然后放松，如果引起踝关节连续的交替伸屈运动，则为阳性。

髌阵挛　患者仰卧，医者以一手的拇、食两指抵住髌骨上端，用力向下急促推动髌骨，然后放松，引起髌骨连续交替的上下移动即为阳性。

**（四）自主神经功能检查**

**1．一般观察**

皮肤、黏膜　是反映自主神经系统功能的重要部位。注意有无皮肤黏膜的颜色苍白、红斑、潮红、发绀等；皮肤外表是否光滑、变硬、增厚、脱屑、发油、潮湿、干燥等；有无荨麻疹、水肿、疱疹、溃疡及褥疮等。

毛发、指甲　毛发分布是否异常，有无多毛、少毛，是否发脆易折，毛发何种颜色，光泽如何，指甲是否变脆、起条纹、裂纹、凹陷、发绀等。

唾液及泌泪　对各种刺激两者分泌是否有反应及程度。

出汗　有无出汗过多、过少、无汗，或偏身或局限性出汗异常。

体温、脉搏、呼吸、血压　注意是否正常，有无特殊变化规律。

**2．括约肌功能**

排尿障碍　是否有尿急、排尿困难、尿潴留及尿失禁等。必要时请泌尿科协助检查膀胱功能。一般将排尿障碍分为：①膀胱传入神经病变表现为尿潴留合并充盈性尿失禁；②脊髓病变为真性尿失禁；③颈、胸、腰段脊髓病变早期出现尿潴留及充盈性尿失禁，中期为间断性尿失禁，晚期为自动膀胱；④双侧锥体束及旁中央小叶病变，尿急或间断性尿失禁。

排便障碍　便秘及大便失禁是神经系统发生病变时较常见的功能紊乱之一。圆锥病变可出现大便失禁，绝大多数神经系统疾病如脊髓炎、脑血管病等均主要表现为便秘。

### 3. 自主神经反射

眼心反射　嘱患者安静仰卧数分钟后计1min脉搏数，然后压迫患者双侧眼球，20～3s后再记1min脉搏数。正常者减慢10～15/min。①减慢超过15/min者为阳性，为迷走神经兴奋性过强，严重者出现恶心、呕吐或心跳暂停。为避免发生心跳暂停，可先压迫单眼。②如脉搏数较原数加快而不是减慢为交感神经兴奋性较强。

立毛反射　用冰块或棉签刺激颈部、腋下、肩部、足底等皮肤，正常人皮肤呈鸡皮样反应，7～10s最明显，20s消失。根据出现反应的上界或下界可判定其病灶的上界或下界。

卧立试验　先在静止状态下测量1min脉搏，再由卧位变为直立位或由直立位变为卧位之后测1min脉搏，比前者每分钟增加数超过10～12次或后者减少数超过10～12次，提示自主神经兴奋性增高。

皮肤划纹征　①白色划纹症：用一钝物在皮肤轻画一条线，20s内出现白色条纹为交感神经兴奋性增高、毛细血管痉挛所致。②红色划纹症：用一钝物在皮肤重划出现红色条纹并较宽且持续不退，为副交感神经兴奋性增高、血管扩张之故。正常为先白后红的皮肤条纹。如无论轻或重划皆出现白色划纹者为交感神经功能亢进，如对任何刺激皆表现为红色划纹者，说明副交感神经功能亢进。

发汗试验　先用碘酒涂于全身皮肤上，再扑以淀粉，然后用毛果芸香碱12～16mg皮下注射，或口服阿司匹林1g，并多喝热水，或进入较高的室温中均可使之出汗。正常时为全身出汗，皮肤变蓝色。如有不变色皮肤且无汗，说明该局部交感神经功能障碍。可根据其皮肤不变色的部位判断其损害范围及病变神经或脊髓节段。

## 五、X线检查

不同部位和角度的X线检查可观察脊柱及骨盆结构的变化、骨与骨相对位置的改变、韧带的改变及骨关节的功能状态。X线检查不失为脊柱疾病诊断的最基本和重要的检查手段之一。

各椎骨的椎孔连接成为椎管，脊髓从中通过，椎管前为椎体及椎间盘，后为椎板及黄韧带，两侧为椎弓根。椎管两侧相邻椎骨的椎弓切迹形成椎间孔，脊神经由此穿出。椎骨骨折、椎间盘突出、骨质增生及骨质退行性变时，常引起脊髓和脊神经损伤。脊柱前后位平片用来观察椎管的形态及椎骨骨质结构；侧位片用来观察椎管间隙和椎管的情况；斜位片用来观察椎间孔。椎间孔扩大和破坏是神经根肿瘤常见的征象。在腰椎并可观察椎弓有否断裂。

脊椎 X 线检查主要观察脊柱的生理曲度是否正常，椎体有无发育异常及有无骨质破坏、骨折、脱位、变形或骨质增生，椎弓根的形态及弓根间距有无变化，椎间孔有无扩大，椎间隙有无狭窄，椎板及棘突有无破裂或脊柱裂，脊椎横突有无破坏，椎旁有无软组织阴影。

## 六、其他检查

1. 造影检查　造影是一种常用的 X 线检查方法。X 线拍片和透视只能分辨密度相差较大的组织器官，如骨、心、肺等，而对于人体大量密度相差较小的器官和组织，便显得无能为力。于是人们想到了造影检查，即先用高于或低于人体软组织密度的造影剂灌注于需要检查的部位，然后进行 X 线检查。1906年有人发明了钡餐造影检查胃肠，此后各种各样的造影方法和造影剂相继问世。目前在脊柱病检查中常用的造影方法是椎管造影、脊髓造影、椎动脉造影、腰静脉造影等。

2. CT 检查　是目前临床上使用较为广泛的一种检查方法。脊柱 CT 能清楚显示椎管的形态和大小、椎间盘的结构和厚度以及椎旁软组织结构。CT 对引起椎骨破坏性疾病，如原发或继发性肿瘤、椎管狭窄、椎间盘脱出和脊柱外伤的诊断准确。对椎管内病变，可以显示病灶和脊髓。因此对脊髓空洞症、有钙化的脊膜瘤和引起椎间孔扩大的神经纤维瘤的诊断有一定价值。

3. 超声显像　超声显像检查是近年来发展较快的一种检查方法，是一种安全、简便、无创的诊断技术。B 超检查在诊断椎管内疾病、腰椎间盘突出、椎管狭窄等病上取得了新的进展，已广泛应用于临床。

4. 磁共振成像（MRI）　是近二三十年发展起来的一项技术，它无电离辐射，能从任何方向作切层检查，且无须椎管内注射造影剂。MRI 的软组织分辨率比 CT 高，矢状面扫描图像上可直观地显示脊髓病变的全貌及与周围组织结构的关系，是当今诊断脊柱、脊髓疾病的最佳选择。

5. 诱发电位检查　诱发电位是指中枢神经系统在接受特定刺激条件下产生的生物电活动。人的感觉器官，如眼、耳、皮肤在接受光、声或微弱电流等特定的诱发刺激后，经过神经通路将所感受的信息向中枢神经系统传递。按照感觉刺激的形式分为：以声音刺激所记录的电活动为听觉诱发电位（BAEP）；

以闪光图形刺激所记录的电活动为视觉诱发电位（VEP）；以微弱电流刺激所记录的电活动为体感诱发电位（SEP）。在各种诱发电位检测过程中没有任何创伤和痛苦，所以从婴儿到老年人都可以接受检查。与脊柱检查关系密切的主要是体感诱发电位（SEP）。体感诱发电位检测是在肢体贴上几个小银盘电极，然后以微弱电流刺激肢体的远端，仪器记录就可以得到所要观察的电活动数据。通过体感诱发电位检测可以观察到周围神经、脊髓神经及中枢神经系统功能状态。

6. 实验室检查 实验室检查与脊柱疾病的诊断相关性不大，但对一些类风湿疾病和自身免疫性疾病的鉴别诊断有一定的参考意义。常用的实验室检查有：

红细胞沉降率（血沉） 是指红细胞在一定条件下沉降的速度。血沉检查并非针对某种疾病，但对机体有无炎症、有无活动性病变等有参考价值。正常值：潘氏法：M（男）0～8mm/h，F（女）0～12mm/h；魏氏法：M（男）0～15mm/h，F（女）0～20mm/h。

血沉增快的临床意义：①各种急性的全身和局部感染、活动性结核病、活动性风湿热、类风湿性关节炎、心肌炎、疟疾、肺炎；②组织损伤及坏死，心肌梗死时常于发病后一周左右血沉增快，并持续2～3周。而心绞痛的患者血沉正常，因此可用血沉结果对两者加以区别；③恶性肿瘤，迅速增长的恶性肿瘤常使血沉增快，而良性肿瘤血沉多正常；④其他严重贫血、慢性肾炎、肝硬化、多发性骨髓瘤、甲亢以及铜、砷、酒精中毒时血沉亦常增高。

血沉减慢见于真性红细胞增多症及继发性红细胞增多症、弥散性血管内凝血、低纤维蛋白原血症、球形红细胞增多症。

类风湿因子 类风湿因子是患者血清中针对自身变性的抗体。变性 IgG 的本质是 IgG 分子构型发生了变化，暴露出原来隐蔽的或新出现的抗原决定簇，使 IgG 成为自身免疫原，诱发免疫系统产生自身抗体，即类风湿因子。类风湿因子与变性 IgG 结合后形成免疫复合物，沉积于关节滑膜等组织，导致炎症反应，造成关节滑膜充血、水肿，最终破坏关节软骨。

类风湿因子阳性提示为类风湿性关节炎，但并非绝对诊断意义。很多疾病，如系统性红斑狼疮、细菌性心内膜炎、传染性肝炎等类风湿因子也可呈阳性，约有 1%～5% 的正常人也可检测出类风湿因子。但多数类风湿性关节炎患者类风湿因子阳性，并且类风湿因子滴度越高，病情越严重。病变活动期类风湿因子阳性，静止期可转为阴性。因此，类风湿因子检查可判断类风湿性关节炎患者的病情程度、观察病情变化及治疗结果。

## 第二节　脊柱病诊断要点及四步定位诊断法

### 一、诊断要点

·自觉症状，如脊柱及脊柱区四肢疼痛（尤其是放射性疼痛）、麻木、活动障碍、脊柱相关器官功能异常。

·发病脊柱节段的活动范围有一定障碍者。

·头颈、躯干侧弯不正，双肩不等高，双下肢不等长，脊柱区色素改变，棘突凹陷、凸起或偏歪，棘突增粗或伴有压痛及与脊柱有关的肌肉、韧带附着点有明显的痉挛、增粗、剥离、摩擦音、条索状或砂粒状硬结等阳性反应。

·X线片及其他影像检查发现有脊椎病变。

·实验室检查排除类风湿疾病、自身免疫性疾病、炎症性疾病。

·排除骨折、肿瘤、结核、嗜伊红细胞肉芽肿等及各专科器质性病变者。

·脊柱关节早期错位或较轻微的错位，X线及其他辅助检查手段难以发现，不能明确诊断，且排除了其他器质性疾病者，可根据望诊、触诊及自觉症状作初步诊断，临床上可行诊断性整脊治疗，有效者即支持诊断。

### 二、四步定位诊断法

第一步：神经定位诊断　此步骤主要是明确神经症状表现的部位。询问病情时，根据其疼痛、麻木的部位（无麻痛症状者，根据主要症状发生的器官），分析判断脊神经根损害部位，初步定出发病的脊椎或关节。

·有疼痛、麻木的肢体，按周围神经分布做出发病脊椎范围的初步诊断。

·有内脏、器官病症的，按交感神经节段进行判断。例如室上性心动过速，检查颈上交感节段所在的颈椎1~3是否错位、变形或有压痛。

·有脊柱局部症状者，除检查脊椎外，还应检查所支配肌肉及韧带附着点是否劳损。

第二步：望诊定位诊断法　望脊柱的形态，观察有无偏歪、凹陷、凸起；望形体，观察有无头颈歪斜、两肩不等高、骨盆歪斜或四肢长短不一、周径差异等；望脊柱区，重点观察有无肤色改变、色素斑及异生毛发等。结合第一步神经定位诊断的结果，进行第二步定位诊断，进一步明确发病的脊椎、关节等组织疾病的类型。

第三步：触诊、检诊定位法　根据术者进行脊椎检诊结果，包括发现其横突、棘突及关节突偏歪，椎旁压痛，病理阳性反应物（硬结、摩擦音、弹响音、肌萎缩或代偿性肥大等）的部位，或各项试验、神经系统检查结果结合第一、二步定位诊断，进行第三次定位诊断，进一步确定发病的脊椎、关节及分型。

第四步：X 线颈椎照片定位诊断　观察颈椎 X 线片各椎间关系的变化，脊柱轴线变异情况，椎体后缘连线变异情况。寰椎错位时会出现的仰位、倾位、仰旋、倾旋和侧旋等改变。各椎间关节形态或位移都属颈椎关节错位的表现。观察各椎间盘变性、椎间关节骨质增生、各韧带钙化的部位、程度等。并与第一、二、三步定位诊断结合分析，做出最后定位诊断结果。

- ·排除脊柱肿瘤、结核、骨折、脱位及类风湿、痛风等病症。
- ·分析椎间关节错位的部位、方向（类型），有椎间盘突出者可行 CT 检查。
- ·分析椎间盘变性程度，骨质增生部位与症状的关系。
- ·观察椎间关节有无炎症，骨质疏松及钙化部位，为治疗提供参考。

# 第三节　辨证方法

"辨证论治"就是运用中医理论来观察分析诊断疾病、治疗处理疾病的原则和方法，又称"辨证施治"，包括"辨证"和"论治"两个互相关联的阶段。所谓"辨证"，就是分析、辨认疾病的证候，即以脏腑经络、病因、病机等基本理论为依据，通过对四诊所收集的症状、体征以及其他临床资料进行分析、综合，辨清疾病的原因、性质、部位，以及邪正之间的关系，进而概括、判断属于何证；"论治"，则是根据辨证的结论，确立相应的治疗方法，并选方用药。辨证和论治是诊治疾病过程中相互联系、不可分割的两个方面，是理法方药在临床上的具体运用。辨证论治作为中医诊疗疾病的一大特色，无论在理论上还是临床上，都具有十分重要的意义。同样，脊柱病的辨证对于整脊治疗手法的选择意义重大。

## 一、八纲辨证

八纲，即阴、阳、表、里、寒、热、虚、实，是辨证论治的理论基础之一。通过四诊，掌握了辨证资料之后，根据病位的深浅、病邪的性质、人体正气的强弱等多方面的情况，进行分析综合，归纳为八类不同的征候，称为八纲辨证。

1. 阴阳　阴阳是八纲的总纲。表与里，寒与热，虚与实，一般可以用阴阳两纲加以概括，即表、热、实属于阳证；里、寒、虚属于阴证。因此一切病证，都可以归纳为阴阳两大类。

2. **表里** 是指病变部位的浅深和病情的轻重，一般病在皮肤经络属表，病情轻而病位浅；病在五脏六腑属里，病情重而病位深。临证时，一般热性病，应辨清发热是否伴有恶寒，舌质是淡是红，舌苔是白是黄，脉象是浮是沉。

3. **寒热** 是指疾病的性质，阳胜则热，阴胜则寒。寒证和热证，实质上是阴阳偏盛偏衰的一种具体表现。临床上辨别疾病寒热的目的，是提供使用温热药或寒凉药的依据。寒证用热药，热证用寒药。寒证与热证的辨别，应从口渴、二便、四肢、脉搏等各方面去分别。例如：口渴为有热，不渴为无热；自利或小便清白为有寒，溲赤热痢或便结为有热；面色青白，舌淡苔白而润为有寒，面色红热，舌红苔黄干为有热；手足躁扰为有热，四肢逆冷为有寒；脉数或滑为热象，脉迟或沉为寒象。

4. **虚实** 是指正气与病邪的盛衰。一般说来，虚是指人体的正气不足，抵抗力减弱；实是指致病的邪气盛和邪正相互斗争剧烈。主要是判断病邪的盛衰与人体抗病能力的强弱，也是邪正斗争的具体表现。虚证与实证的鉴别，主要看病情的长短，声音气息的强弱，痛处的拒按与喜按，舌质的粗老与胖嫩，脉象有力或无力等。

## 二、气血辨证

脊柱及脊柱相关疾病可引起人体内部气血功能紊乱。气为阳、血为阴。气和血具有相互依存，相互资生，相互为用的密切关系，因而在发生病变时，气血常可相互影响，既见气病，又见血病，还有气血同病。气血同病常见的证候，有气滞血瘀，气虚血瘀，气血两虚，气不摄血，气随血脱等。脊柱病变所引起的气血紊乱主要表现为以下几个方面。

1. **气滞血瘀证** 气滞血瘀证，是指由于气滞不行以致血运障碍，而出现既有气滞又有血瘀的征候。脊柱疾病发生后，气机不利，气为血帅，气滞则血凝，故见痞块疼痛拒按，肿胀，或有瘀斑、青紫、面色晦暗、胸胁胀满疼痛。舌紫暗或有瘀斑，脉弦涩，为气滞血瘀之证。

2. **气虚血瘀证** 气虚血瘀证，是指既有气虚之象，同时又兼有血瘀的证候。多因久病气虚，运血无力而逐渐形成瘀血内停所致。本证虚中夹实，以气虚和血瘀的征候表现为辨证要点。面色淡白，身倦乏力，少气懒言，为气虚之症。气虚运血无力，血行缓慢，终致瘀阻络脉，故面色晦滞。血行瘀阻，不通则痛，故疼痛如刺，拒按不移。气虚舌淡，血瘀紫暗，沉脉主里，涩脉主瘀。

3. **气血两虚证** 气血两虚证，是指气虚与血虚同时存在的证候。多由久病不愈，气虚不能生血，或血虚无以化气所致。以气虚与血虚的证候共见为辨证要点。少气懒言，乏力自汗，为脾肺气虚之象；心悸失眠，为血不养心所致。血虚不能充盈脉络，见唇甲淡白，脉细弱。气血两虚不得上荣于面、舌，则见面色淡白或萎黄，舌淡嫩。

## 三、脏腑辨证

脏腑辨证，是根据脏腑的生理功能、病理表现，结合病因、八纲、气血津液等理论，将四诊所收集的资料，进行分析归纳，借以推究病因病机，判断疾病的部位、性质、邪正盛衰状况的一种辨证方法，是中医辨证理论的一个重要组成部分。五脏是一个统一的整体，脏腑之间也存在着表里相合关系。因此，腑腑病证之间具有相互传变、交叉错杂的特点，从而可以形成各种各样的脏腑同病、数脏合病的证候。

1. 肾阳虚证　是指肾脏阳气虚衰表现的证候。多由素体阳虚，或年高肾亏，或久病伤肾等因素引起。本证一般以全身机能低下伴见寒象为辨证要点。表现为腰膝酸软而痛，畏寒肢冷，尤以下肢为甚，精神萎靡，面色黧黑，舌淡胖苔白，脉沉弱。或男子阳痿，女子宫寒不孕；或大便久泄不止，完谷不化，五更泄泻；或浮肿，腰以下为甚，按之没指，甚则腹部胀满，全身肿胀，心悸咳喘。

2. 肾阴虚证　是指肾脏阴液不足表现的证候。多由久病伤肾，或禀赋不足，房事过度，或过服温燥劫阴之品所致。本证以肾病主要症状和阴虚内热证共见为辨证要点。表现为腰膝酸痛，眩晕耳鸣，失眠多梦，男子遗精早泄，女子经少经闭，或见崩漏，形体消瘦，潮热盗汗，五心烦热，咽干颧红，溲黄便干，舌红少津，脉细数。

3. 肝气郁结证　是指肝失疏泄，气机郁滞而表现的证候。多因情志抑郁，或突然的精神刺激及其他病邪的侵扰而发病。本证一般以情志抑郁，肝经所过部位发生胀闷疼痛，以及妇女月经不调等作为辨证要点。表现为胸胁或少腹胀闷窜痛，胸闷喜太息，情志抑郁易怒，或咽部梅核气，或颈部瘿瘤，或癥块。

4. 肝火上炎证　是指肝脏之火上逆所表现的证候。多因情志不遂，肝郁化火，或热邪内犯等引起。本证一般以肝脉循行部位的头、目、耳表现的实火炽盛症状作为辨证要点。表现为头晕胀痛，面红目赤，口苦口干，急躁易怒，不眠或噩梦，胁肋灼痛，便秘尿黄，耳鸣如潮，吐血衄血，舌红苔黄，脉弦数。

5. 肝风内动证　是指患者出现眩晕欲仆、震颤、抽搐等动摇不定症状为主要表现的征候。临床上常见肝阳化风、热极生风、阴虚动风、血虚生风四种。

**肝阳化风证** 肝阳化风证是指肝阳亢逆无制而表现动风的证候。多因肝肾之阴久亏，肝阳失潜而暴发。表现为眩晕欲仆，头摇而痛，项强肢颤，语言謇涩，手足麻木，步履不正，或猝然昏倒，不省人事，口眼歪斜，半身不遂，舌强不语，喉中痰鸣，舌红苔白或腻，脉弦有力。

**热极生风证** 热极生风证是指热邪亢盛引动肝风所表现的证候。多由邪热亢盛，燔灼肝经，热闭心神而发病。表现为高热神昏，燥热如狂，手足抽搐，颈项强直，甚则角弓反张，两目上视，牙关紧闭，舌红或绛，脉弦数。

**阴虚动风证** 阴虚动风证是指阴液亏虚引动肝风表现的证候。多因外感热病后期阴液耗损，或内伤久病，阴液亏虚而发病。

**血虚生风证** 血虚生风证是指血虚筋脉失养所表现的动风证候。多由急慢性出血过多，或久病血虚所引起。

6. **肝血虚证** 是指肝脏血液亏虚所表现的证候。多因脾肾亏虚，生化之源不足，或慢性病耗伤肝血，或失血过多所致。表现为眩晕耳鸣，面白无华，爪甲不荣，夜寐多梦，视力减退或雀目。或见肢体麻木，关节拘急不利，手足震颤，肌肉跳动，妇女常见月经量少、色淡，甚则经闭。舌淡苔白，脉弦细。

7. **脾气虚证** 是指脾气不足，运化失健所表现的证候。多因饮食失调、劳累过度及其他急慢性疾患耗伤脾气所致。表现为纳少腹胀，饭后尤甚，大便溏薄，肢体倦怠，少气懒言，面色萎黄，形体消瘦或浮肿，舌淡苔白，脉缓弱。

## 四、经络辨证

经络与病变的发生及传变有着密切的关系，根据经络学说辨别证候的方法就是经络辨证。当人体遭受损伤后，外邪或疼痛刺激可通过经络的传递作用向内传入脏腑，影响脏腑的功能。另一方面，伤病引起经络运行阻滞，也会使其循行所经过的组织器官的功能失常，而出现相应的症状。反之，脏腑发生病变，同样也会循着经络通路反映到体表来，所谓"有诸内，必形诸外"。

脊柱病经络辨证以督脉、膀胱经及分布于脊柱及脊旁不同节段的腧穴、经筋、皮部为基础，分析督脉不同穴区受脊柱错位影响后引起的肢体和内脏器官疾病。

脊柱病的经络辨证常需结合现代医学的解剖生理知识，以中医经络学说为指导，以脊髓、脊神经节段理论为依据，对脊柱及脊柱相关疾病进行辨病与辨证相结合的分析、判断，做出正确诊断并进行合理的治疗。

# | 第七章 |
# 推拿整脊

中医推拿整脊有着悠久的历史、完整的理论、丰富的手法和成熟的治疗经验。

## 第一节　推拿整脊的作用和生理机制

推拿整脊不仅整复调理脊柱结构位置的异常，而且利用力的杠杆作用将各种作用力传至脊柱关节周围的组织，并由此引发许多复杂的生理反应，以调整脊柱及脊旁组织的营养循环结构，影响脊髓、脊神经支配的全身各组织器官，改善人体的机能状态，达到治病防病、强身健体的目的。推拿整脊的作用可以归纳为以下几个方面：

1. **整复脊柱位置结构异常**　推拿整脊法通过拔伸牵引、推按扳摇、拿捏踩跷等手法，能迅速使脊柱关节错缝、滑脱、突出等恢复原位，使脊柱畸形得到矫正，使神经根受压、椎动脉管腔狭窄和扭曲得以解除，脊椎序列恢复正常，从而达到消肿止痛、恢复功能的目的，消除或减轻脊柱病变引起的肿胀、疼痛、姿势异常和功能障碍。

2. **调整血管神经，行气活血止痛**　脊柱位置结构变化常刺激或压迫神经、血管，产生局部疼痛及支配区的放射性疼痛。推拿整脊中通过较强的刺激手法，在病变椎体或椎旁压痛点操作，施力时可以使局部动脉血流暂时隔绝；撤力时局部动脉血管迅速充盈，流速加快，并产生较大冲击力流向远端。研究证明，推拿整脊时病变脊柱节段及其支配区域微循环改善，神经根继发性炎症减轻或消除，神经介质儿茶酚胺释放减少、分解代谢加速，代谢产物在尿中排出量增多，使外周儿茶酚胺水平回降，加强了镇痛效果。此外，推拿整脊可刺激中枢神经调节机制，产生疼痛抑制效应。

3. 宣通散结，剥离粘连　脊柱及脊旁筋肉韧带损伤和病变，往往造成局部气血凝滞，软组织粘连、硬结、变性，脊柱活动失灵，引发神经症状。推拿整脊可以宣通散结，疏通狭窄，剥离粘连，恢复脊柱的灵活性，增强脊柱的稳定性，消除姿势异常和疼痛等症状。

4. 解除嵌顿，缓解痉挛　脊椎小关节间的滑膜嵌入是造成脊柱活动受限和疼痛的主要原因之一。脊柱推扳或旋转手法可使嵌入的滑膜或滑膜皱襞得到解除，达到治疗的目的。

受脊椎位置结构异常的影响，椎周骨骼肌出现非协调性异常收缩，肌张力异常升高以及肌肉痉挛，局部僵硬无弹性。快速推扳和旋转脊柱手法可突然松解肌肉的高张力，使肌肉的张力恢复正常，起到缓解痉挛的作用。

5. 促进消化吸收，增强新陈代谢　推拿整脊通过调整脊椎位置结构，刺激脊旁腧穴，可直接加速血液和淋巴循环，调节和增强内脏器官的功能活动，尤其对胃肠运动、胃的分泌等消化器官功能具有双向调整作用，使小肠吸收功能加强，组织器官的营养增加。所以，整脊法常用于小儿疳积、腹泻、消化不良、厌食症等以及成人胃肠神经官能症、术后肠粘连、过敏性结肠炎、非特异性结肠炎等消化系统疾病的治疗和预防。研究发现，整脊中的捏脊法作用于腰骶段神经节，可以直接刺激和调整交感神经和副交感神经，调节胃肠等内脏器官的功能活动。

6. 健肾壮骨，滑利关节　足少阴肾经通脊属肾络膀胱。肾为先天之本，藏精主骨生髓通于脑，腰为肾之府。推拿整脊，尤其是整理腰段脊柱，可以增强肾脏功能，使人髓充骨壮、关节滑利，既延缓了腰腿关节的衰老，又保证了髓海的充足和运动系统功能的强健。研究发现，腰骶段脊髓与人的生殖、生长、发育有密切关系。对腰骶段脊柱的整复，可以增强肾主骨生髓和人的生殖发育功能。

7. 调整内脏，平衡阴阳　整脊调理内脏、平衡阴阳是通过经络、气血实现的。经络沟通和联络人体所有的脏腑组织器官，再通过气血在经络中的运行，组成了整体功能的联系和协调。整脊在背俞穴的操作，能通经络，行气血，濡筋骨，间接影响到内脏组织器官，改善和调整脏腑功能，使脏腑乃至人体阴阳得到平衡。现代医学研究认为，推拿整脊以脊髓神经区为施术中心，通过躯体一内脏反射通路实现对整体的调节。临床观察发现，整理 $T_{1\sim5}$ 可调整心肺功能；$T_{5\sim8}$ 可调整胃、十二指肠功能；$T_{8\sim10}$ 可调整肝、胆、胰功能；$T_{10}\sim T_{12}$ 可调整胃肠功能；$T_{12}\sim L_1$ 可调整肾、膀胱功能；骶椎可调整子宫及二阴功能。

8. 振奋阳气，健身延年　中医认为阳气在人体具有重要的生理作用。《素问.生气通天论》曰："阳气者，若天与日，失其所则折寿而不彰。"人体背侧为阳，腹侧为阴，阳经经气的枢纽督脉循行脊里。所以，整脊能调整和增强人体的阳气，维持和促进阴阳平衡，使人"阴平阳秘"，健康无疾，而终其天年。临床上，许多畏寒怕冷或肢体局部冰冷的患者，通过整脊能很快改善和消除症状，恢复健康，正是整脊振奋阳气的作用。

此外，人体的衰老是从脊柱开始的，其柔韧性的减弱是人体衰老的最早征兆，其退行性变引起许多疾病，形成人体衰老的病理基础，"人老腿先老"正是脊柱退行性变引起下肢功能障碍的写照。整脊能防治脊柱及其相关疾病，增强脊柱功能，因而具有健身延年的作用。

9. 健脑醒神，益智挖潜　脊柱的位置结构正常与否，直接影响脑供血，进而影响大脑的功能活动。整脊理论认为，大脑是人体的智能指挥中心，脊柱是脑体的控制调节枢纽。脊柱位置结构正常，灵活稳定，不仅保证大脑的正常供血，而且使脑-体间的神经传导通路畅通，提高人体的智能，增强人体的潜能；反之，脊柱位置结构异常，不仅使脑供血减少，而且使脑-体间的神经传导障碍，影响人的智力和体能。如颈椎病引起的头晕、记忆力下降、烦躁不宁、乏困无力、老年性痴呆等。整脊纠正了脊柱位置结构异常，改善了脑血流和脑-体协调功能，产生健脑醒神、益智挖潜的作用。研究证明，颈部整脊手法可以改善椎动脉的通畅性，即时增加脑部血流 10%～20%。随着社会的发展和科技的进步，致病因素和途径也发生了很大的变化，"病由脑入"等心因性疾病越来越多，整脊健脑对心身疾病的防治具有重要的作用和意义。

# 第二节　推拿整脊手法的基本技术要求

当脊柱的位置结构异常变化确诊后，就要运用推拿整脊手法整复调理。要达到整脊手法的正确、合理运用，必须按照一定的技术要求去操作，以保证手法的准确性、安全性和有效性。

### 一、松解类手法的基本技术要求

松解类手法是用一定作用力施行于软组织，以缓解痉挛、松解粘连，便于进一步整复脊柱关节的一类手法。松解类手法种类较多，除运动关节类手法以外的绝大部分手法，皆属于松解类手法。其中每一种手法都有特定的技术要领和要求，其基本技术要求必须达到持久、有力、均匀、柔和、深透。

1．持久　指手法能够严格按照规定的技术要求和操作规范，持续操作足够时间而不变形或不变频、不变力，保持动作的连贯性。

2．有力　指手法必须具备一定力量、功力和技巧力。力量是基础，功力和技巧力必须通过功法训练和手法练习才能获得。用力需因人、因病、因施治部位灵活掌握，遵循既保证治疗效果，又避免发生不良反应的基本原则。

3．均匀　一是指手法的操作必须具有节律性，不可时快时慢；二是指手法的作用力在一般情况下保持相对稳定，不可忽轻忽重。当然，操作时根据治疗对象、部位、疾病性质的不同，手法的轻重应有所不同，手法操作也有先轻后重的，如拿法等。

4．柔和　指手法操作应做到轻而不浮，重而不滞，刚中有柔，刚柔相济。动作柔和灵活，用力和缓，讲究技巧性，变换动作自然流畅，毫无涩滞。

5．深透　指手法作用的最终效果不能局限于体表，而要达到组织深处的筋脉、骨肉，功力达于脏腑，使手法的效应能传之于内。要做到深透，必须保持上述四个方面技术要求的协调统一。首先，手法操作应具有一定的力量、功力和技巧力，不能失于柔和，一般多采用逐渐加力的施力方式，同时富于节律性的变化，即符合均匀的要求。然后通过一定时间的积累，最终达到深透的效果。所以，松解类手法是一种技巧性高、技术难度大的操作技能，只有通过长期的刻苦训练，细心体会，才能逐步掌握，娴熟运用。

### 二、整复类手法的基本技术要求

整复类手法是指以一定的技巧力作用于骨关节，并起到矫正关节错缝作用的一类手法。它是推拿者徒手或借用机械装置，或直接将力作用于骨性杠杆或通过骨性结构和软组织构成的体内固有杠杆的间接作用，使患者脊柱关节的移动超过其正常活动。运动关节类手法和部分挤压类手法皆属于整复类手法。

脊柱内部有重要的脊髓神经中枢，周围有脊神经和丰富的血管、淋巴管及筋肉等组织。脊柱位置结构异常时，局部软组织呈现紧张状态，神经、血管等受刺激和压迫。为了保证整脊手法的准确性、安全性和有效性，整复类手法的操作应符合稳、准、巧、快的基本技术要求。

1. 稳　稳是对整复类手法安全性方面的要求。强调在施行手法整复时，首先要考虑到安全问题，它包括排除整复手法的禁忌证和手法的选择应用两个方面。就手法操作本身而言，应做到平稳自然、因势利导，避免生硬粗暴。一般来说，某一个脊椎关节可以通过多种手法来实现整复目的，可根据具体病情、患者适宜的体位以及手法的特异性作用而选择安全性相对高的手法，不能过分单一的用扳法。此外，也不可一味追求整复时关节弹响声的出现，它并不是判断整复成败的唯一标准。

2. 准　准是对整复类手法准确性、有效性方面的要求。强调进行脊柱关节整复时，一定要有针对性。首先必须具有明确的手法应用指征，做到有是证方用是法。其次，在手法操作过程中定位要准确，如拔伸时，通过变换拔伸力的方向和作用点，可以使应力更好地集中于所要整复的关节部位；而在施行脊柱旋转扳法时，则可以通过改变脊椎屈伸和旋转的角度以及手指的支点位置，使应力集中于需要整复的关节部位。

3. 巧　巧是对整复类手法施力方面的要求。强调运用巧力，以柔克刚，以巧制胜，不可使用蛮力、暴力。从力学角度分析，大多数整复类手法是运用了杠杆原理，因此，在施行脊椎关节整复时，力的支点选择和力的组合运用十分重要，同时还要考虑到不同体位下的灵活变化，要尽可能地借患者自身之力来完成手法的操作。只有这样，才能符合"巧"的技术要求。正如《医宗金鉴·正骨心法要旨》所说："一旦临证，机触于外，巧生于内，手随心转，法从手出。"

4. 快　快是对整复类手法发力方面的要求。强调发力时要疾发疾收，时间不超过 1s。首先需要对发力时机作出判断，这主要依靠手下的感觉。一般是在关节活动到极限位而又没有明显阻力的时候发力；其次，术者无论采用哪一个部位发力，一般都是运用自身肌肉的等长收缩方式进行，即所谓的"寸劲"，极少有形体和关节大幅度的运动；再次，需要对发力时间和力的大小进行控制，不能过长过大。

以上四个方面的技术要求应贯穿于每一个整复手法操作的全过程中，只有这样，才能确保手法的安全性和有效性。

# 第三节　影响推拿整脊的因素和注意事项

## 一、影响推拿整脊疗效的常见因素

· 辨病与辨证的正确与否。这与施术部位的确定有非常密切的关系，是影响疗效的首要因素。

· 治疗时机的选择。推拿整脊最佳疗效是在病变的初期和早期 2～6 周内。3～12 个月后，疗效减至最小。

· 整脊原则、手法的选择。

· 术者的功力、手法技巧的纯熟程度及手法的刺激量（力量、时间、间隔、疗程等）和施力方向。

· 患者能否密切配合。推拿整脊时，首先要给患者选择一个最佳体位，以利于手法治疗。选择体位时，应以患者感到舒适、安全，被操作部位又尽可能得到放松，术者在施行各种手法时感到发力自如、操作方便为原则。其次，要把握好患者的放松状态。对精神紧张、肌肉收缩强硬者，要采取方法诱导其身心放松。若仍然不能放松，不能配合整复手法操作者，可暂缓或在下次治疗时整复。

## 二、推拿整脊的注意事项

正确运用推拿整脊疗法安全、有效。但对于初学者或随意运用本疗法，而不考虑各种注意事项的术者来说，有时确实会给患者造成意外损伤，如脊椎骨折、脱臼、脊周软组织扭挫伤，甚至休克、死亡。所以推拿整脊时，应注意以下事项：

· 熟练掌握和运用推拿整脊的原理、治则、手法，弄清局部解剖生理和病变局部的立体形象，提高手法的准确性、有效性和安全性。

· 掌握推拿禁忌证和慎用证。

· 注意患者的放松状态，嘱患者排除心理上的恐惧感。

· 以脊椎位置结构异常变化部位为中心施术，在施术前后对周围软组织放松调整。

· 施术过程中不应追求弹响声的出现。弹响声是关节突然受到牵拉或扭转时，瞬间拉力超过关节腔内中心的负压力，关节腔内周围的气体迅速向中心扩散所致。弹响实际是关节腔内气体扩散液的震动声，既可在正常关节运动时出现，亦可在错位脊椎复位时发出。在复位过程中切忌强求响声的出现，以免损伤脊椎及脊周组织。

·不宜用暴力、蛮力，而要用巧力寸劲，并且在施术过程中应密切观察患者的表情和身体反应，以推测手法恰当与否。术后应以患者感到舒适为宜。就一个完整的手法操作过程而言，一般应遵循"轻→重→轻"的原则，即前、后1/4的时间刺激量轻一些，中间一段时间刺激量相对重一些。

·施术应有一定的时间和频次，不能在同一部位反复施用整复手法。操作时间要根据手法和疾病的性质以及操作范围的大小而定。一般放松类手法 5～30min，整复类手法不超过 1s，每天治疗 1 次，急重症每天可 2 次或更多，10～15d 为一疗程。

·施术时应细心认真，全神贯注，意到手到，意先于手，顺次调整脊椎、神经、肌肉及器官功能。对脊椎的整复调理主要根据病位、症状施术，并没有固定的节段顺序。一般在整复之前，先用放松类手法松动患椎上下六个椎体附近的软组织，以利于手法复位。对于错位部位紧张痉挛的软组织，除用手法松动外，还可酌情使用红外线、场效应治疗仪、频谱、神灯、短波、拔火罐、中药外敷熏洗等方法。

·注意手法的变换与衔接。一个完整的手法操作过程往往由数种手法组合而成，操作时需要经常变换手法的种类，并要求术者的步法要根据手法的需要而变化，使手法变换自然、连续而不间断。

## 第四节 推拿整脊的适应证和禁忌证

关于推拿整脊的适应证和禁忌证，可参考"第一章第一节"中"现代中医整脊疗法的适应证和禁忌证"。本节重点介绍推拿整脊中整复手法的一些禁忌证，以保证手法整脊的安全性。

·颈、胸、腰、骶椎骨关节退变增生明显，有较大的骨赘、骨桥形成，导致椎间孔及横突孔明显变窄。

·颈、胸、腰椎椎管管径显著减小的先天性及继发性疾病。

·颈、胸、腰、骶椎骨质疏松的高龄患者及破坏性疾病。

·颈、胸、腰椎骨关节结构、柔韧性明显减弱的疾病。

·肿瘤脊柱转移或未除外椎管内占位性病变。

·颈、胸、腰椎和骨盆骨折脱位及先天性畸形并有明显的功能障碍。

·颈部 MRI、TCD、CDFI 检查证实有椎 - 基底动脉先天性发育异常，颈部血管硬化伴粥样斑块形成。

·严重的腰椎滑脱症，严重心、脑血管疾病，严重高血压等病证。

# 第五节　推拿整脊手法

严格地讲，推拿整脊手法是指对脊椎关节位置异常有整复作用的一类手法。然而，要使脊椎位置异常得到纠正，不放松、松解和调整因脊椎位置异常引起的椎周软组织的痉挛、粘连或其他病理变化，很难达到理想的效果。甚至有时暂时复位成功，但随后又会旧疾复发。更何况脊柱病治疗的最终目的是恢复脊柱及脊柱区软组织乃至其所相关的组织器官的正常功能和解剖位置，所以，完整的整脊手法应包括脊柱区的松解类手法、脊椎关节的整复手法和脊柱保健手法。

## 一、脊柱及脊柱区的松解类手法

推拿临床常用的松解类手法均可施用于脊柱和脊柱区，下面就常用的松解类基本手法介绍如下：

（一）一指禅推法

1. 操作方法　以拇指指端、偏峰、螺纹面着力于一定部位或穴位，通过指间关节的屈伸和腕关节的摆动，使产生的力持续地作用在治疗部位上。

2. 动作要领　沉肩、垂肘、悬腕、掌虚、指实、紧推（约 140/min）、慢移，从而使手法蓄力于掌，处力于指，着力于拇指指端或偏峰或螺纹面。

3. 作用及应用　本法可缓解肌肉痉挛，消除疲劳，是放松肌肉的有效方法，可用于颈、肩、背、腰及四肢等部位。

（二）擦　法

1. 操作方法　以第 5 掌指关节背侧吸附于体表施术部位，通过腕关节的屈伸和前臂的旋转，使小鱼际与手背在施术部位上作持续不断地滚动。手法频率 120 ~ 160/min。

此外，还可以以小指、无名指、中指、食指背侧及掌指关节吸附于施术部位操作，称为掌指关节㨰法；以拳顶吸附于施术部位操作，称为拳㨰法；以手掌尺侧及小鱼际吸附于施术部位操作，称小鱼际㨰法。

2. 动作要领　沉肩、屈肘（约40°）、松腕、手指自然弯曲。操作过程中腕关节屈伸幅度应在120°左右（即前㨰屈腕约80°，回㨰伸腕约40°），使掌背部分依次接触治疗部位。前㨰和回㨰时着力轻重之比为3∶1，即"㨰三回一"，对体表产生轻重交替的刺激。

3. 作用及应用　作用与一指禅推法同，主要用于颈、肩、腰背及四肢肌肉较丰厚处。

（三）揉　法

1. 操作方法　以手掌、掌根、大小鱼际、中指或食中无名三指螺纹面、前臂尺侧、尺骨鹰嘴（肘尖）吸定于体表施术部位作轻柔和缓的上下、左右或环旋动作。

2. 动作要领　①以肢体的近端带动远端做小幅度的揉动；②着力吸定并带动皮下组织；③压力均匀，灵活协调，富有节律，120～160/min。

3. 作用及应用　作用同一指禅推法，且有缓解疼痛作用，主要用于头面、颈项、胸胁、脘腹、腰背、四肢等部位和穴位。

（四）摩　法

1. 操作方法　以食、中、无名指和小指指面、手掌掌面附着在治疗部位上，以肘关节为支点、腕关节为中心，连同掌指做环形而有节律的抚摩。

2. 动作要领　①上肢及腕掌放松，轻放于治疗部位；②前臂带动腕及着力部位做环旋活动；③动作要缓和协调；④用力宜轻不宜重，速度宜缓不宜急；一般指摩法宜稍轻快，掌摩法稍重缓；⑤顺摩（顺时针方向）为补，宜于虚证；逆摩（逆时针方向）为泻，宜于实证。

3. 作用及应用　摩法主要用于胸腹部，具有宽胸理气，宣肺止咳，和中理气，消积导滞，调节肠胃蠕动和温宫调经，补益肝肾等作用。腰骶、背部、四肢常与揉法配合以活血散瘀，治疗外伤瘀肿后期及脊柱四肢痹痛。

（五）擦　法

1. 操作方法　以食、中、无名和小指面或手掌掌面、大小鱼际、手掌尺侧着力于施术部位作直线往返而较快的擦动，使之摩擦生热。

2. 动作要领　①着力部位要紧贴皮肤，压力要适中；②须直线往返，不可歪斜，往返距离尽量拉长（指擦法宜小），动作要连续不断，有如拉锯，速度均匀且快。

3. 作用及应用　温通经络，透热肌筋，主要用于颈项、肩背、腰骶及四肢的寒证。

## （六）推　法

1. 操作方法　以拇指指端、拇指螺纹面、食中无名指指端并拢、手掌、掌根、拳、尺骨鹰嘴突起部着力于施术部位做单向的直线推动。若两手拇指着力交替推翳风至缺盆的连线（桥弓）约1min，称推桥弓或扫桥弓。

2. 动作要领　①着力部位要紧贴皮肤，压力适中；②推进速度宜缓慢均匀，手指在前、掌根在后，做到轻而不浮，重而不滞，用力平稳；③指、掌推法应循经络走向及血流方向推动；拳、肘推法宜顺肌纤维走向推动；④指推法距离宜短，其他推法距离宜长。

3. 作用及应用　通经活络，化瘀消肿，调畅气机，主要用于头面、颈项、腰背、手足及胸腹部，推桥弓能降压，用于高血压病的治疗。

## （七）搓　法

1. 操作方法　①挟搓法：以双手掌面夹住施术部位，以肘、肩关节为支点，前臂与上臂部主动施力，做相反方向的较快速搓动，同时做上下往返移动。②推搓法：以单手或双手掌面或虎口着力于施术部位，以肘关节为支点，前臂部主动施力，做较快速推去拉回搓动。

2. 动作要领　①用力要对称，动作要协调、连贯；②搓动要快，移动要慢。

3. 作用及应用　疏松肌筋，调和气血，解痉止痛，疏肝理气，主要用于四肢、关节、颈肩、腰背、胸胁，尤以上肢为主。

## （八）抹　法

1. 操作方法　以单手或双手拇指螺纹面、单手或双手掌面置于施术部位，作上下或左右或弧形抹动。

2. 动作要领　①用力要适中，动作要和缓灵活；②双手操作时，双手速度要一致。

3. 作用及应用　镇静安神，提神醒脑，舒筋活血，行气止痛，主要用于头面、腰背、四肢、手足部。

## （九）点　法

1. 操作方法　以拇指或屈曲的拇指、食指指间关节着力于施术部位或穴位，持续地进行点压或瞬间用力点按。若在穴位施术，称为点穴。

2. 动作要领 ①手指应用力保持一定姿势，避免过伸或过曲造成损伤；②用力由轻到重，稳而持续或瞬间用力，以患者能忍受为度；③用力方向宜与受力面相垂直。

3. 作用及应用 通经活络止痛，调理脏腑气机，主要用于颈项、腰腿及头、牙、胃脘疼痛性病症，适用于肌肉薄弱的骨缝处、阿是穴及阳经穴位。

### （十）捏 法

1. 操作方法 ①捏头颈四肢法：用拇指和食、中指指面，或拇指和其余四指指面挟住肢体或肌肤，反复相对用力挤压放松，并循序移动。②捏脊法：分拇指前位捏脊法和拇指后位捏脊法。拇指前位捏脊法：两手握空拳，腕关节略背伸，食指中节桡侧横抵于脊旁皮肤，拇指置于食指前方的皮肤处，以拇、食指捏拿起皮肤并两手交替进行提捻，向前推行移动。拇指后位捏脊法：两手拇指横抵于脊旁皮肤，食中指置于拇指前方的皮肤处，以拇、食、中三指捏拿起皮肤，两手交替提捻并向前推行移动。

2. 动作要领 ①捏头项四肢时，拇指与其余手指要以指面着力，对称、均匀、柔和用力，动作连贯而有节奏；②捏脊时沿脊旁从龟尾穴直线捏至大椎穴，不要歪斜，提拿肌肤松紧适宜，连续操作3~5遍，以皮肤微红为度。为加强疗效，可采用"捏三提一"，即在2、4遍操作时，每左右各捏三下，两手用力向上提拉一次。

3. 作用及应用 捏头项四肢法具有松肌舒筋，通络止痛，行气活血的作用，主要用于疲劳性四肢酸痛、颈椎病等；捏脊法能调整阴阳，消食导滞，健脾和胃，温宫调经，增强免疫等作用，可用于内、妇、儿科许多疾病及脊柱相关疾病。

### （十一）拿 法

1. 操作方法 以拇指和其余手指的指面相对用力，捏住施术部位肌肤并逐渐收紧、提起、腕关节放松，以拇指同其他手指的对合力进行轻重交替、连续不断地提捏揉动。有拇指与食中指、拇指与其余四指操作的不同，分别称为三指拿、五指拿。

2. 动作要领 ①前臂、手腕放松，手掌空虚，指面着力；②捏拿方向与肌腹垂直；③用力由轻到重，不可突然用力；④动作柔和连贯，连绵不断，富有节奏。

3. 作用与应用　松肌舒筋，止痛除酸，疏经通络，滑利关节，行气活血，消除疲劳，主要用于颈项、肩、腰、四肢和头面等。

**（十二）捻　法**

1. 操作方法　用拇指螺纹面与食指桡侧缘夹住治疗部位做上下快速揉搓捻动。

2. 动作要领　①捻动时揉劲宜多，搓动宜少；②捻动要快，移动要慢；③动作要灵活连贯、柔和有力。

3. 作用与应用　理筋通络，散瘀消肿，疏通皮部，滑利关节，主要用于四肢小关节。用于耳时，能调养神志。

**（十三）拨　法**

1. 操作方法　以拇指螺纹面深按于治疗部位，或另一手手掌置于该拇指上以掌发力，或以尺骨鹰嘴突起着力于治疗部位，待有酸胀感时，再做与肌纤维、肌腱、韧带、经络成垂直方向的单向或来回拨动。

2. 动作要领　①先按后拨，按压力与拨动力方向互相垂直；②用力由轻而重，实而不浮；③着力部位不能在皮肤表面有摩擦移动，应带动肌纤维、肌腱、韧带一起拨动；④以痛为腧，不痛用力。即拇指先按住压痛点，再转动患部肢体，寻找拇指下痛点变为不痛的新体位，而后施术。

3. 作用及应用　解痉止痛，分解粘连，主要用于颈项、肩背、腰臀、四肢部位及脊旁软组织。

**（十四）拧法（又称扯法、揪法）**

1. 操作方法　用屈曲的食中指或拇指与屈曲的食指张开如钳形，挟住施术部位皮肤向外拉扯，将尽极限时将皮肤从挟持的两指间滑出，一拉一放，反复连续，可闻及"嗒嗒"声响。

2. 动作要领　①挟持力量适度，既不可过大，也不可过小；②着力手指可蘸清水或润滑剂，随蘸随拧，以保持皮肤湿润；③以皮肤出现红紫色斑痕为度，即"痧痕透露"。

3. 作用及应用　清暑解郁，清心利咽，行气止痛，主要用于颈项、前额、胸腹、夹脊跟腱等部位，治疗中暑、头痛、腹痛、音哑等病症。

**（十五）拍　法**

1. 操作方法　腕关节放松，前臂主动运动，上下挥臂，平稳而有节奏地用虚掌拍击施术部位。可单手操作，亦可双手交替操作。

2. 动作要领 ①动作平稳，全掌及指周边同时接触体表，拍声清脆而无疼痛；②腕、肘放松，自由屈伸摆动，使拍击力量由刚劲化为柔和；③直接接触皮肤拍打时，以皮肤轻度充血发红为度。

3. 作用及应用 舒筋活络，行气活血，常用于肩背部，腰骶部和下肢后侧，治疗腰背筋膜劳损，腰椎间盘突出症和保健。

### （十六）击　法

1. 操作方法 用拳背、掌根、掌侧小鱼际、指尖或桑枝棒击打体表一定部位，分别称为拳击、掌击、侧击、指尖击法和棒击法。

2. 动作要领 ①拳击法手握空拳，掌击、侧击法手指伸直，指尖击法手指半屈；②腕关节放松，并以肘关节的屈伸带动腕关节自由摆动，一触及受术部位即迅速弹起，不要停顿或拖拉；③用力要稳，含力蓄劲，收发自如；④动作连续而有节奏，快慢适中；⑤击力适中，因人因病而异。

3. 作用及应用 拳击法舒筋通络，宣通气血，适用于大椎、腰骶部；掌击、侧击法调和气血，祛风除湿，缓解痉挛，消除疲劳，适用于腰臀及下肢肌肉丰厚处和肩背、四肢部；指尖击法开窍醒脑，改善头皮血液循环，适于头部；棒击法活血通络，生肌起萎，适于萎缩的肢体。

### （十七）叩法（轻击法）

1. 操作方法 手指自然分开，腕关节略背伸，前臂主动运动，用小指侧节律性叩击施术部位，发出"嗒嗒"声响；或手握空拳，以拳的小鱼际和小指部按上述要求节律性击打施术部位，发出"空空"声响。

2. 动作要领 ①叩击时节奏感要强，力量要适中；②两手同时操作，左右交替如击鼓状。

3. 作用及应用 行气活血，舒筋松肌，通脉消疲，常用于肩背、腰及四肢部，治疗颈腰椎病局部酸痛，疲劳倦怠。四肢疲劳酸痛，从四肢近端反复叩击向远端。

### （十八）其他松解手法

1. 单纯手法 操作简便，起辅助和保健作用的一些手法，亦可用于脊柱相关内脏疾病的治疗。

掐法 用拇指指端或指甲掐按人体穴位，以疏通经络，治疗昏迷、疼痛、麻木、腱鞘囊肿。

理法　用手对肢体进行稍快的节律性握捏，起理顺调整、缓解其他手法过重刺激的作用。

梳法　用手指在头、胁肋部做梳理动作，有安神健脑、疏肝理气的作用治疗失眠健忘、胸胁胀满等症。

拂法　用食、中、无名、小指螺纹面在体表做轻快地擦掠、状如拂尘。用于背腰部能安神催眠治疗失眠；用于胸腹、下肢内侧及臀部可保健。

掩法　以手掌劳宫穴对准并轻轻遮盖在施术部位或穴位上不动，意注掌部，施术时间长短因病而定，用于心窝、胃脘和脐等部位，能温经散寒，益气止痛，降逆止呃，适用于虚寒性胃脘痛、腹痛和呃逆等病症。

插法　以手指插入肩胛骨与胸壁间，以治疗胃下垂的一种特殊手法。插入 2～3 寸，持续 1min 左右，重复 2～3 次，两侧交替。

托法　用双手或单手的食、中、无名及小指的螺纹面和小鱼际着力于胃底部并深按，随患者深呼气向上徐徐赶动，循逆时针方向波浪式用力上托，治疗胃下垂。

搔法　五指略分开，指间关节自然屈曲，以指端或螺纹面轻轻地抓抚摩擦移动，适于头及全身各部，用于神经衰弱和保健，具有安神健脑，诱导入眠及兴奋外周、抑制中枢、微痒舒适的效应。

捩法　以两手分别握住肢体远端，相反方向用力使关节扭转，左右各数遍，能滑利关节，用于四肢关节伤筋、腰部僵硬、板滞等病证。

2. **复合手法**　由两种或两种以上手法有机结合到一起，进而构成一种新的手法。

按揉法　由按法和揉法复合而成，是用单手拇指或掌根、双手拇指或掌根对施术部位进行节律性按压揉动，主要用于颈-腰椎病，肩周炎、头痛、腰背筋膜劳损、腰肌劳损、腰椎间盘突出症等病症。

弹拨法　是在拨法的基础上施以弹动之力，拨而弹之，弹而拨之，有如拨弦弹琴，"嗒嗒"作响有声，多施术于肌间隙、骨肉韧带的起止点处或结节状、条索状物等阳性反应物，配合颈椎病、肩周炎、腰背筋膜劳损等症的治疗。

推摩法　是一指禅偏峰推与其余四指的摩动同时操作。用于项背、胁肋、胸腹部，治疗颈胸椎病变及消化不良、月经不调等病症。

勾点法　由勾法和点法复合而成，用中指端勾住治疗部位做点压，适于天突、廉泉等穴位，治疗舌强语塞，口噤失语和喘、咳、喉痹等病症。

扫散法　是以拇指偏峰及其余四指端在颞、枕部进行轻快地擦动，属于特定部位指擦法，可辅助高血压、偏头痛、神经衰弱、外感等的治疗。

揉捏法　由揉法和捏法复合组成，可单手或双手操作，适于颈项、肩背、胸和四肢部，治疗颈椎病、落枕、运动性疲劳及胸闷、胸痛等病症。

## 二、脊椎关节的整复类手法

### （一）颈椎整复手法

#### 1. 颈项部摇法

操作　患者坐位，颈项部放松。术者站在患者的身后或侧面，一手扶住其头顶部，另一手托住其下颌部，双手协调做相反方向用力，使颈项部按顺时针或逆时针方向由前屈位渐渐转至后仰位的环形摇转，反复数次。

要领　摇转动作要稳缓，以免产生头晕等不适感。

#### 2. 颈项部扳法

颈部斜扳法　患者坐位，颈项部放松，头稍微前倾。术者站在患者的后侧方，一手扶住患者头顶部，另一手托住患者下颌部，两手协同动作使头向患侧慢慢旋转，当旋转到有阻力时稍微停顿一下，随即用力做一个突发性有控制的快速扳动，此时常可听到轻微的"喀"声。

颈椎旋转定位扳法　患者坐位，颈项部放松。术者站在患者的后侧方，一手拇指顶按住病变颈椎棘突旁，一手托住对侧下颌部，嘱患者低头屈颈至拇指下感到棘突活动、关节间隙张开时，即保持这一前屈体位，再使其向患侧侧屈到最大限度。然后将其头部向患侧慢慢旋转，当旋转到有阻力时略微停顿一下，然后用巧力寸劲做一突发的有控制的快速扳动，常可听到"咔"声，同时拇指下也可有棘突弹跳感。

寰枢关节旋转扳法　患者坐低凳上，颈部微前倾。术者站在其侧后方，用一手拇指顶住患者第二颈椎棘突，另一手以肘部托住患者下颌部，手掌绕过对侧耳后扶住其枕骨部。逐渐用力将颈椎向上拔伸，在拔伸基础上同时使颈椎向患侧旋转，当有阻力时做一个突然的稍微增大幅度的扳动，顶住棘突的拇指也同时用力，此时常可以听到弹响声，拇指下也有棘突跳动的感觉。

颈部侧扳法　以患者头向右侧侧屈受限为例。患者坐位，术者站在其左侧，以右肘压患者的左肩，右手从患者头后钩住患者的颈部，左手置于患者侧头部（左耳上方）。先使患者头右侧屈到最大限度，然后瞬间用力，加大侧屈

5°～10°，随即松手。

3. 颈椎拔伸法

掌托拔伸法 患者坐位，术者站在其身后，用双手拇指顶按枕骨下方风池穴处，双手掌根合力夹住下颌部两侧以帮助用力。然后两手同时用力向上拔伸。

肘托拔伸法 患者坐位，术者站在其身后，一手扶住患者枕后部，另一侧上肢用肘弯部托住其下颌部，手掌扶住对侧颜面部，两手同时用力向上拔伸，牵引其颈椎。

仰卧位拔伸法 患者仰卧，术者坐于其头端凳上，一手托其枕后部，一手扶托下颌部。双手臂协调施力，缓慢拔伸颈项，使颈椎得到持续的水平位牵引。

**（二）胸椎整复手法**

1. 扩胸牵引扳法 患者坐位，双手十指交叉扣住抱于枕后部，术者站在其身后，用一侧膝关节抵住患者背部病变处，两手分别握扶住患者两肘部。让患者做主动前俯后仰运动，并深呼吸，也就是前俯时呼气，后仰时吸气。如此活动数遍，当患者后仰到最大限度时，术者随即两手用力将患者两肘部做突然的向后拉动，同时膝部也向前做顶抵，此时常常可以听到"咔"声，表示手法成功。

2. 胸椎对抗复位法 患者坐位，双手十指交叉扣住抱于枕后部，术者站在其后方，两手臂自其两腋下伸入，并握住其两前臂下段，以一侧膝关节抵住其病变胸椎处。然后两手握住其前臂下压，膝部向前下用力，与术者前臂的上抬成对抗牵引。持续片刻后，两手、两臂与膝部协同用力，做一突发性的有控制的快速扳动，此时常可听到"咔"声，表示手法成功。

3. 扳肩式胸椎扳法 患者俯卧位。术者站在其侧面，一手托住患者对侧肩前上部，另一手用掌根或拇指着力，按压住病变胸椎棘突旁，两手协同做相反方向用力，此时可以听到"咔嗒"声，表示手法成功。

4. 仰卧压肘胸椎整复法 患者仰卧位，双手交叉分别抱住对侧肩部，全身自然放松。术者站在其侧面，一手握拳，拳心向上，将拳垫在患者背后患椎处，使胸椎小关节因胸椎过伸而处于松弛状态；另一手按住患者两肘，并缓缓用力下压。然后，让患者深呼气，当呼气将尽未尽时，术者突然做一个向前下方的按压。此时，常常可以听到"咔嗒"声。

5. 胸部提抖法 患者坐位，两手交叉扣抱于颈后，术者站在其身后，胸

153

部顶住其背部，两手臂从其腋下伸入，从其上臂前绕至颈后扣按颈后。先环旋摇动患者，待其放松后，两手臂迅速向上方提拉，胸部同时前顶其背部，听到弹响即表明复位。

6. **胸椎按法** 患者俯卧，术者以两掌重叠置于其背部正中，先嘱患者用力吸气，再嘱患者用力呼气，术者双手随之向下按压，至呼气末瞬间用力，听到弹响即表明复位。

7. **胸椎交叉分压法** 以胸椎棘突右偏为例。患者俯卧，术者站在其右侧，右掌根置于其脊柱右侧靠近偏歪处，左掌根置于其脊柱左侧略远离偏歪处，两手交叉，待患者呼气末分别向外下方瞬间用力（左手用力大于右手），常可听到弹响声，表明复位。

**（三）腰椎整复手法**

1. **腰部摇法**

仰卧位摇腰法　患者仰卧位，两下肢并拢，屈膝屈髋。术者双手分按其两膝部或一手按膝，一手扶足踝部，协调用力，做顺时针或逆时针方向摇转运动。

俯卧位摇腰法　患者俯卧位，两下肢伸直。术者一手按压其腰部，一手臂托抱住双膝关节上部，做顺时针或逆时针方向的摇转。摇转时按手可酌情加压，以决定摇转幅度。

站立位摇腰法　患者站立，双手扶墙。术者半蹲于侧面，一手扶按其腰部，一手扶按其脐部，两手臂协调施力，使其腰部做顺时针或逆时针方向摇转运动。

滚床摇腰法　患者坐于床上，助手扶按其双膝以固定。术者站在其后方，双手臂环抱胸部并两手锁定，按顺时针或逆时针方向缓慢摇转。

坐位摇腰法　患者端坐，术者站在其前侧，两膝挟住其两大腿部，两手臂挟住其两肩部，按顺时针或逆时针方向缓慢摇转。亦可一手按其患侧腰部，一手扶住对侧肩部前推后拉，缓慢左右摇转。

2. **腰部背法**

反背法　患者、术者背靠背站立，术者两足分开，与肩同宽，两肘勾套住患者两肘弯部，然后屈膝、弯腰、挺臀，将其背起，使其双足离地，持续短暂时间，利用其自身重量以牵伸其腰椎。接着术者臀部施力，做小幅度的左右晃动或上下抖动，以使其腰部放松。待其腰部完全放松时，做一突发的、快速的伸膝屈髋挺臀动作，以使其腰脊突然加大后伸幅度。可以反复三次，并于后伸间歇辅以臀部轻度颤抖。主要用于腰椎后关节紊乱、腰椎间盘突出症、急性腰肌损伤等病证。

正背法　术者两足分开，与肩同宽，站在患者前面如上背之。主要用于腰椎前凸畸形、椎体滑脱等病证。

侧背法　以腰部右侧屈受限为例。患者站立，术者站在其右侧。患者右上肢置于术者头后，术者左髋顶住其右髋，左手扶住其腰部，右手握住其右手，右脚向右跨出一步并带动患者做右侧屈，至最大限度时，术者以左髋向左顶其右髋，以加大其腰部右侧屈的角度。主要用于腰椎侧凸畸形、侧屈活动受限等病证。

3. 腰部扳法

腰部斜扳法　患者侧卧位，健侧下肢在下自然伸直，患侧下肢在上屈膝屈髋。术者以两肘或两手分别抵住患者肩前及臀部，抵于臀部的右手拇指按于偏歪棘突凸起处，协调用力，小幅度扭转腰部数次。待其腰部完全放松后，再使腰部扭转至有明显阻力时，略停片刻，然后施以"巧力寸劲"做一个突然的、增大幅度的快速扳动，此时常可听到"咔"声，右手拇指下也有弹跳感。

腰椎旋转复位法　患者坐位，腰部放松，两臂自然下垂。以右侧病变向右侧旋转扳动为例。助手位于患者左前方，用两腿挟住其左小腿部，双手按压于左下肢股上部以固定其下半身。术者位于其右后方，以左手拇指端或螺纹面顶按其腰椎偏歪的棘突侧方，右手臂从其右腋下穿过并以右掌按于右颈肩之后（不要搭在颈项，以免操作过程损伤颈椎）。右掌缓慢下压，并嘱患者做腰部前屈，至术者左拇指感到棘突活动，棘突间隙张开时保持这一前屈幅度，右侧手臂缓慢施力，左手拇指顶按住偏歪棘突，使其腰部向右屈至一定幅度后再向右旋转至最大限度。略停片刻后，右掌下压其颈肩部，右肘部上抬，左拇指同时用力向对侧顶推偏歪的棘突，两手协调用力，以"巧力寸劲"做一增大幅度的快速扳动，常可听到"咔"声。

直腰旋转扳法　患者坐位，两下肢分开，与肩同宽，腰部放松。以向右侧旋转扳动为例。术者以两下肢夹住患者左小腿及股部以固定，左手抵住其左肩后部，右臂从其后腋下伸入并以右手抵住肩前部。两手协调用力，以左手前推其左肩后部，右手向后拉其右肩，且右臂部同时施以上提之力，如此使其腰部向右旋转。至有阻力时，以"巧力寸劲"做一突发的、增大幅度的快速扳动，常可听到"咔"声。

另法：患者坐位，两下肢并拢。术者站在其对面，以双下肢夹住其两小腿及股部。一手抵其肩前，一手抵其肩后，协调用力，一拉一推，使其腰椎小幅度旋转数次，待腰部充分放松后，使其腰椎旋转至有阻力时，略停片刻，以"巧力寸劲"做一突发的、增大幅度的快速扳动，常可听到"咔"声。

腰部后伸扳法　患者俯卧位，两下肢并拢。术者一手按压于其腰部，一手臂托抱住其两下肢膝关节上方并缓缓上抬，使其腰部后伸。当后伸至最大限度时，两手协调用力，以"巧力寸劲"做一突发的、增大幅度的下按腰部与上抬下肢的相反方向的用力扳动。

另三法：一是患者俯卧，术者骑坐于其腰部，两手托抱住其两下肢或单侧下肢。先做数次小幅度下肢上抬动作使其腰部放松。待其充分放松后，臀部着力下坐，同时上抬下肢至最大限度，以"巧力寸劲"做一突发的、增大幅度的快速扳动。二是如按腰托膝手法仅做患侧下肢上抬扳法。三是侧卧，患侧下肢屈膝在上。术者一手抵其腰骶部，一手握其足踝部，两手同时施力，如上法扳动。

直腿抬高扳法　患者仰卧放松，双下肢伸直。助手以双手按于其健侧膝关节上下部以固定。术者站在其患侧，将患侧下肢缓缓抬起，小腿部置于术者近患侧肩上，两手扶按膝关节上下部。肩、手协调用力，将患肢慢慢扛起，使其在膝关节伸直位的状态下屈髋。当遇到阻力时，略停片刻，以"巧力寸劲"做一突发的、稍增大幅度的快速扳动。为加强腰部神经的牵拉幅度，也可在其上肢抬到最大阻力位时，以一手握住足掌前部，突然向下扳拉，尽量背伸踝关节，重复扳拉3~5次。对患肢抬高受限较轻者，可持续扳拉足前掌，并进行增大幅度的上抬扛扳下肢，重复3~5次。

4. 腰部拔伸法　患者俯卧位，双手抓住床头。术者双手分别握住患者两踝关节上端，逐渐用力做拔伸牵引。

5. 腰部抖法　患者俯卧位，一助手固定患者腋下，术者两手分别握住患者两踝关节，两臂伸直，身体后仰，与助手相对用力，牵引患者腰部，待患者腰部放松后，术者身体先向前，然后后仰，瞬间用力，上下大幅度抖动3-5次。主要用于腰椎间关节紊乱症、腰椎间盘突出症。

6. 腰部屈伸法　主要用于腰部屈伸受限。以急性腰部软组织损伤致腰部后伸受限为例。患者腰部前屈，手扶床边。术者一手扶按其腹部，一手扶按其腰部。先使患者腰部极度前屈，身体放松，术者按扶腹部之手改放在其胸部，另一手向前推按其腰部，两手协调用力，使患者腰部迅速后伸。若腰部前屈受限，患者站立，术者站在其身后，用身体右侧顶住患者身后，右手置于其腹部，左手置于其肩部，待患者放松后，右手虚掌叩打患者小腹部，右肩撞击患者背部，同时左手推按患者背部正中。以上三个动作同时进行，使患者腰部迅速前屈。

7. 踩跷法　患者俯卧，胸及大腿部各垫软枕3~4只，使其腹部悬空，离床面5~10cm。术者两手攀住预先固定好的扶手以调节踩踏的力量，双脚顺脊柱踩踏患者腰部，并做适当弹跳晃动，使受术部位受到较重的压力刺激。注意弹晃时足尖不得离开施术部位；嘱患者张口呼吸，随踩踏压力呼气；踩踏力量要根据患者体质、年龄适度掌握，一般年老体弱者禁用。适于腰椎间盘突出症、功能性脊柱后凸或侧凸畸形等。

**(四) 骶髂部整复手法**

1. 髋关节摇法　主要用于髋部伤筋、骨盆移位等。患者仰卧，一侧屈髋屈膝90°。术者一手扶按其膝部，另一手握其足踝部或足跟部，两手协调用力，使髋关节做顺时针或逆时针方向的摇转。

2. 骶髂关节拔伸法　主要用于骶髂关节半脱位。患者仰卧，患膝略屈，会阴部垫一软枕。术者站在其足端，一手扶按其膝部，一手臂穿过其腘后，握住扶膝一手的前臂下段，并用腋部夹住其小腿下段，再以一足跟部抵住其会阴部软枕处。手足协同用力，将其下肢向下方逐渐拔伸，身体同时随之后仰，以增强拔伸之力。

3. 髋部抖法　主要用于髋关节功能受限。患者侧卧，术者双手握住其踝关节，在牵引的情况下做上下快速的抖动。

4. 髋关节屈伸法　主要用于髋关节酸痛，活动受限，同时也作为腰椎间盘突出症、坐骨神经炎的辅助手法。患者仰卧，术者站在其患侧，一手按扶其膝部，一手握其小腿下端，将小腿向髋部推动，按扶膝部的手下压，尽量使髋部屈曲。然后将下肢拉直，使膝髋伸展，如此反复数次。

**(五) 脊柱周围肌肉及神经根牵拉法**

主要用于放松肌肉，分解神经根处的粘连，使颈部极度屈曲牵拉颈肩部肌肉、神经，使膝髋关节极度屈曲对腰背肌进行牵拉。肩关节上举、肘关节伸直、腕关节背伸可牵拉臂丛，分解颈神经根与周围组织的粘连；踝关节极度背伸、膝关节伸直、髋关节屈曲，可牵拉坐骨神经，分解腰神经与椎间盘的粘连。

# | 第八章 |
# 导引整脊

　　导引是中国古代的一种早于推拿，以后又与推拿相结合的医疗、保健方法。原始的导引主要是舞蹈式、体操式的特定肢体锻炼方法（摇筋骨、动肢节），用于防治肢体筋骨肌肉病变，是早期整脊的主要疗法之一。到了春秋战国时期，导引中加入了呼吸锻炼内容，增强了其防治疾病和保健效果，扩大了治疗范围，成为医疗和养生延年的重要方法而广泛流行。魏晋隋唐时期，导引与推拿的结合达到鼎盛时期，并在其中溶入了意念调控内容，使导引更加完善、科学。导引法也被医家广泛用于疾病（尤其是脊柱病）的预防和治疗。宋代，人们对导引与推拿的认识更加深入，二者逐渐演变为两种各有侧重的防病、治病和保健方法。推拿以手法调整人体的组织结构和生理功能，导引则逐渐发展为有规律的身体活动、呼吸运动和意念活动，用于预防和治疗身心疾病，尤其在预防保健方面得到长足的发展，形成了五禽戏、易筋经、八段锦、太极拳等系统完整的引导方法和调息运气意守等静功方法。近、现代人们有将导引中呼吸、意念、动作相结合的动功与静态调息运气意守的静功统称为气功。尽管如此，在医疗保健中，常常需要把导引与推拿结合运用，以提高和巩固医疗保健效果。而推拿医生又必须习练导引来增强体质，提高手法的效果。由此可见，导引与推拿均是古代的医疗保健方法，现代虽然发展成不同的学科，但在医疗保健工作中，应把二者结合运用，提高疗效，这已为大量的临床实践所证实。

　　导引（包括其分支气功），强调肢体筋骨肌肉及内脏功能的调理提高。因此，对脊柱位置结构异常（错位、畸形等）、退行性病变、畸形性损伤和脊柱局部病变引起的四肢关节、内脏等相关疾病有整复调理作用，是整脊的有效方法之一。尤为重要的是，导引整脊通过患者的主动运动，即可松动、扳动和矫正脊柱的骨性结构，又可修复和增强骨及其周围软组织的功能，增强脊柱的稳定性和灵活性，从而减轻或消除脊柱及其相关疾病，恢复脊柱的正常功能和解剖位置。

# 第一节　导引整脊的作用和生理机制

## 一、导引整脊的作用

导引最初称作"道引"，通过吹呴而调节呼吸与周身之气，通过模仿熊攀树而悬空、鸟飞翔而伸展之式，来"导气令和""引体令柔"。通过导引脊柱与运动躯体的方法使人体健康长寿，同时起到健脊壮骨、疏通经络、平衡阴阳、调和气血、协调脏腑等作用。

### （一）理顺筋骨，整复脊柱

导引强调采用合乎人体组织结构，使人体保持坐如钟、站如松、卧如弓的正确姿势，加上柔和轻缓的动作、特定的呼吸和意念活动，从而使脊柱保持在正常的功能位置上合理运动，使筋骨顺畅，骨正筋柔，即可防止脊柱病的发生，又可整复调理脊柱位置结构异常。临床观察发现，导引的这一作用是通过改善和增强脊周肌肉、筋膜、韧带的活力，部分地增进和纠正脊椎关节功能紊乱而产生的。

### （二）强健筋骨，稳定脊柱

健脊壮骨是整脊的重要组成部分，也是健康脊柱的内在体现，如何使内在的脊柱健康与外在脊柱强壮有机地结合起来，最好的方式就是导引。中医学认为导引可以使人体经络气血畅通，脏腑机能增强，从而使人体骨骼强劲有力，肌肉丰满匀称，筋脉柔润有度，关节活动灵活，脊柱运动自如。中医的传统导引已被生理学证实：导引可有效地改善肌肉的弹性和舒缩功能，使肌纤维增粗，肌力增强；导引可改善全身的血液循环，使肌肉和骨骼得到充足的养分；导引还可增强人体骨骼与脊柱的代谢水平；导引对人体各组织系统的良性调节作用，可达到壮骨健脊的目的。导引有"内练一口气，外练筋骨皮"的作用，尤其侧重于强筋健骨，从而增强了脊柱的稳定性，对脊柱病的预防和脊柱病愈后的疗效巩固有重要作用。

### （三）平衡阴阳，灵活脊柱

导引整脊的平衡阴阳的作用是通过导引者的自我调节，使机体阴阳失衡的状态向阴阳平衡转化，"阴平阳秘"是导引整脊的最终目的。

　　阴阳是对宇宙中相互关联的事物或现象对立双方属性的概括，自然界所有的事物皆由阴阳二气构成，且任何事物均处于阴阳对立统一之中。阴阳的对立制约、互根互用、消长平衡、相互转化是从不同角度来说明阴阳之间的相互联系及其运动规律的。运动是永恒的，平衡是相对的，这种相对平衡的维持对于机体的健康是至关重要的，我们的一切健身运动、医疗活动都是为了力求机体保持、恢复、达到"阴平阳秘"。

　　随自然界阴阳之气变化选择导引整脊时间可调整机体的阴阳偏盛偏衰。凡阳虚体质，或阳虚证、寒证、里证患者，宜在春、夏季导引；凡体质偏盛，或实证、热证患者，可在秋、冬季导引，即"春夏养阳，秋冬养阴"。随自然界昼夜阴阳之气变化选择导引练功时间，同样可以调整机体的阴阳偏盛偏衰。凡阳虚体质，或阳虚证、寒证、里证患者，可在子时、丑时、寅时、卯时、辰时、巳时6阳时导引，以随自然界阳气升发而提高机体的机能状态；凡体质偏盛，或实证、热证、表证患者，可在午时、未时、申时、酉时、戌时、亥时6个阴时导引练功。《素问·遗篇刺法论》中曾具体地记载了一则虚证寅时导引的方法："肾有久病者，可以寅时面向南，净神不乱思，闭气不息七遍，以引颈咽气顺之如咽甚硬物。如此七遍后，饵舌下津令无数。"

　　导引整脊动功疏通经络、发散实邪，静功益气温阳，各有所长，练功者可根据个人情况灵活选择。凡体质较好的练功者，或表证、热证、实证患者，可多练导引动功，以疏散表邪、泻实泄热；凡体质差些的老年人、虚证、寒证患者，可多练静功，以养气蓄力，温阳祛寒。早在《养生肤语》中就有"虚病宜存想收敛，固秘心态，内守之功以补之；实病宜导引按摩，吸努掐摄，散发之功以解之……"这样的论述，明确了虚宜静养、实宜导引的原则。

　　导引强调平衡人体内外阴阳，不仅能使人身心内外俱健，而且重视锻炼中的肢体上下、前后、内外、左右的动作协调平衡，从而使骨关节及其周围的软组织功能平衡协调，起到滑利关节、灵活肢体的作用，增强了脊柱的灵活性与稳定性的统一，有利于脊柱病的预防和治疗。

**（四）疏通经络，调和气血**

　　经络是人体经脉和络脉的总称，是人体气血运行的通路，它内属脏腑，外络肢节，通达表里，贯穿上下，像网络一样分布全身，将人体的脏腑组织器官各部分联系成一个统一协调而稳定的有机整体。经络具有"行气血而营阴阳，濡筋骨，利关节"之功能，人体就是依赖它来运行气血，发挥营内卫外的作用，使脏腑之间及其四肢百骸保持动态平衡，使机体与外界环境协调一致。当经络的正常生理功能发生障碍时，外则皮、肉、筋、脉、骨失养不用，内则五脏不荣，六腑不运，气血失调不能正常发挥营内卫外的生理作用，百病由此而生。

奇经八脉包括任脉、督脉、冲脉、带脉、阳维脉、阴维脉、阳跷脉、阴跷脉。导引整脊比较注重奇经八脉，尤其是督脉、任脉和冲脉。这三条经脉均起于胞中，下出会阴，督脉行于脊背的正中线，上至头面，诸阳经均与之交会，故称"阳脉之海"，督脉具有调节全身诸阳经经气的作用；任脉行于腹胸正中线，上抵颌部，诸阴经均与之交会，故称"阴脉之海"，任脉具有调节全身诸阴经经气的作用；冲脉与足少阴肾经并行，上至口唇，十二经脉均来汇聚，故称"十二经脉之海"，冲脉具有涵蓄十二经气血的作用。《黄帝内经·灵枢》说："经脉者，所以行血气而营阴阳，濡筋骨，利关节者也"。经络有调节功能平衡与卫外固表的作用，正常情况下人体处于"阴平阳秘"状态，当阴阳失衡时，人体发生疾病，用导引整脊方法能激发经络的调整作用，使机体恢复到"阴平阳秘"的状态。由于经络能运行气血而营阴阳，营行脉中，卫行脉外，当外邪侵犯机体时，卫气首当其冲，发挥其抗御外邪、保卫机体的屏障作用，故经络有实卫固表作用。

经气是脏腑生理功能的动力，经气的盛衰，直接反映了脏腑功能的强弱，通过导引整脊调节机体的生理、病理状况，达到百脉疏通，五脏安和，使人体恢复正常生理功能。导引整脊具有疏通经络的作用，意义非常广泛，在临床各科疾病的治疗中均有所体现。所谓"经脉所至，主治所及"就是这个道理。又如风、寒、湿邪侵入人体，客阻经络，产生肌肉酸痛，此属经络"不通则痛"，通过导引整脊使风寒湿邪外达，经络疏通而痛消，此属"通则不痛"。故《素问·举痛论》说："寒气客于背俞之脉则脉泣，脉泣则血虚，血虚则痛，其俞注于心，故相引而痛。按之则热气至，热气至则痛止矣。"《医宗金鉴·正骨心法要旨》中的"……按其经络，以通郁闭之气……"以及"导气令和"均说明了导引整脊的疏通经络作用。

当导引达到一定程度时，有许多实践者会出现各种经络疏通的反应，有少数经络敏感者在导引状态下会出现循经传感现象，如沿经络循行部位跳动，有热流循经流动，甚至出现大、小周天贯通的现象，导引中还会出现一些平常感觉不到的特别的感觉或运动，《童蒙止观》中记载有"痛、痒、冷、暖、轻、重、涩、滑"8种感觉，称此为"八触"，又有"掉、猗、冷、热、浮、沉、软、坚"八触之说，合计称"十六景"，这些都是经络疏通现象。

如果经络不通,患者会出现经络气阻、气机紊乱、气窜不止等现象。经络气阻证见:头昏,头痛,头胀,两胁胀痛,胸、背、腰部疼痛等;气机紊乱证见:头部气冲感,泰山压顶,自觉胸闷憋气,心慌气短,呼吸不畅,四肢抖动,出现酸、胀、冷、热等感觉等,甚至还有情感障碍、出现幻觉等;气窜不止证见:患者感到全身到处有气流窜动,或气阻夹脊、玉枕,或气冲头,或气阻于胸,或下窜谷道,甚则大动不止。如果出现经络不通现象,可根据中医辨证分型,确立治疗原则,通过导引整脊多种方法达到经络疏通的目的。许多导引功法就是以打通经络、促进经气运行为目的。比如传统的导引整脊多作用于督脉;藏密修炼的三脉四轮中的"中脉"就与督脉相近;小周天功法、真气运行法是使经气在任、督二脉上运行;大周天功法是使经气在十二经中运行;《杂病源流犀烛·运功规法》中有"先安土守中,得诀纯熟,移行周天,流通一身,散彻四肢滞气"的练法:练功时先意守丹田,待丹田发热,或有内气跳动之感,局部气血旺盛后,继续练功,还可能出现内气沿大、小周天运行的感觉;循环导气法,是依十二经经络循行路线,以意领气,依次运行,或只以意行,任气自然;养气功、五行掌是使经气在阴经的部分体表循行路线上运行。

掌握经络学说,正确地选择功法,合理地搭配三调内容,是取得良好导引整脊效果的重要环节。经常导引能起到疏通经络的作用,需要提醒注意的是,盲目追求"气感",以意领气强通周天,往往会诱发感知觉异常,出现"走火入魔"等偏差。这也从反面证明了意守经络对人体有不可忽视的影响。

由此可见,经络遍布全身,既是人体气血津液运行的通道,又是联络五脏六腑、四肢百骸的网络。导引通过肢体的特定活动、以意领气、循经导引、自我循经按摩、意守相关部位等方法,引导疏通经络,调理脏腑,推动气血,消除脊柱筋骨病变引起的气血失和状态,达到营养、滋润、修复病灶局部,治愈疾病的目的。

**(五)调理脏腑,调和气血**

导引以腰部为运动轴心,把命门和丹田作为意守重点,增强了先后天之本乃至五脏六腑之气,从而为脏腑经络、四肢百骸的正常活动提供了物质基础,全面增强了体质,使人筋骨强健,肢体健美,身手敏捷,精力充沛。脏腑是化生气血,通调经络,主持人体生命活动的主要器官。导引整脊具有调整脏腑功能的作用。脏腑功能失调后,所产生的病变,通过经络传导反应在外,出现各种不同的症状,如精神不振,情志异常,食欲改变,二便失调,汗出异常,寒热,疼痛以及肌强直等,即所谓"有诸内,必形诸外"。导引整脊还通过刺激相应的穴位、经络及脊柱的某一特定区域，对内脏功能进行调节，达到治疗疾病的目的。

正常情况下，五脏功能协调一致，保持着动态平衡，这对人体的生理功能的正常发挥起着重要的作用。五脏和调，脏腑功能旺盛，可表现为：面色红润有光泽，头脑清醒有精神，思维敏捷反应快，语声洪亮底气足，动作协调，步履稳健，身体强壮，消化吸收好，抗病力强，患病少，二便调，舌淡红，苔薄白，脉象从容和缓有力。如果脏腑功能失调，常见有肝肾阴虚、肝阳上亢、心血不足、脾虚气弱、脾胃气虚、肺气虚、卫表不固、肾阳虚等证型。出现脏腑功能失调，可选择各种导引法进行治疗，如脾胃气虚，重在健脾益气，宜选静养功法，辅以导引，腹式呼吸为主，意守丹田。具体可选八段锦的调理脾胃须单举一节；可选保健功的叩齿、搅海、嗽津、吞津；还有内养功，用吸－停－呼停闭呼吸法；点按第五胸椎脊柱两侧是整脊疗法治疗消化系统疾病的常用方法。又如肾阳虚，应温阳益肾，以静功为主，自然呼吸或腹式呼吸均可，意守关元、命门。可选站桩功、强壮功，稍加一、二节诸如八段锦中的"双手攀足固肾腰"导引动作，以生发阳气。总之，通过导引整脊，可使五脏之气充盛，机体的正常生理功能有序，以达到健身延年、防病治病的目的。

气血是构成人体和维持人体生命活动的基本物质，是脏腑、经络、组织器官进行生理活动的基础。"血"具有营养和滋润作用，气血周流全身运行不息，促进人体的生长发育和新陈代谢。人体脊柱病的发生、发展无不与气血相关，气血调和能使阳气温煦，阴精滋养；气血失和则皮肉筋骨、五脏六腑均失去濡养，以致脏腑组织等人体正常的功能活动发生异常，而产生一系列的病理变化。《素问·调经论》说："血气不和，百病乃变化而生。"

导引整脊具有调和气血，促进气血运行的作用。其途径有三：一是导引对气血的生成有促进作用。通过调节与加强脾胃的功能，促进气血的生化。脾胃有主管饮食消化和运输水谷精微的功能，是饮食水谷生成气血的重要物质基础，故有脾胃是"后天之本"和"气血生化之源"之说，导引整脊可引起胃运动的增强，促进脾的运化功能，进而增强脾胃的升降，有利于气血的化生。二是通过疏通经络和加强肝的疏泄功能，促进气机的调畅。气血的运行有赖于经络的传输，经络畅通则气血得以通达全身，发挥其营养组织器官，抵御外邪，保卫机体的作用；肝的疏泄功能，关系着人体气机的调畅，气体条达舒畅，则气血调和而不致发生瘀滞。三是通过导引整脊的直接作用，推动气血运行，活血化瘀。导引整脊有疏通经络、调畅气血的作用。

许多导引者通过一段时间练功，会感到面色红润，皮肤有光泽，反应敏捷，注意力集中，精力充沛，肌肉丰满壮实，筋骨强劲，体格健壮，力量实足。这是气血充足的表现。

**（六）增智挖潜，益寿延年**

导引能激发人体潜能，使人耐饥，能食，耐寒，耐暑，耐劳，能睡，从而在工作、学习时精力旺盛，思维敏捷，记忆增强。由于人体各方面能力增强，既提高了工作学习效率，又增进了健康，保护了脊柱，延长了寿命。所以，导引为"彭祖寿考者之所好也"（《庄子》）。

综上所述，导引是一种综合锻炼，包含了合理运动，精神调养，科学饮食，规律生活，劳逸结合等方面。其本身既是一种医疗保健方法，又是各种保健强身措施的纽带，其对脊柱的保健和脊柱病的治疗有重要作用。

## 二、导引整脊的生理机制

在导引整脊的现代研究中，生理机制的研究内容较为丰富，涉及呼吸、心血管、神经各个系统，研究方法越来越深入，观察指标也从简单、单一的生理指标发展到较为高尖的综合性指标。

**（一）导引整脊调节呼吸系统功能的机制**

导引整脊对呼吸系统会产生一定的影响，大量的实验观察发现，导引者练功前后的各项呼吸指标的变化较为明显，如呼吸频率、呼吸节律、呼吸深度、肺活量、通气量、潮气量、血氧饱和度等。导引者练功一个半月后，自觉呼吸周期延长，节律变慢，幅度加深，呼吸运动变化趋向均匀柔和，已形成"深长慢匀"的呼吸。这些现象可通过呼吸运动曲线图进行观察、分析，结果显示：导引者的呼吸频率明显降低、节律整齐、波幅增大、速率降低。2002年上海市气功研究所对312名受试者进行了6个月的测试观察，结果表明：最大肺活量（SVC）、用力肺活量（FVC）、1min通气量均升高，潮气量平均增加78%，血氧饱和度维持在正常水平或略有增高。这表明导引整脊可以改善呼吸系统功能。

**（二）导引整脊调节心血管系统功能的机制**

导引整脊对心血管系统的影响主要是表现在对血压、心率、心律、心输出量、微循环、血液理化特性等方面的影响。据上海市气功研究所报道，2002年有312名受试者，经6个月锻炼后收缩压、舒张压、脉压均有下降，临床观察证实，导引可以降压。有人观察了导引者入静过程中的心率变化，试验组16

人，对照组 11 人，试验组受试者入静前心率平均 83.5/min，入静 20min 时降至 73.5/min，入静 30min 时降至 71.2/min。对照组入静后心率虽有减慢的趋势，但与入静前相比无统计学差异。有研究报道，心脏神经官能症及阵发性室上心动过速患者，导引后心率从 180～200/min 降至 70～80/min，窦性心动过速逐渐恢复至正常心率。又有研究表明，窦性心率过缓者通过导引，心率可恢复至正常速率，临床研究证明，导引对心率有双向良性调节作用，导引对心律失常也有明显的调节作用，对预激综合征二联三联律、室性早搏、传导阻滞等均有肯定的疗效。其机理可能是通过导引，增强了肺活量，改善了肺功能，纠正了心肌缺氧，抑制了异位起搏点，使心脏传导系统处于最佳状态，从而消除了心律失常。

2004 年，健身气功易筋经课题组采用多普勒超声诊断仪，比较了 39 名习练易筋经导引学员半年前后的心输出量，结果显示：每搏射血量、射血速度、心输出量都有明显增加。多数学者认为，导引后的心输出量变化与原来的基础有关，原来心输出量低的导引后大多升高，原来心输出量高的导引后大多降低，这可能与导引对心输出量的双向调节作用有关。

有研究报道，观察正常人导引 30d 前后甲皱微循环的变化，导引前较导引后微血管交叉、畸形分别减少了 14.32% 和 11.17%。异常病理性微循环患者，导引后动脉血管由细变粗，慢粒流减少，祥顶出血和渗出减少，正常管祥比例增加。高血压患者甲皱微循环中的异常比例达到 67%，导引后可降至 31%。很明显，导引可以改善微循环。

导引可以降脂，1988 年有研究报道，导引者练功后总胆固醇可从功前的 29.21mg/L 降为 26.33mg/L，β 脂蛋白可从功前的 665mg/L 降至 527.4mg/L。1989 年，有研究报道，100 例高血压患者练功后，血液黏稠度与血小板聚集性均明显下降。同年，有研究报道，30 例高血压患者练功 6 个月后，甘油三酯、胆固醇均下降，高密度脂蛋白上升，而 30 例对照组基本无变化。1990 年的报道中，冠心病及动脉粥样硬化患者练功 1 年后，甘油三酯、总胆固醇、载脂蛋白均低于对照组，高密度脂蛋白及其亚型水平均明显升高。这些资料均表明，导引可以改变血液的理化性质，对缺血性心脏病、脑血管疾病有积极的预防和治疗作用。

**（三）导引整脊调节神经系统功能的机制**

导引整脊对自主神经功能、神经递质、脑电均有影响。导引整脊除治疗颈、胸、腰椎的侧弯、生理曲度改变、椎体移位、椎间盘滑脱、棘突侧偏外，近来有一些调整神经系统功能的报道，疗效都很好。其机制在于：通过对脊柱、椎旁的导引整脊，解除了阳性反应物对脊神经的压迫，从而改善了内脏功能失调的状况。2004 年，美国加州大学与上海市气功研究所的合作研究发现，如果将呼吸频率固定在一个条件下，机体可产生同频率的心率变化。实验证明：延长吸气或呼气时相可以影响自主神经的机能状态，有规律的调息，可通过神经反射影响全身其他脏器的活动，调息在获得定向实验效应中，起到了不容忽视的作用。有研究报道，导引者练功后 5 – 羟色胺（5-HT）含量上升，多巴胺含量下降，去甲肾上腺素的代谢降低 60%。也有研究证实，经常导引整脊练功可使体内 5-HT 的生成速度和排泄速度比正常人提高 2～3 倍。5-HT 对大脑的神经活动起着抑制和稳定的作用，导引者由于 5-HT 功能增强，可促使大脑得到充分的休息，潜意识相应增强，进而诱导开发人体潜在功能。1959 年，测得一批内养功习练者在练功过程中 α 波的波幅增大，频率降低，并逐步从枕叶向额叶扩散。随后有报道说导引练功时额部出现 θ 波，波幅增大，频率降低，并向半球后部扩散，而 α 波不变或略增大，频率降低。1982 年，我国航天医学研究所用功率谱分析的方法获得了进一步的实验结果：α 频段能量增加，导引前 α 能量枕叶高于额叶，导引后额叶高于枕叶。2004 年，有学者对 99 名健身气功锻炼者进行了脑电测试，每隔 6 个月测试 1 次，实验发现：每个个体之间 α 能量分布的差异很大，而整体上具有相当好的稳定性。研究证实：导引练功者在练功过程中大脑处于高度入静状态时，α 波及 θ 波均增加，α 波协调同步性增高。据 1988 年以来一系列研究报道，导引者在练功过程中，皮层各部脑诱发电位均有抑制，如听觉皮层诱发反应的正 P0、Na、Pa 成分较常态呈不同幅度下降，Na 下降多达 72%，导引者练功中听觉皮层慢反应的 P1、N1、P2、N2、N3 波幅度下降，收功后全部恢复；视觉诱发电位的各成分练功中受到广泛抑制；皮层体感区诱发电位的各成分，大多数人表现为不同程度的抑制。

## 第二节　导引整脊的原则、要领和注意事项

导引整脊历史悠久，功法繁多，操作有异，导引整脊在锻炼过程中应该遵循一些共同的原则和要领及注意事项。

### 一、导引整脊的原则

导引整脊原则既是导引活动本质规律的客观反映，也是人们长期导引的经验总结。导引整脊原则包括导引整脊的总原则、适应性原则、目的性原则和效率性原则。

**（一）导引整脊的总原则**

·辨明病情，估计预后，医患结合，正确选择导引整脊方法。

·导引整脊一定要以自主活动为主，身体力行，不可急于求成适应性原则、目的性原则和效率性原则。

**（二）适应性原则**

适应性原则包括生理适应和心理适应两个方面。

导引整脊动作的设计是建立在脊柱生理适应的基础上的，它是促进健康、防治疾病的生物学基础。人体有比较好的调节和适应能力，比如：导引整脊者可以从小幅度的脊柱蠕动到大幅度的屈伸、侧弯，可以从45°的直腿抬高到90°的直腿抬高，甚至更高，从做一套导引整脊动功感到有些疲乏到做完这套功法非常轻松舒适……这就是人的生理适应在起作用。每一个导引初学者都要尽快尽可能地适应导引整脊设置的动作。

在介绍心理适应前，我们先看一下当机体面临刺激时的三个反应阶段，即心理学的应激反应三阶段。第一阶段是警觉阶段：由于应激源的刺激，引起机体短暂的心率加速、呼吸加快、皮肤温度下降、皮肤电位发生变化等生理反应，同时有紧张、恐惧、愤怒、悲伤、思维狭隘、缺乏自信心等一系列心理上的变化。在这个阶段，大多数人通过自我调控，机体很快就会恢复到常态。如果缺乏自我调控能力，或应激源持续存在，即可进入应激反应的第二阶段，即抵抗阶段，这一阶段，机体竭尽全力抗击应激状态，试图通过与紧张状态抗争，恢复原有的正常状态，如果机体所做的努力获得了成功，机体将重新恢复到常态。如果努力失败，由于大量的能量消耗，机体再度表现出生理和心理上的不适，并且进入应激反应的最后阶段，即疲惫阶段，由于长时间的能量消耗，机体的功能活动不断下降，如果在这一阶段，机体的心理承受能力比较脆弱的话，很可能会引起各种身心疾病。综上所述，应激的三个过程不一定在一个人身上相继出现，有的人在警觉阶段就摆脱了应激状态所引起的心身不适，有的人可能会持续到抵抗阶段，如果个体自我调控能力比较差，或应激源刺激过强，就很可能持续到疲惫阶段。

可见自我调控能力在应激的调适中起着相当重要的作用，调控能力强，就能很好地处理应激引起的各种心身反应，调控能力差，应激反应持续时间就会长一些，对身心造成的不良影响就大些。

从前面的叙述中不难看出：机体有不断产生适应的潜在能力，并且这种适应能力是可以通过训练逐步提高的，产生适应的前提是不断变化的刺激，没有不断变化的刺激就不可能产生适应。《易经》讲"一阴一阳谓之变"，变化是产生适应的前提条件，导引整脊的适应性原则就是从变化的意义上来讲的。动作的松紧、开合、屈伸及节奏的变化，身体重心的高低，意境的转化，注意力的转移等等都是变化，通过变化对机体产生刺激，使机体本能地不断地去适应变化着的各种刺激，导引是个从低水平调适到高水平调适的锻炼过程。如五禽戏中的"鹿抵"动作，随着身体的转动，手型由半握拳时的放松状态，渐渐过渡成"鹿抵"时的用力紧张，收回时再由紧变松，这个松紧的转换就是变，变产生对肌肉的刺激，使得握力获得了适应后的提高。又如八段锦，导引者把思维从纷繁复杂的世俗中拉回，投入到"挽弓射雕"的捕猎意境，再到"摇头摆尾"的鱼儿在水中游动的意境，这种意境的转换就是变，从而对心境起到调适作用。

**（三）目的性原则**

目的性是实践的基本特征之一。就导引整脊而言，目的性原则包括两个方面：一是要明确导引整脊的目的，二是要了解导引整脊具体动作的含义。

导引整脊的目的是为了增强体质、防病治病、延年益寿，使脊柱乃至整个机体处于一个健康和谐状态，即中医基础理论讲的"五行生克，过犹不及"。导引整脊者应该根据自己的身体状况，有目的地选练一些导引功法，比如：青壮年可选择运动量大的功法，如易筋经、八段锦、五禽戏等。中老年人体质较差，关节的柔韧性和运动的力度、速度都较差，可选择运动量小、多静少动、动作相对简单、呼吸与动作配合的功法，锻炼肢体动作的协调能力。总之，可以根据个人的具体情况有目的地选练其中的一个或两个导引整脊功法，也可以选练几个导引整脊动作。导引者在练功过程中要掌握每个动作的寓意、作用机理。如八段锦的"摇头摆尾去心火"，由脊柱、腰、胯的左、右、前、后的屈伸、侧弯合成，动作重点是"摇摆头尾"，操作时要了解动作的寓意，调身、调心相结合，才能收到事半功倍的效果。比如：伴有心火上炎的患者，做"摇头摆尾去心火"时，在脊柱、腰胯屈伸、侧弯的同时，要有鱼儿在水中游戏的意境，从而才能达到去心火的导引效应。

### （四）效率性原则

效率性原则是指导引整脊过程中获得的导引效应，即在同样的锻炼时间内，要达到更好的、甚至是最好的效率。提高效率需要正确的导引整脊方法和导引整脊手段，具体来说，就是从调身、调息、调心三调分立逐步过渡到"形""气""意"的相互结合，简称"三调合一"。对"效率性原则"可以从形与气合和形、气、意三者结合来进行阐释。

首先，就导引形体来讲，效率性原则主要体现在导引整脊过程中进行某一个动作的同时，强调整个形体运动、整个脊柱运动，这是中医整体观在导引整脊上的体现，即太极拳理论中的"一动无有不动、一动周身动"。其他导引整脊方法也是一样，要在完成局部动作的基础上，力求全身各部的协调统一，从而达到导引整脊效果的最大化，收到事半功倍的效果。比如：五禽戏中的"虎扑"，从下肢的踝、膝、髋，到脊柱，再到肩、肘、腕，机体各个关节在一个动作中同时进行屈伸开合的运动变化，提高了导引整脊效率。另一个方面，从提高整体身体素质来讲，"虎扑"在身体重心的起伏中，对下肢力量起到锻炼作用，两腿后面的韧带得到拉伸，脊柱得到拉伸，在由单腿支撑过渡到虚步下扑时，对平衡能力进行了很好的锻炼，下肢的力量得到提高，机体各大关节的连贯屈伸，又提高了协调性，从而使导引整脊效率大大提高。在导引整脊的层面上，从效率性原则的导引整脊锻炼要领来讲，就是要注重脊柱和各关节相互配合的全身运动。

其次，看形与气结合，所谓形与气合就是脊柱、肢体的动作与呼吸运动密切配合，通过膈肌、胸大肌、背阔肌、肋间肌等呼吸肌的舒缩活动，改善呼吸机能的同时，使呼吸运动同肢体动作有机地结合起来，在同样时间内，就大大提高了导引整脊效率。呼吸与脊柱、肢体动作的配合有一定的规律可循，一般是吸气时配以合、上升的动作，呼气时配以开、下降的动作，即所谓"吸合呼开，吸升呼降"。但这个规律也不一定是绝对的，应服从不同功法动作的设置，以呼吸自然、不憋气为原则。

最后，来看形、意、气结合，它是三调合一的最高层次，也是操作难点。形、意、气结合有两层意思，其一，它是指神经系统对形、气有调控作用，具体地说，就是指形体动作和呼吸运动都是在神经系统的支配下进行的。其二，形、意、气结合是指在完成导引整脊练动作、调整呼吸的同时，心理调节非常重要，丰富的想象、良性的暗示对脊柱健康起着非常大的作用。比如：在导引者练五禽戏，模仿"虎、鹿、熊、猿、鸟"等动物的动作的同时，想象自己是一只笨拙、浑憨、沉稳的熊，或者是一只刚劲威猛的老虎，或者是一只机敏灵巧的猴子，或者是一只温良柔顺的鹿，或者是一只展翅凌云的鸟，在大自然中嬉戏玩耍、自由翱翔，这种心境的转换带来的是良性的心理调节，从而产生了良好的强脊健骨效果。导引把形、意、气紧密结合在一起，可以大大地提高导引整脊效率，这充分体现了导引整脊的效率性原则。

## 二、导引整脊的基本要领

导引整脊是传统医学的重要组成部分，历史源远流长，方法种类繁多，操作方法不尽相同。导引整脊不管选择哪种方法，都要遵循一个共同的基本要求，即所谓"导引整脊要领"。对初学者来讲，理解掌握这些要领尤为重要，掌握导引整脊要领，有利于提高导引整脊质量、取得良好导引整脊效果、避免不良反应的发生，这些基本要求包括：松静自然、动作规范、动静结合、练养相兼、循序渐进、持之以恒。

### （一）松静自然、动作规范

不同导引功法对姿势、动作、呼吸、意念有不同的要求。松静自然、动作规范是对初学者的最基本的要求。

1. 松静自然　"松"是指身形和心神两方面的放松，是初学者在导引整脊过程中躯体和精神的某种紧张状态的解除、情绪平静后的那种轻松愉快的感受。"松"包括外松和内松，外松的表现主要是指机体的脊柱、关节、肌肉等部位的放松；内松的表现主要是指呼吸、意念上的放松。"静"指心境安宁，"静"也有内、外之分，内静指心态宁静、意念集中、无杂念；外静指环境安静、冷暖适度、空气清新。松与静两者是不可分割的相辅相成的两个重要的导引整脊要领，放松可以帮助入静，入静又可以促进放松。"自然"是指顺乎自然，导引者的姿势、动作、呼吸、意念活动都要符合机体生理、心理特点。《老子》曰："人法地，地法天，天法道，道法自然。"人的一切活动都应顺应自然。

在导引整脊过程中，无论是导引，还是整脊，导引者始终都要遵循松静自然的原则，在按照导引方法的要求较长时间维持一个姿势，或进行一系列连续、柔和导引动作的同时，尽量使全身各部的肌肉、关节、韧带达到最大限度的放松。做到两眉舒展、面带微笑、含胸拔背、沉肩垂肘、松腰松跨，动作柔和缓慢、自然舒展，这样，一方面有利于脊柱的血液循环；另一方面可减少内外环境对大脑皮层的干扰和刺激，减少能量消耗，降低基础代谢率。如果不是这样，姿势僵硬死板，动作超出生理活动范围，导引者会出现头痛，胸背、腰脊、四肢不适，甚至损伤，这是对导引整脊调身方面的要求；在调息方面，要求导引者呼吸时肋间肌与膈肌特别是腹肌尽量放松，做到气息出入细、静、匀、长，如果憋气挺胸、鼓腹撅肚，则易出现胸闷、胸痛、腹肌疼痛的症状；调心方面则强调松静，现代人要处理许多日常复杂的事物，还要接受很多新信息、新观念，社会上的物欲刺激随处可见，人们会自觉不自觉地受到诱惑，激烈的竞争、快节奏的工作，使人们经常处于紧张、浮躁或疲惫不堪的状态之中，在这种情况下入静就难了。为此，特别要求导引者在日常生活中保持一种悠然自得、轻松舒适、祥和宁静、乐观向上的心态，消除紧张、烦恼、忧郁、焦虑等不良心理因素的干扰，使自己的心态逐步回归到无私、无欲、豁达、开朗的境界。在导引整脊过程中，做到眼、目、鼻、舌、身、意"六根清净"，视而不见、听而不闻，避免内、外环境因素的干扰，否则，杂念丛生，浪费时间，影响导引整脊效应，甚至极少数导引整脊者还会出现偏差、走火入魔。

2. 动作规范　动作规范是要求导引者在导引整脊过程中按照规定的姿势或动作来操作。事实上，动作规范，并非死板的模仿，而应结合自身的脊柱生理、心理特点，针对不同导引整脊阶段，因人、因时、因地的不同，选择不同的导引功法，及时调整动作的难度、活动的力度和强度，在保证姿势、动作准确的前提下，尽量做到松弛自然、不僵不滞即可。

动作规范的重要性仅次于松静自然，姿势、动作准确与否，对放松入静有很大影响，导引整脊过程中，动作规范有利于脊柱放松，容易获得松静自然的感受，反之，姿势不端正、动作不准确，影响脊柱放松，影响入静，可造成导引整脊效果不佳，甚至还会导致脊柱关节、肌肉、韧带的意外损伤。比如：站桩双手抱球时耸肩、架肘、抓球，肩关节不能充分放松，时间长了会造成颈肩部的不适。可见动作规范不仅是导引入静的前提条件，而且也是预防意外损伤的一个重要内容。

**（二）动静结合、练养相兼**

1. 动静结合　动静结合有两层含义：其一是指在导引整脊方式上动与静相互配合。动则生阳，静则生阴，各有所属。如能二者配合，动静兼练，阴阳和合，则会有益于健脊祛病；如果专练静功或动功，会有阴阳失偏之虞。比如：有些导引法动作幅度较大，消耗能量较多，导引者不宜在短时间内超负荷猛练，有必要静养一段时间再练。其二是指在导引整脊时要动中有静，静中有动。导引时，外形运动而思想安静，意念集中，即所谓动中有静；在练静功时，入静放松可促使内气运行，气血流畅，此即所谓静中有动。动与静是对立的统一，能够相互影响，相互促进，二者结合有利于健脊强身。动与静的有机结合，既有益于外在的脊柱运动，又有益于人体内气的聚集与运行，能够有效地提高导引整脊效果。

如何掌握动静结合？一般可以早晨先静后动，精神振奋，有利于白天投入工作；晚上先动后静，心平气和，有利于安眠入睡。也可以根据导引整脊者的年龄、性别、体质、病情、进度等情况而定，如老年人、体质较差的、病情较重的，可以先练静功，待体力恢复、病情好转后再加练导引；身体强壮的年轻人，可以以导引为主。总之，应以中医阴阳学说为指导，灵活掌握运用，把动静有机结合起来，达到导引健脊的目的。

2. 练养相兼　练养相兼，是指导引与合理休养、调养并重，即练中有养，养中有练，练养相兼对于那些体质较差的健康人以及慢性病患者尤其重要。练，是指导引整脊者要合理地选择功法，掌握好练功频度和练功强度。养，首先是指导引所产生的身体机能改善的状态，例如在入静后，整体机能调和，身体舒适，呼吸柔和、细密、均匀，精神高度安静，导引整脊的目的就是要达到这种静养的状态，并让这种状态维持和发展，向更高的境界升华。养的另一方面是指在导引锻炼后，必须修整、调护身心，休养生息，不能无休止地练。此外，初学者导引后可能会觉得疲劳，因此需要适当增加一些营养，养的另一层含义即食补。意守时保持"若有若无，似守非守"，也是练养相兼的体现，这样能让元神、元气汇合，真气充足不致耗散，存养于丹田，日积月累，气充神旺，功有所成，达到"养气存神""复命归根"之目的。

（三）循序渐进、持之以恒

导引功法简便易学，初学者在短时间内了解一些基础知识和锻炼方法是没问题的，但要想获得良好的导引整脊效果，就得循序渐进、持之以恒。

1. 循序渐进　循序渐进是指导引者要遵循由初级到高级渐进而上的客观规律，特别是初学者应该一步一步地从简到繁、从易到难，不断总结经验、积累成果，达到健身、防病、治病的目的。许多导引功法，对老年人和体弱者来讲，需要一步一步慢慢来，刘贵珍先生说，初期导引不能急于求成，效果都是随着导引时间的进程逐渐显现出来的。虽然导引方法不很复杂，但要掌握得比较熟练，也要通过一定时间的练习，才能达到。如果基础不扎实而操之过急，或导引过多过猛，或想巧取捷径，所谓拔苗助长，非但不能得到效果，反而产生一些不良反应。

2. 持之以恒 持之以恒是指导引练功必须坚持长期不懈，获得导引整脊效应是个不断积累的过程，它是随着导引练功时间的延长而逐步显现出来的，疗效的获得，都是由小到大，由微至著的。由于导引整脊者体质、病情和掌握导引功法的程度不同，其获效的时间长短不一。如有的人导引练功 10d 以后，疗效明显，体质增强，病情改善；而有的人要 1 个月甚至 3 个月以后才见效应，还有的人练了相当长时间；病情无明显改善。还有另一种情况就是导引整脊松懈散漫，放任自流，不能持之以恒，可能开始有一定效果，但疗效难以巩固……无论收效是否明显，或大或小，都要坚定信心，善于分析与总结，长期坚持下去。导引整脊的实践性很强，要靠长期锻炼，累积点点滴滴的效应，才能求得最终的真正的效果。如果不能持久，练练停停，三天打鱼、两天晒网，或者朝三暮四、见异思迁，不从自身的具体情况出发，结果是收不到好的治疗效果，一事无成，一无所得。所以，导引整脊要循序渐进，持之以恒。

除上述基本要领外，导引整脊入门及取效一定要把握好调身、调息、调心等三要素，从而达到形松、气平、心定。

形松：调身的关键 要求练习者形体自然放松。每一种导引法，对姿势均有一定要求，如静坐、站桩、躺卧、行步等。尽管姿势动作各异，但都要求做到自然放松，不能用劲。这里讲的"松"是指松而不懈，柔和不僵，绝不是松松垮垮，弛而不张。

气平：调息的关键 要求练习者呼吸自然平和，并在此基础上做到深、长、匀、细。深，指呼吸之气深达下焦（丹田）；长，指一呼一吸的时间较长；匀，指呼吸之气出入均匀，无忽快忽慢现象；细，指呼吸之气出入细微。这些要求并不是每一个练习者一开始均能达到的，而是在练习过程中，在情绪安宁，意念集中的基础上慢慢产生的。所以，练习者不要强求在短时间内即形成完整的深长呼吸，否则易使胸肌、腹肌紧张，阻遏气机下降，出现气短、胸闷、胃胀、胁痛等症状。因此，要顺其自然，就像日常生活中根本不注意呼吸一样。这样才能逐步通过呼吸练习，使之由浅入深，由快至慢。练到一定程度后，方可达到呼吸自然平和。

心定：调心的关键 即练习者把注意力（意念）集中到身体的某一特定的部位，或者把意念集中到某一事物上，再通过特定的呼吸，逐步使外驰的心神集中起来，杂念不断地得到排除，渐至杂念平息，进入入静状态（介于醒觉与睡眠之间的中间时相）。这样就容易使各种脏腑器官都得到自然放松，使气血运行通畅。

形松、气平、心定三者之间是密切相关不可分割的。姿势的松舒与否，直接影响到呼吸的匀细深长；若呼吸自然平和，深长细匀，以至若存若忘，绵绵不断，则杂念定会逐渐减少，外驰的心神就容易得到收敛。心神收敛，就易入静。入定可促使心定而不动或少动，五脏六腑及四肢百骸易于放松，练习者就容易进入练功状态，使气血充和。

## 三、导引整脊的特殊要领

1. 圆、软、远　圆是指练习时躯干和肢体活动都要保持圆弧形，肢体各关节都不要僵直，以利于气血流通；软是指肢体关节，肌肉韧带都要放松而不僵硬，在运动中保持一定的松软度；远是指心意境界要远，双目虽轻闭，但意视远方，有将自己溶入天地自然之中的感觉。

2. 意、气、行　意是导引时的意念活动，包括思想、感情、意识、思维等；气是指内气；形是指形体的动作，即导引架势。导引练习必须通过架势（子）关、意念关、调息关，三者缺一不可。其中意念活动起着主导作用，而姿势和呼吸又可反作用于意念。轻松柔软的肢体活动和悠长匀细的呼吸既有利于意念的放松，又有利于大脑入静。只有意、气、行三者协调统一，才能疏通经络，调整阴阳，补益气血，增强脊柱关节灵活性、稳定性，提高人体组织器官的功能，达到强筋健骨、防病治病的目的。

3. 树立"三心"　练习者要从思想上、生活上、时间安排上及场地选择等各方面为长期坚持导引练习作好充分准备，只要真正树立了信心、决心和恒心，就能做好导引。如果犹豫不决，举棋不定，三天打鱼、两天晒网，是不会产生效果的。

## 四、导引整脊的注意事项

导引整脊注意事项包括导引整脊前、导引整脊中和导引整脊后三部分，主要是通过适应性的身体心理来调适脊柱活动，起到衔接日常生活状态向导引整脊状态的过渡或导引整脊状态向日常生活状态过渡的作用。

### （一）导引整脊前注意事项

·导引整脊应选择整洁、幽静的环境。一般而言，导引最好选择依山傍水的树林边，室外导引应注意保暖，避免在风口处，以防感冒风寒。暴风雨和雷鸣闪电天气，禁止导引。室内导引整脊，空气要流通，床、椅、铺、垫高低要合适，硬软要适宜，材料以木质或蒲制为佳。衣服应宽松合体，色泽柔和，布料柔软。导引整脊前需摘除帽子、眼镜、手表等附着物。

·导引前可适当做些预备动作，如适度的肢体活动，或做几次深呼吸，如觉疲劳不适可稍事休息，或先行自我拍打按摩，如有较明显的局部疼痛影响导引的话，可先采取一些对症治疗措施，使症状缓解、消失后再开始导引。

·导引整脊前半小时，停止一切剧烈的体育活动和激烈的情绪波动，全身放松，情绪安定，抛开一切烦恼之事。

·过饥或过饱不宜导引整脊，以免造成胃肠不适。导引整脊前须排空大小便，否则可引起腹胀等不适症状。导引整脊前可饮适量温开水，有助于气血运行。

**（二）导引整脊中注意事项**

·老年人气血日衰、筋骨脆弱，故宜选择一些静功、动作幅度小些的导引功法，如保健功、太极拳等。导引时间控制在 1h 以内，可安排在早晨日出后和晚饭后。老年人导引运动量宜小不宜大，动作宜柔不宜刚。盛夏季节，烈日炎炎，或严冬季节，冰天雪地，须谨防中暑、缺血性心脏病、脑血管意外的发生。

·年轻人躯体、脏腑、组织、器官都已发育成熟，功能活动处在最旺盛的时期，身体强健。年轻人生活负担重、工作压力大，其中一部分人常常处于亚健康、慢性疲劳状态，可适当选择一些放松大脑、缓解压力、恢复精力的功法。无论选定哪个功法，都应持之以恒，导引最忌三天打鱼、两天晒网。

·少年儿童，脏腑娇嫩、形气未充，还处在生长发育时期。在这个时期，除适时地接受德、智、体、美、劳等教育外，可适当增加一些武术训练，训练过程中应注意动作准确、规范，避免关节、肌肉、肌腱和韧带的意外损伤。从小学练武术，培养广泛的兴趣和爱好，丰富课外生活，这样既增强了体质，又培养了坚韧不拔的毅力，使孩子在体力、智力、情感、意志和道德修养诸方面有个均衡的发展。

·妇女经、孕、产期不要练活动量过大的功法。

**（三）导引整脊后注意事项**

·导引完毕，应认真做好收功。不同的导引功法有不同的收功方式，收功有个基本原则，无论导引意守何处，收功时都要把意念活动移至丹田，意想身体各部气息缓缓集中于丹田，恢复自然呼吸，做一些擦面、叩头等按摩动作，然后再慢慢睁开眼睛。若练静功，收功后可稍做适活动或自我按摩；若练动功，收功后再做几次深呼吸，静息片刻，便可进行其他活动了。

·导引后不可马上冷水洗浴，如有汗出，宜用毛巾擦干，或洗热水浴。这是因为运动时大量的血液流向肌肉、皮肤，皮肤受到冷的刺激后，肌肉中的血管骤然收缩，回心血流量突然增加，易加重心脏负担。运动后，也不能立即喝冷水、吃冷饮，以免引起胃肠血管突然收缩，导致肠胃功能紊乱，引起腹痛、腹泻。

·成年人导引练功应节制房事。

·传染病患者不应参加导引整脊。

总之，导引整脊一定要做到四要（场所要温暖、空气要新鲜、全身要放松、练习要定时）六忌（忌汗出当风、忌强忍溲便、忌饥饱练习、忌纵欲耗精、忌纵口暴饮、忌劳逸失度）。

# 第三节　导引整脊的方法

导引整脊的方法丰富多彩。本书将传统导引整脊方法和现代脊柱功能锻炼的方法相结合，接脊柱的不同节段及其所支配的肢体部位分为颈肩臂头面导引法、胸腰椎部导引法、骶髂臀腿部导引法、四肢关节导引法和脊柱整体导引法。

## 一、颈肩臂头面部导引整脊法

适于颈段脊柱位置结构异常引起的局部及肩臂面部病症。

1. **颈项增力**　两脚分立与肩同宽，或坐位，双手叉腰，颈部挺直，下颌内收，两目平视或微闭，呼吸自然匀长。头尽量吸气后仰→还原→呼气前屈→还原。重复 12～36 次。

2. **左顾右盼**　预备姿势同"颈项增力"。先吸气→呼气头颈尽量向右后转，目视右后方→吸气还原→头颈尽量向左后转，目视左后方→吸气还原。重复 12～36 次。

3. **交替侧屈**　预备姿势同"颈项增力"。先吸气→呼气头颈尽量向右侧屈→吸气还原→呼气头尽量向左侧屈→吸气还原。重复 12～36 次。

4. **摩掌按抹**　预备姿势同"颈项增力"。先深吸气并闭气→两掌迅速摩擦生热→自然呼吸，两手小鱼际自风池穴沿颈部两侧缓缓按抹至肩部。重复 12

~36 次。

5. **后伸牵拔** 两脚开立与肩同宽，两手交叉扶按颈后。先做强力后伸：头颈前屈，在双手适当用力向前按压颈部的同时，头颈部尽量后伸，反复屈伸5~8 次。次做牵拔：如上姿势，吸气双手适当用力向前按压的同时向上强力牵拔，头部强力后伸，足跟抬起，足尖点地；呼气头颈双手放松，足跟迅速踏地产生振动。反复5~8 次。

6. **仰卧抬头** 仰卧薄枕上或去枕，上肢平放体侧。吸气头颈甚至胸背尽力抬起并持续片刻；呼气缓慢还原。反复12 次。

7. **寿龟旱泳** 两足分立，略比肩宽，身体稍微前倾。吸气，两手如游泳般前伸，做分水下压动作，同时抬头伸颈；呼气两手收回，低头缩颈。反复12~36 次。

8. **望月运气** 两足开立，与肩同宽，两手自然下垂。吸气，扭头颈向左上方"望月"，左手向左上方，右臂屈肘使手伸至颌下→呼气还原→吸气如法向右上"望月"，反复6~12 次。

9. **左右开弓** 两足开立，与肩同宽，两手掌相对成圆形，抬至胸前→两手握拳缓慢左右分开至体侧，头向左转，眼随手走，肩胛骨尽量靠拢→还原→如上头向右转→还原。反复12~36 次。适于颈椎病、肩周炎、背部筋伤等。

10. **双手伸展** 两足开立，与肩同宽，屈肘于体侧，手轻握拳，拳高于肩，拳心向前，两拳松开同时两臂上举，掌心向前，抬头看患侧手指→还原。反复12~36 次。适用颈、肩、背及腰部酸痛，肩关节功能障碍等。

11. **开阔胸怀** 两足开立，与肩同宽，两手腹前交叉，手背向前→双臂从体前向上举至头顶，然后经体侧划弧下落与肩平→翻掌朝下并缓缓下落在体前交叉，眼睛始终跟手走→还原。反复12~36 次。适用肩周炎、颈、肩、腰部筋伤等。

12. **展翅飞翔** 两足开立，与肩同宽，两臂经体后侧成"展翅"样，肘高于肩，手下垂，手背相对，眼看肘，随之向前→两手成立掌置于面前，掌心相对→两臂下落，手掌下按还原。反复12~36 次。适于肩周炎及颈椎病肩臂僵硬、功能障碍等。

13. **铁臂单提** 两足开立，与肩同宽，左臂经体侧上举成托掌，眼视手背，同时右臂后伸，内收屈肘，手背紧贴腰骶部→左臂经体侧下落，目视手臂，后伸、内收、屈肘，手背紧贴腰部高于右手处→右臂单提，动作同左→左手贴回腰骶部。左右交替，反复 12 ~ 36 次。适于颈、肩、腰痛，胃脘胀满，肩周炎等。

14. 抱顶行气（《万育仙书》）治头昏法　盘膝端坐，凝神静气将养片刻，将两手相对搓热，叠掌按抱于顶门上，闭目凝神，深缓吸气，再徐徐向外吹呵呼气，同时运气上头顶，反复行功呼吸 17 次。适于头昏、椎动脉型颈椎病等。

15. 扳颈按颊（《诸病源候论》理喉法）　一手臂向体侧平伸，高与肩平，掌心向上；另一手托握下颌向外挽拉，两手相向用力做 14 次，左右交替→两手保持原姿不动，身体向左右两侧尽量摇转 14 次→两掌按两颊不动→吸气肘部发力向内压同时收腹→呼气松手松腹→两肘平抬，肘尖向外，以意引气散向肘、肩、腰、臂，反复做 7 次。适于颈性头风脑旋、喉痹等症。

16. 拔颈治目（《保生秘要》治目疾法）　盘膝静坐，两手收抱脑后，仰面缓缓嘘、呵吐气，吐完再吸，反复 17 次→两腿上下左右反复转动，同时反复睁闭眼睛→意想双瞳藏于双肾，运肾水至眼中，清洗眼部内外，以双目观想二肾。适于肝肾有热，目赤肿痛，视物昏花，能清热明目；对颈性目疾亦效。

17. 转颈后瞧（《修龄要旨》）治目赤涩法　两足开立与肩同宽，面向暗处墙壁，先以左手绕头后，从上紧攀右眼，然后用力向右扭转头颈，回视身后亮处片刻→还原→右手如上攀左眼，头颈左转，回视身后亮处片刻→还原。左右反复各 9 次。适于双目赤涩、颈性目疾等。

18. 摇撼天柱　端坐，两手按膝或叠掌接置心下，向左扭头项及背，运气一口；复向右扭头项及背，亦运气一口。左右交替，各 12 次，复调息运气 24 口，呵气 24 口，吹气 24 口。适于颈椎病、头痛、诸风、血脉不通及头面肩背各种疮疾。

19. 整修昆仑　先叩大牙 36 次→叩门牙 36 次→舌在口腔内牙齿外左右搅海各 10 次→漱口 10 余次→咽津 3 口→两掌合十，置于胸前，吸气闭之，迅速搓热两掌，浴面 36 次→梳头 36 次→鸣鼓（两掌掩耳抱头，第 2 指叠在中指上，作力滑下，重弹脑后如击鼓）36 次。适于头晕眼花、口眼歪斜、头痒多屑、头痛经久不愈、时作时止。

20. 健肾聪耳　静坐手置膝上，闭目养神。两手中指分别轻按两耳窍中，一按一放，反复多次→手指按定，轻轻摇动，以引导内气，通畅耳窍。适于耳鸣、耳聋等。

21. 纯阳行气　两足开立，平心静气，左手平舒前伸，右手自左腕上捏至左肩下，同时运气 24 口→如上左手捏右臂，亦运气 24 口。适于肩臂痛。

22. 伯阳谈道　静坐调息，不喘不急，右腿放松，舒展置地，左腿弯曲悬空，搭于凳上，左手朝外平举，五指朝天，右手按摩腹部，凝神运气 12 口。适于肩背疼痛。

23. 开胸摇肩　两手立掌交叉于胸前，作两臂外展与肩平→两肩内收至起势，反复 20 次。两掌分置同侧肩部，先向前后环绕 20 次，再向内外做环绕 20 次。适于颈椎病、肩背上肢疼痛麻木。

24. 仙鹤点水　下颌前伸，缩颈回收，反复 7 次。

25. 轮转双臂　先向后摇转 7 次，然后向前摇转 7 次，呼吸自然。

26. 引气归元　双手向两侧捧起灌顶，引气回归下丹田（腹部肚脐下一点三寸处）。

27. 颈肩导引十法

舒展背肌　两脚开立，两掌按摩两臀部 50 次→两手背按摩下腰部 50 次→食指尖按摩肩背部 100 次，越向上端越好。

仰首环天　两脚开立，头身略后仰，一手支撑腰后方→头及躯干转向一侧，远眺天际，另手手指与视线同时指向远眺处，逐渐转腰仰首，与手指一起环视天空，直至对侧，换手同法操作 10～20 次。

双手托顶　两脚开立，两手交叉，手心向下，上臂平肩→尽力将掌心向下压，同时两肘上抬，形成对抗，肩下有牵拉感觉→翻转掌心向上，两臂顶举头后仰，直视手背。反复 10～20 次。

单手托顶　两脚并立，两手背伸，一手向上挺举，另手向下牵压，两上肢形成上下对抗伸展，同时头颈转向牵压一侧。左右交替 10～20 次。

侧腰伸肩　立正，左足持重，右足跖屈尽力提起，同时躯干向左侧曲，右上肢微屈向左上方举过头顶，左上肢微屈向下方绕过腰背部→重心慢慢右移，如上交替作 10～20 次。

颈胸旋后　两脚并立，右足向后与左腿交叉，上身转向左后方，两肘微屈，亦乘势旋转，双目后视。如是来回摆动数次后，右足收回呈站立位→左足后撤，上身右转，如上操作。交替作 10～20 次。

鹰飞马跃　两下肢外展半蹲，两臂伸直外展高举，两腕尽力掌屈，同时足尖跷起，微抬大腿平面，躯干不动→两上肢下压，两腕由掌屈立即变为背伸，同时足跟落地，躯干不动，两脚保持外展半蹲，目平视。反复 30 ~ 50 次。

屈髋伸臂　两足开立，左足持重，右腿髋、膝尽力屈曲上提，踝关节跖屈，同时左上肢伸直上举，右上肢伸直后伸，头右转→还原重心右移，右腿上提如上操作，交替作 10 ~ 20 次。

扩胸松肩　两足略分开立，两肩向后扩胸，头略后仰→双肩上下提降 30 ~ 50 次。

托天轻摇　马步微蹲，两臂微屈肘上举，前臂尽量旋前，掌心托向天空，头后仰看远方，轻轻摇摆躯干 30 ~ 50 次，收势成站立势。

上述导引法可全练或选练，每天早晚各练 1 次，每次练 20 ~ 40min。只要持之以恒练习，必见成效。

## 二、胸腰臀导引整脊法

1. 双手托天　两足分立，与肩同宽，两手交叉，置于上腹，掌心向上→两臂上提至下颌，反掌上托，抬头挺胸，掌心翻转向上→两臂带动上身左、右各侧屈一次→两臂经体侧下落→还原→如上操作，经另一侧下落还原。本法能正骨理筋，适于颈腰僵硬，肩、肘关节及脊柱活动不便，脊柱侧弯等。

2. 转腰推掌　两足平行站立与肩同宽，双手握拳抱于腰间→右手变掌前推，掌心朝前，同时上身左转，左肘向左侧方顶，左上臂与右臂水平，目视左后方→还原→推右手，目视右后方→还原。反复 12 ~ 24 次。本法能增强腰肌力量，提高腰椎的旋转能力和稳定性，有助于矫正腰椎侧弯，适于颈腰痛伴有手臂麻木、肌肉萎缩等。

3. 转腰正脊　分腿直立，稍宽于肩。右掌上举抱住颈项；右臂内旋，手背贴腰，同时身体向左旋转，目视左后方→还原→左掌抱颈，右掌背贴腰，身体右旋，目视右后方→还原。反复 12 ~ 24 次。本法疏通督脉、膀胱经，整复调理脊柱，促进气血运行，适于颈腰椎病引起的头晕、头痛、失眠、心悸、腰痛等。

4. 叉腰旋转　双腿平行站立与肩同宽，两手叉腰，依次用力推动骨盆向左、前、右、后、左作顺时针方向环绕运动 12 ~ 14 圈→如上逆时针方向环绕 12 ~ 14 圈。该法主要滑利 4、5 腰椎关节，特别是使腰过伸，增强骶肌极力量，有利于保持或矫正腰椎生理弧度，适于腰部急慢性损伤、腰椎病等。

5. 展臂弯腰　分腿平行站立，与肩同宽，两手臂腹前交叉→两臂由前上举至头顶，抬头挺胸收腹→两臂经体侧下落与肩平，掌心向下，同时上身挺腰前屈抬头→两臂前交叉→站立起身。反复 12～14 次。本法锻炼脊周软组织，增强椎体活动功能，适于颈、背、腰部筋伤的酸胀疼痛。

6. **弓步插掌** 左弓箭步，双手抱拳置于腰部→右拳变掌前插，拇指向上，余指向前，左肘后顶，做到腰直、腿直、臂直→右弓箭步插左掌→还原。反复 12～14 次。本法主要锻炼腰、臂、腿部肌肉韧带及脊柱旋转功能，有利于矫正脊柱小关节紊乱、滑膜嵌顿等。

7. **双手攀足** 双足靠拢立正，两腿伸直，十指交叉于上腹前，掌心向上，经面部翻掌上托至头顶，目视手背→弯腰前屈，掌心朝下按住足背→起身直立还原。反复 12～14 次。本法亦可坐于床上，两腿伸直，两手向前，弯腰攀足，一弯一伸，徐缓往来。弯时吸气，伸时吐气，反复 19 次。本法主要锻炼、牵伸腰部和下肢的韧带、肌肉，适于腰、腿部软组织损伤，转腰不便，脊椎侧凸，腿部酸痛麻木及屈伸不便等。

8. **转腰俯仰** 两手翻掌上托，虎口张开相对，目视手背→两臂经体侧下落叉腰（拇指向前），上身做顺、逆时针方向各转 12～14 圈。转至前方时上身前俯；转至后方时后仰。该法锻炼腰腹肌肉，固肾强腰，调理脾胃，适于肾气虚弱、腰膝酸软、乏困无力、头晕眼花、耳聋等。

9. **按摩腰眼** 端坐或两足开立，两掌擦热，紧按两侧腰眼片刻→两手同时或一上一下擦腰骶部 3～5min。适于各种腰痛。

10. **飞燕点水** 俯卧，头转向一侧，两腿交替做过伸动作→两腿同时做过伸动作→两腿不动→上身做背伸动作→上身与两腿同时做背伸运动→还原。反复 12～36 次。本法能滑利关节，增强腰肌力量，适于各种腰痛的预防。

11. **抬臀提腿** 仰卧，双手置颈后或体侧，肘臂支撑，双膝屈曲，抬起臀部持续片刻后放下或双腿伸直并拢，抬起两侧下肢或一侧下肢30°～40°持续片刻后放下，反复 12 次。该法可增强腰骶、腹部肌肉力量。适于腰腿痛基本恢复后的疗效巩固。

12. **抱膝滚腰** 仰卧，尽力屈膝屈髋，双手交叉抱膝下→抬臀后仰→反弹坐起。如此一起一落如滚动状，作 12 次。本法锻炼腰臀腹肌及背部肌肉。适于腰背疾病、腰椎前凸畸形等。

13. **抱球扭腰** 两足开立，与肩同宽，两手臂成抱球状置于胸前→上身左转，腰向右扭转→还原→上身右转，腰向左扭转。左右交替 12～14 次。本法增强腰部的灵活性和腰背肌肉的力量，适于腰背疼痛、活动不便等。

14. **整脊治腰** 俯卧，两手向后握两足，仰头，足趾用力外张。手脚一松一紧拉动 7 次→两手向前舒展，两脚向左右摇动 14 次→两手摇动 14 次→两腿伸直，安定身心，内视引气沿脊柱循督脉及膀胱经向下→两手扶床，用力下推，身体略起，意引气沿脊背向下散布→复原，反复 14 次。适于肩、背、胁、腰冷痛胀闷等。

15. **玄武神剑** 屈膝下蹲弯腰，两手做剑指，左手后扬过头，右手前展微低，口鼻微出浊气 3、4 口→左脚向前，右脚尖顶住左脚跟，调息 10 次。适于腰腿疼痛等。

16. **乌龙探爪** 就地坐定，两手前探攀扳双足，调息 19 次。适于腰腿疼痛等。

17. **接舆狂歌**（《赤凤髓·卷二》） 面墙站立，右手扶墙，左手自然下垂，足脚踏墙，力量适中而舒缓，同时调息 18 次。左右交替，适于腰痛。

18. **乌龙摆尾**（《赤凤髓·卷二》） 两足开立，与肩同宽。左脚向前半步，右足跟提起，弯腰低头如鞠躬状，两手与左足尖齐，调息运气 24 次，左右交替，适于腰痛。

19. **篯铿观井**（《赤凤髓·卷二》） 正身立定，伸腰挺胸，平视前方，调息定气，两手握拳，手臂平端，弯腰到地如鞠躬状→缓缓起身，两臂高举，伸展腰身，闭口，用鼻缓缓放气，反复 3~5 次。适于腰腿痛、行动不便。

20. **钟离摩肾** 站立或端坐，两掌互相擦热后握拳，双拳按于两肾俞穴，调息运气 24 口。适于腰腿疼痛、肾堂虚冷等。

21. **神龙绞栓**（《洗髓金经》） 吸气，以腰为轴向左转身，右臂向左划弧，小鱼际置左肩上，手心向上斜向里，左臂向后划弧，手背贴于秉风、曲恒两穴间→呼气向右转身，上肢动作相同，唯方向、左右相反，反复 8~12 次。扭转时身体起立，定势时微下蹲，头颈双目随转，视身后同一目标。适于腰腿痛。

22. **胸腰四步功**

预备势 两脚平行，与肩等宽，双膝微曲；松肩，手自然下垂，松静站立。舌抵上腭，似笑非笑，双目平视，心澄目洁，全身由上而下依次放松，将气沉入下丹田，开始意守。引丹田气经会阴穴沿督脉上升，至大椎穴，经两肩、两臂至两手劳宫穴。

捧气导引　两手转掌心向前，捧气似球，以肩为轴，从体前缓慢托起。贯入天目。张臂开胸，掌心向下，指尖相对，外导内行，将气导入下丹田，捧气时，意念在两手劳宫穴。贯天目时，意入天目。外导内行时，意念随手沿中脉下行。导气至下丹田时，意入下丹田。

胸腰调脊　两脚原地不动，上体左转约90°，头部左转约180°，目向左肩方向平视（腰椎、胸椎、颈椎依次连贯扭动）。与转体同时，左手绕至身后，外劳宫穴轻拍命门穴（掌心向后，掌指微曲）；右手经胸前向上抬起，翻掌平放于右肩之上（掌心向上，指尖向后，掌指微曲，拇指根上托，防止劳宫穴对耳。两手的动作要同时进行），大臂紧贴右肋，稍停。两脚原地不动，上体右转约180°，头部右转约360°，目向右肩方向平视（腰椎、胸椎、颈椎依次连贯扭动）。与转体同时，两手自然换位，右手绕至身后，外劳宫穴轻拍命门穴（掌心向后，掌指微曲）；左手经胸前向上抬起，翻掌平放于左肩之上（掌心向上，指尖向后，掌指微曲，拇指根上托，防止劳宫穴对耳。两手的动作要同时进行），大臂紧贴左肋，稍停。左、右胸腰转体各三次，共六次，中间四次均转约180°，最后一次与第一次相同，转体约90°，恢复预备起。左转时，意念在命门穴和右手劳宫穴。右转时，意念在命门穴和左手劳宫穴。

松腰转胯　放松腰关节，将胯部顺时针转三周，再逆时针转三周（转胯时，以左胯为起点；腰以上和膝以下基本保持固定不动的姿势），松腰转胯时，意念在命门穴。

转体归一　两臂向左侧缓慢扬起，左手略低于肩，右手与肩平（右大臂与右肩成水平直角），掌心成45°斜向前。以腰为轴，按顺时针方向（即向上→右→下→左）转3周（两手画圆的动作，上与下对称，左与右对称）。以腰为轴，按逆时针方向转3周，然后两手自然垂向身体两侧。意念在十指尖，放远，画圆（但注意最后须将放出的意念收回两手劳宫穴）。

收势　两手平脐后，掌指放轻，微曲，分别向左、右各约45°方向外推。与外推同时，突出尾闾，上身保持正直，鼻准对脐中。翻掌内收，指尖斜向相对，在下丹田前拢气抱球。松肩，提肛，两手向小腹收拢，距小腹约2cm时，经两胯沿体侧自然放下，同时两脚立起。外推，内收及拢气抱球时，意念均在两手劳宫穴。松肩时，意念将上身之气收入下丹田。提肛时，意念将下身之气收入丹田。两手向小腹收拢时，意念将两手所抱之球缓缓收入下丹田；同时，小腹加强后收意念，将气收紧，稳固。

23. **腰背肌导引法** 胸腰椎位置结构的正常，主要依靠腰背部伸肌、臀肌、腹肌及其他有关配套的肌肉，如腘绳肌、股伸肌、腓肠肌和平衡运动来完成。所是对以上三方面的肌力锻炼和各关节的平衡运动是锻炼的要点。

腰背肌及臀肌导引法 ①俯卧法：a. 两下肢交替作后伸上举；b. 腹部垫软枕，两臂外展，手握床边，两腿同时或交替后伸上举。亦可于踝部悬物作抗阻力性后伸上举；c. 姿势同上，两腿不动，上身逐渐背伸。亦可于前臂悬物做抗阻力性背伸；d. 两臂后伸，两腿及上胸部同时离床背伸，持续数秒，还原休息，反复多次。②仰卧法：a. 头和四肢支撑过伸法：以头、双肘、双足跟为着力点，用力将躯干和下肢离床作过伸。b. 头和双足支撑过伸法：两臂置胸前，头和双足跟着力如上操作。c. 双手和双足支撑过伸法：两掌、两足跟着力，头、胸、大腿均离床面作过伸。

腹肌导引法 仰卧起坐练习，方法从略。

腘绳肌导引法 ①仰卧，两掌抱头后，两腿交替直腿 90°，小腿再屈至 90°；②俯卧，用力屈曲膝关节，亦可于踝部捆重物同法操作。

股伸肌、股收肌等导引法 ①仰卧，两腿伸直，用力收缩四头肌作肌肉等长收缩运动。②仰卧，两腿屈曲，小腿平举，作两大腿分、合动作→两髋、膝尽量屈曲，再用力前伸踢出。

平衡导引 ①两掌、膝着地呈爬行位→一侧上肢及对侧下肢同时平举，持续数秒→交替操作另侧；②站立，上身逐渐前屈，同时一侧上肢及对侧下肢平举，持续数秒→交替操作另侧。

## 三、臀腿及下肢导引整脊法

1. **白鹤转膝** 两膝并拢微屈，两手轻按膝上，身体前倾，目视前下方→两膝同时顺时针、逆时针、向内、向外各回旋转动 12 ~ 14 次。适于膝关节病痛及腰腿疼痛，下肢酸困乏力等。

2. **仆步转体** 直立分腿一大步，双手叉腰，拇指向后→右腿弯曲，左腿成仆步，上身左转 45°→右仆步上身右转 45°。适于腰、臀、腿痛，髋、膝、踝关节活动不利等。

3. **俯蹲伸腿** 立正，上身前屈，两手扶膝，腿伸直→屈膝全蹲，两手扶膝，指尖相对→两手掌贴脚背，两腿伸直→立正还原，两手放回体侧。反复 12 ~ 24 次。适于腰腿疼痛，髋、膝活动不便，下肢肌萎缩等。

4. **扶膝托掌** 两足开立宽于肩，上身前屈，右手扶左膝→上身挺直，马步站立，左臂经体前上举成托掌，目视手背→上身前屈，两腿伸直，左手扶右膝与右手交叉→上托右手。左右交替，各做 8～12 次。适于颈肩、腰、腿酸胀疼痛及下肢肌肉萎缩等。

5. 胸前抱膝　立正，左脚向前一步，重心前移左腿→右脚跟提起，同时两臂前上举，手心向前，抬头挺胸→两臂经体侧下落，同时提右膝，双手紧抱右膝于胸前，左腿伸直→还原→右脚向前一步，重心转至右腿，如上抱左膝。反复 12～24 次。适于髋关节酸痛、屈伸不便及下肢肌肉萎缩无力。

6. 左右蹬腿　两足开立，稍宽于肩，两手叉腰，拇指向后，左腿屈膝上提，向右前方端腿→还原→换做右腿。反复 12～24 次，适于髌下脂肪垫劳损、膝关节酸痛、下肢活动不利及肌肉萎缩无力等。

7. 仰卧举腿　仰卧，两腿伸直，两手放于体侧→单侧下肢直腿抬举，角度逐渐增大，后期还可在小腿远端绑上沙袋练习。两腿交替，各作 50～100 次。适于下肢肌肉萎缩无力。

8. 蹬空增力　仰卧，两腿伸直，两手放于体侧→一侧下肢屈髋屈膝，踝关节极度背伸→向斜上方蹬踏。同时踝关节尽量跖屈。反复 12～36 次。适于腰、臀及下肢疼痛，活动不便及下肢肌肉萎缩等。

9. 罗汉伏虎　两足开立，略宽于肩，两手叉腰，四指在前→右腿屈膝下蹲，左腿自然伸直→还原→左腿下蹲，右腿伸直→还原。上体宜直，两眼平视，呼吸自然。重复 50～100 次。适于腰髋及下肢酸痛、股内收肌麻木、萎缩等。

10. 搓滚舒筋　坐于凳上，患足踏在竹筒或木棒上做前后滚动，使踝、膝关节做屈伸运动。每次 5～10min。适于下肢酸困无力、瘫痪及膝、踝关节活动不利等。

11. 其他方法　如仰卧蹬车法、太极步、踢毽子等。

## 四、四肢关节导引整脊法

1. 马步推掌　马步站立，两手握拳置腰部→两臂内旋向前，拳渐变掌向前推掌，掌心向前，指尖相对→还原。反复练习 12～36 次。适于颈、腰椎病及四肢关节酸痛、麻木、乏困无力等。

2. 歇步推掌　两足开立稍宽于肩，两手抱拳于腰部→上身左右转，右足内旋45°，左足外旋180°，下蹲成歇步→右手向右侧推掌，左肘向左侧顶，目视左侧→还原→向相反方向如上操作。反复 12～36 次。适于颈、肩、腰及四肢关节酸痛、麻木、乏力等。

3. 上下疏通  直立，两手抱拳腰部，拳心向上→右手上托，掌心向上，目视手背，上身左转90°→上身前屈，同时右手从髋部向下摸左脚外侧→上身右转，同时右手摸两足背至右脚外侧→还原反方向换手操作。反复12～36次。适于肩、背、腰、腿酸痛。

4. 转体回头  直立分腿一大步，两手抱拳置腰部→上身向左后转，右足内旋45°，左足外旋150°，屈左膝成弓步→右臂向前方推掌，与右腿成直线，左肘后顶，向左转体回头→还原→相反方向换手再作。反复12～36次。适于四肢关节及颈、肩、腰、背酸痛。

5. 双转辘轳  两足开立，稍宽于肩，两手抱拳于腰部→身体左转成左弓箭步，两臂内旋变掌伸向左上方，如转辘轳样→两臂前伸时右足跟抬起；两肘后顶时左脚尖翘起，反复12～36次→身体右转成右弓箭步，如上摇转上肢，步法同上，反复12～26次。适于颈、肩、腰、背及四肢关节疼痛，麻木，乏力等。

## 五、脊柱整体导引整脊法

脊柱整体导引法方法很多，如传统的太极拳、八段锦、五禽戏、练功十八法等，现代的颈、肩操，腰腿操等，本书选择几套练法简单，效果显著的方法。其他方法可根据爱好、条件和身体情况酌情选用，并参考有关资料练习。

### （一）太极拳

包括二十四式（简化）太极拳、四十二式（国际比赛规定套路）太极拳及各套传统太极拳。其以脊柱为中轴，以腰为枢纽，以髋关节为躯干与下肢的桥梁，发力于足，运力于腰，用力于肢；动作缓慢，以柔统刚；呼吸匀长，以意领气；手随心转，目随手动。形气神协调统一，精气神全面锻炼，对预防和治疗脊柱病及其相关肢体、内脏器官疾病有良好作用。练法参考有关资料，本书从略。

### （二）脊柱整体导引七术

1. 预备式  身体直立，脚跟靠拢，两脚尖向外分开约一足之长。两臂自然下垂，手成掌形。眼视前方，略向下看。排除杂念，心神安定。左脚向左侧出一步，比肩稍宽，脚尖略向内扣，两脚近似平行。要求做到"三松一匀"，即印堂穴（两眉之间）放松；人中（鼻唇沟中央）放松，嘴角略向上，自然形成面带微笑样；两肩放松；调匀呼吸，意守丹田，即意识默默地微思下腹部。

2. 左右开弓

握拳左转体  以脚跟为轴向左转体90°，左腿伸直、右腿微屈、成右后弓步，同时两臂提肘微屈，两手握拳至腹前，拳背相对。

提拳左虚步  左腿屈膝起踵成左虚步，同时两拳提至胸前。

提膝深吸气  右腿伸直，左腿提膝举起，同时两拳外翻松开，手心向上，手成掌形。两臂慢慢伸直，并经下略向后分开，深吸气。

左弓步前仆  左脚掌自右向左绕一圈，接着向前跨出（脚跟先着地）成左弓步，随左脚前跨时慢慢呼气，同时两臂从后向上划弧，上体前屈，两臂前下伸，眼看前下方。

收脚右转体  上体慢慢抬起，左脚后收半步，以两脚跟为轴，向右转体90°成马步，同时两手拉至膝前。然后做握拳右转体、提拳右虚步，提膝深吸气、右弓步前仆和收脚左转体。动作同上面5个动作，唯方向相反。

3. 顶天立地

半马步对拳  上体慢慢抬起，然后以两脚跟为轴向左转体90°，右脚向右半步，成两膝微屈的半马步，同时两臂随上体左转回到腹前，手心向上；接着两臂内旋握拳，拳背向上，拳心向下。

伸掌体下蹲  两肘上提，两拳收至腋下，松拳伸掌，手心向后；两臂慢慢向下伸直，同时身体缓慢下蹲至大腿与地面平行。

起踵高举臂  两手背后伸腕，手心向下；两臂弯曲，两手经前慢慢举至肩上；接着两腿慢慢伸直，脚跟提起，同时两臂也随之向上伸直，掌心向上，眼看两手。

4. 扭转乾坤

左扭身抱球  脚跟落地，两膝微屈，两臂向左徐徐落下；右手在上，左手在下，成左抱球状（上体尽量左扭）。

右扭身抱球  两臂经前向右，至右侧时，右手向右下、左手向左上，同时划弧成右抱球状（上体尽量右扭）。

左转身亮掌  以两脚跟为轴向左后转180°成交叉步；接着右手向右、左手向下同时划弧拉开，至右手在额前亮掌（手心向外），左手在臀后（手心向右）。

上体右侧屈  以脚跟为轴，上体回转到正前方；接着右腿微屈，左腿伸直，同时上体向右侧屈，右手从头顶经脑后至身体右侧（右臂与地面垂直），左手上举弯向头顶，两手掌心向前，身体尽量向右侧屈。

右扭身抱球  上体直起，两膝微屈，左手在下，右手在上，成右抱球状。

然后做左扭身抱球、右转身亮掌、上体左侧屈，动作同上面 3 个动作，唯方向相反。

5. 前俯后仰

半马步分臂　上体直起，两膝微屈成半马步，两臂微屈向两侧分开，手心向下。

转臂前交叉　两前臂以肘为轴经后向内绕至腋下，掌心向上；并继续伸向胸前交叉，右手在外、左手在里，掌心向内。

握拳体前屈　两臂微屈向两侧分开，同时两手握拳，拳心向外，接着上体慢慢前屈，拳背紧靠脚后跟，头伸到胯下，眼看正后方，两腿伸直。初学和年老体弱者，先做到上体前屈 90°，两拳下垂过膝即可，以后再慢慢求进步。

垂臂后屈体　上体缓慢抬起，两手松拳向两侧分开，掌心向下；接着上体慢慢向后屈，两臂垂于体后。

6. 大鹏展翅

复位前抱球　上体慢慢抬起，两手从后侧向前成前抱球状，右手在上，左手在下，手心相对。

左脚小绕环　重心移向右侧，右膝微屈，左脚屈膝提起，以踝关节为轴，脚掌从右向左绕一圈。

展臂左伸腿　左脚背绷直，从右脚后向右侧伸，四、五足趾着地，左腿伸直；右膝微屈，同时手成剑指向两侧分开，两臂伸直成左臂侧上举、右臂侧下伸，眼看剑指（先左后右）。

复位前抱球　左脚向左半步，两膝微屈，成半马步，同时两臂向前成前抱球状。然后再做右脚小绕环、展臂右伸腿，动作同第 2 和第 3 个动作，唯方向相反。

7. 前后平衡

半马步托掌　右脚向右半步，两膝微屈成半马步，同时两臂向前，两手变掌置于腹前，掌心向上。

后弓步展臂　左脚后退一步，重心移至左脚成左后弓步；同时两臂伸直向两侧分开，掌心向前。

左举腿平衡　右膝微屈，重心逐渐移向右腿，左腿屈膝，左小腿后上举，脚尖绷直；同时两臂肩平屈，两手剑指向两耳，眼视前方。

伸臂俯平衡　左腿逐渐向后伸直，上体慢慢前屈成水平，两臂伸直，剑指伸向前方成俯平衡，眼视前方，同时意运脚趾尖端，初学者和年老体弱者，先做到腿稍后举，上体略前倾即可。

半马步托掌　上体缓缓抬起，左脚向左一步成半马步，同时两手剑指松开，收回到腹前，掌心向下。然后做后弓步展臂、右举腿平衡和伸臂俯平衡，动作同第2、3、4个动作，唯左右腿交换。

8. 天体圆转

马步前举臂　上体缓慢抬起，右脚向右一步成半马步，同时两手剑指松开，两臂弯曲，前臂前举与地面平行。

左绕环圆转　上体略向右前下弯，同时两手成剑指，下垂在右膝前；接着以腰为轴，上体向左后旋转一圈，两臂随上体绕转至体前。

右绕环圆转　动作同上一个动作，唯向右做。

9. 收功　上体缓慢抬起成半马步，两臂上提握拳至胸前平屈；接着两腿慢慢伸直，两拳松开，两臂缓缓伸直，还原成起势。练拳时要做到脑空、意空、凝神内敛，意守丹田。动作过程中要气行周身，上下相随，协调柔和，蜿蜒连绵，达到动中求静，运转如珠，并与呼吸紧密配合，做到深长细匀，手到眼到，一气呵成。

**（三）龟蛇导引术**

龟蛇导引术是一套模仿长寿动物龟、蛇的习性和动作进行养生保健的导引方法。该法动作轻柔、舒展、缓慢、匀稳，以腰为枢纽，经腿、胯、背、肩、肘而达于手。如蛇之行气，节节贯通；如龟之吐纳，注重呼吸。加之思想集中，神态安详，内心无我无为，增强其养生保健作用和对脊柱功能的增强，对防治脊柱及其相关疾病有重要的作用。

龟蛇导引术分站式、坐式和卧式。

1. 站　式

龟蛇合气　两足平行开立，于肩同宽，重心大部分落于两足跟和两膝、髋，保持直而不僵，两臂自然下垂于体侧，手指并拢微曲，自然放松，目视前方一固定目标片刻后垂帘轻闭，心平气定，神态安详，自然缓慢呼吸，分别自身体的前、后、左、右及中轴从上向下依次放松。每放松一个部位，同时要内观体会舒松、温润、通畅的感觉和意气下行的快感。

前面：头顶→前额→两眼→口→前颈→胸→上腹→小腹→两大腿前面→两膝盖→两小腿前面→两脚→意守大脚趾1～2min。

后面：头顶→后枕部→后颈→背→腰→臀→两大腿后面→两腘窝→两小腿后面→两脚掌→意守两脚心（涌泉穴）1～2min。

左右两面：头顶→头两侧→颈两侧→两肩→两上臂→两肘→两小臂→两手十指→意守两中指 1~2min。再由头顶→头两侧→颈两侧→两肩→两腋下→两胁肋→腰两侧→两胯部→两大腿外侧→两膝外侧→两小腿外侧→两脚→十个脚趾→意守小脚趾 1~2min。

正中线（轴）：泥丸（脑正中）→喉→心→胃→脐后腰脊前→会阴→两下肢→涌泉→意守涌泉 1~2min。

二龙戏珠 全身（尤其是肩背腰腹）放松，右手按脐，左手按于右手背，顺时针揉腹 36 次，同时耳内听、目内视、意念轻轻关注按揉之处，觉手掌带动内脏随之运转，由小动渐至大动，又由大动渐至小动、微动、内动→如上逆时针运转并内听、内视、意守。

左右浪动 两手沿带脉向后分抹至腰肾→身体左右摆动：左侧弯时左手下擦右手上擦；右侧弯时右手下擦左手上擦。先用掌擦，次用拳眼擦，再以手背擦，最后仍用掌擦，各 12~36 次（一上一下为一次）。

摇头摆尾 ①吊腰旋臀，两足平行开立，与肩同宽，拇指向前叉腰（或两臀自然下垂），膝胯微屈，腰部尽量放松，先顺时针回旋转动腰胯 12~36 次，再逆时针旋转 12~36 次；②风摆荷叶，如上大幅度顺、逆时针回转 12~36 次；③摇头掉尾，头、颈、腰、背等同时作顺、逆时针回转 12~36 次。

前后浪动 两足平行开立，与肩同宽，全身放松，口似闭未闭，似张未张，舌抵上颚，下颌微前伸，上身呈鞠躬样前俯，腿似直非直，身体微下蹲，收下颌，依次屈伸踝、膝、髋、腰、胸、颈各关节，全身节节贯串浪动，其根在脚，发于腿，主宰于腰，达于头颈。下颌的一伸一收，带动头部进行划圈式周期运动，引动脊柱浪动，形成梢节领，根节催，上下一气贯通的协调活动。前俯时两臂同时自然前摆，仰面时两臂同时自然后摆。

玄蛇盘树 ①左手后背，掌心朝外，置于右侧腰部→右手从体侧上举过头→屈肘贴枕部抱头，手指压拉左耳，右腋张开，头、颈、腰背向左后方拧转，意视右脚跟，舌抵上颚，稍停片刻；②身体转正，侧头上观九天之上，身直气静，舌抵上颚，右手从头后过头顶经面前徐徐下按，气血随之下沉丹田→再做对侧，动作相同，方向相反。

白蛇吐信 ①左脚向前迈半步，右膝微屈，上身后坐于右腿上呈左虚步，左手自下向体前弧形前探，高于肩平，掌心朝下，同时右手自下沿右胸上提至乳上方，掌心斜朝外，五指朝下；②右手沿胸下落小腹过毛际，虎口朝向小腹，五指向下，同时左手落至右手背上，掌心朝外，五指斜向下→右手前探，左手上提→左手沿胸下落至毛际，右手落于左手背。如此左右交替，反复 5 ~ 8 次。

金蛇缠绕 ①平圈：两脚平行开立，略宽于肩呈马步，仰掌至于两腰侧→拧腰向右呈右侧弓步，同时左手仰掌向右侧平探→拧腰向右呈左侧弓步，左手在身前平划半圈呈左侧平举，掌心朝上。②立圈：左掌经左上至右上，同时右侧弓步→左掌继续向右下划弧同时右腿屈膝成仆步，左掌继续沿左腿经左下方平探，掌心向上，呈左侧弓步。③斜圈：顺时针旋腰 1.5 圈，同时左手仰掌亦随之旋转 1.5 圈，呈左侧弓步及右侧弓步时，掌心皆向上。上体前俯时手臂运转稍低，约与膝平；后仰时手臂运转略高于头。④肘圈后探：腰向左拧转，同时屈肘，手与脐平，沿腰向左后探出，掌心仍朝上。⑤螺旋圈：拧腰向右，左手经左下向右上划弧至右额前上方，肘微屈，小臂在头上方旋转一小圈至左额前，展肘仰掌旋向右胸前，然后呈叉腰状或仰掌置于左腰侧。然后由平圈起，做另一侧动作。

灵龟戏水 两脚平行开立，略宽于肩，膝微屈，两手交替做划水状圆圈。左手划时腰胯向右微拧；右手划时腰胯向左微拧；手臂在上时屈膝胯，身体下缩；在下方时，身体上升，使肢体呈扭转对拔状态。

神龟吸气 ①马步相距约三脚宽，两掌重叠或分别按抚在小腹处或分接于两腹股沟，全身放松，自然缓慢呼吸 3 ~ 5 次，犹如龟鳖惭息。末次呼气将尽时，上体深深前低，头部低于两膝，将肺中余气呼尽。②头像小勺舀水似地引颈前伸，同时缓缓吸气，上体徐徐抬起还原并微微后仰舒胸，吸满气。③噘嘴如猪嘴状使鼻孔变窄，缓长呼气，反复 9 ~ 36 次。

腾蛇陆起 两脚平行开立，与肩同宽，两臂自体侧缓缓向头上高举，两臂在头上方徐徐左右摆动，腰身随之微摆，有扶摇腾空的意境→仰面，掌心朝上，两臂同时外旋，掌心斜向内，继之向下，缓缓自身前下落至胯前，意气随之上引泥丸，下透涌泉，缓缓下蹲，两手亦随之下按至两脚外侧→握拳如"旱地拔葱"状，身体缓缓站起，如此反复若干次。

娇蛇甩尾 两脚平行开立，与肩同宽，意静心清，呼吸自然。以脚发力，拧转腰身，两臂放松。在腰身左转时，以右拳或前臂击腹，左拳击腰；右转时左拳或前臂击腹，右拳击腰。亦可如法交互击打腰、肩。

龟蛇伏气 如龟蛇合气站立，初学者宜重复龟蛇合气练习，渐觉美之于中，畅于四肢百骸，进入大通境界：先觉身体中脉空空洞洞，百脉冲和，关窍齐开；进而毛孔齐开，似觉有气出入，内外混元一气，往来无阻，引伸上下，通于无际。突感平常所有的知觉和感觉忘却无遗。如此有感觉就观窍或体验冲和之气感，没有感觉就忘却一切，所谓"有欲观其窍，无欲观其妙"。

2. 坐　式

龟蛇合气　端坐床椅，两脚平行，相距约三脚长，脊柱竖直，腰部松沉，臀部微敛，头颈松弛端正，两臂自然下垂，肘微屈，两掌轻按小腹两侧，两小指分置腹股沟处，虚腋，两目平视一固定目标，继之放松，垂帘轻闭，余与龟蛇合气站式同。

二龙戏珠　端坐，余与站式同。

左右浪动　端坐，余与站式同。

摇头摆尾　端坐，头颈松软，先顺时针回旋转动 5~8 次，逐渐带动整个脊柱随之以腰为轴做大幅度旋转 5~8 次；然后逆时针如上做。

玄蛇盘树　端坐，余同站式，唯拧腰向后时目视后下方。

怪蟒翻身　①两臂展直，自体侧高举过头，仰面观天；②头颈正直，目视前方，两手抱后脑，掌心掩耳，两肘张开与肩平行；③拧腰向左，身前俯，右肘尖朝下，左肘尖朝上；④拧腰向右，右肘上挑，左肘下压呈右肘在上左肘在下；⑤还原。反复 12~36 次。

神龟服气　端坐，余同站式，较站式效佳。高血压患者初练时前俯角度小些，逐渐加深。最好先练习点穴降压龟息法：两手合掌，两拇指端触及喉结，向两侧分开按于喉旁动脉，两手余指分按颈后。拇指紧按动脉后俯身练习。身躯抬起后放松。一般练习 2~8 次后血压即有所下降，然后按常规练习。

灵龟戏水　端坐，余同站式。

龟蛇伏气　端坐，余同站式。

3. 卧　式

仰卧龟息　仰卧，枕高适宜，轻闭口眼，两腿自然伸直，两手放于体侧或叠放于小腹，想象如灵龟深沉渊底，全身极度放松、放软，以舌在齿外颊内徐徐搅动 10 余次后再漱口 10 余次，将口内唾液聚在一起，徐徐吸气，缓缓呼出大部分，闭目咬牙提肛将唾液吞下，咕咚有声，随轻轻吸气一口似随津液下降入丹田→缓缓深长呼气，全身随呼气极度放松。如此咽津 3 口后，宁心静听呼吸出入，以听息之一念代万念，渐入静定：闻似未闻，恍恍惚惚，不知不觉进入"冬眠"状态。

二龙戏珠　仰卧，余同站式。

蛇行气　①两手十指同时效仿蛇之屈伸，缓缓呈抓挠状屈伸 12~36 次；

②十个脚趾同①法屈伸抓挠 12～36 次；③两臂和两腿分别向内外转 12～36 次。

浪动 仰卧，腰身左右摆动 12～36 次→俯卧，左右缓缓摆动 12～36 次。

神龟出水 俯卧，面枕床上，两腿自然伸直，两脚与肩同宽或略宽，两手轻按肩旁。缓缓鼻吸抬头引颈前伸，渐引上身抬起，先用腰脊力，后用手臂力支撑，两目极力向上远眺→头微低，肩颈放松，先缓缓呼气，随即吞津或咽气一口，再轻轻吸气一口，气随津降至丹田→缓缓深呼气尽，恢复俯卧，全身放松如酥，保持自然舒适，缓慢呼吸 3～5 次。如此反复 3～5 遍。

俯卧蛰藏 俯卧屈肘，两手俯掌置耳旁，两肩放松，两腿自然伸直，余如仰卧龟息。

侧俯卧息 左（右）侧俯卧式，枕高 3、4 寸，头微前俯于枕上，躯干微后弯呈含胸拔背，气沉丹田。左（右）腿微屈在下，右（左）腿卷曲，膝部触床，右（左）腿背钩贴左（右）委中或承山穴上或置左（右）腿前，以舒适为度。左（右）肘屈曲成直角，左手掌心向上置于耳前枕上。右臂自然置于右大腿上（龟息眠），手足曲而心息定，呼吸细细绵绵，若有若无，如仰卧龟息练法。

龟塔式 俯卧胸部贴床，头向一侧，两腿跪起，两脚稍分开，两大腿与床面垂直，保持 5～20min。年老体弱不能做者可做膝肘着床练习。适于子宫后倾、子宫脱垂和盆腔淤血症。

**（四）道家强肾固精长寿术**

该术动静结合、内外双修，内涵导引、按摩和胎息等功夫，着重锻炼腰背及下丹田，具有强肾固精，壮骨柔筋，增强脊柱的稳定性、灵活性，防治脊柱及其相关疾病的作用和保健强身，延缓衰老的功能。

这套长寿术包括立、坐、蹲、跪、爬、滚、卧 7 种功法，每法又分十三势。每势之间既有密切联系，又可单独分开练习。所以，为整脊疗疾练习的人，可酌情选练几势，循序渐进，便可收到预期的效果。本书根据整脊的需要介绍站功十三势。

预备式：各势相同。两脚开立，与肩同宽，两手臂自然下垂放于体侧，全身放松，心平气静。

一势：回春功（服气养肾悠功） ①起势：先吸气提起脚跟，胸部舒展，小腹鼓起→呼气小腹微缩，微屈膝，脚跟落地。反复 8 息。②抖动：深呼吸后屏息约 1min→两膝微屈，全身放松作上下弹性颤动。此时男子肾囊前后摆动，女子玉门微开，全身无处没有震动感。如此抖动 1min。③转肩：抖动后身体重心放于前掌，双膝微屈，全身放松，两臂松垂，口微张，交替转动两肩：左肩沿前→上→后→下划一圆圈，同时右肩沿后→下→前→上划一圆圈。两肩交替协调运转 16 次。动作以背带肩，以肩带臂，使脊柱肩胛连续扭动，挤压按摩内脏。

二势：上元功（麻姑上寿功）　起势：左手缓慢沿前正中线上提至胸，手心朝上，五指略分。左手继续向左前方运展同时右手跟行，目随左手到顶点后翻掌或海底捞月势下行；在左手上行的同时，左脚尖沿地运经右脚内侧，虚步向左划弧，落地屈膝，前后两脚相距约 60cm，躯干随之向左转动，重心左移，右腿随身左转，右脚跟微提，成左弓步、右半弓步，双腿根部内侧相应紧扣→躯干转向右，右手顺势向右前方运展，左手从下向上跟行，右手运至顶点后翻掌成海底捞月势下行，同时两脚从左转向右成右弓步、左半弓步，双腿根部内侧紧扣→左右交替，各做 8 次。

三势：八卦形功（日月地回功）　起势：双手自下而上抬起抱球与肩等高，双膝稍屈→左手向上运行至头顶上方，右手臂向右下运行至身后成半月形，身体左转 $45^0$ 成左弓步、右半弓步，上身正直→右手在右体侧划八卦：从体侧右下方向前向上向后划一圆为太阳，再沿圆的垂直直径从下而上划"S"形，至顶端时翻掌从后向下向前划一圆为地球，右脚顺势向前迈出一步成右弓步、左半弓步→当右手划圆至头顶上方时，左手向左下方运行，在左侧划八卦，划法同右，但方向相反→当左手划完八卦运至头顶上方时，右手从头顶上方向右下方运行，右脚顺势后退一步，左腿弓步，右腿半弓，右手开始第 2 次划八卦。两手交替，各做 8 次，约 1min。

四势：鹏翔功（平环功）　起势：双手形同抱球抬至胸口，左手在下右手在上，相距约 30cm。身体左转，由左至右来回呈 ∞ 形转动，两手心相对，顺势在体前运转划 ∞ 形。在左侧划圆时左手领先在上，右手在下跟行。运至胸前时相对翻掌，右手领先在上，左手在下跟行。两侧交替，各做 8 次。

五势：龟缩功（万寿功、复环功）　两手向前平抬微屈肘→左手向下划半圆至小腹，手心向上，与右手呈抱球势→重心右移，上身前倾，微向左转，左脚向左方迈出半步成弓步，右腿后伸，脚不离地，同时左手前伸屈腕，手指呈水平，右手按向右下方，拇指触胯成奔马式。左手向外翻掌，抽臂后拉，左肩相应由上向后向下转动→左臂屈于胸前→右肩带动右手，从右下方向前划半圆，屈臂于右胸前，上身后仰，收腹、弓腰、缩颈，形如龟缩→向后转肩落肩，双手向下向前向后划大圆至胸前→向后转肩落肩→双受再向上向前向后划大圆。双手运至腹前时向后转肩落肩→双手重复向下向前向上划大圆至胸，再向上向前向后划大圆动作。当双手回至腹前做转肩落肩动作后，身体右转，两手抱球，重心左移，右腿虚步前迈半步成奔马式，开始做右侧动作，与左侧方向相反，左右各做8遍。

六势：龙游动（龙凤呈祥功、三环功）　两腿脚靠拢，上臂夹紧屈肘合掌于胸前→双掌合十左倒于左肩，左掌在下→右肘抬起，头、上身左倾，臀部右摆→合十双掌伸向左上方，经头顶向右划圆至颈前，成左手在上，手指向前；在双手划圆的同时臀部由右向左摆动，再摆回正中并微屈膝髋，重心下降。此时划完第一个半圆→双手向左侧下方划半圆至胸前正中，左手在下，十指向前，同时臀部右摆，再由右摆回正中，并继续屈曲膝髋，使重心较前再降，完成第2个向下划的半圆→双手向右下方划半圆至腹前正中，左手在上，手指向前，同时臀部左摆，再从左摆回正中，重心再下降，屈膝半蹲，完成向下划的第3个半圆。接着由下向上划3个半圆：两手合掌向左侧上方划半圆至胸前，左手在上，重心稍升→向右侧上划半圆至颈前，右手在上，重心再稍升，整个过程臀部如上摆动。由上至下。再由下而上共划了3个连接的圆，臀部左右来回摆动6次，整个脊柱随之扭转。收势：划完第三个圆回至左胸前→继续向左上方划半圆至头顶，手指向上→双手垂直下落至胸前→双手自然放下。

七势：蟾游功（小环功）　腿脚并立，双臂沿体侧屈肘提起，五指并拢，紧贴乳旁，屈膝、收腹、缩颈，下蹲提踵，重心落于两脚前部（涌泉穴处）→两手前伸，分别向胸前左右两侧从里向外划一整圆，复归原位，如同蛙游，同时直腿、挺胸腹、伸颈、提踵。双手由前向后划圆8次→双手在胸前由后向前划圆8次，同时直腿、挺胸腹、伸颈、提踵。两手前后共划圆16次。

八势：天环功（上阳功）　两臂前平举，手心向下，抬至头顶脑后时自然翻掌向上，十指向后，上身后仰→双手在头上方从后向左向前向右向后划圆4圈→反方向划圆4圈。

九势：地环功（地阴功）　双臂屈肘抬至胸前，手心向下→身体左斜，双手伸向左前方，同时左腿向左前方迈出半步，双腿尽量前伸成左弓步→双手从左至右在胸前划水平圆，腿由前弓变为后侧弓步，身体由偏左偏前变为向右向后倾。如此划圆8圈→收左腿换右腿，双手同前反方向划圆8圈。

十势：人环功（猫虎功）　双手手心相对，由前举至头顶，虎口相对，左右分开，手心向上→重心右移，左脚向左侧迈半步，右脚跟微抬向左转45°，顺势转体，面向左方→双手向左右两侧下落划圆，与此同时，弯腰屈体，当双手十指运行至左膝上时，合掌上行，身体向上引伸，重心右移，当合掌运至胸口时，转肩一圈，顺势合拢十指向上，两肘弯成三角如礼拜状→开掌向前上方划弧，身体顺势前倾，重心左移，完成左方动作→重心右移，右转 90°，收左脚向左前方迈出一步→双手由上向两侧下落划圆，同时弯腰屈体，重心左落，当双手运至左膝上时，合掌上行，身体向上引伸，重心右移，当合掌运至胸口时，转肩一圈，合掌顺势向上，两肘弯成三角如礼拜状→开掌向前上方划弧，身体前倾，重心左落如猫扑，完成前方划圆。身体重心右移，收左脚向左移一步如预备站式。两手从上方分开，向两侧落下划圆，同时弯腰屈体，当两手至两膝内侧时合掌上行，身体向上引伸。当合掌行至胸口时，转肩 1 圈，合掌十指顺势向上，两肘弯成三角如礼拜状，然后开掌向前上方划弧如猫扑势，完成在中间划圆→左脚跟微提，左转 45°，重心左落，顺势右转 90°，收右脚向右前方迈半步，左脚跟向左转 45°，双手从上向左右两侧下落划圆，同时弯腰屈体，当两手至右膝上时，合掌上行，身体向上引伸，重心左移，当合掌行至胸口时，转肩一圈，合掌十指向上，两肘弯成三角如礼拜状→开掌向前上方划弧，身体前倾，重心右落，完成右方划圆→左脚跟微提，左转 45°，重心左移，收右脚向右迈一步，随之转体 90°，左脚跟左转 45°，双手从上分开向左右两侧下落划圆，同时弯腰屈体，顺势前倾，重心右落，当双手十指下行至右膝上时，合掌上行，身体上引，重心左移，当合掌行至胸口时，转肩一圈，合掌十指顺势向上，两肘弯成三角如礼拜状，开掌向前上方划弧，身体前倾，重心右落如猫朴势，完成后方划圆→左脚跟微提向右转 45°，收左脚向左迈一步，左转身 90°，左脚跟继续右转 45°，身体再左转 90°，双手从两侧下落，自然收势。

十一势：八仙庆寿功（礼拜修仙功）　两手向小腹运行，虎口交合抱拳成八卦形，沿前正中线从下向上运行至印堂穴处，从眉际划弧下至咽喉处，手心向下→继续下行，过脐时变平搭掌，行至裆部时又抱拳弯腰 45°成礼拜状→抱拳沿前正中线由下而上至鼻下又返回裆部，屈身弯腰做第 2 次礼拜状→抱拳上行至心口向外翻掌，劳宫向上叠掌，下至脐下→提臂、转肩、翻掌→下至裆部屈身弯腰做第 3 次礼拜状，完成正面三拜。抱拳上至心口，开拳翻掌，手心向上，左手向左前弧形伸出，右手向下弧形伸出，掌心向上意想吸天之阳气，同时左脚向左前迈出一步，屈膝收腹挺胸，重心左移，目随左手，右腿屈膝虚步，蹲趾点地成左弓步、右半弓步→抽身向后，右脚跟着地，右腿屈膝成弓步，左腿虚步半弓，蹲趾点地，重心右移，同时左手沿原伸出路线回至胸前，与左手相合抱拳→向左后转体扭身，目向后瞧，举拳停于左腮，同时左腿屈膝成弓步，右腿半弓，重心左移成礼拜势→右脚虚步划弧向右前迈出一步，屈膝成弓步，左腿半弓，重心右移，同时转身回拳至胸口，开拳阴掌，右手向右前方弧形伸出，左手向左下弧形伸出，掌心向下，意想吸地之阴气→右手反回胸前，左手从左下划弧经头上方回至胸前，与右手相合抱拳→向右后方转身，目后瞧，举拳停于右腮侧，同时右腿弓，左腿半弓，重心右移成礼拜势，完成向右后方礼拜势→左脚从后向左前虚步划弧迈出一步，成左弓右半弓步，重心左移，同时转身回拳至胸口，开拳阳掌左手向左前上方，右手向右下方弧形伸出，意想吸天之阳气→左手沿原出路线返回胸前，右手从右下向上经头上划弧至胸前，两手抱拳，举向左腮侧停住，同时左腿弓、右腿半弓，重心左移成礼拜势，完成向左前方礼拜动作→右脚从后向右前虚步划弧迈出一步成右弓左半弓步，重心右移，同时回拳至胸口，开拳阴掌右向右前上方，左向左下方弧形伸出，意吸地阴→右手返回胸前，左手从左下向下划弧经头上回至胸前，两手抱拳，举至右腮侧停住，同时右腿弓、左腿半弓，重心右移成礼拜势，完成向右前方礼拜动作。

最后回拳胸前，同时收右脚，与左脚跟并立成"八"字形，直腿→两手向两侧划弧落下。

十二势：凤凰展翅功（大顺功）　两臂前抬成抱球势（右上左下）→手背相对，左手向左上伸展，手心由向上变为向下，右手伸向右下，手心由下转向上，同时左脚向左横开半步，转体成弓步，重心左移，回首俯视成凤凰展翅势→两手收回，手背相对，右手向右上，左手向左下伸展，右手心变向下，左手心变向上，同时转体成弓步，重心右移，回首俯视，成另侧展翅势，左右交替，各做4次。

十三势：还童颜功（润肤功）　共14节，本书仅介绍第1节"三星高照"。两腿并拢站立，双手手心向下，慢慢前平举并继续举过头顶，手心向上，虎口相对，同时展胸收腹深吸浅呼，吸气尽翻掌，两手返回还原，呼尽浊气。反复上势3次（道家称一举为福星，二举为禄星，三举为寿星，故称此势为三星高照）。

# | 第九章 |
# 其他整脊疗法

## 第一节  牵引疗法

牵引疗法是治疗骨伤科疾病的常用方法之一。将其用于整脊，主要适用于除脊髓型外的颈椎病，胸腰椎错位、畸形及椎间盘突出症等病症。牵引疗法运用力学的作用力与反作用力原理，通过人体重量与牵引重量（砝码等）的拮抗作用，使软组织的紧张和回缩得到缓解、椎间隙椎间孔增大、错位椎体复位、畸形归正、椎间盘内髓核还纳，椎体、横突、棘突、小关节、椎间孔与神经、血管的位置得到调整，神经根和关节囊的粘连得以松解，受压的神经根得以减压，椎间盘向外周的张力得以缓冲或解除，被嵌顿的小关节滑膜得以解除，以促使移位的小关节整复，从而达到恢复脊柱正常生理结构和功能的作用，起到良好的整脊矫形效果。

### 一、牵引方法

脊椎牵引的方法很多。根据操作时患者体位的不同，可分为卧位牵引、坐位牵引、斜位牵引或直立位牵引；根据牵引力的来源不同，可分为患者自我徒手牵引、手法牵引、机械牵引、电动牵引；根据牵引持续的时间不同，可分为持续牵引与间歇牵引。临床上常根据患者的病情、体质、治疗条件等具体情况选用合适的牵引方法。

**（一）手法牵引**

详见推拿整脊法。

**（二）自我徒手牵引**

双手十指交叉合拢，并举过头顶置于枕部，然后头后仰，双手逐渐用力向头顶方向持续牵引 1~2min，连续 3~4 次。自我徒手牵引疗法利用双手向上牵引之力，牵拉椎间隙，缓解脊旁肌肉紧张和痉挛，使脊柱恢复正常的生理曲线，可有效缓解颈、肩、腰背疼痛等临床症状。该法牵引力的大小可根据患者的情况灵活掌握，且简单易于操作，不受时间和场地的限制，通常用于颈椎病、落枕、腰背肌劳损等脊柱病的康复和预防。

### （三）机械牵引

借助一定的机械器具进行牵引，可以有效地量化牵引的重量、时间和方向，调整并恢复已被破坏的脊柱平衡，但缺乏手法牵引的灵活性。临床上常用的有枕颌布带牵引和骨盆带牵引。

1. **枕颌布带牵引**　患者采用坐位或仰卧位，选择适宜型号的颌枕布带托住下颌和后枕部，用牵引钩钩入颌枕带远端，使牵引带两侧保持比头稍宽的距离，通过滑轮在牵引绳的一端添加重量。根据患者的年龄、性别、病情、体质、耐受力等确定牵引的重量，一般该重量是患者体重的 1/10~1/8，如一个体重为 50kg 的患者，通常牵引的重量选择 5~6kg。牵引的方式大多用持续牵引，有时也用间歇牵引或两者相结合。时间为每次 20~30min，每日或隔日牵引一次，10~15 次为一疗程。根据牵引的目的调整牵引的角度，如主要作用于下颈段，牵引角度应稍前倾，可在 15°~30°；如主要作用于上颈段或寰枢关节，则前倾角度应更小或垂直牵引，同时注意结合患者舒适来调整角度。适用于落枕，项背肌劳损，颈型、神经根型、椎动脉型、交感神经型颈椎病（脊髓型慎用），寰枢关节半脱位，前斜角肌综合征等颈项部病症（图 9-1）。

2. **骨盆牵引带牵引**　仰卧，头低脚高位，床脚抬高 10~15cm，，用骨盆牵引带包托于骨盆，两侧各用一个牵引带进行持续牵引。也可利用较大重量的间断牵引，即将腋下牵引带固定于床头做对抗牵引，用骨盆牵引带包托骨盆髂骨进行牵引。间断牵引时的牵引重量先从体重的 1/3 开始，根据情况逐步增加，最多可加至相当于患者体重，以患者感觉舒适为宜。每日或隔日牵引一次，每次牵引 20~30min，10~15 次为一疗程。牵引间隙最好仰卧位休息。适用于项背肌劳损、腰肌劳损、髓内压增高型和退变失稳型腰椎间盘突出症（增生狭窄性及较大的腋下型突出应慎用）、梨状肌综合征等腰臀部病症，有时也用作严重脊柱侧凸或后突的术前辅助治疗。作为预防腰臀部病症的保健式牵引常选用小剂量持续床上牵引，牵引负荷控制在体重的 1/10~1/8，患者仍采用脚高头低仰卧位，牵引时间为每次 5~10min（图 9-2）。

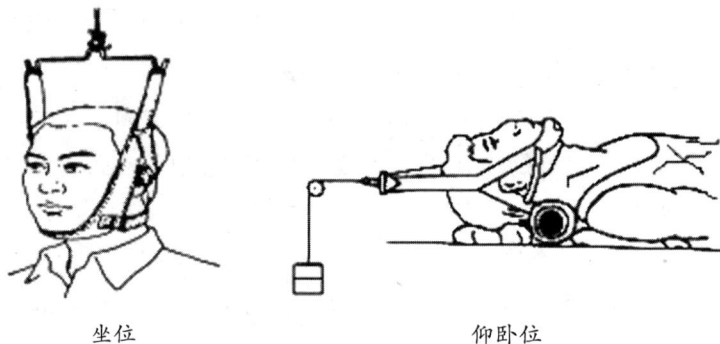

坐位                                    仰卧位

图 9 - 1    枕颌布带牵引

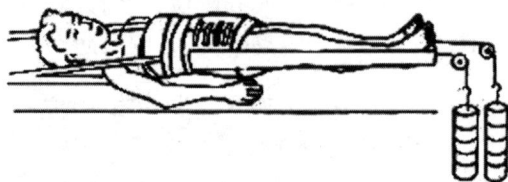

图 9 - 2    骨盆牵引带牵引

### （四）电动牵引

利用电动设备作为牵引力来源进行牵引，一般的电动式颈腰椎牵引床牵引采用直流电机，噪音小，稳定性好，且操作安全（图 9 - 3）。目前临床上还常用智能化牵引床，这种牵引床通常由微电脑控制台、颈牵和腰牵的驱动装置、牵引床体等部件组成，可以用键盘式输入更为方便地控制牵引力的大小、牵引的时间和方向，甚至牵引速度、牵引行程、牵引方式等。有的牵引床还可根据治疗的需要储存 10（0～9）个治疗程序，实现无级自动调节、自动控制所需的牵引力。根据市场的需要，有的厂家还开发出集治疗与康复为一体的脊柱牵引康复床，这类床运用现代单片机控制技术，外形新颖、结构简单、操作简便，不仅可用于治疗颈、腰部病变，还可用于协助仰卧起坐或其他骨骼牵伸保健活动等，可用于医院、社区或家庭等多种场合，便于推广使用。

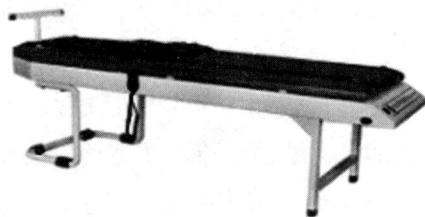

图 9 - 3    电动式颈腰椎牵引床

## 二、注意事项

· 一般机械牵引和电动牵引应注意器械的科学性、实用性和安全性。

· 牵引期间要密切观察患者的反应，若出现头晕、恶心、心慌、胸闷、肩臂麻木等不适应及时处理。根据不良反应的轻重情况及时调整牵引的重量、角度和时间，或者停止牵引。

· 注意牵引的适应证和禁忌证。牵引前注意排除脊椎结核、肿瘤、椎体融合术后、严重骨质疏松症等禁忌证。高血压病、严重心脏病、椎动脉型颈椎病眩晕较严重者、脊髓型颈椎病等需慎用。对颈、腰椎椎管狭窄症，有时牵引可出现下肢症状，若调整牵引重量和角度后仍不改善，应终止牵引。卧位牵引结束后，应静卧片刻，让脊椎骨及相关肌肉肌腱得到适当还原休息，再缓慢起身。

· 颈部牵引前术者可用颈部拔伸手法试牵引，若患者感觉症状减轻或有舒适感，则适应颈部牵引；若不适或出现头晕、恶心、心慌、颈肩臂麻木疼痛则禁忌牵引。

· 牵引期间应密切观察患者的反应，随时调整牵引力线和重量，及时处理不良反应。

· 严重高血压、心脏病及眩晕患者慎用牵引。

· 病程较长的脊髓型颈椎病，牵引后可能症状加重，要慎用。

# 第二节  水针疗法

水针整脊疗法是用 10% 葡萄糖和复合维生素 B 液注射到失稳的椎间或椎旁，起到人为水肿固定区，即在注射区起到一时性的内固定作用，有利于损伤组织恢复和椎体稳定。此外，水针整脊疗法还有缓解肌肉痉挛，促进炎性水肿的吸收，帮助损伤组织修复，进而调整脊柱功能、消除病理变化的辅助整脊作用，是针刺与药物对特定部位或穴位的双重刺激作用有机地结合，临床上能发挥综合效能以达到提高疗效的目的。

1. 适应证　关节突关节退行性变、嵌顿或半脱位，椎间盘变性早期椎间隙变窄，脊椎失稳错位，椎旁或肩胛内上角肌肉、韧带及筋膜等软组织劳损，脊柱退行性关节炎，脊椎后关节滑膜嵌顿或关节半脱位，腰椎间盘突出症，椎体失稳症等脊柱及脊旁软组织病变。

2. **注射体位** 颈段及上胸段坐位,在桌或床上置软枕,双手屈曲放在枕上,低头将前额枕在前臂上。胸下段、腰骶部选用俯卧位。

3. **注射部位及方法** 根据病变性质和部位的不同通常可选择不同的注射方式。

棘突间注射 在错位椎体棘突下缘进针,对俯仰式错位的椎体在复位后起辅助复位作用。

棘突旁分层注射法 在错位椎体棘突旁进针,对椎体旋转式或侧弯侧摆式错位在复位后起人工水肿固定作用,防止椎体再度错位。

半环形注射法 在错位椎体棘突下缘进针,先注射1/3药液,再把针退至皮下,向一侧以45°进针,再注射1/3药液后,针又退至皮下,再注射1/3药液后,针退至皮下向一侧45°进针,把剩余药液全部推完。对椎间盘变性早期椎间隙变窄,经牵引增宽后,能保持牵引效果。

劳损点注射法 拇指与肌纤维垂直触诊有摩擦者,筋节滑动感处为劳损点。常见于病椎上下棘上韧带,椎旁1~2cm(足太阳经第1侧线)的多裂肌、夹肌、半棘肌、大小菱形肌附着点,椎旁3~5cm(足太阳经第2侧线)的最长肌及颈椎后缘各肌附着点。在劳损点注射能补给受伤处营养及热量,有利于创伤的重新修复。

与脊椎相连的中深层肌肉的远端附着点注射法 肩胛提肌在肩胛内角处,大小菱形肌在肩胛内缘处,腰方肌在$L_{1~4}$横突处,背阔肌在$T_7$以下至骶骨髂嵴与肱骨小结节下方。

4. **疗程** 在手法或牵引治疗3次以后开始配合水针治疗,隔日1次或每周2次为宜。若疗效较佳,则可每日1次,但应更换注射点。根据劳损范围大小,10~20次为一疗程。劳损点以摩擦音消除为愈,硬结以软化为愈。

5. **药物和针具** 药物的选择常用10%葡萄糖注射液10ml加复合维生素B注射液2ml混合液分3~4点注射,每个注射点根据病情注射2~4ml。如果粘连较严重,条索状或结节样反应物明显的部位,可用10%葡萄糖注射液配合30%胎盘注射液,每点注射4~6ml,或者选用祖师麻注射液,当归注射液,丹参注射液,红花注射液,威灵仙注射液,或维生素$B_1$、维生素$B_{12}$、维生素C注射液等活血化瘀中成药制剂或神经营养剂。颈背劳损点用10%葡萄糖注射液10ml,腰部用20ml加复合维生素B注射液2ml,分别注射椎旁两侧劳损点。半环形注射用10%葡萄糖20ml,加复合维生素B注射液2ml,分3点注射。

根据使用药物的剂量多少及针刺的深浅程度，选用不同规格的注射器和针头，一般选用1ml、2ml、5ml注射器，肌肉肥厚部位可使用10~20ml注射器。针头可选用5~7号普通注射针头、牙科用5号长针头，以及封闭用的长针头。选用一次性注射器和针头或者使用前经常规消毒。

6. 注意事项

·熟悉注射部位的局部解剖结构，尤其是棘间和棘旁，一定要注意进针的深度和角度，避免损伤脊髓、脊神经、血管或脑、肺、肾等重要脏器。

·注意防止晕针和过敏反应。操作前先向患者解释清楚该疗法的作用，操作时避免粗暴及疼痛，消除患者的紧张情绪，争取患者的积极配合，可有效避免晕针现象的发生。若出现晕针或过敏反应，应立即停止注射，按晕针或过敏反应及时处理。

·注意防止药物过敏反应。操作前先询问患者的药物过敏史，遇敏感体质者，避免使用该疗法。操作后密切注意患者的反应，一旦出现过敏症状，按过敏反应紧急处理。

·严格无菌操作，药物注射前应先回抽，无回血才能注射药液。所选注射点应交替使用，尽量避免在同一注射点做多次连续注射。注射量也要掌握好，避免产生药量过多，吸收不良等副作用。

·急性期间局部尚有无菌性炎症，注射后局部疼痛加重，故在整脊3次后症状减轻时始可注射。若注射后局部酸胀，可用神灯、频谱仪、场效应仪等，以助缓解。

·同一注射点，尽量不做连续注射，避免局部注射过多而吸收不良。人为水肿固定最多连续注射3次。

# 第三节　针刺疗法

针刺疗法是指在中医基础理论指导下，运用一定的针具并通过特定的刺法作用在机体的一定部位，激发经络的气血运行，调整机体的生理功能和病理状态，进而防治脊柱及脊柱相关性疾病的一种常用辅助整脊疗法。

脊柱与经络的关系密切，循行直接与脊柱相关的经脉有督脉、足太阳膀胱经、足少阴肾经和带脉等。循行与脊柱交汇的经脉，即通过交会于大椎，间接与脊柱交会的经脉有手阳明大肠经、手太阳小肠经、手少阳三焦经、足少阳胆经等。《灵枢·经筋》中记载经脉之经筋与脊柱相关的还有手阳明之筋、足太阴之筋和足少阴之筋。脊柱还是内脏功能的反应区域，它与内脏联系更为直接的通路为气街，即经气纵横汇通的共同道路。其中分布于头与脑之间的头气街，沟通了头面与脑，分布于胸膺部脏腑与背部腧穴之间的胸气街，沟通了膈以上各脏（心、肺）与背部诸器官组织，分布于腹部脏腑与背腰部腧穴、脐旁冲脉之间的腹气街，沟通了膈以下各脏腑（肝、脾、肾）与背部。因此，针刺整脊疗法遵循中医基础理论，辨病与辨证相结合，通过在脊柱局部取穴、随经络远端取穴或随症取穴等方式选取特定的"俞穴"，从而达到防治脊柱及脊柱相关性疾病的目的。

## 一、毫针刺法

### （一）操作方法

根据针刺穴位的不同，以方便操作、患者感觉舒适、肌肉容易放松且能持久留针为原则选用适宜的体位，如背部取穴通常选用俯伏坐位或俯卧位。充分暴露针刺部位，以75%酒精棉球消毒局部皮肤，操作者以左手拇指或食指按压穴位，右手持针，沿左手指甲面快速将针刺入腧穴。这种爪切进针法，常用于5cm以内的短针。若6.67～10cm以上的长针，可采用双手夹持进针法，即用左手拇、食二指持捏消毒干棉球，夹住针身下端，露出针尖约0.67～1cm，将针尖固定在所刺俞穴的皮肤表面，右手拇、食指夹持针柄，两手同时下压，将针尖快速刺入穴位皮肤，然后左手支持针体，右手拇、食指捻转针柄，将针刺入皮下组织。皮肤松弛部位常用舒张进针法，即用左手拇、食二指将所刺俞穴部位的皮肤向两侧撑开，使皮肤绷紧，右手持针，使针从左手拇、食二指的中间刺入。皮肉浅薄部位，如印堂穴，则常用提捏进针法，即用左手拇、食二指将针刺俞穴部位的皮肤捏起，右手持针，从捏起的上端将针刺入。

针身与皮肤表面呈直角垂直刺入，称"直刺"，适用于肌肉较为丰厚的部位；针身与皮肤表面呈45°角左右刺入，称"斜刺"，适用于肌肉较浅薄、内有重要脏器或不宜直刺、深刺的部位，如面部，胸背部；针身与皮肤表面呈15°角左右沿皮刺入称"平刺"或"横刺、沿皮刺"，适用于皮薄肉少的部位如头上的穴位等。

### （二）注意事项

1. 注意操作环境　环境必须保持整洁、空气新鲜、光线充足、温度适宜。

2. 注意体位 体位的选择以能充分暴露进针部位而又能持续一定的时间为原则，留针时不能随意变动体位，以免弯针或折针。

3. 注意观察行针过程中患者的反应 若出现面色苍白、头部汗出或头晕、恶心等晕针现象，应及时处理。过度疲劳、饥饿时，应避免立即行针，以免晕针。

4. 注意消毒灭菌 用过的针具应先在消毒液中浸泡半小时，再用纱布擦净并检查针身、针尖等有无异常，然后送高压消毒灭菌，方可继续使用。穴位皮肤消毒可用75%酒精，应一穴一针，避免感染。

## 二、梅花针刺法

### （一）操作方法

以方便操作、患者感觉舒适、不易受凉为原则选用适宜的体位。充分暴露叩刺部位，以75%酒精棉球充分消毒皮肤。操作者以右手握住针柄后端，食指伸直压住针柄前端，针尖与皮肤垂直，运用腕关节上下弹力进行由轻到重叩刺，动作连续，针尖触及皮肤即迅速弹起，一般约60~80/min。叩刺时间因叩刺部位大小而异，一般每次5~10min。叩刺完毕，用酒精棉球消毒叩刺部位。

### （二）注意事项

·叩刺前应排除局部皮肤外伤、溃烂等禁忌证。并检查梅花针有无倒刺或不平整现象，针柄应保持一定的弹性。

·用力须均匀、稳准，切忌拖刺、斜刺。

·根据病情选用轻、中、重三种不同手法叩刺，一般初次接受治疗宜轻刺，即以皮肤经叩刺后呈潮红状，不出血为度。中叩刺以皮肤潮红有丘疹为度。重刺以皮肤轻微出血为度。

·叩刺后局部皮肤偶有搔痒，可嘱患者用酒精棉球涂抹，避免抓破皮肤。

**附：针刺辅助整脊的临床经验及相关研究**

针刺是以中医基础理论为基础，以经络学说为指导，使用针具并通过一定的手法刺激机体的一定部位，激发经络血气，调理脏腑功能，增强整体功能，治疗和预防疾病的一种方法.

人体的五脏六腑、四肢百骸、五官九窍、皮肉筋骨等组织器官之所以能保持相对协调统一，完成正常的生理活动，是通过经络系统的联络、沟通作用实现的。"夫十二经脉者，内属于脏腑，外活络于肢节。"（《灵枢·海论》）此外，经络还有运行血气、濡养周身、抗御外邪、保卫机体的作用。

脊柱及其相关疾病的针刺治疗是以中医阴阳、五行、脏腑、经络学说为基础，运用"四诊"诊察疾病以获取病情资料，进行八纲、脏腑、经络辨证，结合辨病（脊椎错位畸形），分析归纳证候，明确病因病机病位病性及病情标本缓急，选穴处方，使用针刺治疗，以通经脉、行气血、和脏腑，使人体阴阳归于平衡，从而达到治愈脊柱及其相关疾病的目的。

当人体脊柱内外平衡失调移位时，错位处及局部的充血、渗出、水肿等炎症刺激和压迫神经、血管，产生局部和内脏器官疾病，在经络就会有所反应。如 $T_{8\sim10}$ 后关节紊乱时，可见右胁胀满疼痛，连及右肩，胸闷善太息，嗳气频作，嗳腐吞酸，苔白脉弦等肝胆气郁，经气不舒的症候。触诊脊旁肝俞、胆俞压痛明显。采用整脊纠正胸椎后关节紊乱后，症状随之消失。而使用针刺治疗时可针刺肝俞，胆俞（即 $T_9$、$T_{10}$ 棘突下旁开5cm，亦即错位的椎旁。其针刺的层次有背阔肌、竖脊肌和 9～11 胸神经后支的皮支、肌支）和胆经之合穴阳陵泉、肝经之原穴太冲等。从该病的手法等复位和针刺治疗比较可见，两者治疗部位和定位相同，方法各异，二者配合，自然相得益彰。类似的病症很多，如针治哮喘取脊旁的定喘、肺俞穴，胃十二指肠溃疡取脾俞穴，肩周炎取大椎穴，面神经麻痹和耳鸣耳聋取翳风穴，都与脊椎错位处很接近。虽然两种方法对疾病的认识、治法不同，但都有异曲同工之妙。

近年来通过大量的临床观察和实验研究证实经络是客观存在的。对经络实质的研究有多种假说，其中神经说认为经络与神经系统相关。尸解发现十二经脉循行线路与肌皮神经外侧束和前臂外侧皮神经的走行几乎一致。其中手少阴心经的循行线路与尺神经及前臂内侧皮神经、手厥阴心包经与正中神经的走行基本一致。临床上，颈椎错位引起的肩周炎、肱骨内或外上髁炎及颈椎间盘突出引起的肩臂疼痛综合征，疼痛麻木的分布，都在相应的经络上。针疗时除针刺病变区的穴位和阿是穴之外，酌加大椎、大杼、风门、肺俞、肩中俞、肩外俞等错位椎体附近的穴位，效果大为提高。有报道认为任脉、足阳明胃经的循行部位与肋间神经及腰神经有一定联系，足太阳膀胱经第1侧线与交感神经干在体表的投影有一定关系，将调经络与神经节段分布有相关性。针刺四肢肘膝以下的66个特定穴，能治疗全身疾患与神经节段分布有关。

凡治病必求于本。针刺辅助整脊也要辨明标本，合理配穴。脊柱失稳后，可使相应的神经根受刺激或压迫，导致其所支配的一条或数条肌肉紧张、痉挛而产生疼痛。若不及时治疗，局部肌肉的不协调又可引起四肢关节的内外平衡失调，产生该关节的肿胀、疼痛及功能障碍，中医称之为筋骨错缝。其中脊柱失稳是病本，四肢关节失衡是病标。如下段颈椎错位引起的网球肘，颈椎错位是本，而肘关节周围肌肉痉挛、疼痛是标。当肘部肌肉痉挛，又可引起肱桡、肱尺及桡尺关节功能紊乱，又称为错缝，使前臂伸腕肌痉挛，加重了肘部疼痛。此时，对肘关节用推拉手法复位，肘部疼痛可立即缓解。对于伸腕肌来讲，肘错缝是本，而肌肉痛则是标。但对整个病程来讲，颈椎错位是大本，肘错缝只是标。针疗时除选颈部穴位外，还要取肘附近的阿是穴。但临床上针刺局部的阿是穴有时并不能很快奏效。这与只考虑颈、肘的标本关系而未考虑肘、伸腕肌的标本关系有关。研究发现，对经筋病除选阿是穴外，还应配"反阿是穴"，疗效会显著提高。阿是穴按压时疼痛加重或被诱发出来，而反阿是穴则相反，按压时疼痛立即消失或明显减轻。在穴位分布上，若阿是穴位于肌肉止点，则反阿是穴必在该肌的肌腹或起点。若阿是穴在肌腹，则反阿是穴必在肌的起点或止点。如网球肘的反阿穴是常位于肱三头肌外侧头肌腹点或止点之上。因此，在针疗辅助整脊时，除整体辨证取穴外，尚需在脊柱相关病的标部位取反阿是穴配合。

## 第四节　拔罐疗法

拔罐法又名"吸筒疗法"，古称"角法"。即指以杯罐作工具，借热力排出其中的空气产生负压，使之吸附于俞穴或病变部位的体表而产生刺激，使局部皮肤充血、瘀血，以达到防治疾病目的的一种疗法，在脊背及相关部位拔罐，可有效防治脊柱及脊柱相关性疾病，是一种常用的辅助整脊疗法。

### 一、拔罐的方法

根据罐的质地不同，可分为竹筒火罐、陶瓷火罐、玻璃火罐、抽气罐等不同种类。竹筒火罐由坚实成熟的竹筒制作而成，罐口直径分 3cm、4cm、5cm 三种，长短约 8~10cm。口径大的，用于面积较大的腰背及臀部；口径小的，用于四肢关节部位。陶瓷火罐用陶土经窑烧制而成，里外光滑，吸拔力大，分大、中、小和特小几种。玻璃火罐用耐热硬质玻璃烧制而成，形似笆斗，肚大口小，罐口边缘略突向外，清晰透明，便于观察，罐口光滑，吸拔力也很好，分 1、2、3 号三种型号。抽气罐常用青霉素药瓶或类似的小药瓶，切去瓶底并磨平切口即可（瓶口的橡皮塞保留完整，上置活塞以便抽气）。

**（一）根据吸拔的方法分类**

1. 火罐法　利用燃烧时火焰的热力，排去空气，使罐内形成负压，将罐吸着在皮肤上。常用的有投火法、闪火法、滴酒法、贴棉法、架火法等几种。

投火法　将薄纸卷成纸卷，或裁成薄纸条，燃着到 1/3 时，投入罐里，将火罐迅速扣在选定的部位。不论使用纸卷和纸条，都应使之高出罐口以确保燃着的纸卷或纸条投入火罐后能斜立罐里一边，火焰不会烧伤皮肤。

闪火法　用 7~8 号粗铁丝，一头缠绕石棉绳或线带，制成酒精棒。将酒精棒或医用镊子夹小棉球蘸少量 95% 酒精，点燃，往罐底一闪，使罐内形成负压，迅速撤出，马上将火罐扣在应拔的部位上，即可吸住。

滴酒法　向罐子内壁中部滴 1~2 滴酒精，将罐子转动一周，使酒精均匀附着于罐内壁（不能沾罐口），用火柴点燃酒精，迅速将罐口朝下扣在选定部位。

贴棉法　用约 0.5cm 见方的脱脂棉一小块蘸少量酒精，紧贴在罐壁中段，用火柴点燃，迅速将罐扣在选定的部位上。

架火法　用一个不易燃烧及传热的块状物放在应拔部位，上置小块酒精棉球，将棉球点燃，迅速将罐子扣于应拔部位。

2. 水罐法　先将竹罐放在锅内加水煮沸，用镊子夹出倾倒的罐子，甩去水液，或用折叠的毛巾紧扣罐口，乘热按在皮肤上，即能吸住。

3. 抽气法　先将青、链霉素等废瓶磨成的抽气罐紧扣在需要拔罐的部位，再用注射器从橡皮塞抽出瓶内空气，使瓶内产生负压，即能吸住。

**（二）根据拔罐方法分类**

1. 单罐　用于病变范围较小的部位，可按病变或压痛范围的大小，选用适当口径的单一火罐。

2. 多罐　用于病变范围比较大的疾病。可按病变部位的解剖形态等情况，酌量吸拔数个乃至数十个。如背阔肌劳损可按肌束的位置成行排列吸拔多个火罐，又称"排罐法"。

3. 闪罐　将罐子拔上后，立即起下，反复吸拔多次，至皮肤潮红为止。多用于局部皮肤麻木或机能减退的虚证病例。

4. 留罐　拔罐后，留置一定的时间，一般留置 5~15min。罐大吸拔力强的应适当减少留罐时间。夏季及肌肤薄处，留罐时间不宜过长，以免损伤皮肤。

5. 推罐 又称走罐，一般用于面积较大、肌肉丰富的部位，如腰背部。选口径较大、罐口平滑的玻璃罐，先在罐口涂适量润滑油脂，将罐吸上后，以手握住罐底，稍倾斜，慢慢向前推动，在皮肤表面上下或左右来回推拉移动数次，至皮肤潮红为止。

6. 药罐 将配制成的药物装入布袋内，扎紧袋口，放入清水煮至适当浓度，再把竹罐投入药汁内煮15min，按水罐法吸拔在需要的部位上称煮药罐法。在抽气罐内事先盛贮一定的药液（约为罐子的1/2～2/3），然后按抽气罐操作法，抽去空气，使吸在皮肤上称贮药罐法。

7. 针罐 先在一定的部位施行针刺，待达到一定的刺激量后，将针留在原处，再以针刺处为中心，拔上火罐。如果与药罐结合，称为"针药罐"。

8. 刺血（刺络）拔罐法 用三棱针、陶瓷片、粗毫针、皮肤针、滚刺筒等，先按病变部位的大小和出血要求，按刺血法刺破小血管，然后拔以火罐，可以加强刺血法的效果。

防治脊柱及脊柱相关性疾病，可根据病情的需要选择脊背部及相关的俞穴施行相应的拔罐疗法。临床较常运用的是留罐和走罐，一般以10～12次为一疗程，如病情需要，可连续几个疗程。

## 二、拔罐的注意事项

1. 选择适当的体位 以局部皮肤平整且能持续一定时间为宜，如局部皮肤皱折、肌肉松弛、瘢痕凹凸不平或体位移动等，易使火罐脱落。

2. 注意操作要领 应用投火法时，火焰宜旺，动作要快，避免火源掉下烫伤皮肤。应用闪火法时，蘸取的酒精不能过多，以免酒精滴下烧伤皮肤。用贴棉法时，须防止燃着的棉花脱下。用架火法时，扣罩要准确，不宜把燃着的火架撞翻。用煮水罐时，应甩去罐中的热水，以免烫伤皮肤。应用针罐时，须防止肌肉收缩发生弯针，并避免将针撞压入深处，造成损伤。应用刺血拔罐时，出血量须适当，每次总量成人以不超过10ml为宜。使用多罐时，火罐排列的距离不宜太近，以免皮肤被火罐牵拉产生疼痛或罐子互相排挤不易拔牢。应用走罐时，不能在骨突出处推拉，以免损伤皮肤，或火罐漏气脱落，起罐手法要轻缓，不可硬拉或旋动。

3. 注意拔罐后局部皮肤的处理 拔罐后局部呈现红晕或紫红色瘀斑为正常现象，会自行消退。若局部皮肤出现小水泡，一般也不需处理，但要防止擦破。

若水泡较大可用针刺破，让泡内液体流出并涂以甲紫，覆盖消毒敷料以防感染。

4. 注意拔罐禁忌证　局部皮肤破溃或有皮肤病者，不宜拔罐。孕妇及年龄较大且伴严重心脏病者应慎用。

# 第五节　刮痧疗法

刮痧疗法是中医最悠久的民间疗法之一，是指用手指（揪痧）或借助边缘钝滑的硬币、嫩竹板、瓷汤匙、瓷碗、瓷杯、刮痧板等器具，蘸上刮痧油、食油或清水等介质，或在喷涂有润滑或兼有疗效的介质的颈、肩、背、腰等部位由上而下、由内向外反复刮拭、按揉、弹拨，使皮肤充血发红，出现红色或紫色瘀斑、瘀点（出痧），以防治疾病的一种中医传统疗法，具有宣通气血、发汗解表、舒经通络、调和阴阳、活血化瘀、祛瘀排毒、通调营卫、和谐脏腑的作用。对于脊柱及其相关疾病，在错位脊椎周围组织进行刮痧，能改善病变局部的营养代谢，促进损伤组织的修复，分离松节粘连，纠正轻微错位，解除肌肉痉挛，促进炎症介质分解及稀释，促进水肿、血肿吸收，加强镇痛作用，起到配合和加强手法治疗的效果。此外，根据痧斑的部位、大小及颜色，还可以判断和反映棘突侧弯的程度、脊旁肌肉痉挛和松弛的状态。

## 一、刮痧手法

1. 面刮法　患者取俯卧位或伏坐位，充分暴露被刮部位。用铜钱、瓷匙、刮痧板等钝缘面蘸取刮痧油、植物油或清水等介质，手持刮具与皮肤成45°角，从第七颈椎至腰骶部，沿督脉自上而下各刮20～30次，至皮肤出现红紫斑纹，再自大杼穴开始，依次从肺俞、心俞、膈俞、肝俞、脾俞穴由里向外刮15～20次，使脊椎两侧各出现6～8条弧形斑纹。刮拭时一般采用腕力，用力均匀适中，以患者能忍受的疼痛度来调节刮力的轻重。亦可手持刮具，取向刮拭方向倾斜45°角接触已喷涂介质的皮肤，用腕力向同一方向（不能往返）多次刮拭，直至出痧。适于颈背腰部肌肉较平坦或肩臂部肌肉较丰厚部位以及脊椎棘突部位。错位椎体棘突初刮有痛感，继而在隆起处或偏歪处出现红色、紫色或紫黑斑点。斑点颜色越深，面积越大，表明该处损伤较重。正常部位一般刮后无痧。

2. 角刮法　用牛角刮板的板角对体表较狭窄的部位刮拭。适于颈项部。

如神经根性颈椎病,可沿病侧胸锁乳突肌或顺着 $C_{4\sim6}$ 横突刮拭。背部从内向外角刮;上臂主要刮外、后侧。

3. **按揉法** 把牛角板倾斜 20° 角,用板角压在穴位或治疗部上由轻到重做柔和的按压、旋转、交替、持续进行刺激。适于背、腰骶等肌肉丰厚部位。

4. **弹拨法** 双手持板,把刮板边缘垂直压在腰背部竖脊肌的肌腹上对肌肉进行左右弹拨,可以明显地松弛痉挛的肌肉。对顽固性腰骶关节痛者,在其痉挛部位弹拨,可以起到按得深,剥离粘连好的效果。对脊旁条索状硬结压痛明显者亦常用。

## 二、揪痧手法

以食、中两指屈曲,指背蘸取清水或低度酒,用力揪拔治疗部位体表,力量轻重适宜,均匀而有弹性,以能发出"啪啪"声为度,不能用蛮力。

## 三、注意事项

·室温适宜,谨防暴露部位受凉及患者感冒。冬季应避免寒冷与坐卧风口,夏季应避免风扇或空调直接吹到刮拭部位。

·注意刮痧器具清洁和刮拭面光滑、圆钝。若刮拭面有破损或毛糙,不得使用,以免刮破皮肤。

·刮拭时常取单向刮动用力均匀,力度要轻而不浮,重而不滞,由轻至重,以受术者能忍受为度。

·每一部位刮 20~30 次,在骨凸处用力不宜太重。

·刮痧过程中,应密切观察患者面色、脉象、汗出等情况,如有异常应立即停止操作,及时处理。

·刮痧间隔为 3~7d,以痧退为标准。

·刮痧部位的斑点是由于微血管和毛细血管扩张等原因造成的,因此刮后应隔 4h 以上才能洗澡,且不宜用冷水洗,最好用生姜煮水来洗出痧部位。为促进痧斑吸收,可配合食疗(田七 6g、瘦猪肉 250g 煎汤喝)。

·刮痧法是辅助手法复位的方法,一般适于脊椎错位时间长,难以复位或局部肌肉硬结难以用手法松解的中青年患者。

·刮拭前,应注意排除急性传染病、严重心脏病、白血病、肾功能衰竭、肝硬化腹水、全身重度浮肿等危重病及刮治部位皮肤溃烂、损伤、炎症等禁忌证。空腹、过度疲劳、低血压、低血糖、神经紧张特别怕痛的受术者应慎用。

出痧后 30min 以内忌洗凉水澡。前一次刮痧部位的痧斑未退之前，不宜在原处进行再次刮拭出痧。再次刮痧时间需间隔 3 ~ 6d，以皮肤痧退为标准。

# 第六节　四极感应疗法

用特定的方式刺激位于四肢远端的落枕、京骨及位于脊柱上下端的风池、长强等四个穴位，以通调督脉，调整脊柱的生理功能和病理变化，达到防治脊柱及脊柱相关性疾病目的的一种整脊辅助疗法。

1. 适应证　落枕、前斜角肌综合征、菱形肌劳损、各型颈椎病、偏头痛、肋间神经痛、脊柱骨关节炎、急慢性腰肌损伤、腰椎间盘突出症、梨状肌综合征等脊柱及脊柱相关性疾病。

2. 禁忌证　严重心脏病并发心力衰竭，其他疾病并发肾衰竭，有出血倾向及所选用穴位有病理性变化者。

3. 操作方法

点穴：　用拇指指端分别点按双侧落枕、京骨穴，待出现明显得气感后各揉 100 次；点按双侧风池穴，待出现明显得气感后各揉 100 次；按揉长强穴 100 次。

穴位注射　选用夏天无注射液或当归、丹参等具有活血化瘀作用的注射液，于双侧落枕、京骨、风池及长强穴，每穴注射 0.5ml，隔日 1 次，10 次为一疗程。

磁石粘贴　在点穴、注射间隙期间，将 800 高斯小磁石粘贴在上述穴位上，以期对"四极"进行持续的刺激，起到应有的感应作用。

# 第七节　生物全息整脊法

生物全息整脊法是全息生物学在整脊医学中的运用。全息生物学认为，人体的某一特定部分，能完整地反映整体机能状态的信息，犹如一面镜子能反映人的全像，而这块镜子破碎后的一段碎片，仍能反映人的全像。也就是说，生物体上任何一个相对独立的部分都是全息胚，整体是发育程度最高的全息胚，细胞是发育程度最低的全息胚。全息胚都有着向新个体自主发育的能力，都是整体发育的缩影，包含着生物整体的全部信息。所以，人体的某一特定部位也能完整反映整体机能状态的信息，脊柱部位的异常也可以在相应的位置反映出来，如痛觉敏感、皮肤颜色变化或出现斑疹，通过针刺、艾灸、按摩、贴敷等刺激这些部位可以调整脊柱的相关信息，就会在相对应的组织器官产生调整性反应，起到防治脊柱及脊柱相关性疾病的作用。

## 一、人体各全息区反映脊柱的穴区

全息生物学认为，人体任一长骨节肢或其他较大的相对独立的部分，如果以其对应的整体上的部位名称来命名，则穴位排布的结果使每一节肢或其他相对独立的部分恰像整个人体的缩影。人体头面、耳部、前臂、上臂、胸腹、大腿、小腿、足部、脚掌、第二掌骨侧等在临床上常被认为是相对独立的部分，它们分别包含着整个人体的信息。

头面全息区（前额正中从上到下依次排列）、前臂全息区（前臂桡侧腕横纹至肘横纹）、上臂全息区（上臂桡侧肘横纹至腋前皱襞）、胸腹全息区（沿任脉循行部位从天突到曲骨均匀分布）、大腿全息区（大腿内侧前缘从腹股沟至腘横纹端）、小腿全息区（小腿内侧前缘从腘横纹端至内踝高点）分别依次代表头、颈、上肢、肺心、肝、胃、十二指肠、肾、腰、下腹、腿、足等十二个相应器官和组织的信息反映区（图9-4）。

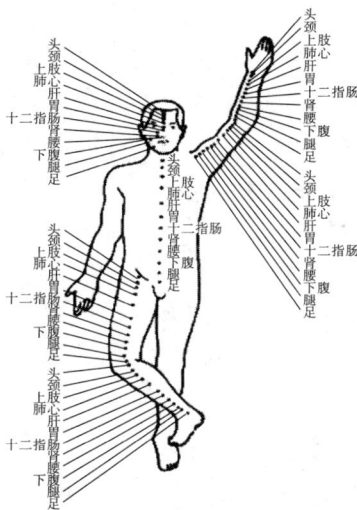

图9-4 人体各区全息图

第二掌骨侧全息区：沿第2掌骨桡侧缘从掌指关节至掌骨根均匀分布。远心端掌骨突起为头，近心端掌骨突起为足，1/2为胃，上1/4为心肺，下3/4为腰肾，十二指肠在胃的下方。由颈椎而下，胸椎、腰椎、尾椎从远心端到近心端依序排列（图9-5）。

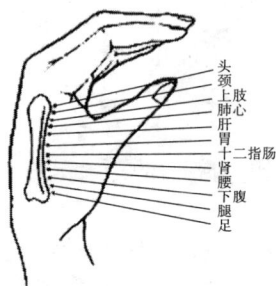

图9-5  第2掌骨侧全息图

相对于以上各区，耳朵和双脚与躯干本体最相像，更符合全息律的假说，是最高级的"全息胚"，所以，临床上用得较多。人体的双足合起来恰像人体的整体缩影，人体的各组织器官在人体双足都有其对应的解剖部位（图9-6，图9-7，图9-8，图9-9）。耳朵也似一个倒置的胎儿（图9-10）。

各个全息区不但含有整体上的形态学信息，还含有整体器官或部位的病理学信息，即当整体上的部位或器官发生病变时，这些区域上的对应穴位就表现为痛阈降低。按压这些穴位，对应的部位或器官就可得到一定程度的调整，进而诊断和防治相应的疾病。

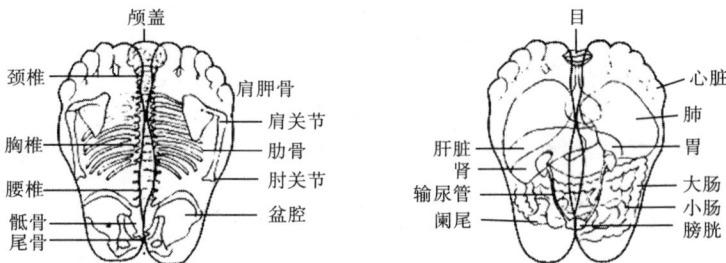

图9-6  双足底全息图

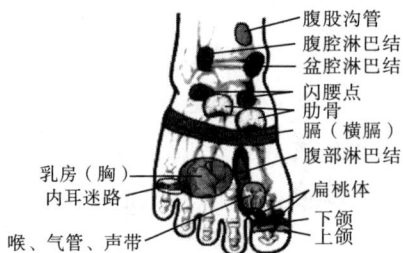

图9-7  足背全息图

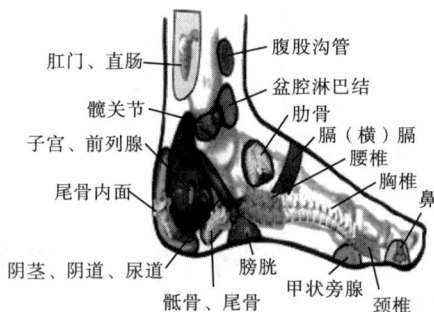

图9-8  足内侧全息图

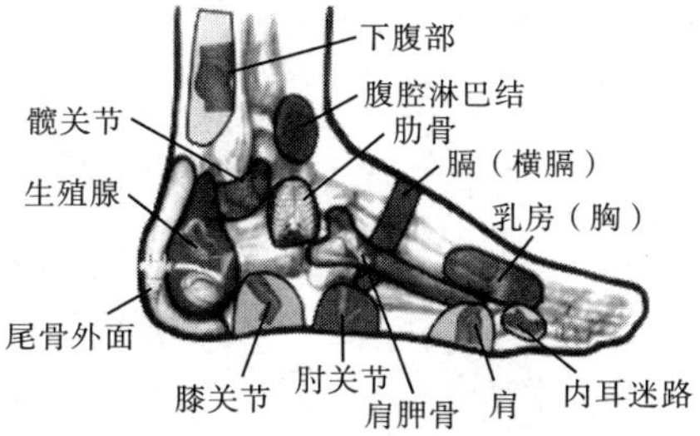

图 9-9　足外侧全息图

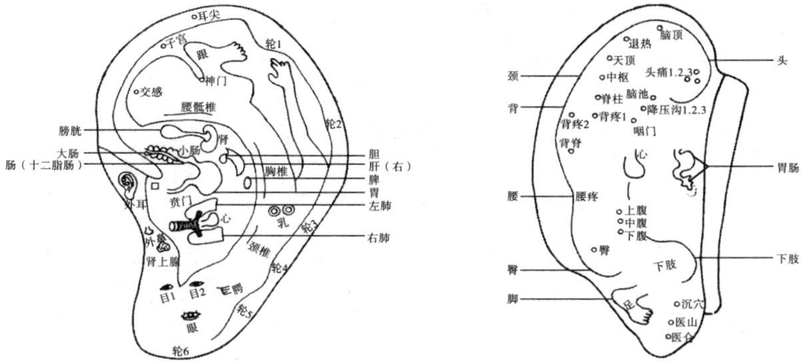

耳部的正面　　　　　　　　　　　耳部的后面

图 9-10　耳部全息图

## 二、脊柱全息反射区

脊柱正中及其两侧相当于督脉与足太阳膀胱经第一侧线的部位分布着能反映人体脏腑及其相关组织器官的腧穴。脊神经与脏腑组织器官的关系密切，各相关神经节几乎与相应脏腑组织器官的位置在同一水平而相互对应。所以，脊椎（尤其是胸椎）反应区是一个很理想的"全息胚"，它包含了整体上的全部信息，与其相互对应的组织器官，在生理、病理、生化、遗传等生物学特性上，有较大程度的相似性。因此，可以把脊柱看成是一个特定的全息反射区。刺激脊柱区相应的腧穴，可防治相关组织器官的疾病。相应地，当脊椎某一节段发生损伤、变形、错位时，也会影响到该节段所关联的组织器官，使之产生病理变化。及时有效地整脊，又可迅速治愈这些病证。如按揉胃俞穴可有效缓解胃脘痛，按揉心俞、至阳穴可有效缓解心绞痛等。

脊柱全息反射区可划分为以下区段：

寰椎～颈4：头部反射区，可治疗头面五官及脑神经病变。

颈 4 ~ 颈 7：颈部反射区，可治疗颈肩部病变。

颈 7 ~ 胸 1：上肢反射区，可治疗上肢病变。

胸 2 ~ 胸 3：心肺反射区，可治疗心肺及胸部和部分神志病变。

胸 4 ~ 胸 5：肝胆反射区，可治疗肝胆和胃肠病变。

胸 6：胃反射区，可治疗胃肠病变。

胸 7 ~ 胸 8：十二指肠、脾和胰反射区，可治疗消化系统病变和糖尿病。

胸 9 ~ 胸 11：肾（腰）反射区，可治疗泌尿生殖系统疾病和腰部病变。

腰 5 ~ 骶椎：腿反射区，可治疗下肢病变。

尾椎：足反射区，可治疗足部病变。

# 第八节　小针刀疗法

小针刀疗法是在中医"九针"中的铍针、锋针等基础上结合现代医学外科用手术刀发展而成的新疗法，是针刺与手术疗法的有机结合，是一种不开刀的闭合性手术疗法，具有松解组织粘连、消除硬结条索、减轻组织压力、改善血液循环、促进炎症消退、加快水肿吸收、解除血管神经卡压的作用，从而达到疏通经络、止痛祛病、恢复功能的目的。该疗法虽然仅有 30 余年的发展史，但因操作独特、疗效显著，正越来越为人们所重视。

## 一、小针刀的规格

小针刀是将中医的针灸针和西医的手术刀有机地结合在一起的一种新型医疗器械，由针柄、针体、针刀三部分组成，是由特种医用合金不锈钢经特殊工艺制作而成。目前已获国家专利适用于各种治疗要求的针刀有 14 种模型，包括 I 型齐平口小针刀、II 型截骨小针刀、III 型截骨小针刀、IV 型斜口小针刀、V 型圆刃小针刀、VI 型凹刃小针刀、VII 型剑锋小针刀、VIII 型注射小针刀、IX 型鸟嘴刃小针刀、X 型剪刀刃小针刀、XI 型芒针刀、XII 型旋转刃小针刀、XIII 型探针式小针刀、XIV 型弯形小针刀。每型又有 3 ~ 4 种大小、长短不同的型号规格，但常用的是 I 型小针刀。

I 型齐平口小针刀（图 9 - 11）　根据其尺寸不同分为四种型号，分别记作 I -1 号、I -2 号、I -3 号和 I -4 号。

Ⅰ-1号小针刀全长15cm，针柄长2cm，针身长12cm，针头长1cm。针柄为一扁平葫芦形；针身为圆柱形，直径1mm；针头为楔形，末端扁平带刃，刀口线为0.8mm，刀口为齐平口，同时要使刀口线和刀柄在同一平面内。只有在同一平面内才能在刀锋刺入肌肉后，从刀柄的方向辨别刀口线在体内的方向。四种Ⅰ型小针刀，结构模型完全一样，只是针身长度不同，Ⅰ-2针身长度为9cm，Ⅰ-3针身长度为7cm，Ⅰ-4针身长度为4cm。Ⅰ型小针刀适应于治疗各种软组织损伤和骨关节损伤。

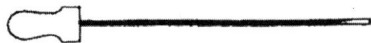

图9-11 Ⅰ型齐平口小针刀示意图

## 二、小针刀疗法的适应证和禁忌证

### （一）小针刀疗法的适应证

小针刀疗法的临床适应范围较广泛，经过30多年国内外专家的临床应用和对内、外、妇、儿科及诸多杂病的疗效进行规范性的研究，比较成熟的适应证有以下几类：

1. 各种慢性软组织损伤引起的四肢躯干处的一些顽固性痛点　根据针刀医学的研究，慢性软组织损伤性疾病的四大病理因素是粘连、挛缩、结疤和堵塞。软组织粘连包括外伤性软组织粘连和病理性软组织粘连。外伤性软组织粘连是由暴力外伤、积累性损伤、隐蔽性外伤、情绪性损伤以及其他损伤所引起的软组织粘连；病理性软组织粘连，是由风湿和疮、痈、疖切开排脓及其他切开手术愈合后引起的粘连。外伤性和病理性软组织粘连，都会使人体的正常活动功能受到限制，并且在粘连点有顽固性疼痛，此种疼痛的一般处理很难见效，也无法将粘连松解，故功能障碍不能恢复，疼痛也就不能解除，但用针刀来治疗就有很好的疗效。

2. 部分骨刺（或骨质增生）　　骨刺是由于关节本身压应力或软组织拉应力过高引起肌肉和韧带紧张、挛缩导致的，应用小针刀可将紧张、挛缩的肌肉和韧带松解。在骨关节附近的肌肉和韧带附着点处的骨质增生（或骨刺）大多是软组织的原因，小针刀疗法有很好的疗效。

3. 滑囊炎　人体的滑液囊非常多，主要是为肌肉和关节活动提供润滑液。当滑液囊受到急、慢性损伤之后，就会引起滑液囊闭锁，使囊内的滑液排泄发生障碍，造成滑囊膨胀，而出现酸、胀、疼痛和运动障碍等症状。或由于过度膨胀而挤压周围的神经、血管，出现麻木、肌肉萎缩等症状。应用小针刀闭合性手术将滑囊从深面十字切开，术后用手指迅速将滑液囊压扁，往往可立见成效。

4. 四肢躯干因损伤引起的后遗症　四肢躯干损伤的后遗症，经治疗急性症状解除，超过100d以上者，尚残留的功能障碍或肌肉萎缩，或无其他原因引起的骨断筋伤并发症，均可用小针刀疗法治疗，但有时也需要配合其他疗法。

5. 骨化性肌炎初期（包括肌肉韧带钙化）　骨化性肌炎的病因和骨质增生一样，是肌肉和韧带拉应力过高引起，限制了人体的正常功能。小针刀可在骨化还没有完全僵硬之前对其进行治疗，不过疗程较长，一般要60d左右才会见到明显效果。

6. 各种腱鞘炎　小针刀可用于各种腱鞘炎的治疗，尤其对狭窄性腱鞘炎、跗管综合征、腕管综合征，有特殊的疗效，但有时也需配合一些药物。

7. 肌肉和韧带积累性损伤　小针刀对病损较久的肌肉和韧带积累性损伤疗效显著。

8. 外伤性肌痉挛和肌紧张（非脑源性）　外伤性肌痉挛和肌紧张在临床上表现极为复杂，有的单独构成一种疾病，有的夹杂在其他疾病中表现为一种症状，有的表现比较隐蔽。但只要是肌肉痉挛和肌紧张者，应用小针刀治疗，都能取得立竿见影的效果。

9. 手术损伤后遗症　在四肢做切开手术，特别是在关节附近容易造成腱鞘狭窄，筋膜、肌肉、韧带、关节囊挛缩，结疤粘连，导致功能障碍。小针刀对此施行闭合性松解术，有很好的疗效。

10. 病理性损伤后遗症　由于某种疾病导致软组织变性挛缩、结疤、粘连，这类疾病属病理性损伤，如类风湿性关节炎引起的关节伸屈受限。小针刀对类风湿性关节炎中、晚期由于软组织变性挛缩、结疤、粘连导致的肢体畸形，疗效显著。

11. 骨干骨折畸形愈合　骨干骨折畸形愈合影响功能或有肿胀不消，肌肉萎缩麻木疼痛无法解除者，必须在愈合处折断进行重新复位来纠正畸形。通常要做切开手术，创伤大，软组织损伤重，容易造成肢体无力等后遗症。传统中医治法用三角木垫于畸形愈合处，用手法将其强行折断，再复位治疗，但此法较易损伤软组织，更易将健骨折断而造成新的骨折创伤，应用小针刀进行闭合性折骨，可准确无误地在需要折断的地方折断，又不损伤周围的软组织，有利于功能的恢复。

12. **关节内骨折** 小针刀疗法可以使关节内骨折解剖对位，从而使关节功能完全恢复到正常状态，避免关节功能障碍、后遗症和并发症的发生。

13. **整形** 小针刀疗法还可应用于整形外科，如矫正部分五官不正、消除皱纹、矫正小儿 O 型腿、K 形腿、X 形腿及成人肢体畸形等。

14. **部分慢性内科疾病** 小针刀疗法对部分慢性内科疾病，如糖尿病、慢性支气管炎、功能性心脏病、浅表性胃炎、慢性胰腺炎、慢性结肠炎、慢性肾炎等疾病能够从根本上治愈，而且速度快，一般治疗 1～2 次即可，疗效在 80% 以上。

15. **肛肠疾病** 小针刀疗法对肛肠科疾病也有一定的疗效。

16. **皮肤病** 小针刀疗法对鸡眼、痤疮、慢性荨麻疹、白癜风、顽癣、牛皮癣等皮肤病的治疗也有一定的效果。

17. **妇科病** 小针刀对痛经、乳腺小叶增生、卵巢囊肿、月经不调、慢性盆腔炎等妇科疾病的治疗具有明显的疗效。

18. **内分泌失调和感染性疾病** 小针刀疗法在一部分内分泌失调和感染性疾病的临床应用上已经取得一定疗效。

总之，小针刀疗法已被广泛应用于多种疾病的治疗。

**（二）小针刀疗法的禁忌证**

· 一切严重内脏病的发作期。

· 一切有发热症状，体内、外有细菌感染病灶者。

· 施术部位有皮肤感染及肌肉坏死者。

· 施术部位有红肿、灼热，或在深部有脓肿者。

· 施术部位有重要神经、血管，或有重要脏器而施术时无法避开者。

· 患有血友病者或其他凝血功能有障碍者。

· 体质极度虚弱者。

· 严重高血压病、晚期肿瘤、严重的骨质疏松症、骨结核、诊断不明者。

· 妇女月经期、妊娠期。

存在以上 9 种情况之一，虽有小针刀手术适应证，也不可施行针刀手术。

## 三、小针刀疗法要点

· 术者应熟练掌握治疗部位的解剖，如局部皮肤、浅筋膜、肌肉或肌筋间隙走行的神经与血管及其在体表投影和深浅位置。

·在临床治疗中，根据施术部位的深浅层次不同而选择恰当的治疗器械。如治疗浅表部位的疾病，不要使用过长的针刀；而治疗腰、臀、大腿及腹部等深部组织的疾病，不要使用过短的针刀。

·对疾病要明确诊断、精确定位。如用小针刀疗法治疗腰肌劳损，就是在棘上韧带的附着点、棘间韧带的斜形纤维，骶棘肌在骶骨和髂骨上的附着点、骶棘肌下端在腰椎横突上的附着点、腰肋韧带的起止点等精确部位进行简单的治疗，可取得立竿见影的效果。

·掌握小针刀的持针方法。小针刀的持针方法的正确与否关系到小针刀操作能否准确的问题。小针刀的刀柄是一个比较宽阔的扁平葫芦状模型，并且和刀刃是在同一个平面内，刀柄的方向即是刀口线的方向，所以持针的方法（图9－12）是以术者的右手食指和拇指捏住刀柄，中指置于针体的中上部位托住针体，如果把小针刀总体当作一个杠杆，中指就是杠杆的支点，便于针体根据治疗需要改变进针角度。无名指和小指置于施术部位的皮肤上，作为针体在刺入时的一个支撑点，以控制针刺的深度，防止小针刀在刺入皮肤的瞬间刺入过深，因为在小针刀刺入皮肤的瞬间无名指和小指的支撑力和拇、食指的刺入力的方向是相反的。另一种持针方法是在刺入较深部位时使用长型号的小针刀，其基本持针方法与前者相同，只是要用左手拇、食指捏紧针刀体下部。一方面起扶持作用，另一方面起控制作用，防止右手刺入时，由于针体过长而出现"弓"形变，引起方向改变。

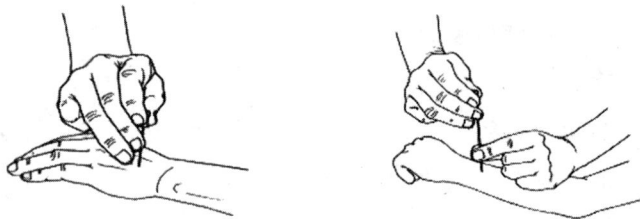

图9－12　小针刀的持针方法

·小针刀手术时，最好不用麻醉药，因为小针刀治疗是一种闭合性手术，为了确保安全，就是先靠针感来判断碰到的是肌肉、血管，还是神经、韧带，还是组织间隙。如果局麻后，进针时无感觉，就无法判明刀口碰到的或切割的是什么组织，进针和手术时均难保证安全。当然，在一些浅表或组织结构比较简单的地方，无需用针感来避开主要的神经、血管、脏器时，用麻药来减少进针时的痛苦也是可以的。

·找准进针点。确定为小针刀疗法适应证时，一般该处均有最敏感的压痛点即为进针点，或牵拉该处肌肉而引起明显疼痛的点即为进针点，或被动使该处肌肉完成某一特定动作而引起疼痛的点即为进针点。

·掌握进针的深度，如皮下脂肪丰厚处，身体肥胖者进针可相应深些；椎体附近、筋膜韧带、肌腱和腱鞘组织进针时要浅一些。

·根据小针刀刃口线与组织走行方向进针。小针刀刺入皮肤时，要依据损伤组织纤维的不同走行方向和病理改变而进针。一般来说，小针刀刃口线要平行于损伤组织纤维走行方向，而后垂直于纤维做横向弹拨，以达到松解目的。当纤维腱鞘肥厚，压迫肌腱需要减压时，则应在小针刀刃口线转，与肌腱平行做腱鞘的纵行切割。筋膜间的粘连应将其小针刀刃口线垂直，沿肌筋膜间顺行剥离松解粘连。当骨膜与肌肉或筋膜的附着处发生损伤，软组织增生肥厚时，小针刀刃口线要垂直于肌肉或筋膜的走行方向对骨膜进行小剥离，范围不宜超过压痛点范围。其深度不要超过棘突或横突根部，肋骨部位不超过肋骨面，不可侵犯骨质，避免内出血较多而机化形成更大的瘢痕。总之，根据损伤组织的不同，采取各种不同方向、深度和内手法加以辨证施治，以改善组织内的病理改变，促进内在平衡的形成。

·避免发生重要神经与血管的损伤。颈部神经血管极为丰富，治疗时应特别细心，以避免损伤重要的神经、血管与脊髓。

·在施行小针刀内手法时，要求术者对伤灶定位准确无误，手法稳准轻柔，而且不过多地损害正常组织。利用小针刀对损伤组织弹拨、切割、剥离、松解的范围应当在压痛点的面积或范围之内进行，如压痛范围广泛或成条索状者，可分段进行治疗。进针多沿肌肉筋膜间隙或表层深入，严禁在肌肉筋膜处纵行大面积切割，以防肌疝发生。治疗中一般不出血或只有微量出血，伤灶较深者，通过肌层或达骨膜时可有少量出血，为了避免出血太多，要进针准确，不可反复粗暴地在伤灶周围正常组织间寻找伤灶。即使找到伤灶后也应当轻柔地进行内手法治疗，这样才能取得满意效果，防止不必要的医源性损伤。

·在小针刀治疗中，可配合适当的药物如抗生素、活血通络药、止痛药、止血药和相应的治疗器械如治疗床、治疗椅、牵引带等。

## 四、小针刀操作技术

小针刀的临床应用都是要深入肌腱、关节间隙和软组织深部进行切割、剥离，一旦感染，就会造成深部脓肿，所以必须严格实行无菌操作规程：手术环境要紫外线消毒，术野皮肤必须充分消毒：先用紫药水定进针点，然后用碘酒擦洗术野皮肤，再用75%酒精脱碘，最后覆盖上无菌小洞巾；术者在术前必须将指甲剪齐，充分将全手洗刷干净，然后用千分之一苯扎氯铵液浸泡5min，再用大酒精棉球擦洗全手；小针刀针具要高压或煮沸消毒，每做一点，用一只小针刀；术时，医生和护士均应戴上消毒口罩和帽子，穿上隔离衣，护士递消毒巾及小针刀时，均应用无菌镊子钳夹，术毕时，针孔立即盖以无菌纱布，并用胶布固定，嘱患者3d内在施术处不可清洗、污染，常规服抗生素3d以防感染。

**（一）小针刀进针四步规程**

1. 定点　在确定病变部位和搞清该处的解剖结构后，在进针部位用紫药水做一记号，局部碘酒消毒再用酒精脱碘，覆盖上无菌小洞巾。

2. 定向　使刀口线和大血管、神经及肌肉纤维走向平行，将刀口压在进针点上。

3. 加压分离　在完成第二步后，右手拇、食指捏住针柄，其余三指托住针体，稍加压力不使刺破皮肤，使进针点处形成一个长形凹陷，刀口线和重要血管、神经及肌肉纤维走向平行。这样，神经血管就会被分离在刀刃两侧。

4. 刺入　当继续加压，感到一种坚硬感时，说明刀口下皮肤已被推挤到接近骨质，稍一加压，即可穿过皮肤。此时进针点处凹陷基本消失，神经血管即膨起在针体两侧，此时可根据需要施行手术方法进行治疗。

所谓四步规程，就是针刀手术在刺入时，必须遵循的四个步骤，一步也不能省略。定点就是定进针点，是基于对病因病理的精确诊断、对进针部位解剖结构立体的微观的掌握。定点的正确与否直接关系到治疗效果。定向是在精确掌握进针部位的解剖结构前提下，采取何种手术入路能够确保安全进行，有效地避开神经、血管和重要脏器，又能容易确保手术的成功。加压分离是在浅表部位有效避开神经、血管的一种方法，这包括许多技巧，在前三步的基础上，才能开始第四步的刺入。刺入时，以右手拇、食指捏住针刀柄，其余三指作为支撑，压在进针点附近的皮肤上，防止刀锋刺入皮肤后，超过深度而损伤深部重要神经、血管和脏器，或者深度超过病灶，损伤健康组织。

**（二）小针刀手术操作方法**

小针刀在临床上的操作方法主要有以下几种：

1. 纵行疏通剥离法　本法适用于粘连结疤发生于肌腱韧带附着点处。将刀口线和肌腱韧带走行方向平行刺入患处，当刀口接触骨面时，沿刀口线方向疏剥。

2. 横行剥离法　本法适用于肌肉与韧带和骨发生粘连时。将刀口线沿肌肉或韧带走行方向平行刺入患处，当刀口接触骨面时，做和肌肉或韧带走行方向垂直的铲剥。

3. 切开剥离法　本法适用于肌肉与韧带或韧带与韧带之间互相结疤粘连时。将刀口线沿肌肉或韧带走行方向平行刺入患处，将相互间的粘连或瘢痕切开。

4. 铲磨削平法　骨刺长于关节边缘或骨干并且骨刺较大时，将刀口线和骨刺竖轴线垂直刺入，当刀口接触骨刺后，将骨刺尖部或锐边削去磨平。

5. 通透剥离法　本法适用于范围较大的粘连板结。用Ⅰ型针刀在板结处取数点进针，当针接触骨面时，除软组织在骨上的附着点之外，将软组织从骨面上全部铲起，并尽可能将软组织之间的粘连疏剥开来。

6. 切割肌纤维法　本法适用于因部分肌纤维痉挛或挛缩引起顽固性疼痛、功能障碍。将刀口线与肌纤维垂直刺入，切断少量痉挛或挛缩的肌纤维。

7. 剪断松解剥离法　本法适用于体内一些紧张肌纤维和紧张筋膜的剪断松解治疗及体内小瘤体的剥离。用X型剪刀刃小针刀，将剪刀刃收紧闭合，经皮刺入人体，当刀锋到达需剪断或剥离的部位，再将剪刀刃轻轻张开，慢慢剪断需要剪断的组织，然后将剪刀刃收紧、闭合，拔出小针刀，用无菌纱布覆盖针孔，胶布包扎。

8. 平面松解剥离法　本法适用于两个相邻组织平面分离的治疗。用Ⅸ型鸟嘴刃小针刀，刺入浅层平面组织的深面，令刀刃和病变组织平面平行，摆动针柄，使刀刃在浅层平面组织的深面运动，将两个相邻平面组织的病变部位全面分离。

9. 周围松解剥离法　本法适用于不能全部切断的条索状细小组织病变的治疗。用Ⅵ型凹刃小针刀经皮刺达病变组织后，刀口线和病变组织垂直切开，但不可将病变组织完全切断。

10. 打孔疏通法　本法适用于人体内局部组织严重缺血或微循环障碍造成的疾病。用Ⅴ型圆刃小针刀，经皮刺入达病变部位，让刀口线和纤维组织平行，在不同部位垂直刺入病变组织几针或十几针，每一针都沿纤维方向小幅度平行摆动。

11. **电生理线路接通法** 本法适用于因电生理线路紊乱或短路引起的各种疾病。用Ⅺ型芒针刀两支从病变的电生理线路的两端经皮刺入，让两支芒针刀的刀刃反复接触（务使两针刀在同一条直线上）。

12. **点弹神经法** 本法适用于某一神经控制区域的大面积病变或长距离病变以及一些脏病的治疗。用圆刃小针刀在某一神经上使刀口线和神经的纵轴平行刺入，直达神经表面，然后调转刀口线，使之和此神经纵轴呈90°，用刀刃在神经上频频点弹，但不损伤神经，此时患者会有电流沿神经流动的感觉。

13. **减弱电流量法** 本法适用于电生理线路的电流量过强时，将小针刀刺入电生理线路上一点或数点，使刀刃和电生理线路垂直，快速、有力地摆动刀刃数次和数十次即可出针。

14. **增强电流量法** 本法适用于电生理线路上的电流量过小时，将小针刀刺入电生理线路上一点或数点，使刀刃和电生理线路平行，轻轻地摆动刀刃，数次或数十次即可出针。

此外，还有瘢痕刮除法、骨痂凿开法、关节内骨折复位法、血管疏通法、划痕切开法、注射松解剥离法、切痕松解法、病变组织摘除法、病变组织体外切除法。

### （三）小针刀手术时的针感

小针刀疗法为闭合性手术，在操作时，除了掌握手术方法之外，掌握手术的针感对手术的准确性和安全性也极为重要。

按小针刀四步规程进针刀之后，病变在浅表部位，深度已可达到，若病变在较深部位，或在肌肉肥厚处进针，深度还达不到，还要继续向深部刺入，此时要摸索进针，以针感来判断刀口所碰到的组织。若在组织间隙，患者可诉没有任何感觉；若碰到血管或刺到正常肌肉，患者可诉疼痛；若碰到神经，患者诉麻木、触电感时，应及时轻提刀锋，稍移动刀锋1~2mm，继续进针，直到到达所需深度为止。小针刀到达病变部位，患者可诉有酸胀感，没有疼痛或麻木、触电感，这时再施行小针刀各种手术进行治疗。在治疗过程中，如果遇有疼痛或麻木触电感时，应立即转换刀口方向。也就是说酸感、胀感是小针刀的正常针感。疼痛、麻木、触电都是异常感觉。如遇异常感觉时，不能进针，更不能进行手术。没有感觉说明小针刀在组织间隙，没有到达病变部位，一般也不要进行松解、剥离、切开等手术。但有不少病变组织变性严重，已失去知觉，在进针和手术时都没有感觉。

### （四）小针刀手术时的手感

小针刀的手感是小针刀刺入人体后医生自己手下的感觉，此种感觉对正确判断小针刀所到达的部位和组织是极为重要的。如果刺在肌肉上，就有一种柔软的感觉；如果刺在筋膜和神经上，就有一种柔韧的感觉；如果刺在病变的结节上，就有一种硬而柔的感觉；如果刺在血管上，就有一种先是阻力较大然后阻力又突然消失的感觉；如果刺在组织间隙，就有一种空虚的感觉；如果刺在骨头上，就有一种坚硬的感觉。依据这些不同的手感就能判断小针刀所到达的组织部位，同时根据层次解剖和小针刀所到达部位的手感又能判断小针刀是否到达需要治疗的部位。

## 五、应用小针刀注意事项

·操作者必须熟悉治疗部位的局部解剖，不可损伤较大神经、血管、脊髓和内脏器官，腰背部不可进针太深，颈部神经血管丰富，手术操作时要密切注意针感和手感。

·严格无菌操作，防止感染。

·严格掌握小针刀的适应证和禁忌证。

·严格掌握小针刀的用针规程。

·明确诊断和精确定位。

·防止晕针休克。晕针的主要原因是患者怕针、精神紧张，或者是饥饿、体弱。因此在进行小针刀治疗时必须做好患者的思想工作、解除顾虑、消除恐惧心理。

·术后 24h 内，治疗部位不宜热敷、理疗及按摩，2d 内，针孔处应保持清洁干燥，勿沾水，防止感染。

·术后 3d 内，应避免过多牵拉、活动患处，以免再次撕裂损伤，使创面出血或渗液过多。3d 后可适当活动，以促进局部血液循环和功能恢复，防止术后出现新的粘连。

·小针刀术后局部可出现酸胀，这是术后较好的反应，但严重时需随时就医。

·小针刀治疗宜 5 ~ 7d 一次，一般 4 次为一疗程，治疗时需连续进行才能达到较满意和不复发的效果。

# 第九节　药物疗法

药物对脊柱位置结构异常引起的软组织痉挛、变性、机化、钙化等病理变化和疼痛、麻木、功能障碍等症状有消除和改善作用，选择相应种类的药物，通过一定的给药途径，可缓解或消除疼痛、麻木、功能障碍等临床症状，起到协助调整脊柱结构或功能的作用，称为药物整脊疗法，是整脊的辅助方法之一。根据药物的来源不同，临床常用的有中药和西药两大类。

## 一、中药整脊

根据病情的寒热虚实不同，辨证选择不同的药物。虚证常用健脾益气、补养气血、补肝益肾类的药物，实证常用温经散寒、祛风除湿、活血化瘀、消肿止痛类药物。剂量根据患者的体重、病情的轻重等酌情增减，以汤剂口服为主，每日1剂。

祛风散寒除湿常用三痹汤加减（党参、苍术、白术、茯苓、秦艽、仙灵脾、当归、川芎、羌活、独活、牛膝、细辛、炙甘草）或独活寄生汤加减（独活、桑寄生、熟附子、杜仲、牛膝、秦艽、茯苓、肉桂、防风、川芎、人参、当归、炙甘草）。

健脾益气常用参苓白术散加减（鸡血藤、葛根、党参、茯苓、白术、丹参、扁豆、砂仁、羌活、淮山药、陈皮）或补中益气汤加减（黄芪、党参、鸡血藤、白芍、白术、茯神、片姜黄、郁金、当归、川芎、甘草）。

补益肝肾常用肾气丸加减（黄芪、熟地黄、仙灵脾、党参、茯苓、山茱萸、泽泻、当归、丹皮、肉桂、熟附子、炙甘草）或补肾壮筋汤加减（杜仲、续断、淫羊藿、山茱萸、熟地黄、党参、川芎、当归、牛膝、茯苓、白芍、青皮、甘草）。

活血化瘀、消肿止痛常用桃红四物汤加减（黄芪、茯苓、当归、熟地黄、牛膝、桃仁、川芎、赤芍、甘草）、血府逐瘀汤加减（桃仁、红花、当归、生地黄、牛膝、川芎、赤芍、桔梗、柴胡、枳壳、甘草）或补阳还五汤加减（黄芪、杜仲、淫羊藿、赤芍、秦艽、丹参、党参、川芎、当归、红花、桃仁、地龙、甘草）。

**(一) 常用内服中药**

1. 补肝益肾药

(1) 壮骨通髓汤 (经验方)

组成: 杜仲、龟甲 (酥炙)、土鳖虫、续断、黄精、枸杞子、黄柏 (盐酒炒)、牛膝、知母 (盐酒炒)、锁阳 (酒浸)、当归、五味子各 12g, 何首乌 30g, 黄芪 60g, 秦艽、党参各 15g, 制马钱子 0.3g (研末冲服), 炙甘草 5g, 黄牛胫骨 (酥炙) 100g, 白芍 20g。

功效: 补益肝肾, 强壮筋骨, 养血通髓。

主治: 肝肾亏损引起的脊柱病, 筋骨痿软、腰膝酸软、肢体肌肉萎缩、步态不稳、手足颤动、中风后半身不遂、慢性颈腰腿痛等。

用法: 每日 1 剂, 水煎 2 次, 分早中晚服。

(2) 右归丸 (《景岳全书》)

组成: 熟地黄 4 份, 淮山药 2 份, 山茱萸 2 份, 枸杞子 2 份, 菟丝子 2 份, 杜仲 2 份, 鹿角胶 2 份, 当归 1 份半, 熟附子 1 份, 肉桂 1 份, 蜜糖适量。

功效: 补益肾阳。

主治: 骨与软组织伤患后期, 肝肾不足, 精血虚损而致的神疲气怯, 或肢冷痿软无力。

用法: 共研细末, 炼蜜为小丸, 每服 10g, 每天 1~2 次。

(3) 左归丸 (《景岳全书》)

组成: 熟地黄 4 份, 淮山药 2 份, 山茱萸 2 份, 枸杞子 2 份, 菟丝子 2 份, 鹿角胶 2 份, 龟甲 2 份, 川牛膝 1 份半, 蜜糖适量。

功效: 补益肝肾。

主治: 老年颈椎病, 或损伤日久, 或脊柱病后, 肾水不足, 精髓内亏, 腰膝腿软, 头昏眼花, 虚热, 自汗, 盗汗等症。

用法: 共研细末, 炼蜜为丸如豆大, 每服 10g, 每日 1~2 次。

(4) 虎潜丸 (《丹溪心法》, 临床今称壮骨丸)

组成: 狗骨 (酒炙) 30g, 陈皮 (盐水润) 60g, 干姜 (冬季用) 30g, 牛膝 (酒蒸) 60g, 白芍 (炒) 60g, 熟地黄 60g, 知母 (盐酒炒) 90g, 黄柏 (盐酒炒) 90g, 锁阳 (酒润) 45g, 当归 (酒浸) 45g, 龟甲 (酥炙) 120g。

功效: 润补肝肾。

主治: 肝肾阴虚, 精血不足所致的筋骨痿软, 腰膝酸楚, 脚腿瘦弱, 步行无力等症。亦可用于脊髓型颈椎病、腰椎病等。

用法：上药共研细末，作水丸或炼蜜为丸，每丸重 4g，每次 4~8g，每日服 2~3 次，饭前淡盐汤送服。

（5）补肾壮筋汤（《伤科补要》）

组成：续断 12g，杜仲 10g，五加皮 10g，山茱萸 12g，牛膝 10g，熟地黄 12g，当归 12g，茯苓 12g，白芍 10g，青皮 5g。

功效：补益肝肾，强壮筋骨。

主治：肾气虚损性颈椎病、腰椎病，老年骨伤后期筋骨酸痛无力，习惯性关节脱位等。

用法：水煎分早晚服，每日 1 剂。

（6）狗脊寄生汤（《千金要方》）

组成：金毛狗脊 30g，桑寄生 30g，钻地风 30g，菟丝子 12g，续断 12g，牛膝 9g，补骨脂 9g，威灵仙 9g，土鳖虫 6g，木香 5g（后下）。

功效：补肝肾，强筋骨，破瘀行气活络。

主治：肝肾亏损，风寒湿邪入侵的颈椎病及慢性腰腿痛，老年骨伤病，老年骨折病、脊椎骨折后期等。

用法：每日 1 剂，水煎分早晚服。

（7）强筋壮骨汤（经验方）

组成：川断、杜仲、牛膝、刺五加、仙灵脾、地鳖虫、山萸肉、菟丝子、秦艽、白芍、当归、川木瓜、熟地黄各 12g，黄芪 30g，鸡血藤 30g，炙甘草 5g。

功效：补益肝肾，养血壮骨。

主治：肝肾亏虚性脊椎病，筋骨痿软，肢体肌肉萎缩，步态不稳，半身不遂，腰膝痿软，手足颤动，气血亏虚，头晕、目眩等。

用法：每日 1 剂，水煎分早晚服。

（8）补血通髓汤（经验方）

组成：黄芪 100g，当归 10g，鸡血藤 30g，何首乌 30g，鹿角胶（烊化）、龟甲、枸杞子、山茱萸、地龙、五味子各 12g，秦艽、仙灵脾、鹿含草、白术、党参各 15g，炙甘草 5g，制马钱子 0.3g（研末冲服）。

功效：补益气血，养精通髓。

主治：气血肝肾亏损性脊椎病、腰膝酸软、肢体肌肉痿软，半身不遂，步态不稳等。

用法：每日 1 剂，水煎分早晚服。

2．健脾补血方剂

（1）白术四物汤（经验方）

组成：白术 15g，当归 10g，川芎 8g，白芍 15g，熟地黄 12g。

功效：健脾养血补血。

主治：老年颈腰椎病脾虚纳少者。

用法：每日 1 剂，水煎服。

（2）八珍汤（《正体类要》）

组成：当归 10g，川芎 5g，白芍 8g，熟地黄 15g，人参 3g，白术 10g，茯苓 8g，炙甘草 5g。

功效：补益气血。

主治：老年颈腰椎病，气血两亏，形体消瘦，面色萎黄，病久不愈者。

用法：每日 1 剂，水煎分早晚服。

（3）跌打养营汤（《林如高正骨经验》）

组成：西洋参 3g（或党参 15g），黄芪 9g，当归 6g，川芎 4.5g，熟地黄 15g，白芍 9g，枸杞 15g，淮山药 15g，续断 9g，砂仁 3g，三七 4.5g（冲服），补骨脂 9g，骨碎补 9g，木瓜 9g，甘草 3g。

功效：补气血，养肝肾，壮筋骨。

主治：骨折中后期，老年骨折疾病，气血亏虚、肝肾不足、骨伤愈合迟缓者。

用法：每日 1 剂，水煎分早晚服。

3．活血化瘀方剂

（1）活血止痛汤（经验方）

组成：三七 4g（研末冲服），延胡索 4g（研末冲服），红花 10g，川芎 8g，丹参 15g，当归 12g，白芷 8g，黄芪 30g，玄参 20g，生地黄 15g，鸡血藤 30g。

功效：活血祛瘀，通络止痛。

主治：颈腰椎病（瘀血型）疼痛，瘀血疼痛，骨折、关节脱位肿痛等。

用法：每日 1 剂，水煎分早晚服。

（2）老肢伤痛汤（经验方）

组成：三七 4g（研末冲服），丹参 15g，当归 12g，红花 10g，鸡血藤 30g，延胡索 4g（研末冲服），地鳖虫 12g，川杜仲 12g，秦艽 15g，防己 15g，黄芪 30g，党参 15g，制川乌 5g，制草乌 5g，制马钱子 0.3g（研末冲服），桂枝 6g，白芍 20g，炙甘草 6g。

功效：活血祛瘀，通络定痛，强筋壮骨。

主治：老年人劳损或外伤引起的颈项痛、肢体关节疼痛，风湿痹痛，肝肾亏虚，腰膝酸痛，气血瘀滞，中风后半身不遂等。

用法：每日 1 剂，水煎分早晚服。

（3）颈椎痹痛方（经验方）

组成：川芎 10g，当归 12g，红花 10g，丹参 15g，延胡索 5g，虎杖 30g，姜黄 15g，桂枝 8g，葛根 30g，鸡血藤 30g，黄芪 30g，地鳖虫 12g，仙灵脾 15g，鹿含草 12g，何首乌 25g，鹿角胶 12g（烊化），制草乌 10g，制川乌 10g，秦艽 15g，白芍 20g，炙甘草 5g。

功效：活血祛瘀，除湿定痛，调补肝肾。

主治：肝肾不足、风寒湿邪入侵所致的项背肢体痹痛，关节不利，腰腿痿软无力，下肢浮肿，气血虚弱，头晕目眩，半身不遂，肢体颤动，步态不稳等。

用法：每日 1 剂，水煎 2 次分早中晚服。

（4）通窍活血汤（经验方）

组成：赤芍 15g，川芎 10g，桃仁 10g，红花 10g，菖蒲 10g，红枣 10g，麝香 0.06g（冲服或制丸服），黄酒适量。

功效：活血化瘀，开窍通闭。

主治：伤后头晕、头痛、昏迷等症。

用法：每日 1 剂，水煎分早晚服。

加减：如伤及头颈部有瘀血者，加三七、蒲黄、茜根、地榆；头痛、头晕特别明显者，加全蝎、蜈蚣、地龙等；气血虚弱者，加当归、黄芪、党参、阿胶等；伤后瘀血较重者，加甲珠、丹参、土鳖虫等；醒后再度昏厥，恶心呕吐，昏不识人者，先用苏合香丸灌服，后用通窍活血汤，症状不缓解者，急需配合手术治疗。

（5）黄芪桃仁四物汤（经验方）

组成：黄芪 30g，桃仁 10g，川芎 10g，熟地黄 12g，赤芍 15g，当归 12g。

功效：活血祛瘀，养血和营。

主治：外伤后局部血瘀疼痛，并有气血不足之症者。

用法：每日 1 剂，水煎分早晚服。

（6）血府逐瘀汤（《医林改错》）

组成：桃仁 12g，红花 9g，当归 9g，生地黄 9g，川芎 5g，赤芍 6g，牛膝

9g，桔梗 5g，柴胡 3g，枳壳 6g，甘草 3g。

功效：活血祛瘀，行气止痛。

主治：胸中瘀血，血行不畅，胸痛、头痛，日久不愈，痛如针刺而有定处；或呃逆日久不止，引水即呛，干呕，或内热瞀闷，心悸怔忡，夜不能睡，卧寐不安，急躁善怒，入暮潮热；或舌质暗红，舌边有瘀斑，舌面有瘀点，唇紫目黑，脉涩或弦紧。现常用于颈性心绞痛、头痛。

用法：每日 1 剂，水煎分早晚服。

（7）复元活血汤（《医学发明》）

组成：柴胡 15g，瓜蒌根、当归各 9g，红花、甘草、穿山甲（炮）各 6g，大黄（酒浸）30g，桃仁（酒浸去尖）9g。

功效：活血祛瘀，舒肝通络。

主治：跌打损伤，瘀留胁下，痛不可忍。现常用于颈性心绞痛。

用法：每日 1 剂，水煎分早晚服。

（8）补阳还五汤（《医林改错》）

组成：黄芪 120g，当归 6g，赤芍 6g，地龙 3g，川芎 3g，红花 3g，桃仁 3g。

功效：补气、活血、通络。

主治：中风后遗症，半身不遂，口眼歪斜，语言謇涩，口角流涎，下肢痿废，小便频数或遗尿不禁，苔白，脉缓。现常用于脊髓型颈椎病。

用法：每日 1 剂，水煎分早晚服。

（9）失笑散（《太平惠民和剂局方》）

组成：五灵脂（酒研，淘去砂土）、蒲黄（炒香）各等份。

功效：活血祛瘀，散瘀止痛。

主治：瘀血停滞，心腹剧痛，或产后恶露不行，或月经不调，少腹急痛等。现常用失笑散加丹参 20g 治疗颈性心绞痛。

用法：共为细末，每服 6g，用黄酒或醋冲服，或水煎服，用量按患者病情酌定。

（10）活血通髓汤（经验方）

组成：丹参 15g，川芎、当归、红花、牛膝、五味子、刺五加、灵仙各 10g，仙灵脾、秦艽、党参、土鳖虫各 12g，龟甲（酥炙）15g，川杜仲 9g，黄芪 30g，马钱子 0.3g，炙甘草 6g。

功效：活血补肾，通髓除痹。

主治：血瘀气滞、肝肾不足导致的颈腰椎病，颈肩痹痛，关节不利，半身不遂，肢体麻木，步态不稳，腰膝痹痛等。

用法：每日 1 剂，水煎服。

（11）化瘀导滞汤（经验方）

组成：丹参、姜黄各 15g，竹茹、川芎、当归、白芷、郁金、半夏、砂仁、桔梗各 10g，田七粉 5g（冲服），陈皮 5g，秦艽 15g，石菖蒲 10g，白术 15g，甘草 5g，细辛 3g。

功效：活血化瘀，化痰降逆。

主治：头痛、经久不愈，固定不移，痛如锥刺，头痛昏蒙，胸脘满闷，呕吐痰涎。颈椎胸椎病引起的头痛、头晕，颈项、肩背、胸胁胀痛等。

用法：每日 1 剂，水煎服。

4．祛风胜湿方剂

（1）羌活胜湿汤（《内外伤辨惑论》）

组成：羌活、独活各 6g，藁本、防风、炙甘草、川芎各 3g，蔓荆子 2g。

功效：祛风胜湿。

主治：风湿在表，肩背疼痛，不可回顾，头痛身重，或腰脊疼痛，难以转侧，苔白脉浮。

用法：每日 1 剂，水煎分早晚服。

（2）独活寄生汤（《备急千金要方》）

组成：独活 9g，寄生、杜仲、牛膝、细辛、秦艽、茯苓、肉桂心、防风、川芎、人参、甘草、当归、芍药、干地黄各 6g。

功效：祛风湿，止痹痛，益肝肾，补气血。

主治：痹证日久，肝肾两亏，气血不足，腰膝疼痛，肢节屈伸不利，或麻木不仁，畏寒喜温，心悸气短，舌淡苔白，脉象细弱。

用法：每日 1 剂，水煎服。

（3）三痹汤（《妇人良方》）

组成：续断、杜仲、防风、桂心、细辛、人参、白茯苓、当归、白芍药、黄芪、牛膝、甘草各 5g，秦艽、生地黄、川芎、独活各 3g，生姜 5g。

功效：益气养血，祛风胜湿。

主治：血气凝滞、手足拘挛、风痹等。

用法：每日 1 剂，水煎分早晚服。

5．燥湿化痰方剂

（1）二陈汤（《太平惠民和剂局方》）

组成：半夏、橘红各 15g，白茯苓 9g，炙甘草 5g，生姜 3g，乌梅 1 个。

功效：燥湿化痰，理气和中。

主治：湿痰咳嗽。痰多色白易咳，胸膈痞闷，恶心呕吐，肢体困倦，头眩心悸，舌苔白润，脉滑。现常用于颈性眩晕。

用法：每日 1 剂，水煎分早晚 2 次服。

（2）导痰汤（《妇人良方》）

组成：半夏 6g，南星、枳实（麸炒）、茯苓、橘红各 3g，甘草 2g，生姜 3g。

功效：燥湿祛痰，行气开郁。

主治：痰涎壅盛，胸膈痞塞，或咳嗽恶心，饮食少思，以及肝风挟痰，呕不能食，头痛眩晕，甚者痰厥。现常用于颈性头痛眩晕。

用法：每日 1 剂，水煎分早晚服。

6. 温经散寒方剂

（1）当归四逆汤（《伤寒论》）

组成：当归 12g，桂枝 9g，芍药 9g，细辛 1.5g，炙甘草 5g，通草 3g，大枣 8 枚。

功效：温经散寒，养血通脉。

主治：阳虚血亏，外受寒邪，手足厥寒，舌淡苔白，脉细欲绝或沉细；或寒入经络之颈、腰、股、腿、足疼痛。

用法：每日 1 剂，水煎分早晚服。

（2）黄芪桂枝五物汤（《金匮要略》）

组成：黄芪 12g，芍药 9g，桂枝 9g，生姜 12g，大枣 4 枚。

功效：益气温经，和经通痹。

主治：血痹证，肌肤麻木不仁，脉微涩而紧。

用法：每日 1 剂，水煎分早晚服。

7. 辛温解表方剂

（1）麻黄汤（《伤寒论》）

组成：麻黄 6g，桂枝 4g，杏仁 9g，甘草 3g。

功效：发汗解表，宣肺平喘。

主治：外感风寒，恶寒发热，头痛身疼，无汗而喘，舌苔薄白，脉浮紧。

用法：每日 1 剂，水煎分早晚服。

（2）桂枝加葛根汤（《伤寒论》）

组成：葛根 12g，桂枝 6g，芍药 6g，炙甘草 5g，生姜 9g，大枣 12 枚。

功效：解肌舒筋。

主治：太阳病，项背强几几，汗出恶风。

用法：每日1剂，水煎2次，分早晚服。

8. 常用中成药

（1）骨刺片

组成：（略）

功用：补精壮髓，强筋健骨，通络止痛。用于脊柱病等各种骨质增生症。

用法：每次5片，每日3次。感冒发热时忌服。

（2）蠲痹丸

组成：生草乌72g，广地龙60g，黑豆18g，麝香3g。

功用：舒筋活络，祛风定痛。

用法：每次1丸，每日3次，黄酒送服。

（3）天麻丸（胶囊）

组成：天麻、牛膝、杜仲、当归、羌活、独活、生地黄。

功用：祛风胜湿，舒筋活络，活血止痛。用于肢体拘挛、手足麻木、颈肩腰腿酸痛等。

用法：每次5粒，每日2~3次。孕妇慎服。

（4）虎骨木瓜丸

组成：当归、人参、清风藤、牛膝、海风藤、狗骨、木瓜、白芷、威灵仙、川芎、制川乌、制草乌。

功用：舒筋活络，散风止痛。用于感受风寒引起的颈肩腰腿痛，手足麻木，腿脚拘挛，筋骨无力，行步艰难。

用法：每次1~2丸，每日2次。忌生冷寒凉，孕妇忌服。

（5）骨仙片

组成：（略）

功用：填精益髓，壮腰健肾，强筋壮骨，舒筋活络，养血止痛。用于颈椎病及各种骨质增生症。

用法：每次4~6片，每日3次。感冒发热勿服。

（6）骨刺消痛液

组成：川乌、木瓜、威灵仙、乌梅、牛膝、桂枝。

功用：祛风通络，活血止痛。用于颈椎、腰椎、四肢关节骨质增生引起的酸胀、麻木、疼痛，活动受限，对类风湿也有效。

用法：每次10~15ml，每日2次，加水稀释后服。

（7）骨折挫伤散

组成：猪下颌骨、黄瓜籽、红花、大黄、当归、血竭、没药、乳香、土鳖虫。

功用：舒筋活络，接骨止痛，消肿散瘀。用于脊椎病急性发作期，肿痛明显者亦有良效。

用法：每次 10 粒，每日 2~3 次。孕妇忌服。

（8）步壮骨丸

组成：狗骨、木瓜、枸杞、牛膝、人参、龟甲、当归、杜仲、附子、羌活、补骨脂。

功用：祛风散寒，除湿通络。用于四肢疼痛、筋骨痿软、腰酸腿痛、肾寒湿重等。对于脊髓性颈椎病效果较好。

用法：每服 1 丸，每日 2 次。

（9）养血荣筋丸

组成：当归、何首乌（黑豆酒炙）、赤芍、鸡血藤、桑寄生、威灵仙（酒炙）、伸筋草、党参、白术（麸炒）。

功用：养血荣筋，活血散风。用于外伤或风湿日久引起的筋骨疼痛、肢体麻木、肌肉萎缩、关节肿胀不利等。

用法：每服 1~2 丸，每日 2 次。孕妇忌服。

（10）风定痛丸

组成：麻黄、乳香、没药、千年健、钻地风、桂枝、牛膝、木瓜、自然铜、杜仲、防风、羌活、独活、制马钱子、甘草。

功用：祛风散寒，活血止痛。用于风寒麻木，四肢作痛，腰腿寒痛，足膝无力，跌打损伤，血瘀作痛。

用法：每服 1 丸，每日 2 次。孕妇忌服。

（11）抗骨增生片

组成：熟地黄、肉苁蓉、骨碎补、鸡血藤、淫羊藿、莱菔子。

功用：补肝肾，强筋骨，活血利气止痛。用于颈腰椎病、增生性脊椎炎等骨质增生症。

用法：每服 2 片，每日 2 次。孕妇忌服。

（12）跌打丸

组成：当归、土鳖虫、川芎、没药、乳香、自然铜。

功用：活血化瘀，消肿止痛。用于跌打损伤、骨折等瘀血作痛，亦用于颈腰部急性扭伤、落枕及颈腰椎病急性发作期。

用法：每服 1~2 丸，每日 2~3 次。

（13）骨刺丸

组成：制川乌、制草乌、细辛、白芷、当归、萆薢、红花、秦艽、薏苡仁、制南星、穿山龙、牛膝、甘草。

功用：祛风散寒，除湿，活血止痛。适用于损伤后期及各种骨质增生症。

用法：每服 1 丸，每日 2 次。

（14）金匮肾气丸

组成：熟地黄、淮山药、山茱萸、牡丹皮、茯苓、泽泻、附子、桂枝。

功用：温补肾阳，健筋壮骨。用于脊髓型颈椎病晚期。

用法：每服 1 丸，每日 2~3 次。

（15）小活络丹

组成：天南星、川乌、草乌、地龙、乳香、没药。

功用：补肾水，强筋骨。可用于脊椎增生性病症及脊髓型、神经根性颈椎病。

用法：每服 1 丸，每日 2 次。

（16）颈椎 2 号

组成：白芍、甘草、葛根、川断、牛膝、乳香、没药、伸筋草、桃仁、红花、生地黄、狗脊。

功用：用于颈椎间盘突出症、神经根型及混合型颈椎病伴有明显麻木疼痛者。

用法：每服 5 片，每日 3 次。

（17）六味地黄丸

组成：熟地黄、淮山药、山茱萸、牡丹皮、泽泻、茯苓。

功用：滋补肝肾。用于腰痛足酸，虚热咳嗽、头晕耳鸣，憔悴消瘦。

用法：每服 1 丸，每日 2 次，温开水送服。

**（二）外用药**

1. 外贴药

（1）软膏：将药物碾成细末，用凡士林、豚脂、羊脂、饴糖、油蜡等作基质，混合调料，煎熬后制成。也可用水、蜜、酒或醋等将药末调拌成糊状，摊于纱布或桑皮纸上贴患处。根据药物的作用可分以下几类：

祛瘀消肿止痛类　适用于颈腰部及四肢损伤初期肿胀疼痛者。可选用消肿散、双柏膏、定痛膏。

舒筋活血类　适用于颈腰部及四肢损伤中后期患者。可选用舒筋活络药膏、活血散等。

温经通络、祛风除湿类　适用于颈腰部损伤日久，复感风寒湿邪的颈椎病或腰腿痛患者。可用温经通络膏。

（2）膏药：将药物碾成细末，配入香油或麻油、黄丹、蜂蜡等基质炼成。这是中医外用药物中的一种特有剂型。南北朝时期《肘后备急方》中就有关于膏药制法的记载。由于膏药遇温则软化而具有黏性，能粘贴于患处，使用方便，药效持久，经济价廉，所以一直沿用至今。膏药治疗脊柱病等慢性疾病的种类如下：

活血止痛类　适用于损伤后局部瘀血，结聚肿痛，各型颈椎病、腰腿疼痛剧烈，痛有定处者。或软组织劳损日久，隐隐作痛者。常用的有镇江药膏。

温经散寒类　适用于局部寒湿停聚、气血凝滞的各型颈椎病和腰腿痛患者。常用的有狗皮膏、万灵膏、万应膏、伤湿宝珍膏。

2．外搽药　外搽法始见于《素问·血气形志》："经络不通，病生于不仁，治之于按摩醪药。"醪药就是用来配合按摩而涂擦的药酒。外搽药可直接涂搽于伤处、麻痹痛处，或在施行理筋手法时配合外用，一般可分为：

酒剂　指外用药酒或外用伤药水，是用药与白酒、醋浸制而成，一般酒醋之比例为8：2，也可单用酒或乙醇溶液泡浸。常用的有活血酒、舒筋药水、舒筋止痛水等，具有活血止痛、舒筋活络、追风祛寒作用。

油膏与油剂　用香油把药物熬煎去渣制成油剂，也可加黄蜡收膏而成油膏。具有温经通络、消散瘀血的作用，适用于关节筋络寒湿冷痛等证，可在手法及练功前后作局部搽擦。常用的有伤油膏、跌打万花油、活络油膏、黑鬼油、依马打正红花油、狮子油等，都有很好的效果。

3．热敷法　热敷法是将一发热物体敷于人体某一部位而进行治疗的方法。具有解毒消肿，驱散寒邪、湿邪，减轻疼痛，消除疲劳的功效。该疗法是借助于热力或药力，通过皮肤作用于肌体，以驱邪扶正，调和经脉，流畅气血，而治疗疾病。

（1）药物热敷法

药包热敷　将选好的药物在砂锅内或锅内煮热，用布包裹，敷于患病部位或穴位。每次热敷时间不宜超过30min，每日2次。

药饼热敷　将药物研极细末，加入适量面粉做成饼状，或蒸或烙，或者是用面粉蒸饼，将药物细末散于热饼上，再将药饼敷于患病部位或穴位，凉后即换。

药末热敷　将选定的药物共研细末，或将所选用的药物捣烂，用布包好蒸热，直接敷在患病的部位或穴位上。

药液热敷　将药物煎熬后，用纱布蘸取药液，直接敷于患病部位。

药渣热敷　将选好的药物煎煮，去汁存渣，用其药渣热敷于患部，并施盖纱布等物或用热药汁淋洒，以防散热太快。

药酒热敷　将所用的药酒蒸热，用纱布或棉花蘸取药酒，直接敷于患病部位。

（2）物理热敷

热水袋敷　将热水倾入热水袋（亦可用橡皮袋、高温瓶等代替）内，水量不要超过热水袋容积的2/3，然后排除热水袋里上部多余的空气，将盖拧紧，直接贴敷于患部。

水湿热敷　将水烧热，先在皮肤上涂一层凡士林油，然后把敷布放在热水中浸透，捞出，拧去多余的水分，直接敷于患处，上面用油纸或塑料薄膜覆盖，再用棉被包好保温，每3～5min更换一次敷布，一般治疗时间为20～30min，每日1次。

沙热敷　取适量沙粒，放入铁锅内炒热至人体能耐受程度，直接热敷于患处或用布等物包裹，热敷于患处。

铁末敷　取适量干净铁末，倒入铁锅内炒红，取出降温，装入布袋，并在铁末中洒适量陈醋，双手揉搓，使铁末与醋充分搅拌均匀，待铁末有热感，再继续揉搓10min，敷于患处。

砖瓦热敷　取适宜青砖或瓦片，置炭火或煤火中烘热，用布包裹，轮流敷患处。

（3）其他热敷法

盐热敷　选取颗粒大小均匀、没有杂质的食盐适量，倒入铁锅中，用小火慢慢加热，边加热边搅拌，待温度达55℃～60℃时，倒入布袋内，将口扎好，敷于患部。治疗时间一般为20～30min，每日或隔日1次，15次为一个疗程。

葱热敷　取适量新鲜葱白，捣烂后置于铁锅内炒热，趁热出锅，用布包裹，置于患处贴敷。

姜热敷　同葱热敷法。

醋热敷 取适量盐放入铁锅内爆炒，取适量陈醋洒入盐内，边洒边搅拌均匀，醋洒完再略炒后，迅速倒在布上包好，趁热贴敷患处。

4．热熨法 选用温经、祛寒、行气、止痛的药物加热后，借助其热力作用于局部，按其剂型及使用情况不同分以下几方面：

临时加热 选择具有温经祛寒、行气止痛作用的现成粗粉状散剂或颗粒状的种子药物如吴茱萸等，放于锅里炒热，或用布袋包好蒸热后使用。可用治风寒湿邪所致的颈腰椎病。

备用制剂 把药物制成一定剂型，如用来治腰腿痛、风湿关节痛的成药——坎离砂。用时加适量的醋，使其自然发热即可应用。

电热熨 把药物做成细屑，加上适量的酒或醋，敷贴在患处，接上低压电流加热，以对患处发挥治疗作用。

5．熏洗法 熏洗法是将药物煎煮后，先用蒸气熏疗，再用药液洗身或洗局部患处的治疗方法。它是借助于蒸气与药液的作用，以疏通腠理，散风除湿，透达筋骨，活血理气。熏洗法分为全身熏洗法及局部熏洗法。

全身熏洗法 选择密闭而光线充足的房间，将所需药物放入锅内煮沸，待蒸气弥漫，室内气温达40℃左右再进行治疗。一般熏蒸15～20min，室温降低后，再用温热的药液洗浴，每日1次，10～15次为一疗程。

局部熏洗法 将煮沸的中药液倾入盆内或桶内，把患处放在药液上熏蒸；若患部面积很小，可在盆上或桶上盖一块有孔的布，使患部对准小孔熏之，待药液降温后，再进行洗浴。

6．熏蒸法 用药物熏蒸的蒸气作用于机体以治疗疾病的方法，称为药物熏蒸疗法。这种方法具有物理和药物的双重作用，药物由皮肤吸收到达病灶，渗透作用较强，故对颈肩背腰腿痛、类风湿性关节炎、慢性腰肌劳损、软组织损伤等隐隐作痛、日久不愈者，或各种风寒湿痹痛、痛无定处者，都有很好的治疗效果。

方法 用适当的药物加水煮沸后产生的蒸气（40℃～50℃），熏蒸全身或患部。可用药蒸浴或用药蒸自动调控箱浴、药淋浴或先用药蒸气熏蒸患部，待药水温度稍低后，再用药水熏洗、浸泡治疗。每次20～30min，每日两次。

常用方剂 除痹外洗方、骨外洗一方及肢痛外洗方等。

主要用于多发性关节炎，类风湿关节炎，慢性肌炎，多发性神经炎，颈肩腰腿痛，骨折后期局部瘀滞肿胀疼痛、功能未完全康复者。心血管疾病、营养不良、全身消瘦、孕妇、高热、肿痛、结核、骨髓炎、有出血倾向或皮肤大面积破溃者禁用。

## 二、西药疗法

治疗脊柱病常对症治疗配合适当西药以加速疗效。西药治疗首先以对症处理为主，其次可选用神经营养类药物和糖皮质激素类药物。如腰背痛常用解热镇痛类药物，如索米痛片、布洛芬、吲哚美辛、安乃近、阿司匹林等。神经营养类药物常用维生素 $B_1$ 片、维生素 $B_2$ 片、复合维生素 B 片、维生素 C 片和维生素 $B_{12}$ 针剂等。急性期可用适量的糖皮质激素类药物加强抗炎止痛作用，如地塞米松片或泼尼松片等。或采用脱水消炎药物，如甘露醇、β 七叶皂甙钠等。脊柱病常用西药见表 9 - 1。

表 9 - 1　　脊柱病常用西药

| 分类 | 药　名 | 制剂 | 用　法 | 成人剂量（/次） |
|---|---|---|---|---|
| 解热镇痛药 | 阿司匹林 | 片剂 0.05g、　0.1g、　0.2g、0.3g、0.5g | 口服 | 0.5 ~ 1g |
| | 复方阿司匹林 | 片剂 0.42g | 口服 | 1 ~ 2 片 |
| | 索米痛片 | 片剂 0.5g | 口服 | 1 ~ 2 片 |
| | 安乃近 | 片剂 0.5g，针剂 0.25g、0.5g、1g | 口服、肌注、皮下 | 0.5g  0.25 ~ 0.5g  0.25 ~ 0.5g |
| | 阿尼利定 | 针剂 2ml | 肌注、皮下 | 2ml |
| | 对乙酰氨基酚 | 片剂 0.5g | 口服 | 0.5g |
| | 布洛芬 | 片剂 0.2g、0.1g | 口服 | 0.2 ~ 0.4g |
| | 苄达明 | 片剂 25mg、50mg | 口服 | 25 ~ 50mg |
| | 吲哚美辛 | 片剂 25mg，胶囊 25mg | 口服 | 25mg |
| | 氯芬那酸 | 片剂 0.2g | 口服 | 0.2 ~ 0.4g |
| | 芬布芬 | 片剂 0.3g，胶囊 0.15g | 口服 | 0.2 ~ 0.3g |
| | 托美丁 | 片剂 0.2g，胶囊 0.2g | 口服 | 0.2 ~ 0.6g |
| | 苄达明 | 片剂 0.25g、0.5g | 口服 | 0.25 ~ 0.5g |

| | | | | |
|---|---|---|---|---|
| 降血脂药 | 氯贝丁酯 | 胶囊0.25g、0.125g | 口服 | 0.5g |
| | 烟酸 | 片剂0.05g、0.1g | 口服 | 0.1g |
| | 烟酸肌醇 | 片剂0.2g | 口服 | 0.2~0.4g |
| | 非诺贝特 | 片剂0.1g | 口服 | 0.1~0.2g |
| | 利贝特 | 片剂12.5mg | 口服 | 25mg |
| 抗高血压药 | 氢氯噻嗪 | 片剂0.01g、0.025g | 口服 | 0.05~0.10g |
| | 普萘洛尔 | 片剂0.01g | 口服 | 0.04~0.06g |
| | 利舍平 | 片剂0.1mg、0.25mg | 口服 | 0.25~0.5mg |
| | 降压灵 | 片剂4mg | 口服 | 4mg |
| | 地巴唑 | 片剂5mg、10mg、20mg | 口服 | 10~30mg |
| 激素类药 | 地塞米松 | 片剂0.5mg、0.75mg | 口服 | 0.75~1.5mg |
| | 曲安西龙 | 片剂1mg、2mg、4mg、8mg | 口服 | 3~12mg |
| | 泼尼松 | 片剂1mg、5mg | 口服 | 2~6mg |
| | 泼尼松 | 片剂1mg、5mg | 口服 | 5~10mg |
| 维生素类药 | 维生素 $B_1$ | 片剂5mg、10mg 针剂25mg/ml、50mg/ml | 口服肌注 或皮下 | 10~30mg 50~100mg |
| | 维生素 $B_2$ | 片剂5mg | 口服 | 5~10mg |
| | 维生素 $B_6$ | 片剂10mg | 口服 | 10~20mg |
| | 维生素 C | 片剂50mg、100mg | 口服 | 50~100mg |
| | 维生素 $B_{12}$ | 针剂每支1ml，含0.05mg、0.1mg、0.25mg、0.5mg、1.0mg | 肌注 | 0.025~0.1mg/d |
| 常用生化药 | 肌苷 | 片剂0.2g | 口服 | 0.2~0.6g |
| | 三磷腺苷 | 片剂20mg | 口服 | 40mg |
| | 胱氨酸 | 片50mg | 口服 | 50mg |
| | 糜胰蛋白酶 | 针剂5mg | 肌注 | 5~10mg/d |
| | 辅酶A | 冻干粉针剂50单位/瓶 | 肌注 | 50单位 |

除以上介绍的方法外，药物离子导入、坎离砂、药线点灸、许多物理疗法、封闭、器械牵引整复、手术等疗法，也可酌情用于脊柱病的治疗，临床可参考有关资料选用。

# 第十章
## 颈段脊柱病

### 第一节　颈椎病

颈椎病又称颈椎综合征，是由于颈椎间盘退行性改变、颈椎骨质增生以及颈椎部损伤等原因引起颈段脊柱内外平衡失调，刺激或压迫颈神经根、椎动脉、脊髓或交感神经而引起的一组综合征。本病是中老年人的常见病、多发病，近年来发病渐趋年轻化。属中医学"颈痹""项肩痛""眩晕"等范畴。

**病因病理**

颈椎病是一种颈椎退行性疾病，颈椎间盘及颈椎附件退变是本病的内因，各种急、慢性颈部外伤和受寒是导致本病的外因。

1. 内因　在一般情况下颈椎椎间盘从 30 岁以后开始退变，软骨板开始并逐渐骨化，通透性随之降低，髓核中的水分逐渐减少，最终形成纤维化，缩小变硬成为一个纤维软骨性实体，进而导致椎间盘变薄，椎间隙变窄。由于椎间隙变窄，使前、后纵韧带松弛，椎体失稳，后关节囊松弛，关节腔变小，关节面易发生磨损而导致增生。由于以上因素使颈段的脊柱稳定性下降，椎体失稳，故椎体前后形成代偿性骨质增生。椎体后关节、钩椎关节等部位的骨质增生以及椎间孔变窄或椎管前后径变窄是造成脊髓、颈神经根、椎动脉及交感神经受压的主要病理基础。

2. 外因　颈椎的急性外伤或慢性劳损、受凉是引起颈椎病的外因。由于跌、扭、闪或长期低头伏案工作均可使颈椎间盘、后关节、钩椎关节、颈椎周围各韧带及其附近软组织不同程度的损伤，从而破坏了颈椎的稳定性，促使颈椎椎体及附件发生代偿性骨质增生。若增生物刺激或压迫邻近神经、血管和软组织就会出现各种症状。颈项部受寒导致颈部肌肉痉挛，使局部缺血缺氧，也可引起临床症状或诱发各型颈椎病。

**诊 断**

**（一）症　状**

临床上根据颈椎病理变化刺激或压迫的组织不同，常将颈椎病分为以下5型。

1. 神经根型颈椎病　肩背或颈枕部呈阵发性或持续性的隐痛或剧痛。受刺激或压迫的颈脊神经其走行方向有烧灼样或刀割样疼痛，伴针刺样或过电样麻感。当颈部活动、腹压增高时，上述症状会加重。颈部活动有不同程度受限或发硬、发僵，或呈痛性斜颈畸形。患侧上肢发沉、无力，握力减弱或持物坠落。

2. 脊髓型颈椎病　四肢麻木，酸胀，烧灼感，僵硬无力，头痛，头昏，大小便改变（如排尿、排便障碍、排便无力或便秘等）。重者活动不便、走路不稳，甚至出现瘫痪。

3. 椎动脉型颈椎病　每当头部取过伸位或转向某一方位时，即出现位置性眩晕、恶心、猝然摔倒等，体位改变后清醒。

4. 交感神经型颈椎病　头痛或偏头痛、头沉或头晕、枕部痛，心跳加快或缓慢，或有心前区疼痛，肢体发凉、局部皮温降低，肢体遇冷时有刺痒感，继而出现红肿、疼痛加重，也有指端发红、发热、疼痛或痛觉过敏，伴有耳鸣、耳聋等。

5. 混合型颈椎病　指出现两型或两型以上症状者。

此外，也有根据局部症状的不同诊断为颈型，食管压迫型，创伤型，延髓型，颈源性脏腑型及其他型（后纵韧带骨化、寰枢椎脱位、斜颈等）。

**（二）检　查**

1. 神经根型颈椎病　压痛：在病变节段间隙、棘突旁及其神经分布区可出现压痛；生理前凸减少或消失，脊柱侧凸；颈部肌肉张力增高，棘突旁有条索状或结节状反应物；椎间孔挤压试验、叩顶试验阳性；臂丛神经牵拉试验阳性；X线片示椎间隙变窄，斜位片见椎间孔有骨刺突出并狭小等。

2. 脊髓型颈椎病　肢体张力增高，肌力减弱；肱二头肌、三头肌肌腱及膝、跟腱反射亢进，同时还可出现髌阵挛和踝阵挛；腹壁反射和提睾反射减弱；霍夫曼征和巴宾斯基征阳性；X线片示椎体后缘骨质增生，脊髓造影可见异常；CT或MRI检查颈椎段硬脊膜受压变形。

3. 椎动脉型颈椎病　病变节段横突部压痛；颈椎旋转到一定的方位即出现眩晕，改变位置时，症状多可消失；X线片示钩椎关节侧方或后关节部骨质增生，斜位片可见椎间孔变小；椎动脉造影可见椎动脉扭曲、狭窄或中断状；TCD（经颅彩色多普勒）检查显示椎 - 基底动脉供血不足。

4. 交感神经型颈椎病　颈 5 椎旁压痛；X 线片示椎体和钩椎关节骨质增生；根据临床体征排除其他疾患。

## ≡ 治 疗 ≡

**（一）治疗原则**

舒筋活血、解痉止痛、整复错位。

**（二）治疗方法**

1. 推拿整脊

（1）取穴与部位：风池、缺盆、肩井、天宗、曲池、小海、合谷等穴，颈肩背及患肢。

（2）主要手法：㨰法、拿法、捏法、按揉法、拔伸法、摇法、搓法、牵抖法、拍法。

（3）操作方法：①放松手法。患者取坐位，医者站其后。先用㨰法放松患者颈、肩背部的肌肉 3min 左右；接着，用拇指、食指、中指三指拿捏颈项两旁的软组织由上而下操作 10 遍。②治疗手法。用拇指指腹点揉风池穴 1min，以酸胀感向头顶放散为佳；再点揉太阳、百会、风府、天宗、曲池、合谷等穴，约 3min，以局部酸胀为度；弹拨缺盆、极泉、小海等穴，以手指有触电样感为宜；医者两前臂尺侧放于患者两肩部并向下用力，双手拇指顶按在风池穴上方，其余四指及手掌托住下颌部，嘱患者身体下沉，术者双手向上用力，前臂与手同时向相反方向用力，把颈牵开，持续 20s；接上势，边牵引边使头颈部前屈、后伸及左右旋转，活动度由小逐渐加大，当达到最大限度结束，反复 5 次。③结束手法。最后，拍打肩背部和上肢，约 2min；搓揉患肢肌肉，往返 4 次；牵抖上肢 20 次。

以上手法治疗用于颈椎病的神经根型、椎动脉型、交感型等三型，对早期脊髓型颈椎病应慎用。

2. 其他整脊

导引整脊　可选用颈项肩导引整脊法。

针灸治疗　可针阿是穴、大椎、天柱、后溪、列缺、风池、肩井、天宗、曲池、小海、合谷等穴。每次选 2 ~ 3 穴，常规针刺得气后，留针 20min。

头颈牵引　患者仰卧位或坐位。用牵引带套在下颌与后枕部，滑轮下面挂

3~6kg 的秤砣，牵引 35~45min 即可，每日 1 次，10 次为一疗程。

其他　小针刀、理疗、封闭、中药和手术治疗等。

### 注意事项

· 在使用整脊手法治疗时，动作应缓慢，切忌暴力、蛮力和动作过大，以免发生意外。

· 低头位工作不宜太久，需坚持做颈保健操。

· 注意颈肩部保暖，预防感冒。

· 睡眠时枕头高低和软硬要适宜。

· 神经根型颈椎病炎性反应重者，可配合静脉滴注抗炎、脱水药物治疗。

· 对脊髓型颈椎病，整脊治疗效果不佳，或有进行性加重趋势，应考虑外科手术治疗。

### 按语

颈椎病是由颈椎退行性病变引起，除脊髓型外，其他各型预后都较好。脊髓型颈椎病若出现痉挛性瘫痪和排便障碍，或骨质增生严重使椎间孔狭小、神经根受压不能缓解者，应采用手术治疗为好。

# 第二节　落　枕

落枕是在睡眠后出现以急性颈项部肌肉痉挛、强直、酸胀、疼痛以致活动受限为主要症状的病症，又叫"失枕"。是颈部软组织常见的损伤之一，多见于青壮年。轻者 2~3d 可自愈，重者疼痛严重并向头部及上肢部放射，迁延数周不愈。此病推拿疗效确切、迅速。成年人若经常出现落枕，系颈椎病的前驱症状。

### 病因病理

落枕多因睡眠时枕头高低或软硬不宜，以及躺卧姿势不良等因素，致使颈部一侧肌群在较长时间内处于过度伸展牵拉位，在过度紧张状态下而发生的静力性损伤，使伤处肌筋僵硬不舒，动作活动受限。临床也有少数患者因颈部突然扭转或肩扛重物，致使颈部软组织损伤、小关节错缝而致病者。

中医认为，本病的发生多由素体亏虚，气血不足，循行不畅，或夜寐肩部外露，颈肩复受风寒侵袭，致使气血凝滞，肌筋不舒，经络痹阻，不通则痛，故而拘急疼痛，活动失灵。

## 诊 断

### （一）症 状

颈项僵硬，相对固定在某一体位，甚至用手扶持颈项部，以减少颈部活动刺激。患者多在睡眠后出现颈项部疼痛，动则痛甚，可牵扯到肩背部。颈部某一方向活动明显受限，如左右旋转、左右侧弯、前屈与后伸等活动。

### （二）检 查

1. 颈活动受限　颈部呈僵硬态或歪斜，活动受限往往限于某个方位上，强行被动活动，则加重疼痛。

2. 肌痉挛伴压痛　临床中主要是胸锁乳突肌、斜方肌及肩胛提肌发生痉挛。胸锁乳突肌痉挛者，在胸锁乳突肌处有压痛明显的结节或条索状物；斜方肌痉挛者，在锁骨外 1/3 处或肩井穴处或肩胛骨内侧缘有压痛明显的结节或条索状物；肩胛提肌痉挛者，在上四个颈椎横突上和肩胛骨内上角处有明显压痛的结节或条索状物。

3. 颈椎 X 线检查　多无特殊，偶可见颈椎呈"双突征"。

## 治 疗

### （一）治疗原则

舒筋活血，温经通络，理筋整复。

### （二）治疗方法

1. 推拿整脊

（1）取穴与部位：风池、风府、肩井、阿是穴、天宗、肩外俞等。

（2）主要手法：揉法、按揉法、拿法、推法、拔伸法、摇法、扳法、擦法。

（3）操作方法：①放松手法。患者取坐位，医者站其后，用轻柔的揉法在患侧颈项及肩部施术约 2～3min。②治疗手法。接着，拿颈椎棘突旁的软组织，以患侧为重点部位，往返 5 次；再按揉风池、风府、肩井、天宗、肩外俞等穴，约 3min，以酸胀为度；按揉紧张肌肉的压痛点或结节状物 10 次，使之逐渐放松；掌根推患侧斜方肌，反复 5 遍；用鱼际慢慢推患侧桥弓穴（胸锁乳突肌），反复 5 遍。嘱患者自然放松颈项部肌肉，术者一手持续托起下颌，另一手扶持后枕部，使颈略前屈，下颌内收。双手同时用力向上提拉，维持牵引力量 20s，并缓慢左右旋转患者头部 8～10 次。继上，在颈部微前屈的状态下，迅速向患侧加大旋转幅度，左右扳动各一次。③结束手法。最后，以小鱼际擦患部，以透热为度。

2. 其他整脊

导引整脊 可选用颈项肩导引整脊法。

针灸疗法 可取落枕、后溪、阿是穴、天柱、悬钟等穴，加减运用：①风寒袭络加风池、大椎、风门；②气血瘀滞加局部阿是穴、内关；③肩痛者加肩井、肩髃、外关；④肩背痛者加天宗、秉风。

其他 痛点封闭、理疗、小针刀疗法等。

## 注意事项

·推拿整脊治疗本病过程中，手法宜轻柔，忌用强刺激手法，旋转颈椎时注意力度和幅度，不可强求关节弹响，防止发生意外。

·经常发生落枕的患者，睡卧时垫枕高低要适当，并注意颈项部的保暖。

·加强体育锻炼，尤其做颈保健操。

·必要时采用综合疗法，可用痛点封闭治疗，或冰块按摩患部。

## 按 语

落枕是一个常见症状，往往因睡眠时头部姿势不良，加之受寒而发病。推拿整脊治疗本病，大多数疗效迅速确切。但临床不少患者，局部热敷不见减轻，反见加重，多用封闭收效。

# 第三节 颈 肋

颈肋是指 $C_7$（偶见 $C_6$）一侧或两侧生有肋骨者。因为绝大多数人颈椎无肋骨，所以颈肋属先天性畸形，其发病率有人报道为 0.074% ~ 0.076%，男女之比为 1:2.6 ~ 3，一般颈肋无症状，少数成年患者可产生臂丛及血管受压症状，即"颈肋综合征"。

## 病因病理

颈肋的真正病因不详，有两种说法：一是偶变说，主要指遗传基因的变异。二是发生说，即在胚胎期臂丛神经根进入肢芽时，神经发育较快便抑制了已退化了的颈部肋骨的生长；若神经发育稍慢，则可发生颈肋。其病理表现主要为颈肋压迫臂丛神经下干，使尺神经和正中神经受刺激。其次，颈肋有时可压迫锁骨下动脉，形成硬化小血栓。有时甚至可出现臂丛神经下干的交感神经麻痹，刺激动脉外交感神经纤维，压迫腋动脉。

## 诊 断

1. **臂丛神经受压** 常出现在 30 岁以后，因肩部负重或肩胛下降之故，表现为肩胛部及前臂酸痛，手部刺痛、麻木，以尺侧为主；因手内在肌营养障碍，手软无力，不能做精微细小动作，日久手部内在肌萎缩。

2. **锁骨下动脉受压** 前臂远端苍白，甚至手指坏死，桡动脉搏动变弱或消失。

3. **颈部受累** 受累侧肩下垂，锁骨上窝可摸到肿块，有时有搏动及压痛。当第 1 胸神经受压时，手内在小肌萎缩，大小鱼际萎缩，手部有时发绀或出汗。

4. **X 线片** X 线片示 $C_6$ 或 $C_7$ 一侧或两侧有一"肋骨"，细短，边缘不整齐，可与横突融合或形如正常的第 1 肋。如为两侧颈肋，其长短、粗细常不对称。

## 治 疗

· 症状轻者，可行导引整脊治疗，如耸肩、扩胸等；增强提举肩胛部诸肌的力量，减少压迫症状。

· 对臂丛受压和颈部受累可参考颈椎病用颈肩部和上肢部推拿整脊法。

· 症状严重，经整脊无缓解者，可考虑手术切断及切除前、中斜角肌及颈肋，以缓解压迫症状。

# 第四节　斜　颈

斜颈是指由于颈部肌肉出现持续性痉挛或间歇性痉挛，使得头部不由自主旋转或向一侧偏斜，颜面旋向健侧为特征的病症，可因脊柱畸形、视力障碍、颈肌和一侧胸锁乳突肌挛缩等引起。头颈部不但失去正常的姿势，而且活动功能也受到影响。

中医认为本病是由于肝肾渐亏，兼有气血亏虚或外伤、劳损等因素，致筋骨失养，风寒湿邪乘虚侵入，痹阻经络而发病。

## 病因病理

1. **先天性斜颈** 出生后就存在的斜颈称为先天性斜颈，病因尚未完全肯定，主要是由于一侧胸锁乳突肌在分娩时受损引起。受伤的肌肉出血，血肿机化形成挛缩，肌肉不能随着颈部发育而伸长，于是将头拉向受伤的一侧。亦有认为分娩时胎儿头位不正，阻碍一侧胸锁乳突肌血运供给，引起该肌缺血性改变所致。还有认为是由于胎儿在子宫内头部向一侧偏斜所致，而与生产过程无关。此外有因颈椎骨质发育畸形所致的斜颈，较少见。

2. 痉挛性斜颈　成年之后才出现的斜颈称为后天性斜颈，又称痉挛性斜颈，这种情况肌肉是正常的，主要是由于一侧肌肉出现持续的快速收缩而引起斜颈。患者的头部经常保持一种异常姿势，或者是不停地向一侧偏斜。大约5%的痉挛性斜颈患者有家族史。另外，迟发性运动障碍、甲状腺功能亢进、基底节疾病、中枢神经系统感染、颈部骨或软组织的肿瘤都可引起痉挛性斜颈。但大多数患者没有明显的原因。

3. 其他原因的斜颈　因外伤、劳损造成颈椎病变引起的斜颈如落枕；或因视力障碍而导致的代偿姿势性斜颈以及颈部肌肉麻痹所引起的神经性斜颈等。

### 诊　断

1. 先天性斜颈　一般在婴儿出生后，一侧的胸锁乳突肌就有肿块，婴儿出生后2周左右肿块就会变硬，随着病情发展硬块慢慢消失，肌肉发生萎缩、变短，相应的头部也开始向患侧偏斜。随着发育，脸部、眼睛也会发生变化，健侧的脸部饱满，而患侧的脸偏小，眼睛也不在一个水平线。晚期病例可伴有代偿性的胸椎侧凸。

2. 成年人出现的痉挛性斜颈　最常见于 30 ~ 60 岁。女性发病率比男性略高。患者表现颈部、头部经常保持一种异常姿势，如向左右侧倾斜、旋转，或者是前倾、后仰，也有很多患者表现为不由自主地总是向一侧偏斜、旋转。有时还出现颈部肌肉疼痛，颈部的运动也会受到不同程度的影响。

3. 其他原因斜颈　外伤性斜颈有外伤史，颈部有疼痛及局部触痛；视障及颈肌麻痹引起者无特殊颈部症状及体征，需查明原发病。

4. X 线片检查　排除颈部其他疾病引起的斜颈，如颈椎骨畸形、颈椎间盘突出、颈椎脱位、骨折等。成年人出现明显的斜颈症状时，还要通过电脑扫描头部、磁共振、肌电图及神经病学、心理学等检查，以确定斜颈的原因。

### 治　疗

**（一）治疗原则**

舒筋活血，软坚散结。主要用于小儿先天性斜颈。

**（二）治疗方法**

1. 推拿整脊

（1）取穴与部位：风池、风府、翳风、肩井、阿是穴、胸锁乳突肌。

（2）主要手法：按揉、拿法、弹拨法、牵引扳法、摇法。

（3）操作方法：①放松手法。患儿仰卧，医者以食、中、无名指在患侧胸锁乳突肌处施以柔和的按揉法5min，用拇指按揉肩井、风池、翳风穴3min。再以拇指和食指提拿患侧胸锁乳突肌，一提一松，手法均匀柔和，力度适中，利于患儿配合，操作约5min，用弹拨法施于胸锁乳突肌及肿块处3min。②牵引扳法。医者双手分别托患儿两侧下颌，纵向牵引患儿颈部3～5min待其颈部放松后，使其头向左右侧旋转数次，旋转时患儿头稍向前倾，然后再一手扶其头部，一手按患侧肩部，将患儿头部向健侧扳按数次，注意幅度由小到大，切不可用暴力。

2. 药物封闭　对促进局部肿块的吸收作用非常明显，常选用透明质酸酶或红花注射液等，常规用量加适量利多卡因进行局部封闭。

3. 手术治疗　经保守治疗无效或未经治疗的1岁以上患儿，由于肌肉已纤维化，面部出现畸形，只有通过手术才能矫正其畸形。手术最佳年龄为1～5岁。1岁以内手术者容易发生瘢痕粘连，5岁以上者，因继发畸形较重，面部变形较难恢复。

### 注意事项

·幼儿形体娇嫩，推拿整脊时应注意幅度由小到大，手法要轻柔，禁止用暴力，防止损伤颈部肌肉甚至损伤颈椎。

·封闭疗法由于是在解剖结构较复杂的颈部操作，需小心谨慎，药液要注射在肿块中央，不能过深以免注入血管内引起意外。如果注射过浅于皮下，除无作用外，还容易导致注射部位感染及吸收不良等。

### 按 语

婴儿一旦被确定为先天性斜颈，就应在出生后数月内治疗，绝大多数婴儿治疗后都会治愈，没有效果者，应及早手术矫正治疗。如果已经出现脸部、眼睛的改变，这时手术也很难使孩子恢复正常，所以一定要及早治疗。后天性斜颈需查明病因，针对性治疗。

**附：成人斜颈**

1. 推拿整脊

（1）取穴与部位：风池、风府、肩井、阿是穴、天宗、肩外俞。

（2）主要手法：揉法、按揉法、拿法、推法、拔伸法、摇法、扳法、擦法。

（3）操作方法：①放松手法。患者取坐位，医者站其后，用轻柔的揉法在患侧颈项及肩部施术约 2 ~ 3min。拿颈椎棘突旁的软组织，以患侧为重点，往返 5 次；再按揉风池、风府、肩井、天宗、肩外俞等穴，约 3min，以酸胀为度；以食指、中指、无名指在患侧胸锁乳突肌处施以柔和的揉摩法，手法由轻到重 6 ~ 8min，再以拇指和食指提拿患侧胸锁乳突肌，使之逐渐放松；掌根推患侧斜方肌，反复 5 遍；用鱼际揉胸锁乳突肌，反复 5 遍。②牵引旋转扳法。嘱患者自然放松颈项部肌肉，术者一手持续托起下颌，另一手扶持后枕部，使颈略前屈，下颌内收。双手同时用力向上提拉，维持牵引力量 20s，并缓慢左右旋转患者头部 8 ~ 10 次。继之，在颈部微前屈的状态下，迅速向患侧加大旋转幅度扳动 2 ~ 3 次。神经性或没有明显原因的患者，可以通过理疗、按摩暂时缓解痉挛。

2. 导引整脊　做头颈部的俯仰旋转活动，每日 20min，以舒筋活络，增强颈部肌肉的力量。

3. 针灸疗法　可选用落枕、后溪穴为主，配合绝骨、昆仑、大椎、风池、阿是穴等，用强刺激手法。耳针可选用压痛点、颈、颈椎、神门、皮质下等穴，留针 20min。

4. 药物治疗　内服药以疏风散寒、舒筋活血为主，拟用羌活胜湿汤、羌活灵仙汤、葛根汤等加减。伤后瘀血凝滞者可用和营止痛汤加减。外可贴伤湿止痛膏、风湿跌打膏等。

5. 局部封闭　注射肉毒杆菌毒素进行治疗。

6. 手术治疗　有原发疾病及顽固的痉挛性斜颈患者通过保守治疗无法控制的，可以选择手术治疗。

# 第五节　颈椎关节脱位

颈椎关节脱位是指上位颈椎的下关节突向前滑移，与下位颈椎的上关节突正常解剖关节破坏形成半脱位或脱位。颈椎的关节面较平，关节囊较为松弛，外伤时容易出现半脱位。若向前滑移完全越过下位颈椎的上关节突称为全脱位。若头部受到屈曲加扭转力时，多为一侧脱位。临床颈椎半脱位较多见，多发生于成人。它是颈椎的一种不稳定性损伤。由于颈椎半脱位比较隐匿，容易漏诊或误诊。

中医认为颈部活动过度，肌筋劳损，筋脉不舒，气血凝滞，复感风寒湿邪，在外力作下，致局部脉络损伤，气滞血瘀，或加之劳损、体虚，合而发病。

## 病因病理

1. 颈椎全脱位　多见于高处跌落，头颈部撞击地面，或重物直接袭击头颈部，致枕颈部受到屈曲性暴力骤然作用造成颈椎关节脱位。此外，挥鞭样损伤也是造成颈椎脱位的常见原因，如高速行驶的车辆骤然刹车时，头颈部因惯性作用猛烈屈曲。其主要病理变化是损伤节段两侧关节突的小关节脱位。由于过度屈曲性外伤，常可见在损伤节段韧带撕裂，椎间盘可有纤维环的破裂及软骨板的损伤。上位椎体向前下方脱位，可伴有小关节突骨折、相邻节段棘突间距增宽，亦可伴有椎体的轻度骨折。若发生椎体的移位脊髓可受损，严重时可造成脊髓的横断性损伤。

2. 颈椎半脱位　颈椎半脱位在临床上并不少见，但多被忽视，易漏诊。颈椎半脱位主要是因为头部遭击打、碰撞、跌仆等外伤时，造成脱位的损伤力较为轻微，损伤小，一般不足以使椎体发生挤压性骨折。椎体间小关节之间发生轻度的移位，但椎体后的软组织如小关节囊、韧带等可以发生程度不同的撕裂和出血。当颈椎半脱位时，上椎体的下关节突可向前轻度移位，棘突间隙增宽，颈椎半脱位多发生在 $C_{4\sim5}$。一般为前方脱位和侧方脱位两种，以前方脱位为多见。

3. 颈椎单侧脱位　颈椎单侧关节突关节脱位是较为常见的损伤，通常是由屈曲暴力和旋转暴力协同作用所致。当屈曲和旋转外力同时作用于颈椎时，损伤节段形成向前下方扭曲暴力，以椎间盘后中央部为轴心，一侧的上位颈椎下关节突向后旋转，而另一侧下关节突向前滑动，并超过下位椎体的上关节突至其前方，形成"交锁"状态，上下关节突相互撞击中，也可以造成关节骨折。这种不对称性脱位，使椎管在损伤平面发生变形和狭窄，可造成脊髓及神经根损伤。

## 诊　断

1. 颈椎全脱位

症状：有明显促使颈椎极度前屈的暴力外伤史。颈部呈强迫体位，由于小关节交锁，头颈被迫前屈位，并弹性固定。头颈部剧痛，活动严重受限，颈部肌肉明显痉挛，头部不能被动活动。神经脊髓损伤表现为相应节段的症状，如四肢瘫、下肢瘫或不完全性瘫痪，有神经根损伤者，表现该神经根分布区域皮肤过敏、疼痛或感觉减退。

检查：①颈部压痛广泛。②侧位 X 线片典型征象。脱位的椎体向前移位的距离为椎体前后径的 2/5，上位颈椎的下关节突位于下位颈椎上关节突的顶部或前方，两棘突间距离增大。前后位片可见钩椎关节关系紊乱，小关节相互关系显示不清。斜位片显示神经孔变形，断层摄影更有利于诊断。③MRI 检查可发现椎管变形，脊髓不同程度的受压迫，若脊髓有损伤和水肿，也可有异常信号的改变。

2. 颈椎半脱位

症状：有颈部外伤史或外伤史不明显，造成脱位的损伤较为轻微。头颈部疼痛，颈部易出现劳累感，局部疼痛、酸胀、乏力；头颈伸屈和旋转功能受限，头颈常呈前倾位，颈部僵硬，运动时疼痛加重。

检查：①颈部肌肉痉挛，损伤节段的棘突和棘突间隙肿胀并有压痛，有时表现为神经根受刺激的症状及体征。②X 线表现：急性期侧位 X 线片可能无异常征象。如果小关节仍维持在半脱位状态时，侧位片可显示关节的排列异常。可见正常生理前凸消失，有时可以应用伸、屈位动力性摄片以显示损伤节段的不稳定。

3. 颈椎单侧脱位

症状：有明显屈曲加扭转力外伤史。颈部疼痛剧烈不能活动，头颈伸屈和旋转功能受限，下颌向健侧倾斜。常伴有神经根刺激症状，出现肩或上肢放射痛或麻木无力。

检查：①伤椎棘突向伤侧偏歪，损伤节段的棘突及脱位小关节压痛明显。②X 线的特征性表现是诊断的关键，侧位 X 线片的典型征象为脱位的椎体向前移位，移位的距离为椎体后径的 1/3，至多不超过 1/2。在脱位的椎体平面上无法见到正常关节突关节的相互关系。前后位显示脱位颈椎的棘突偏离中央，向小关节脱位的一侧偏移。斜位片可清楚地显示小关节脱位或"交锁"征象，椎间孔狭窄甚至消失且有脱位征象。

### 治疗

**（一）治疗原则**

舒筋通络，解痉止痛，整复错位，矫正畸形。

**（二）治疗方法**

1. 推拿整脊

（1）取穴与部位：阿是穴、风池、风府、天柱、肩井、颈夹脊。

253

（2）主要手法：㨰法、一指禅推法、弹拨法、按揉法、拿法、按揉法、旋转法、拔伸法、扳法。

（3）操作方法：①放松手法。患者正坐或俯卧，医者站其身后或患侧，用轻柔的㨰、按揉、拿、一指禅推、弹拨等手法在颈两侧及肩部治疗，使紧张痉挛的肌肉放松。首先在患者颈项部和肩胛部肌肉上反复㨰10～15次，再行颈部按揉、推、拿等手法5min。按揉、一指禅推法施术于病变局部阿是穴、风池、天柱、颈夹脊、肩井等穴8min，再用拇指在肿胀压痛明显的部位用力分筋、理筋，可根据患者耐受程度施以不同力度，直到颈局部疼痛缓解为止，再以多指拿揉颈肩部，以拇指纵向揉拨颈后、颈侧6min以松解局部软组织。②颈椎旋转定位扳法。患者坐位，颈部放松，头自然前倾，医者立于其后，一手扶患者前额使头部向健侧作旋转，另一只手以大拇指对准偏歪颈椎从患侧向健侧顶推，双手配合矫正脱位的小关节，复位瞬间可听到轻微的"咔嚓"声，同时按在棘突旁的拇指下有颈椎松动的移位感，表示复位成功。最后拿揉上肢、肩井穴结束手法治疗。

2. 其他整脊

**练功疗法** 病情稳定后，可视病情，适当做颈部前屈、后伸、左右旋转及左右侧屈等运动，以增强肌力和颈椎的稳定性。

**牵引治疗** 颈椎半脱位采用牵引通常可以复位，但不必使用颅骨牵引，枕颌带牵引就足以复位。牵引时取头颅正中位，重量2～3kg。拍片证实复位后，持续牵引3周。由于复位后存在严重不稳倾向，极易再发脱位，因此复位后应以头颈胸石膏固定，为期2～3个月。拆石膏后再以颈部支架维持一段时间

**药物治疗** 以活血祛瘀、消肿止痛为主，可内服跌打丸、七厘散，外用跌打损伤膏外敷，亦可用中药熏洗、热敷以活血止痛。

**毫针刺法** 常用腧穴为颈夹脊穴、阿是穴、风池、天柱、大椎、合谷、曲池、外关、列缺等，根据病情选用4～6个穴位，毫针刺法。急性期强刺激用泻法，缓解期中等刺激，平补平泻，留针20min，每日1次，10次为一疗程。

▤ **注意事项** ▤

·避免过度劳累或长时间屈伸颈部。注意保暖，防止受凉。注意用枕的合理性。

·严格掌握推拿整脊的适应证，复位手法安全、准确、有效。施术过程中切忌强求弹响声的出现，以免手法粗暴损伤脊髓及周围组织。

· 注意纠正平时不良姿势，必要时带颈围固护，立足于预防。

### 按 语

颈椎全脱位预后不佳，一般会严重影响患者的生活和工作，如脱位严重，可引起严重后果，多需手术治疗。颈椎半脱位的临床症状较轻，为保守治疗的主要对象。治疗颈椎半脱位的真正意义还在于颈椎病的预防，因为颈椎半脱位容易造成日后椎体不稳、椎间盘的退变加剧，是临床导致颈椎病的常见原因。

# 第六节　寰枢关节紊乱

寰枢关节紊乱是以寰枢关节为中心，以寰枢关节及寰枕关节的微小错位及其周围组织的损伤、劳损、退行性改变等病变所产生的以头痛、眩晕、恶心为主症的特发性病证，多发生于儿童及青壮年劳动者，尤其以低头位工作者为多。该病发病率呈逐年上升趋势，占颈性眩晕的30%左右，且发病年龄逐渐年轻化。

中医认为颈部活动过度，肌筋劳损，筋脉不舒，气血凝滞，复感风寒湿邪，或老年人肝肾亏损，筋失约束，筋脉拘挛，失去了内在的平衡而发为本病。

### 病因病理

本病为发生于上颈段的一种颈椎紊乱。寰枢关节处在头颅与颈椎交汇之处，为颈椎活动的枢纽，颈椎旋转运动的50%由其来完成，屈伸运动的一半左右与寰椎有关。此外，寰枢关节周围还通行有脊髓、颈上交感神经节及椎动脉等重要的神经、血管。寰枢关节要完成这些复杂的运动和保护功能，有赖于连接头颅与寰枢椎之间的诸韧带及环绕该关节周围的诸短肌的正常功能。在长期的生活和工作中，由于姿势、外力、退变等引起寰枢椎周围的单侧肌肉紧张、痉挛，导致寰枢间活动不平衡，若当外力使头突然扭转、低头或仰头而使颈项部肌肉、韧带损伤，或长期伏案读写及睡眠体位不正，使有关肌肉受到牵拉，导致寰枢关节发生微小错动或维护其稳定性的这些软组织发生慢性劳损，寰枢关节失稳，造成寰枢椎体相对位置改变。寰枢关节紊乱可使椎动脉受到牵扯或发生扭曲，造成椎－基底动脉供血不足，出现头痛头昏、眩晕恶心、视力模糊、精神抑郁等症状，并且颈上交感神经节及穿行于椎枕部的颈神经分支受刺激或被压迫可产生一系列临床症状。

**诊断**

**（一）症状**

颈痛、后枕部胀痛不适感、枕项部僵硬麻木、方位性眩晕、头痛，遇劳累加重，休息减轻。方位性眩晕多出现在早晨起床时头晕，或转头时头晕，眩晕严重时出现猝倒。头痛多为偏头痛或后枕痛，部分患者出现视物障碍、恶心、咽喉不适或伴有耳鸣、听力下降、睡眠不佳、记忆力下降、原因不明的心悸、胸闷等症状。

**（二）检查**

·颈椎活动受限，可见转头时症状加重或突然诱发眩晕。

·枢椎棘突、棘旁及寰椎、枢椎的一侧或双侧横突旁触及条索状物伴压痛，或压痛向枕、颞部放射，枢椎棘突偏歪、寰枢关节突关节两侧不对称。

·X线表现：侧位片 $C_2$ 和 $C_3$ 有成角旋转，颈椎生理曲度改变，生理弧度减小、消失或反曲，张口位摄寰枢椎 X 线片见齿状突偏歪或前倾，寰椎侧块与齿突间距不对称，有些患者无特殊 X 线表现。

**治疗**

**（一）治疗原则**

疏通经络，整复错位。

**（二）治疗方法**

1. 推拿整脊

（1）取穴与部位：风池、风府、天柱、肩井、缺盆、曲池、外关、颈夹脊。

（2）主要手法：㨰法、一指禅推法、弹拨法、按揉法、拿法、推法、拔伸法、摇法、扳法。

（3）操作方法：①放松手法。患者坐位，用轻柔的㨰法、一指禅推法在患侧颈部反复操作3~5遍，重点揉拨痛点。拇指按揉风府、风池、肩井、曲池、外关等穴位及颈部压痛点各1min，配合轻缓的头部前屈，后伸及左右旋转活动。再用拿法提拿颈项及肩部或弹拨紧张的肌肉，以放松局部肌肉，理顺颈部软组织。②卧位复位手法。患者卧位，术者坐于患者头顶侧，患者头部稍移出床沿外，自然枕于术者手中，术者一手托患者枕部，并用拇指桡侧面紧贴患椎，另一手托住下颌部，双手配合牵引头颈部1min后，向患侧旋转至最大幅度，再向健侧旋转至极限，稍一加力，同时拇指推按患椎向健侧，即可听到复位声或感到患椎的移动，注意拇指顶推患椎的方向应自下方斜向上方，自外侧向内侧。复位前、后均需用手法松解，理顺颈部软组织，以提高复位成功率。③坐位定位旋转扳法。患者颈前屈15°～30°，再向健侧屈到最大幅度，术者站于患者身后，用一手拇指顶按住患椎棘突旁，另一手托下颌向棘突偏歪对侧慢慢旋转至有阻力时，随即做一个有控制的增大幅度的快速扳动，同时，顶按棘突的拇指要协同向对侧推动，常可听到复位声响，本法定位较准确，安全系数相对较高。

2. 其他整脊

导引整脊　采用颈项肩导引整脊法。

牵引方法　通常采用枕颌布带牵引法，重量3～4kg，卧式坐式均可。轻症患者采用间断牵引，每日1～3次，每次30～60min；重症者可行持续牵引，每日牵引6～8h。30次为一疗程。如果有效，可继续牵引1～2疗程或更长。两疗程之间休息7～10d。

中药治疗　局部疼痛剧烈者可口服吲哚美辛或服活血化瘀、消肿止痛类中成药。根据辨证可选用天麻钩藤饮或疏风滋血汤，随症加减。

针灸疗法　取穴风池、天柱、风府、脑空、阿是穴，针刺得气后，留针20min，每日1次，10次为一疗程。

物理治疗　热疗、电疗、微波理疗、离子导入等疗法可改善局部软组织血循环，消除肌肉痉挛与疲劳。

### 注意事项

·因寰枢椎邻近脊髓、椎动脉和脊神经等重要组织，应严格掌握推拿治疗适应证，排除颈椎脱位、骨折。推拿整脊时手法宜轻柔，切忌暴力。防止生拉硬扳，盲目追求弹响，以免发生意外，造成严重后果。

·避免过度劳累或长时间屈伸颈部。注意保暖，防止受凉。

·牵引时注意调整角度、重量，操作不当易加剧头晕、恶心、颈痛等症状。

### 按　语

本病预后欠佳，常会影响患者的生活和工作，如失稳严重，有可能引起严重后果。年轻患者恢复较快，如合并神经功能症状，例如失眠、健忘或耳鸣，在寰枢椎复位后往往需较长时间症状才能消失。

# 第七节　颈椎小关节紊乱

颈椎小关节紊乱又名"颈椎小关节滑脱""骨错缝"，是指颈椎的小关节超出正常的活动范围，小关节面之间发生微小的错位所引起的一系列临床表现。颈椎小关节紊乱症多见于中青年，初次起病者一般年龄较轻，常因外伤、劳累或受凉等因素诱发，起病较急，治愈后容易复发。长期反复发作可加速颈椎的退行性改变，形成颈椎病的常见诱因之一。

本病属中医"颈痹"，中医认为颈部活动过度，肌筋劳损，筋脉不舒，气血凝滞，复感风寒湿邪，而产生颈项肌筋痹症。

### 病因病理

多由外伤、受寒、劳损加上睡眠姿势不良等因素引起。由于颈椎的关节突较低，上关节面朝上，偏于后方，下关节突朝下，偏于前方，关节囊较松弛，可以滑动，横突之间往往缺乏横突韧带，故其稳定性较差。当颈部肌肉扭伤或受到风寒侵袭；睡眠姿势不良，睡觉时枕头过高或在放松肌肉的情况下突然翻身；低头久劳作致颈部慢性劳损；或因运动做头部快速转动时，均可使颈椎小关节超出正常的活动范围，导致颈椎小关节发生移位、错动，同时伴有椎体一定程度的旋转性移位，使上、下关节突所组成的椎间孔的横、纵径皆减小，导致颈椎平衡失调引起一系列临床症状。

### 诊　断

#### （一）症　状

·颈部疼痛，颈项强直，颈部酸痛无力，可伴有双上肢麻木无力，感觉与肌力减退。

·因颈椎病变局部的自主神经末梢受到刺激以后可发生一系列反射性症状，患者可感有头昏、视物模糊、复视、眼震、面部麻木等表现，即头-颈综合征。

#### （二）检　查

·椎旁常有明确压痛点，颈部肌肉稍痉挛、僵硬，此外风池穴或肩胛内缘也可有压痛。

·症状较重者尚可查出有颈项强直、活动明显受限、斜颈畸形等体征。

·双手拇指在棘突旁相对触摸时，可发现病变颈椎棘突向一侧隆起或呈现明显偏歪。

·X线检查：一般无颈椎退行性改变，正位片可显示颈椎侧弯畸形，病变棘突偏歪；侧位片可发现患椎有旋转表现，即可出现病变颈椎椎间小关节双影改变（双凸现象）、椎根切迹呈现双影改变（双凹现象）及椎体后缘双影（双边现象），而其上下颈椎却显影正常；斜位片则可显示椎间关节间隙有相对增宽或狭窄。

### 治 疗

**（一）治 则**

疏通脉络，理筋整复，活血止痛。

**（二）治疗方法**

1. 推拿整脊 使错缝的小关节复位，以解除疼痛，恢复颈部的功能。

（1）取穴与部位：阿是穴、风池、天柱、肩井、缺盆、大椎、肩中俞、肩外俞、颈夹脊。

（2）主要手法：㨰法、弹拨法、按揉法、拿法、点法、按法、推法、拔伸法、摇法、扳法。

（3）操作方法：①放松手法。患者正坐，术者站立患者背后，在患者颈项部和肩胛部肌肉上反复揉摩 3 次。再行颈部㨰、点、按、揉、推、拿等手法10min，点按以阿是穴、风池、天柱、风府、肩井、缺盆等穴为主。再用拇指在触及肿胀压痛明显的部位适度用力点、按、弹拨和推，可根据患者耐受程度施行不同力度，直到颈局部疼痛缓解为止。再以拇指与中指相对，轻轻捏拿颈项部筋肉 5min。提拿时手指与肌腹垂直，一提一松交替进行，手法强度以患者感到患处酸胀、微痛为宜。使其解除痉挛、消除疼痛，以柔和的推、㨰法结束放松手法。②定点旋转法。患者坐于凳上，颈部肌肉放松。术者站于其背后，以一侧拇指顶住患者错位颈椎棘突，另一侧手掌、肘托住患者下颌及颞枕骨下缘。医者托患者头部之手先将其向上提托，并其使头部前倾35°，在对患者头颈施加纵向拔伸力量下引导患者头颈向健侧旋转45°左右；觉患者颈部肌肉放松，与医者手法操作协调的前提下，再突然加大头颈旋转运动幅度3°~5°，同时用大拇指对准偏歪颈椎向健侧顶推。复位瞬间可感觉"咔嚓"声，同时按在棘突旁的拇指下有颈椎松动的移位感，表示复位成功。③仰头摇正法。患者坐位，术者立其后，双手放于患者下颌与后枕部，使患者头颈深深向后抬起，先向患侧，后向健侧轻轻摆动，反复10次。④拔伸牵引法。患者坐位，术者立其后，双手放于下颌与后枕部，做直上直下拔伸3~5次，同时配合头颈屈伸运动，此法可加宽颈椎间隙、松动关节。根据病情亦可选用患者仰卧位，术者坐于患者头顶侧，嘱患者放松颈部肌肉，术者一手托患者下颌，一手托枕部使颈略向前倾，双手同时沿人体纵轴拔伸，动作要轻柔，用力要适当，并缓慢地左右旋转头部数次。术者松手，让患者休息片刻，再依上法反复操作2~3次。

2. 其他整脊

导引整脊　待病情稳定后，可指导患者练功，以加强颈肩部肌肉的力量，巩固疗效，防止病情反复。在工间或工余时，做头及双上肢的前屈、后伸及旋转运动，或采用颈项肩导引整脊法，既可缓解疲劳，又能使肌肉发达，韧度增强。

牵引疗法　患者仰卧位，用3~6kg重量行枕颌带牵引，每次35~45min，每日1次，10次为一疗程。

毫针刺法　常用腧穴为风池、风府、天柱、大椎、天宗、肩井、合谷、曲池、外关等，根据病情选用4~6个穴位，毫针刺法，中等刺激，平补平泻，留针20min，每日1次，10次为一疗程。

药物治疗　药物治疗以活血祛瘀，消肿止痛为主，可内服跌打丸、骨折挫伤散等，外可贴敷风湿跌打膏等。

### 注意事项

·本病用推拿整脊复位见效快，但技术要求高，切不可盲目从事，以避免发生严重后果，复位前应排除外伤所引起的颈椎脱位、骨折。

·正确用枕，切忌高枕，也不要无枕。因为无枕会使头颈部过伸，加重病情。睡眠时颈下或肩下垫枕头，使颈部处于轻度伸直位有利于颈段脊柱的稳定性，增强颈肩顺应颈部突然变化的能力。

·注意保暖，防止受凉。

### 按语

·保守疗法治疗小关节错缝一般均有很好的疗效，症状可迅速缓解或消失，其中以推拿整脊方法最为简便有效。

·由于颈椎小关节紊乱症患者的小关节错位，多可导致关节囊、韧带松弛及颈椎失稳，当移位整复后，可能再次复发。对复发者仍可行推拿整脊。对复发频繁及疗效不够满意者，应加强颈部锻炼，以增强颈椎的稳定性。

# 第八节　颈椎间盘突出症

颈椎间盘由于某种原因，向后、外侧突出，压迫颈脊神经或颈脊髓而引起症状时，称为颈椎间盘突出症。发病年龄由 25～60 岁不等，多见于中年，男性较女性多见，其发生率约为腰椎间盘突出症的 1/10 左右，以 $C_{5～6}$ 或 $C_{6～7}$ 椎间盘多见。因颈椎间盘突出的部位不同，可分别压迫脊髓和脊神经，而产生一系列类似颈椎病的症状，需鉴别诊断。

中医认为肝肾亏损，筋骨失养；或者跌仆闪挫，气血瘀滞；或风寒侵袭，阻遏经脉，筋脉拘挛，失去了内在的平衡，均可诱发颈椎间盘突出。

## 病因病理

1. 外伤　颈椎间盘突出症多由急性或反复轻微外伤而引起。颈椎是人体活动范围大，负重大的部位，并且与相对固定的胸椎相连。在日常生活和工作中，因颈部的长期负重，磨损以及髓核脱水等，造成椎间盘的变性。当受到头颅的重力作用、肌肉的牵拉或外伤时，不但纤维环可向外膨出，而且髓核也可经破裂的纤维环裂隙向外膨出压迫神经根或脊髓。

2. 椎间盘的退行性变　颈椎间盘突出症的发病与颈部损伤和椎间盘发生退行性变有关。颈椎位于相对固定的胸椎之上，负重较大，活动较多，故易于劳损而发生退行性改变。纤维环发生退行性变后，其纤维首先变粗，进而发生玻璃样变性，其强度降低，最后断裂。也可因其失去弹性，不能担负原来可以承担的压力，当受到外伤、头颅顶重、突然转头等外力因素作用时，纤维环可受到髓核挤压向外膨出或破裂，而突出的髓核多向狭窄薄弱的后纵韧带处突出或脱出，造成颈椎间盘突出症。

由于突出的颈椎间盘机械性压迫了神经根，使神经受到损伤，继而神经根发生炎症反应充血与水肿，导致神经内压增加引发神经疼痛，因此颈痛、上肢放射痛是本病的常见症状。此外下部颈椎活动多，负重较大，故最易发生劳损而出现退行性改变；且下部颈椎处的椎管正是颈膨大部位，椎管内管腔相对狭窄使颈髓无活动余地，一旦椎间盘突出，轻微的压迫即可出现症状，因此 $C_{5～6}$、$C_{6～7}$ 最易发病。

## 诊 断

### （一）症 状

·本病多为急性发病，多在外力因素或诱因下突然出现症状，少数病例亦可慢性发病，甚至睡醒时伸懒腰而发病。

·侧方型以根性痛为主，主要症状为颈痛、活动受限，疼痛可放射至肩部或枕部；一侧上肢有疼痛和麻木感，颈部活动或咳嗽时加重，疼痛夜甚。亦可表现突然或短期内不能抬举上肢，屈伸肘困难或手部无力。

·中央型以颈髓受压为主要表现。当颈椎间盘中央突出后，因脊髓受压，可出现四肢不完全性或完全性瘫痪以及大小便异常。

### （二）体 征

·在颈椎间盘突出的相应棘突部有压痛、颈部叩击痛，并可放射至肩胛部及上肢。

·颈部活动受限，重者颈部处于强迫性体位或颈部僵硬类似"落枕"。

·侧方型者上肢肌力减退，椎间孔挤压试验阳性、神经根牵拉试验阳性；中央型压迫脊髓可表现为四肢不同程度的感觉、运动障碍，四肢不完全性或完全性瘫痪以及大小便异常，与此同时，四肢腱反射呈现亢进。病理反射征可显示阳性，并按突出平面不同而出现感觉减退或消失。

·影像学检查：X 线检查显示有颈椎侧弯畸形，颈椎生理前凸减小或消失；受累椎间隙变窄，病程较长者于椎体边缘有唇样增生现象。年轻病例或急性外伤性突出者，其椎间隙可无异常发现，但在颈椎动力性侧位片上可见受累节段不稳，并出现较为明显的梯形变。CT 或磁共振检查可明确突出的节段、范围、大小及其与神经、脊髓的关系等，并能排除颈椎管狭窄、后纵韧带骨化、肿瘤等症。

## 治 疗

### （一）治疗原则

舒筋通络，还纳突出。

### （二）治疗方法

1. 推拿整脊  可改善局部血供，松弛肌肉痉挛，解除疼痛，扩大椎间隙及椎间孔，使移位的椎体复位，部分还纳突出的椎间盘，以及改变其与脊髓、神经根的关系。

（1）取穴与部位：风池、天柱、肩井、缺盆、大椎、肩中俞、肩外俞、颈夹脊。

（2）主要手法：一指禅推法、㨰法、弹拨法、点法、按法、按揉法、拿法、拔伸法、摇法。

（3）操作方法：①放松手法。患者正坐，术者站立患者背后。在患者颈项部和肩胛部以一指禅推法3～5min。再行颈部点、按手法5min，点按以阿是穴、风池、天柱、肩井、颈夹脊等穴为主，以有明显酸胀感为度；再用推法、弹拨法、按揉法在患侧颈部上下反复操作10min，有节结、条索处可重点治疗。②治疗手法。主要为轻巧的颈椎拔伸法和短杠杆微调手法。患者仰卧位，术者坐于患者头顶侧，嘱患者放松颈部肌肉，术者一手托患者下颌，一手托枕部使颈略向前倾，双手同时沿人体纵轴拔伸，动作要轻柔，用力要适当，并缓慢地左右旋转头部数次。术者松手，让患者休息片刻，再依上法反复操作2～3次。

**2. 其他整脊**

导引整脊　采用颈项肩导引整脊法。

颈椎牵引　适用于无退变的椎间盘突出，经牵引可扩大椎间隙，恢复其椎间盘高度，部分突出物有望还纳。牵引方法可采取坐位或卧位，用四头带牵引。对一般性病例，重量开始宜小些，一般为1.5～2kg，以后逐渐增至4～5kg，一般认为持续牵引比间断牵引效果好，2周为一疗程。对症状严重者则宜选用轻重量，卧位持续性牵引。在牵引过程中如有不良或不适反应，应暂停牵引。病情较重的中央型椎间盘突出症应慎用牵引。

颈部围领制动　用一般的简易围领保护即可限制颈部活动和增强颈部的支撑作用，减轻椎间隙内压力。对严重病例伴有明显颈椎失稳者可采用石膏围颈固定，或选用带牵引的颈围支具。对牵引后症状缓解者亦需用颈围保护，有利于病情恢复。症状逐渐减轻后，要及时除去围领及颈托，加强肌肉锻炼。

药物治疗　对症处理，对疼痛剧烈者可采用镇静镇痛药物，可适当应用抗炎、镇痛药，如扶他林、吲哚美辛等，对缓解病情有一定作用；中医辨证施治，急性期活血化瘀，以和营止痛汤加减；病情反复发作者，治宜滋补肝肾，宜用六味地黄汤加减。

**注意事项**

·推拿整脊手法虽对一部分病例有效，但如操作不当，或病理改变特殊，反而可能加重症状，甚至引起瘫痪。尤其慎用颈椎旋转整复手法，以免加重脊髓和神经根损伤。

·要明确诊断，排除颈部其他疾病，如结核、椎管内肿瘤、寰枢椎半脱位、椎管狭窄症、后纵韧带钙化等症。

·避免颈部劳损加重病情，如长时间屈颈，颈部歪斜、扭转等，注意睡卧姿势及用枕方法。

### 按 语

对以根性神经症状为主的颈椎间盘突出症患者，应首先采用非手术疗法，疗效可靠。若因脊髓受压，出现四肢不完全性或完全性瘫痪及大小便异常，应尽早施行手术治疗，避免严重后果发生。

# 第九节　前斜角肌综合征

前斜角肌综合征是指经过第一肋骨上缘部或颈椎横突前缘的锁骨上窝部臂丛神经和锁骨下动脉的血管神经束，受前斜角肌压迫而产生的一系列神经血管压迫症状。本病多因外伤、劳损、先天颈肋、高位肋骨等刺激前斜角肌，使斜角肌痉挛、肥大、变性而引起。本病好发于年轻女性。

### 病因病理

当颈部处于后伸侧屈位时，头部突然向对侧和侧屈方向旋转，使两侧前斜角肌的上部和下部受到牵拉扭转而损伤痉挛，或斜角肌发生肥厚和纤维化时，可牵扯第1肋骨抬高而间接压迫臂丛和锁骨下动脉，引起神经血管压迫症状。而肩下垂、高位胸骨、高位第1肋骨或臂丛位置偏后等先天畸形患者，其第1肋骨可长期慢性刺激臂丛神经也可引起前斜角肌痉挛、肌肉肥大。此肌痉挛又进一步抬高第1肋骨而加重对臂丛神经的刺激，形成神经血管束压迫症状的恶性循环。

另外，前、中斜角肌的肌腹，由于解剖变异而相互合并，神经血管束经过肌腹，或穿过前、中斜角肌某一肌腹，在这两种异常情况下，神经血管束可受痉挛的斜角肌束缚，引起神经血管的压迫症状。

### 诊 断

#### （一）症 状

·颈部前斜角肌局部疼痛，锁骨上窝稍显胀满，患肢有放射性疼痛和麻木触电感，以肩、上臂内侧、前臂和手部的尺侧及小指、无名指为明显，有的患处有麻木、蚁行、刺痒感等，高举患肢以减轻上肢下垂时重力的影响，其症状可减轻并感觉舒适，如用力牵拉患肢则症状感觉明显加重，因此患者多以健手托住患肢，借以减轻下垂的重量，从而使疼痛减轻。

·少数患者偶有交感神经刺激症状，如瞳孔扩大、面部出汗、患肢皮肤温度下降等，甚至出现霍纳征。

·前斜角肌综合征的早期由于血管痉挛，致使动脉供血不足而造成患肢温度降低，晚期出现血管阻塞症状，如患肢发凉、肤色苍白，甚至手指发生溃疡而坏死。神经长期受压，患肢小鱼际肌肉萎缩，握力减弱，持物困难，手部发胀及有笨拙感。

**（二）检 查**

·在颈前锁骨上窝处可摸到紧张、肥大而硬韧的前斜角肌肌腹，局部有明显压痛，并向患侧上肢放射。

·局部及患肢疼痛在高举患肢时症状减轻，向下牵拉患肢时症状明显加重。

·神经牵拉试验及艾迪森试验阳性。

·摄颈、胸段正侧位片，可见颈肋或 $C_7$ 横突过长。

### 治 疗

**（一）治疗原则**

舒筋活络，解痉止痛。

**（二）治疗方法**

1. 推拿整脊

（1）取穴与部位：肩井、缺盆、大椎、肩中俞、肩外俞、曲池、小海、合谷等穴，颈肩及上肢部。

（2）主要手法：按揉法、拿法、拔伸法、弹拨法、牵抖法、摇法、擦法。

（3）操作方法：①放松手法。患者坐位，术者站其后，双手多指自内向外提拿两肩，以斜方肌为重点，反复操作 2～3min。②治疗手法。患者正坐位，头向对侧倾斜，术者站其患侧，先用拇指按揉法在患侧斜角肌自上而下施术 3～5min，以患者能忍受为度。接着，用拇指拨法拨斜角肌下部及锁骨窝，以硬结处为重点，拇指自内而外沿锁骨下反复揉拨 3～5min；以拇指按揉风池、肩井、大椎、肩中俞、肩外俞、曲池、小海、合谷等穴约 8min，以局部酸胀为度。然后，嘱患者自然放松颈项部肌肉，术者以一肘持续托起下颌，另一手扶持后枕部，使颈略前屈，下颌内收。前后同时用力向上提拉，维持牵引力量20s，并缓慢左右旋转患者头部10次。③结束手法。最后，擦颈肩部，以透热为度；牵抖患臂约1min，治疗结束。

2. 其他整脊

导引整脊　可选用颈项肩导引整脊法、脊柱整体导引整脊法。

针灸治疗　可针天柱、后溪、列缺、风池、肩中俞、肩外俞、肩井、天宗、曲池、小海、合谷等穴。每次选2~3穴，常规针刺得气后，留针20min。

其他　封闭、小针刀、物理疗法和手术治疗等。

**注意事项**

·不宜睡过高枕头，患部注意保暖。

·避免肩负重物或手提重物，以免加重病情。

·嘱患者配合扩胸锻炼，每日1~2次，可缓解症状。

**按语**

前斜角肌综合征属中医肩臂劳损的范畴，此乃积累性劳损或感受风寒而诱发，使经络受阻，气血不行，为肿为痛。推拿整脊治疗本病有一定疗效，一般在短期内即可使症状得到缓解。如遇顽固性证候，如颈肋、高位肋骨，严重影响该部的神经、血管时，可用手术切除。

# 第十节　小儿颈部软组织损伤

小儿颈部软组织损伤是儿科常见病，是由于多种暴力作用于颈项部，引起颈项部肌肉、筋腱损伤、撕裂、瘀血及小关节面磨损、错位等而出现颈项疼痛、功能活动障碍的病症。不同年龄段病因、表现有所不同，男童较多见。

中医认为小儿脏腑娇嫩，形气未充，外伤、劳损，或颈部活动过度，致肌筋劳损，筋脉不舒，气血凝滞，或复感风寒湿邪，痹阻经络而发病。

**病因病理**

小儿颈部软组织损伤病因可分为为直接损伤和间接损伤。人的颈项部灵活性大、活动频率较高，自出生后，随着人体的生长发育与成熟，其不可避免地要承受各种负荷、劳损甚至外伤，特别是生活中潜在性的头颈部外伤及不良的生活习惯是导致小儿颈部损伤的常见原因。如婴儿期过早地抱起或抱起的姿势不当，易造成颈部的过伸性损伤；孩子犯了错误，家长随便扭耳朵，孩子为躲闪而突然扭头，也可造成颈部肌肉及软组织损伤甚至小关节错位；乘车打瞌睡遇到急刹车往往给防备能力较差的小儿造成颈椎的"挥鞭"性损伤。直接损伤多见于钝器直接击打颈项部、跌仆、撞击及儿童之间的相互打斗游戏，如按脖子、顶牛、头倒立、前后滚翻等都可引起颈部肌肉或韧带的过度扭转、牵拉而致病。其病理首先表现为颈部软组织出现肿块、条索状物。由于强力扭错颈椎，一侧肌肉附着点拉伤，在肌肉的起点、止点或肌腹部分纤维被撕裂，受伤组织肿胀出血，刺激神经末梢，产生局部疼痛；若小关节面出现磨损或错位，压迫颈神经根，还可引起颈部畸形和上肢神经症状。

### 诊 断

#### （一）症 状

·有明显外伤史。

·轻者颈部疼痛、拒按，无明显肿胀和瘀斑。

·损伤重者颈部疼痛剧烈，颈部肌肉痉挛、僵硬，除局部肿胀、疼痛、瘀斑外，多伴有发热、恶寒、头痛及患侧肩臂疼痛、麻木等。

#### （二）体 征

·颈项部活动功能受限，颈部肌肉痉挛、僵硬，颈项多呈僵直并偏向一侧，有的处于强直低头或后仰位。

·在受损伤的颈部可摸到肌肉痉挛呈条索状，受损肌肉有明显压痛，有些患者在胸锁乳突肌、斜方肌等部位可触及肿块、条索状物。

·颈神经受压者可见手臂麻木、疼痛、肌力减弱。

·影像学检查 X线检查一般无明显改变，正位片可显示颈椎侧弯，侧位片可见颈椎生理曲度变直，可排除颈椎骨折、脱位及其他骨质疾病。

### 治 疗

#### （一）治疗原则

理筋整复，缓急止痛，消肿散瘀。

#### （二）治疗方法

1. 推拿整脊

（1）取穴与部位：风池、天柱、肩井、缺盆、大椎、肩中俞、肩外俞、颈肩部。

（2）主要手法：按揉法、推法、拿法、弹拨法、牵抖法、擦法。

（3）操作方法：患儿正坐，年龄幼小者，可由家长抱持坐位，术者立于其后，以食、中、无名指在患处施以柔和的按揉法、指推法10min，手法由轻到重。然后重点于风池、阿是穴、肩外俞、肩中俞施以拿法、弹拨法约5min。点按风池、天柱、大椎、阿是等穴3min。最后以三指拿法拿肿痛、条索部位结束治疗。

2. 其他整脊

导引整脊　对于排除颈部脱位、骨折的患儿，病情稳定后，可指导其做头颈部的俯仰、旋转活动，或做颈项肩臂导引整脊法，以舒筋活络，增强颈部肌肉力量。

牵引疗法　适合于颈部扭伤患儿。患儿仰卧，术者双手分别托患儿两侧下颌，纵向牵引患儿颈部3～5min，待其颈部放松，使其头向左右侧旋转数次后，术者松手，让患儿休息片刻，再依上法反复操作2～3次。

针灸治疗　可针阿是穴、大椎、天柱、后溪、列缺等穴。每次选2～3穴，常规针刺得气后，留针20min，亦可接电针治疗仪。对于幼小患儿难于配合留针者，可用强刺激手法，不留针。

药物治疗　损伤初期24h内可先行冷敷。内服中药以舒筋活血为主，拟用葛根汤等加减。伤后瘀血凝滞者可用和营止痛汤加减。外敷活血祛瘀药七厘散、跌打丸，用醋调成糊状，外敷患处。

### 注意事项

· 损伤初期24h内一般不用推拿手法，或对轻度损伤者仅用轻柔手法；治疗3～5d后可适当配合颈项部导引锻炼。

· 临床应与小儿肌性斜颈、颈椎间盘突出、颈椎脱位等疾病相鉴别，必要时行影像检查确诊，以免误诊误治加重损伤引起严重后果。

· 幼儿形体娇嫩，幼小者配合困难，推拿整脊时应注意幅度由小到大，手法要轻柔，禁止使用暴力。

### 按　语

小儿颈部软组织损伤，损伤程度轻者不需特殊治疗，仅以冷敷或口服、外敷活血止痛药可以自愈。程度较重者手法治疗可以减轻痛苦，加速治愈。小儿颈肌欠发达，易造成颈部扭挫伤，经推拿整脊等治愈后，应配合功能锻炼加强颈部肌肉力量，可预防疾病复发。小儿颈部软组织损伤，往往损伤程度较轻，预后良好。

## 第十一节 颈部急性扭挫伤

颈部扭挫伤是常见的颈部筋伤，是因头颈突然扭闪或过度屈伸，肌肉无准备地强烈收缩或牵拉，致颈肌纤维或韧带等组织发生撕裂，出现颈项疼痛、功能障碍的一种软组织损伤性疾病。有时可能合并有颈椎骨折或脱位，甚至损伤脊髓。颈部扭伤大多为单侧性、男性略多于女性。多见于青壮年及重体力劳动者。

本病属于中医"颈扭伤"范畴，中医认为颈部肌筋在外力作用下，扭闪挫伤，致局部脉络损伤，气滞血瘀，或加之劳损、体虚，合而发病。

### 病因病理

颈项连接头与胸部，活动范围大，活动方向多，活动次数较频繁，故发生损伤的机会多。颈部肌群有颈阔肌、胸锁乳突肌、斜方肌、菱形肌、头夹肌、提肩胛肌、斜角肌等，这些肌肉既参与颈肩部的运动又有保护和稳定颈部的作用。如受到外力和劳损，使颈部肌肉张力失去平衡，便产生颈部肌筋的损伤。

日常生活中可导致颈部肌肉扭伤的原因很多，如颈部猛然扭转，搬抬重物或攀高等用力过猛，可使颈部肌肉突然收缩或过度牵拉，引起颈部肌肉等软组织损伤。或在日常生活中颈部突然迅速前后摆动的"挥鞭样损伤"，如快速行驶的车辆因某种原因骤然刹车，使乘客头颈猛然向前屈，尔后头部后伸，均可使颈部受损。大多数患者颈部肌肉软弱，易受损，较多受累的肌肉为斜方肌、提肩胛肌、头夹肌及胸锁乳突肌或颈部筋膜和韧带组织等。其病理表现为肌肉的起点、止点或肌腹部分纤维被撕裂，受伤组织肿胀出血，刺激神经末梢，产生局部疼痛，引起颈肌痉挛，后者又通过脊神经传导引起头部、背部甚至同侧上肢的放射痛。少数严重患者亦可以有神经根的刺激症状。此外颈部过劳或感受风寒湿邪亦是诱发本病的常见原因。

### 诊 断

#### （一）症 状

· 患者有明显的损伤史。

· 伤后颈部疼痛，有负重感，轻者仅有颈部疼痛，损伤重者颈部疼痛剧烈，严重者疼痛如刀割或撕裂样。

· 除颈项局部疼痛外，疼痛可向肩背部和上肢放射。

· 神经根受刺激或压迫时可见肢体麻木和该神经支配区的疼痛、感觉迟钝、肌力减弱等。有的患者可出现头痛、头胀等症状。

## （二）体 征

·颈部活动受限，以旋转、侧屈受限明显，故患者不敢活动颈部，头部歪向健侧。

·在痛处可摸到肌肉痉挛，受损肌肉有明显压痛，且范围广泛，有时压痛点有多个，重者局部可触及肿块、硬结，有的可在局部看到明显肿胀、瘀斑。

·检查时要注意有无手臂麻痛等神经根刺激症状。应与颈椎半脱位相鉴别。

·影像学检查：必要时拍摄 X 线片，多无异常改变，少数患者的侧位 X 线片可见颈椎生理性前突减少或变直，关节突间隙增宽等。可排除颈椎脱位、骨折、颈椎间盘突出症。

## 治疗

### （一）治疗原则

舒筋活血，消肿止痛，理筋整复。

### （二）治疗方法

1. 推拿整脊

（1）取穴与部位：阿是穴、风池、天柱、肩井、大椎、肩中俞、肩外俞、颈肩部。

（2）主要手法：揉法、摩法、点法、按法、推法、擦法、按揉法、拔伸法、拿法、弹拨法、推法、摇法、扳法、擦法。

（3）操作方法：①放松手法。患者正坐，术者站立患者背后。先用小鱼际在患者颈项部和肩胛部肌肉上反复揉摩 3～5min。再行颈部点、按、推、拿、擦等手法 8min，点按以阿是穴、风池、天柱、风府、肩井等穴为主。再用拇指放在同侧的锁骨上窝，触及肿胀压痛明显的颈前斜角肌后用按揉、推、弹拨等手法施治，根据患者耐受程度施行不同力度，直到颈、肩胛疼痛缓解为止。再以拇指与中指相对，轻轻捏拿颈项部筋肉 3min。捏拿时手指与肌腹垂直，一捏一松交替进行，手法强度以患者感到患处酸胀、微痛为宜。②徒手牵引法。患者仰卧位，术者坐于患者头顶侧，嘱患者放松颈部肌肉，一手托患者下颌，一手托枕部使颈略向前倾，双手同时沿人体纵轴拔伸，动作要轻柔，用力要适当，并缓慢左右旋转头部 5～10 次，术者松手，让患者休息片刻，再依上法反复操作 2～3 次。

如有颈椎关节错位，功能受限明显者，须在理筋、解痉手法后，施以旋转定位扳法，以达纠正关节错位，滑利关节的目的。最后用小鱼际沿督脉、足太阳膀胱经直擦颈部 1~2min，以透热为度。

2. 其他整脊

导引整脊　损伤后 2~3 周内不宜作颈过屈等活动。病情稳定后，积极进行功能锻炼以恢复生理曲度和增强颈项背肌肉功能，可做颈项肩导引整脊法。

针灸治疗　取风池、大椎、天柱、悬钟、合谷等穴。常规针刺得气后，留针 20min，亦可接电针治疗仪。或取落枕、后溪穴，用强刺激手法，同时要求患者向各个方向活动颈部，活动范围和程度逐渐增加。

牵引疗法　如果筋伤后颈部偏歪者，可做颈颌带牵引，牵引重量 4~6kg，每日 1 次，每次 30~60min，10 次为一疗程。

药物疗法　口服镇痛剂、肌松剂如扶他林等，中成药活血化瘀类药物也有效。损伤之初以祛瘀活血为主，可用羌活灵仙汤加减，兼有头痛、头胀者可加用疏风散邪的药物。如受伤时间较久，则以舒筋活络止痛为主，可用大活络丸、小活络丸等。外用药物以祛瘀消肿止痛为主，可用正红花油等外擦、跌打风湿膏等外贴。

穴注疗法　寻找颈部压痛点，用 1% 普鲁卡因 5~8ml 加醋酸泼尼松龙 25mg 混合局部注射，每周 1 次，3 次为一个疗程。或用当归注射液、红花注射液等，选择局部阿是穴注射。

**注意事项**

·推拿整脊手法轻重要适宜，切忌暴力，不宜进行强烈快速的旋转手法，以免加重损伤或造成颈椎脱位，急性期不宜做功能锻炼。

·如合并颈椎骨折、脱位，或有神经损伤症状，则不能行手法治疗。用颈围做暂时性固定，亦可减轻症状。

·注意局部保暖，勿过度疲劳，平时保持头颈部的正确姿势，颈椎生理曲度有明显改变者，在卧床期间宜在颈项部垫一小枕，并在枕上做轻微后伸及旋转活动。

**按语**

本病预后良好，损伤程度轻者无须特殊治疗，可以自愈。程度较重者早期治疗可以减轻痛苦，加速治愈，避免病情延误而转变成慢性伤筋。颈部扭挫伤经推拿治愈后，配合功能锻炼，加强颈部肌肉力量，可预防疾病复发。

# | 第十一章 |
# 胸段脊柱病

## 第一节 背部软组织损伤

背部软组织损伤是临床常见病，指肩胛骨附近、背部肌肉、筋膜等软组织的突然损伤或慢性劳损而发生损伤、粘连和变性，刺激神经而引起疼痛的病症。临床主要以背部、肩胛部疼痛为突出表现。主要损伤斜方肌、背阔肌、肩胛提肌、菱形肌、骶棘肌。本病多由于外伤或体质虚弱、过度疲劳复感风寒而致病。长期特定体位工作的人极易发病。以中青年体力劳动者常见。

本病属于中医"痹证"范畴，多因胸背部肌筋在外力作用下，扭闪挫伤致局部脉络损伤，或感受风寒湿邪或长期劳损致血瘀气滞而成。祖国医学认为气血亏虚，筋肌失养，复感外邪，或因外伤失治，经脉闭阻，凝滞气血，气血运行不畅，从而造成挛缩痹痛。

### 病因病理

本病的确切病因尚不明确，临床观察认为本病与外伤、劳累及受寒等有关。

1. **外力损伤** 可分为直接损伤和间接损伤。前者因碰撞、跌仆、拳击、踢伤等，这些暴力可直接导致软组织实质性损伤。间接损伤是指扛抬重物、举重闪挫，损伤肩背肌肉，使肌肉、筋膜组织受到牵拉或挤压而产生撕裂伤或痉挛，产生炎症、水肿、粘连、变性，以后逐渐纤维化，形成瘢痕而发为本病。

2. **慢性劳损** 如伏案低头作业，长期从事某种特定体位工作，使肩背肌肉长时间处于疲劳状态，使肌肉和筋膜的血管、神经受压，周围组织缺血，感觉神经末梢受到挤压或扭曲而引起疼痛，长时间的筋膜与肌肉纤维间的摩擦产生无菌性炎症，肌肉筋膜组织产生水肿、粘连、变性、肥厚，形成纤维小结而引起较广泛的疼痛、僵硬、运动受限及软弱无力等。易受损肌肉是参与颈背部运动的斜方肌、背阔肌、菱形肌和提肩胛肌等。

3. 感受寒凉 寒冷、潮湿的环境，可导致颈背部筋膜肌肉内的血管收缩、缺血、微循环障碍，进而导致局部渗出、水肿，形成局部纤维织炎而引起疼痛等症状，诱发本病或使原有病情加重。

### ≡ 诊 断 ≡

#### （一）症 状

· 有外伤、劳损及受寒凉病史。

· 急性损伤者胸背部疼痛难忍或牵涉胸胁痛、肩部疼痛，其痛游窜，常无定处，咳嗽、深呼吸疼痛加重。

· 慢性者，颈肩背部酸痛不适，肌肉僵硬板滞，或有重压感，向一侧或两侧背部与肩胛之间放射。晨起或天气变化及受凉后症状加重，活动后则疼痛减轻，常反复发作。

#### （二）体 征

· 急性损伤者，局部肌肉紧张、痉挛，项背部活动受限，俯仰转侧困难，甚者局部肿胀隆起，不能持物，受伤部位、上部胸椎旁或肩胛骨内侧缘明显压痛。

· 慢性者，肩背部及肩胛内缘有广泛压痛，皮下可触及变性的肌筋膜及纤维小结，并可触及筋膜摩擦音。

· 肩背部活动受限。一般无神经根性放射痛，故各种神经挤压试验均正常。

· X线检查：一般无阳性征象。急性损伤可见皮下瘀肿，可排除脱位、骨折，慢性劳损偶可见肩背肌筋膜增厚。

### ≡ 治 疗 ≡

#### （一）治疗原则

理筋通络，解痉镇痛。

#### （二）治疗方法

1. 推拿整脊

（1）取穴及部位：大椎、风池、肩井、天宗、肺俞、附分、膏肓、膈俞、阿是穴。

（2）主要手法：一指禅推法、㨰法、按揉法、点法、压法、弹拨法、推法、揉法、摩法、扳法、擦法。

（3）操作方法：患者坐位，术者站于患者背后，用轻柔的㨰法、推法在背部脊柱两侧及肩胛部反复操作8min。然后自上而下用按揉、一指禅推法在背部沿肌纤维走行，反复操作6min。用弹拨法拨脊旁5min，用肘尖或拇指点压大椎、风池、肩井、天宗、肺俞、附分、膏肓等穴及痛点6min，以酸胀感为度，可解痉止痛。再施拇指弹拨手法于肌肉痉挛处或痛点，每处弹拨1min，可松解粘连，缓解肌痉挛。以小鱼际揉摩项背部3min，重点为斜方肌、菱形肌、肩胛提肌和背阔肌3min。最后提拿斜方肌、肩井穴2min，结束治疗。

2. 其他整脊

导引整脊　采用胸腰臀导引整脊法。

针刺配合拔火罐　主穴为阿是穴，配穴为大椎、风门、肩井、华佗夹脊、天宗、秉风、委中、丰隆穴。每次选5～8穴，常规消毒，用1.5寸毫针进针。得气后行针，待针刺部位有明显的酸胀麻痛等针感后留针20min，出针后拔火罐治疗，留罐15min。每日1次，10次为一疗程。

穴注疗法　寻找背部压痛点，用1%普鲁卡因5～8ml加醋酸泼尼松龙25mg混合局部注射，每周1次，3次为一个疗程。

针刀疗法　疼痛时间较长其他疗法疗效较差或局部有硬结、条索者，可在阻滞后于硬结、条索部位，沿肌纤维或韧带走行方向用针刀剥离。

药物治疗　疼痛明显时可以应用非甾体类消炎镇痛药，如芬必得、瑞力芬等，局部有压痛者，外可贴狗皮膏、伤湿止痛膏、代温灸膏以及云南白药等。内服中药以祛风散寒、舒筋活血为主，拟用羌活胜湿汤、桃红四物汤加减，或木瓜丸、独活寄生丸、小活络丸等。

### 注意事项

·急性期要适当休息，慢性损伤要适当进行导引练习，加强颈肩背部功能锻炼，积极参加体育活动，如体操、游泳、打太极拳等，以增强肩背部的肌力和身体素质。

·避免过度疲劳，注意局部保暖，防止受凉、感冒。

·胸背部穴位针刺时注意方向、深度，避免针刺意外发生。

·急性损伤胸背部疼痛牵涉胸胁、肩臂部或深呼吸、咳嗽、大声说话疼痛加重者，应与胸椎后关节紊乱症相鉴别。

### 按语

本病预后较好，推拿整脊治疗本病可明显改善症状，尤其是早期见效显著。治疗期间，适当休息，注意体位调节，避免长时间头颈部固定姿势或长时间的单侧上肢劳作，改变工作不良习惯，劳逸结合，并注意营养，提高机体免疫力。此外配合功能锻炼可增强疗效，缩短疗程。

# 第二节　胸椎后关节紊乱症

胸椎后关节紊乱症又称胸椎小关节紊乱症、胸椎小关节错缝、胸椎后关节滑膜嵌顿，是指上位胸椎的下关节突与下位胸椎的上关节突组成的关节突关节，由于外力的作用发生轻微的旋转、侧方移位，而产生以背痛为主要症状的一种损伤性疾患。青壮年多见，学龄前儿童次之，老年人少见，女多于男，各种职业均可发生，但体力劳动者多见。发病部位以上段胸椎为多见。

### 病因病理

本病分为急性和慢性两种，因急性损伤者常被误诊、误治，从而转变为慢性，故临床上以慢性者多见。

1. 急性损伤　体力劳动者，尤其搬运工人，因提搬重物姿势不良，用力不协调，使胸椎发生扭转错位；其次外力直接撞击背部，或幼儿由床坠地，单侧肩部着地，身体向一侧扭转；在校儿童前后滚翻运动，或打球、摔跤等，姿势不正，单肩着地，全身向一侧歪倒，均可使胸椎小关节扭错而造成胸椎小关节紊乱症。

2. 慢性损伤　长期工作姿势不端正或其他疾病继发胸椎侧弯、扭转或肌肉痉挛，使胸椎外在肌力失衡；或慢性劳损、胸椎间盘退行性改变，椎间隙狭窄，其周围的韧带、关节囊松弛，导致胸椎的内在稳定结构失调。

以上因素均可使胸椎单个或多个椎体发生轻度移位，进而影响到相应的脊神经分支和交感神经支。由于机械性或化学（炎症）性刺激，使这些神经所支配的局部组织或器官产生功能障碍或失常，从而出现以背痛为主的各种症状和体征。

### 诊 断

（一）症　状

·急性损伤者发病突然，多有胸背部扭挫等外伤史，背部呈持续散在性、局限性剧痛，夜间尤甚，辗转难眠，头颈活动受限，低头、弯腰、深呼吸、咳嗽、大声说话均可使疼痛加重。有时疼痛沿病变相应的肋间隙向胸腹部及颈项、上肢放射。

·慢性损伤者病程较长，胸背疼痛程度较轻，疼痛范围弥散，可牵掣颈肩背作痛，且胁肋部疼痛不适或伴胸闷气短以及相应脊神经支配区感觉和运动功能障碍。

## （二）检 查

·患椎相应小关节处深压痛，患椎棘突略高或偏歪，偏离脊柱中轴线，在受损脊柱棘突上、棘间韧带处或脊椎旁有压痛、叩击痛，并可摸到患椎处有痛性结节或条索状物等软组织异常改变。

·关节滑膜嵌顿者可见胸椎后凸或侧倾的强迫体位。

·慢性损伤患者小关节局部压痛轻，棘上韧带有肿胀增厚或剥离状改变。

·X 线片检查　由于胸椎小关节错位乃解剖位置的轻微变化，故 X 线片常无明显改变，部分患者可见患椎棘突轻度偏歪。但 X 线检查可排除结核、肿瘤、骨折等疾病。

### 治 疗

#### （一）治疗原则

舒筋活血，理筋整复。本病以手法治疗为主，药物治疗为辅。急性损伤一般 1 次即可治愈；慢性损伤每天治疗 1 次，6 次为一个疗程，一般需治疗 1～3 个疗程。

#### （二）治疗方法

1. 推拿整脊

（1）取穴及部位：天柱、大杼、风门、肺俞、心俞、膈俞、阿是穴。

（2）主要手法：一指禅推法、𢫬法、揉法、点法、弹拨法、推法、扳法。

（3）操作方法：①放松手法。患者俯卧于床上，以病变节段为中心，用双手拇指沿棘突两侧自上而下，依次点、按、揉揉天柱、大杼、风门、肺俞、心俞、膈俞、阿是穴等穴 8min。并以一指禅推法、𢫬法、弹拨法、、揉法松解受损伤椎体旁软组织 10min 左右。②根据胸椎错位情况选择整脊手法。a. 俯卧双向分压法（间接冲压法）。患者俯卧，胸前垫高枕使成驼背状，术者立于左侧，双手交叉以掌根部分置凹陷椎上下二椎棘突处，配合呼气由轻渐重地多次适度冲压。利用双手交叉施力和胸前高枕的后顶力，常可将凹陷的胸椎撬起。适用于某椎向前滑脱或倾位仰位式错位。b. 俯卧旋转分压法。以 $T_6$ 棘突偏左、$T_7$ 棘突偏右为例。患者俯卧，胸前垫薄枕，双手放于体侧，背部放松。术者立于其右，右掌根置于 $T_7$ 棘突右旁，左掌根置于 $T_6$ 棘突左旁，配合呼吸，当呼气末术者双手用适度的冲压力，使 $T_6$ 和 $T_7$ 受到旋转力而复位。术者随即转体将左手下移定点于 $T_7$ 棘突右旁，右手移至 $T_8$ 棘突左旁，重复上述操作，将各椎间调整到全部复位为止。适用于胸椎左右旋转式错位。c. 扳肩膝顶复位法。患者端坐，双手交叉抱枕后，术者立于其后，一腿屈膝足尖踩在凳子后端，膝部顶在患处（肋椎骨后部），两手扳其肩，嘱其低头挺胸，于呼气末膝顶并向后扳肩，可闻及"咔嚓"轻响，觉胸、肋椎骨移动即可，然后按揉痛处片刻。适用于胸4～10节段胸椎后凸滑脱式和侧弯侧摆式错位及肋椎关节错位。③治疗完成后，叮嘱患者15min内不要活动，以免影响疗效。

**2. 其他整脊**

导引整脊　采用胸腰臀导引整脊法。

中药疗法　新伤者，气血瘀滞，经脉不通，治宜活血逐瘀、通络止痛，方用血府逐瘀汤加减，水煎服，并用药渣热敷局部。久伤者，肝肾亏虚，气虚血瘀，治宜补肝肾、强筋骨、补气活血，方用补肾活血汤加减。

**注意事项**

·术者在手法操作中，切忌使用暴力、蛮力，以免损伤肌肉组织，造成患者不必要的疼痛。

·复位成功症状缓解或消失后，3个月内不要负重，并尽量卧硬板床休息。避免劳累，以巩固疗效。

·局部注意保暖，防止风寒湿邪侵犯而加重病情。

·适当进行功能锻炼，以加强腰背肌的力量，增强保护机制。

**按语**

整脊治疗胸椎小关节紊乱，新错缝者易于复位而痊愈快，一般1～3次治疗即可，预后良好。陈旧性错缝者复位较困难，病程越久，恢复越慢。

# 第三节　胸胁迸伤

胸胁迸伤是指胸胁部岔气迸伤，为临床常见多发病之一。本病多由外伤、暴力的撞击或挤压，导致胸壁软组织损伤所形成的胸胁部气机壅滞，胸部扳紧掣痛、胸闷不舒的一种病症，俗称"岔气"。

## 病因病理

胸胁部迸伤，多因外伤或屏气用力提拉托举、搬运重物、扛抬负重时，姿势不良，用力不当，旋转扭挫，筋肉过度牵拉而产生损伤，导致胸壁固有肌肉的断裂伤、痉挛或肋椎关节半脱位、滑膜嵌顿，从而使气机阻滞，经络受阻，不通则痛。迸伤多以伤气为主，严重者可由气及血，产生气血两伤。

## 诊 断

### （一）症 状

·患者一般都有明显的外伤史，受伤后即出现一侧胸胁部疼痛或肩背部疼痛、闷胀，咳嗽或呼吸时疼痛加重，疼痛范围较广而无定处。

·临床上属伤气者，痛时走窜不定，呼吸、说话时有牵掣性疼痛，甚者不能平卧，不敢俯仰转侧。由气及血，痛有定处，局部瘀肿。肋椎关节半脱位的患者，其受累关节处可有小范围的压痛。胸壁固有肌群撕裂或痉挛，在相应的肋间隙可见肿胀、压痛、肋间隙稍窄等现象。若胸壁附着肌拉伤、劳损，亦可出现损伤部位的明显肿胀，局部明显压痛。

### （二）检 查

·伤气患者常不能明确指出疼痛部位，或在局部伤处可有小范围的压痛。

·伤血患者可见损伤部位有青紫瘀癍和肿胀，压痛明显，拒按。

·有肋椎关节半脱位、滑膜嵌顿者可见胸椎侧屈受限，棘突旁小关节处压痛，叩击痛。

·胸廓挤压试验阴性。

·X 线片检查可排除肋骨骨折。

另外本病应与胸肋软骨炎、肋间神经炎、胸膜炎、肋骨骨折相鉴别。

## 治 疗

### （一）治疗原则

行气止痛，活血散瘀，理筋整复。

### （二）治疗方法

1. 推拿整脊

（1）取穴与部位：以患侧胸胁部为主。重点取膻中、中府、云门、章门、大包、日月及背部膀胱经背俞穴。

（2）主要手法：按揉法、点法、按法、弹拨法、按揉法、背法、擦法。

（3）操作方法：①放松手法。患侧在上卧位，术者以掌面按揉胸肋部或肩背患处约5min，着重按揉紧张痉挛的肌肉。②治疗手法。术者用拇指点按中府、云门、大包、膻中、日月等穴约4min。再用拇指弹拨痉挛的条索状肌索，由内至外横向进行，直至条索由硬变软变小约5min。患者正坐位，术者先以拇指按揉胸廓痛点相对应的脊柱旁约3min，使之温热，再以拇指按揉背部两侧膀胱经俞穴约2min。接着行反背法。③结束手法。用鱼际擦热患处。

2. 其他整脊

导引整脊　采用胸腰臀导引整脊法。

其他　针灸、内服中药、外敷中药、封闭、理疗等。

### 注意事项

· 避免重体力劳动。

· 患者宜睡硬板床。

· 患部须保暖，预防风寒湿侵袭。

### 按 语

胸胁迸伤，推拿整脊治疗卓有成效。本病在推拿整脊治疗前首先要明确诊断，须排除骨折、肿瘤等其他疾患引起的胸胁疼痛。推拿整脊对本病的治疗作用主要行气活血、疏经通络、理筋整复。

# 第十二章
# 腰段脊柱病

## 第一节　急性腰肌损伤

急性腰肌损伤是指腰骶、骶髂及腰背两侧的肌肉、筋膜、韧带、关节囊及滑膜等软组织的急性损伤，从而引起腰部疼痛及活动功能障碍的一种病证。俗称"闪腰岔气"，是腰痛疾病中最常见的一种，多发于青壮年体力劳动者。如治疗及时，手法运用恰当，疗效极佳。若治疗不当或失治，可致损伤加重而转变成慢性腰腿痛。

### 病因病理

腰部急性损伤，多因卒然感受暴力如跌仆闪挫所致；或由于腰部活动时姿势不正确，用力不当；或搬运抬扛重物时，肌肉配合不协调，使腰部肌肉、韧带受到剧烈地扭转、牵拉等，均可使腰部受伤。《金匮翼》曰："瘀血腰痛者，闪挫及强力举重得之。盖腰者，一身之要，屈伸俯仰，无不由之，若一有损伤，则血脉凝涩，经络壅滞，令人卒痛不能转侧，其脉涩，日轻夜重者是也。"

### 诊 断

#### （一）症 状

急性腰肌损伤多为间接外力所致，轻者为骶棘肌和腰背筋膜不同程度的损伤；较重者可发生棘上、棘间韧带损伤；严重者可发生滑膜嵌顿、后关节紊乱等。

1. **腰部疼痛**　腰部因损伤部位和性质不同，可有刺痛、胀痛或牵扯样痛。疼痛一般较剧烈，部位较局限，且有局部肿胀，常牵掣臀部及下肢疼痛。

2. **腰部活动受限**　腰轻度前屈而不能挺直，俯仰转侧均感困难，甚至不能翻身起床、站立或行走，咳嗽或深呼吸时疼痛加重。

## （二）检　查

·伤后多有局限性压痛，压痛点固定，与受伤组织部位一致。

·多数患者有单侧或双侧腰部肌肉痉挛，多发生于骶棘肌、腰背筋膜等处。这是疼痛刺激引起的一种保护性反应，站立或弯腰时加重。

·疼痛引起不对称性肌肉痉挛，可改变脊柱正常的生理曲线，多数表现为不同程度的脊柱侧弯畸形，一般是脊柱向患侧侧弯。疼痛和肌肉痉挛解除后，此种畸形可自行消失。

·直腿抬高试验阳性、旋转试验阳性有助于确诊。

·X线检查可见腰椎生理曲线改变，脊柱侧弯，椎间隙不等宽等，并排除骨质损伤。

### 治疗

#### （一）治疗原则

舒筋通络，活血散瘀，消肿止痛。

#### （二）治疗方法

1. 推拿整脊

（1）取穴及部位：肾俞、命门、腰阳关、大肠俞、环跳、委中及腰臀部等。

（2）主要手法：㨰法、揉法、点法、压法、弹拨法、推法、扳法、擦法。

（3）操作方法：①放松手法。患者取俯卧位，自然放松。术者站于一侧，用㨰、揉等手法在局部施术10min。②治疗手法。术者用拇指点、压、弹拨等稍重刺激手法依次点、压、弹拨肾俞、阳关、志室、大肠俞、环跳及阿是穴，约8min，在点压穴位后应加以按揉，以产生酸、麻、胀感觉为度。再以双掌根自上而下沿腰骶部直推3～5遍。患者侧卧，术者施腰部斜扳法左右各1次，以听到有"咯嗒"声响为佳。③结束手法。直擦腰部两侧膀胱经，横擦腰骶部，以透热为度。

2. 其他整脊

导引整脊　采用适宜的胸腰臀导引整脊法。

针灸疗法　取阿是、肾俞、命门、大肠俞、关元俞、环跳、委中、阳陵泉、腰阳关等穴毫针刺法，属督脉病变加后溪、水沟，属膀胱经病变可加昆仑、殷门。

其他　小针刀、封闭、理疗和外敷中药等。

▌注意事项▐

- ·损伤早期要减少腰部活动，卧硬板床休息，以利损伤组织的修复。
- ·治疗时应根据患者的具体情况，选择适宜的手法，以免加重损伤。
- ·疼痛严重者，可予局部痛点封闭，以缓解肌肉痉挛。
- ·注意局部保暖，病情缓解后，逐步加强腰背肌肉锻炼。

▌按 语▐

急性腰肌损伤多由间接外力所致，90%以上发生在骶棘肌和腰骶关节，这是由于腰骶关节是脊柱的枢纽、外力集中的支点。骶棘肌是对抗外力的主要肌肉，腰部运动中体重产生的压力和外来的冲击力主要作用于这些部位，故损伤的机会最多。推拿整脊治疗本病效果很好。轻则2~3d，重则2周左右，症状逐渐消失，基本恢复健康，但尚不能进行负重和腰部剧烈运动。

# 第二节 慢性腰肌劳损

慢性腰肌劳损或称"腰背肌筋膜炎""功能性腰痛"等。主要指腰骶部肌肉、筋膜、韧带等软组织的慢性损伤，导致局部无菌性炎症，从而引起腰骶部一侧或两侧的弥漫性疼痛，是慢性腰腿痛中常见的疾病之一，常与职业和工作环境有一定关系。

▌病因病理▐

1. 慢性劳损　慢性腰肌劳损是一种积累性损伤，主要由于腰部肌肉疲劳过度，如长时间的弯腰工作，或由于习惯性姿势不良，或由于长时间处于某一固定体位，致使肌肉、筋膜及韧带持续牵拉，肌肉内的压力增加，血供受阻，肌纤维在收缩时消耗的能源得不到补充，产生大量乳酸，加之代谢产物得不到及时清除，积聚过多，而引起炎症、粘连。如此反复，日久即可导致组织变性、增厚及挛缩，并刺激相应的神经而引起慢性腰痛。

2. 急性损伤之后未得到及时正确的治疗，或治疗不彻底，或反复多次损伤，致使受伤的腰肌筋膜不能完全修复。局部存在慢性无菌性炎症，微循环障碍，乳酸等代谢产物堆积，刺激神经末梢而引起症状。受损的肌纤维变性或疤痕化，也可刺激或压迫神经末梢而引起慢性腰痛。

3. 先天性畸形　如隐性骶椎裂使部分肌肉和韧带失去附着点，从而减弱了腰骶关节的稳定性；一侧腰椎骶化或骶椎腰化，两侧腰椎间小关节不对称使两侧腰骶肌运动不一致，造成部分腰背肌代偿性劳损。

4. **风寒湿邪侵袭**  可妨碍局部气血运行，促使和加速腰骶肌肉、筋膜和韧带紧张痉挛而变性，从而引起慢性腰痛。

## 诊 断

### （一）症 状

·长期反复发作的腰背部疼痛，呈钝性胀痛或酸痛不适，时轻时重，迁延难愈。休息、适当活动或经常改变体位姿势可使症状减轻。劳累、阴雨天气、受风寒湿影响则症状加重。

·腰部活动基本正常，一般无明显障碍，但有时有牵掣不适感。不耐久坐久站，不能胜任弯腰工作。弯腰稍久，便直腰困难。常喜双手捶击腰背以减轻疼痛。

·急性发作时，诸症明显加重，可有明显的肌痉挛，甚至出现腰脊柱侧弯，下肢牵掣作痛等症状。

### （二）检 查

·腰背部压痛范围较广泛，压痛点多在骶髂关节背面、骶骨背面和腰椎横突等处。轻者压痛多不明显，重者伴随压痛可有一侧或双侧骶棘肌痉挛僵硬。

·X线检查除少数可发现腰骶椎先天性畸形和老年患者椎体骨质增生外，多无异常发现。

## 治 疗

### （一）治疗原则

舒筋通络，温经活血，解痉止痛。

### （二）治疗方法

1. 推拿整脊

（1）取穴及部位：肾俞、腰阳关、大肠俞、八髎、秩边、委中、承山及腰臀部。

（2）主要手法：按揉法、点法、揉法、弹拨法、擦法、扳法。

（3）操作方法：①放松手法。患者俯卧位，术者先用柔和的掌根按揉法沿两侧足太阳膀胱经从上向下施术5min。②治疗手法。用掌根在痛点周围按揉1~2min；术者以双手拇指依次点揉两侧三焦俞、肾俞、气海俞、大肠俞、关元俞、志室、秩边等穴，约4min，以酸胀为度；并用双手拇指弹拨痉挛的肌索10

次；然后，患者侧卧位，施腰椎斜扳法，左右各1次。③结束手法。用掌擦法直擦腰背两侧膀胱经，横擦腰骶部，以透热为度。

**2. 其他整脊**

导引整脊　采用胸腰臀导引整脊法和脊柱整体导引整脊法。

针灸疗法　取阿是、肾俞、腰阳关、大肠俞、八髎、秩边、委中、承山等穴属督脉病变加后溪、水沟，属膀胱经病变可加昆仑、殷门。

其他　小针刀、理疗和内服中药。

### ≡ 注意事项 ≡

·在日常生活和工作中，注意姿势正确，尽可能变换体位，勿使过度疲劳。

·宜睡硬板床，同时配合牵引及其他治疗，如湿热敷、熏洗等。

·加强腰背肌肉锻炼，注意局部保暖，节制房事。

### ≡ 按　语 ≡

慢性腰肌劳损主要由于腰肌疲劳过度所致。大多发生于姿势不良或长期从事弯腰和负重劳动者，引起腰背部肌肉和筋膜劳损。也可因先天畸形和肾虚而致。推拿整脊治疗本病有较好疗效，但关键是要消除致病因素，即改变原来的腰部超负荷现象，才能达到满意的治疗效果。

# 第三节　第三腰椎横突综合征

第三腰椎横突综合征是指$L_3$横突及周围软组织的急、慢性损伤及感受风寒湿邪，致$L_3$横突处发生无菌性炎症、粘连、变性及增厚等，刺激腰脊神经而引起腰臀部疼痛的综合征候群。本病好发于青壮年体力劳动者，男性多于女性，是推拿整脊临床常见的腰腿痛疾病之一。

### ≡ 病因病理 ≡

**1. 外伤**　腰椎具有生理性前凸，$L_3$位于其前凸顶点的中间位置，为5个腰椎的活动中心，是腰部前屈、后伸及左右旋转活动的枢纽，$L_3$横突较其他腰椎横突长，所以此处承受拉应力最大，横突上附着的肌肉、韧带及筋膜等所受到的拉力亦大，故此处构成了最易受到损伤的解剖学基础。

正常时，两侧横突附近的肌肉、筋膜及韧带相互拮抗或协同作用，以维持人体的动态平衡。若因一侧腰部肌肉、韧带和筋膜收缩或痉挛时，其同侧或对侧均可在肌力牵拉的作用与反作用下遭受损伤。尤其是腰部在前屈或侧屈活动时，因外力牵拉，使附着在 $L_3$ 横突上的肌肉、筋膜超过其承受能力而致损伤。严重时可并发 $L_3$ 横突撕脱性骨折。

2. **劳损** 由于 $L_3$ 横突过长，抵触腰背筋膜后叶，在长期弯腰劳动中，肌筋膜产生慢性牵拉性损伤，造成多处小肌疝。或因急性损伤后，未能及时治疗或治疗不当，或因反复多次损伤致横突周围发生水肿、渗出，产生纤维变性，或形成瘢痕粘连，筋膜增厚，肌肉挛缩等病理改变，致使穿过肌筋膜的血管神经束受到刺激和压迫，影响神经的血供和营养，可使神经水肿变粗而出现 $L_3$ 横突周围乃至臀部、大腿后侧及臀上皮神经分布区域的疼痛。

### 诊 断

#### （一）症 状

· 腰部有负重或不同程度的外伤、劳损史，从事体力劳动的男性青壮年多见。

· 腰部呈持续性酸痛、疲软无力。多数为单侧。部分患者的疼痛范围可波及臀部、股后、膝下及股内侧肌等处。弯腰及旋转腰部时疼痛加剧，劳累后明显加重，稍微活动，疼痛减轻，无间隙性跛行。

· 腰部俯仰转侧活动受限，尤以健侧侧屈或旋转时尤甚。

#### （二）检 查

· 患侧 $L_3$ 横突处有局限性压痛，有时可触及一纤维性硬结，常可引起同侧臀部及下肢后外侧反射痛。臀中肌后缘可触及一隆起条索状物，压痛明显。

· 早期横突尖端部肥厚，呈轻度肿胀。

· 直腿抬高试验可为阳性，但加强试验为阴性。

· 腰椎 X 线片示 $L_3$ 横突肥大或过长，有时左右不对称。

### 治 疗

#### （一）治疗原则

舒筋通络，活血散淤，消肿止痛。

#### （二）治疗方法

1. 推拿整脊

（1）取穴及部位：肾俞、大肠俞、秩边、环跳、委中、承山、腰臀部。

（2）主要手法：㨰法、点法、按法、按揉法、弹拨法、擦法。

（3）操作方法：①放松手法。患者俯卧，医者站于一侧，沿腰部两侧膀胱经施㨰法3~5min。②治疗手法。在患侧 $L_3$ 横突周围施按揉手法3~5min，配合点按肾俞、大肠俞，约1min，以酸胀为度；然后，医者用双手拇指在 $L_3$ 横突尖端作与条索状硬块垂直方向的弹拨约10次，要由轻到重，由浅入深，手法要柔和深透；再沿患侧臀部及大腿后外侧施按揉法3~5遍，配合点按环跳、秩边、委中、承山等穴，约3min。③结束手法。直擦腰背两侧膀胱经，横擦腰骶部，约3min，以透热为度。可配合湿热敷。

2. 其他整脊

导引整脊 采用胸腰臀导引整脊法。

穴注疗法 药物用醋酸泼尼松25mg，加2%普鲁卡因5ml。取阿是穴或华佗夹脊穴，每次2~3穴，上药分注。

其他 小针刀、针灸、理疗等。

**注意事项**

·腰部束宽皮带护腰，对防止过度损伤有一定作用。

·治疗期间，避免腰部过多的屈伸和旋转活动。

·注意局部保暖，防止过度劳累。

·长期不愈，可尝试小针刀松解术治疗。

**按语**

由于该病的特点是病程较长，而且往往是患者一边治疗，一边仍旧从事原有的工作，所以治疗效果欠佳。为了提高疗效，应采取综合措施。推拿整脊可解除腰部肌肉痉挛，松解粘连，消散瘀肿，促进腰腿功能的恢复。

# 第四节 腰椎间关节综合征

腰椎间关节综合征又称"腰椎后关节错缝""腰椎小关节滑膜嵌顿"，是骨伤科临床的常见病，也是引起腰背痛的常见原因之一。多由于腰椎退行性变、扭伤等因素及腰部的不协调动作而引起腰椎后小关节解剖位置的细微改变，使腰椎间关节对合不良、滑膜嵌顿，渐至关节囊肥厚、增生性关节炎等病理变化而产生的一组腰、臀甚至腿部疼痛的综合征。多发于青壮年体力劳动者。

中医认为腰部活动过度，肌筋劳损，筋脉不舒，气血凝滞，复感风寒湿邪，产生腰椎间关节综合征。

## 病因病理

由于腰椎小关节面与水平面成90°角，与额状面成45°角，这就有效地限制了腰椎各方向的活动度，防止超限运动。若长期姿势不良或用力不当，使脊柱的内外平衡失调，加之腰椎退行性改变，脊柱处于失稳状态，小关节极为不稳定。如遇人体运动或弯腰搬抬重物时猛起、突然转身、闪挫时，则极易造成小关节咬合不良或错位。有时即使轻度的扭挫伤亦可造成小关节错位。当一侧小关节张开时，小关节腔内负压增加，滑膜被吸入、嵌夹，形成小关节滑膜嵌顿，致使关节周围软组织损伤，肌肉痉挛，腰部剧烈疼痛，活动明显受限。此外，小关节退行性变可引起关节不正常对合，容易引起两关节突的不协调动作，从而诱发小关节炎的急性发作。以上病理变化均可引起脊神经后支分布区的无菌性炎症，破坏脊柱的力学结构和协调平衡，出现腰痛和反射性腰腿痛。

## 诊 断

### （一）症 状

·有腰部闪挫、受凉病史。

·急性腰痛多由外伤所致，伤后突感腰痛，活动受限甚至翻身困难，呈强迫体位，腰部背伸或某一姿势时感腰痛加重，双下肢无疼痛。

·慢性腰痛患者主诉经常感腰痛，腰痛表现不一，有劳累时腰痛，有平卧休息时腰痛，有久坐时腰痛，且时重时轻。

### （二）体 征

·腰部活动明显受限，尤以后仰时疼痛加重，腰背肌肉紧张，以竖脊肌为主。

·于患处可触及偏歪的棘突，或相邻棘突间隙增宽，且有压痛及叩击痛，其压痛点多局限于棘突上或椎体旁或椎间隙中。

·患部软组织可扪及条索样改变，棘上韧带有肿胀或剥离感，多在第4或第5棘突旁，腰生理曲线发生改变。

·直腿抬高试验阴性。

·影像检查：X线片示小关节增生，关节间隙模糊，关节两侧排列不对称，小关节变锐，脊柱侧弯、棘突偏歪或椎体旋转等。

## 治 疗

### （一）治疗原则

舒筋止痛，矫正复位。

### （二）治疗方法

**1. 推拿整脊**

（1）取穴及部位：腰阳关、肾俞、大肠俞、秩边、环跳、委中、承山、腰臀部。

（2）主要手法：揉法、点法、按法、按揉法、弹拨法、擦法。

（3）操作方法：①放松手法。患者俯卧于硬板床（腰痛甚不能俯卧者可于腹下垫枕，使腰背部呈弓状），首先点揉腰阳关、肾俞、环跳、委中、承山等10min，以疏通经气；然后再用两手拇指沿患者棘突从上向下逐个触摸棘突，找出压痛点，以拇指指腹按揉、弹拨患部，重点刺激棘突旁压痛点，用力要求先轻后重、柔和深透却不宜太重，使痉挛的腰肌得以充分放松。再以掌部在整个腰骶部、臀部及股后部柔和地按揉，使其有发热感；再以双拇指沿 $L_1 \sim S_1$ 棘突两侧夹脊穴，由上而下再由下而上反复推压数遍。②治疗手法。待肌肉放松后，嘱患者侧卧位。若患椎棘突相对于下一棘突向左偏歪，则嘱患者右侧卧位；若相对于下一棘突向右偏歪，则嘱患者左侧卧位。术者立于患者前侧，令患者上半身尽量旋后，下半身尽量旋前，病变棘突偏歪一侧的下肢屈膝屈髋置于上侧，助手以拇指抵住偏歪棘突，术者两肘同时用力缓慢推肩扳臀，使患者腰部旋转至最大限度，这时两肘骤然小幅度用力，同时助手置于棘突的拇指推挤该棘突，当听到有"咯噔"声时表示已复位。③结束手法。直擦腰背两侧膀胱经，横擦腰骶部约3min，以透热为度。

**2. 其他整脊**

**导引整脊** 采用胸腰臀导引整脊法、脊柱整体导引整脊法。

**针灸拔罐疗法** 取阿是穴、肾俞、志室、气海俞、腰阳关，针刺得气后，留针20min，针后拔罐。对于腰痛甚，腰部活动极度受限，无法配合手法治疗者，可用毫针针刺后溪穴，中等刺激，得气后要求患者配合活动腰部，待疼痛减轻后再行手法治疗。

**穴注疗法** 药物用醋酸泼尼松25mg，加2%普鲁卡因5ml，取阿是穴或华佗夹脊穴，每次2~3穴，上药分注。

**药物治疗** 可口服止痛解痉剂如安定、布洛芬、复方氯唑沙宗及消炎止痛药等，能缓解和消除腰肌痉挛，减小椎间关节的压力，对于促进嵌顿滑膜的退出十分有效。中药以舒筋活血、通络止痛为原则，可选用桃红四物汤加减，亦可用七厘散、三七片、美索巴莫；外搽正骨水、红花油等。

**牵引疗法** 患者俯卧位，上半身固定于床头，腹部垫枕，术者两手握踝缓慢牵引达1min，然后慢慢松开，1min后再重复牵引，连续数次后，卧床休息。

理疗　急性期可用电兴奋刺激以使肌肉松弛；恢复期或慢性疼痛时可用超短波、微波治疗。

### 注意事项

·推拿整脊对本病疗效肯定，但施术时用力要轻柔协调，忌用暴力，斜扳复位法严格掌握适应证，一定要明确诊断，不可盲目使用，以免造成不必要的损伤。

·急性期应适当卧硬板床休息一周左右；缓解期工作时应用腰围或宽布带固定；注意保暖，防止受凉。

### 按语

本病治疗得当，症状缓解迅速，一般一周即可恢复，但易反复发作，患者应该注意腰背肌的锻炼，不要搬抬重物，注意保暖。

## 第五节　腰椎间盘突出症

腰椎间盘突出症又称腰椎间盘纤维环破裂症，是临床常见的腰腿痛疾病之一。统计表明其发病率约占门诊腰腿痛的15%。是由于腰椎间盘的退变与损伤，导致脊柱内外力学平衡失调，使椎间盘的髓核自破裂口突出，压迫腰骶脊神经根或马尾神经而引起腰腿痛的一种病症。本病好发于30~50岁的体力劳动者，男性多于女性。临床以 $L_{4~5}$ 和 $L_5~S_1$ 之间发病最多。

中医对腰椎间盘突出症很早就有论述。如《素问·刺腰痛篇》说"衡络之脉令人腰痛，不可以俯仰，仰则恐仆，得之举重伤腰"，又说"肉里之脉令人腰痛，不可以咳，咳则筋缩急"。说明本病由外伤引起，症状为腰痛合并下肢痛，咳嗽时加重。这与西医所说的腰椎间盘突出的症状基本相似。

### 病因病理

#### （一）内　因

1. 解剖因素　腰椎间盘纤维环后外侧较为薄弱，后纵韧带纵贯脊柱的全长，加强了纤维环的后面，但自第1腰椎平面以下，后纵韧带逐渐变窄，至第5腰椎和第1骶椎间，宽度只有原来的一半。腰骶部是承受动、静力最大的部分，故后纵韧带的变窄，造成了解剖结构的薄弱，使髓核易向后方两侧突出。

2. 椎间盘退变和发育缺陷 椎间盘随年龄的增长，可有不同程度的退变。至30岁以后，退变明显开始，由于负重和脊柱运动的机会增多，椎间盘经常受到来自各方面力的挤压、牵拉和扭转应力，因而容易使椎间盘发生脱水、纤维化、萎缩、弹力下降，致脊柱内外力学平衡失调，稳定性下降，最后因外伤、劳损、受寒等外因导致纤维环由内向外破裂。这是本病发生的主要原因。

**（二）外　因**

1. 损伤和劳损 尤其是积累性损伤，是引起该病的重要因素。由于腰椎排列呈生理性前凸，椎间盘前厚后薄，人们在弯腰搬运重物时，由于受到体重、肌肉和韧带等张力的影响，髓核产生强大的反抗性张力，在此情况下，如腰部过度负重或扭伤，就很可能使髓核冲破纤维环而向侧后方突出，引起脊神经根、马尾或脊髓的刺激或压迫症状。椎间盘在弯腰活动或受压时则变形，此时，椎间盘吸水能力降低，直至压力解除后，变形和吸水能力方能恢复。若长期从事弯腰工作，或腰部积累性劳损，致髓核长期得不到正常充盈，纤维环的营养供应也长期不足，加之腰背肌肉张力增高，导致椎间盘内压力升高，故轻微的外力也可使纤维环破裂而致髓核突出。

2. 寒冷刺激 长期受寒冷刺激，使腰背肌肉、血管痉挛、收缩，影响局部血液循环，进而影响椎间盘的营养供应。同时，由于肌肉的紧张痉挛，导致椎间盘内压力升高，特别是对于已变性的椎间盘，更可造成进一步的损害，致使髓核突出。

**病因分型**

1. 根据髓核突出的方向分为三种类型

（1）向后突出：一般所指的椎间盘突出，实际上皆属此种类型，为三型中最重要者。

（2）向前突出：一般不会引起临床症状，故无实际临床意义。

（3）向椎体内突出：是髓核经过已闭塞的血管，向软骨板和椎体内突出，形成环状缺口，此型多发生于青年期。

2. 根据向后突出的部位不同分为三型

（1）单侧型：临床最为多见，髓核突出和神经根受压只限于一侧。

（2）双侧型：髓核自后纵韧带两侧突出，两侧神经根皆受压迫。

（3）中央型：髓核自后中部突出，一般不压迫神经根，而只压迫下行的马尾神经，引起鞍区麻痹和大小便功能障碍等症状。

3. 根据髓核突出的程度分为三型

（1）隐藏型（幼弱型）：为纤维环不全破裂，其外层尚保持完整，髓核在受压情况下，向破裂部分突出。此时如椎间盘所受的压力大，纤维环破裂多，则髓核继续向外突出，如能适当休息，髓核完全可以还纳，破裂纤维环也可能得到愈合。

（2）突出型（移行型）：纤维环裂隙较大，但不完全，外层尚保持完整，髓核突出较大，呈球状，此型可转为破裂型，也可经手法复位而治愈。

（3）破裂型（成熟型）：纤维环完全破裂，髓核从破裂的纤维环向外突出。有的突出物上被以薄膜，从而与附近组织隔开，不致发生粘连；有的外无被膜，其突出的断端与附近组织发生粘连，甚至与神经根发生粘连，此种情况，回纳比较困难。

≡ 诊 断 ≡

（一）症 状

· 腰痛和一侧下肢放射痛　腰部反复疼痛，逐渐向一侧下肢沿坐骨神经分布区域放射，程度轻重不等。严重者不能久坐久立，翻身转侧困难，咳嗽、喷嚏或大便用力时，因腹压增高而疼痛加重。

· 腰部各方向活动均受限，尤以后伸和前屈为甚。

· 久病患者或神经根受压严重者常有患侧下肢麻木，中央型髓核突出可见鞍区麻痹。

· 患者感觉患肢怕冷、不温，与健肢相比，患肢温度确有降低。

（二）检 查

· 脊柱结构的改变有脊柱侧弯、腰椎前凸增大、腰椎曲线变平或倒转 4 种形式，尤以脊柱侧弯最多见，占 80% 以上。

· 在 $L_{4～5}$ 或 $L_5～S_1$ 间隙、棘突旁有明显压痛，用力叩击痛处时，可引起下肢放射痛。且在环跳、委中、阳陵泉等穴处常有不同程度的压痛。

· 直腿抬高及加强试验阳性，严重者在 15° 以下。本试验是确诊本病的重要检查，阳性率可达 90% 以上。

· 踇趾背伸或跖屈力减弱或消失。$L_{4～5}$ 突出为踇趾背伸力减弱或消失；$L_5～S_1$ 突出，出现踇趾跖屈力减弱或消失。

· 屈颈试验阳性，挺腹试验阳性，下肢后伸试验阳性。

·腱反射减弱或消失：$L_4$ 神经根受压，膝腱反射减弱或消失；$L_5$ 神经根受压，跟腱反射减弱或消失。

·肌电图检查可判定受损神经根。

·影像学检查：X 线片检查可观察到椎间隙变窄、生理前凸消失、脊柱侧弯等异常改变，同时排除其他疾病，如肿瘤、结核、骨折等。CT 或 MRI 检查可显示腰椎间盘突出的大小和部位，神经根受压状况及椎管内情况。

## 治 疗

### （一）治疗原则

舒筋通络，活血化瘀，松解粘连，理筋整复。

### （二）治疗方法

1. 推拿整脊

（1）取穴及部位：腰阳关、大肠俞、环跳、委中、承山、阳陵泉、绝骨，腰臀、下肢后外侧。

（2）主要手法：按揉法、按法、点法、压法、弹拨法、拔伸法、扳法、踩跷法、背法、擦法。

（3）操作方法：①放松手法。患者俯卧位，术者用按揉手法在患者脊柱两侧膀胱经及臀部、下肢后外侧施术 3～5min，以腰部为重点。②治疗手法。术者用双手掌重叠用力，沿脊柱由上至下按压腰臀部，反复 2～3 遍；再用拇指或肘尖点压腰阳关、肾俞、环跳、承扶、委中等穴，约 3min，以局部酸胀为度；并用拇指在腰痛点上做与肌纤维垂直方向的弹拨 10 次；然后，患者仰卧位，用强制直腿抬高以牵拉坐骨神经，反复 5 次；患者侧卧位，术者用腰椎定点斜扳法，左右各 1 次；接着，在助手配合持续拔伸牵引的情况下，用拇指或肘尖按压患处（与突出物方向相反），反复 3 次；患者俯卧位，胸髋下分别垫枕，术者采用趾压踩跷法，持续 1min；稍后，术者用揉、弹拨手法沿腰部及患侧坐骨神经分布区施术 3～5min。③结束手法。擦热腰骶部，腰下垫枕仰卧，结束治疗，用宽腰围固定。

2. 其他整脊

导引整脊　随着症状减轻和病情的稳定，可酌情选择卧位导引法，待痊愈后采用胸腰臀导引整脊法、脊柱整体导引整脊法。

针灸疗法　取肾俞、关元俞、大肠俞、环跳、阳陵泉、委中、悬钟等穴，寒湿加大椎、腰阳关，气滞血瘀加膈俞，肝肾亏虚加命门、志室。

穴位注射　取地塞米松 5ml 和普鲁卡因 2ml 混合液，每穴 0.5～1ml，每日或隔日一次。

牵引疗法　主要采用骨盆牵引法，适用于初期发作或急性期反复发作的患者。患者仰卧于床上，用牵引带绑缚于腰胯部，每侧各用 10～20kg 重量作牵引，并抬高床尾作对抗牵引，每日 1 次，每次约 30min，牵引重量及时间可根据患者感受调节。

其他　理疗、熏蒸和手术等。

▰▰ **注意事项** ▰▰

·如患者神经炎性反应严重，疼痛不能忍受者，可酌情静滴消炎脱水药和卧位腰椎牵引。

·推拿整脊治疗后可能出现疼痛加重现象，应平卧硬板床休息 1～2 周。

·用宽腰围保护腰部，尽量避免弯腰动作，并注意保暖。

·病情好转后，适当进行腰背肌肉功能锻炼，促进康复。

·病程长，经多次推拿整脊治疗无效，影响工作和休息者，可考虑综合治疗。

▰▰ **按　语** ▰▰

腰椎间盘突出症大多引起坐骨神经痛，故在 20 世纪 40 年代以前本病被坐骨神经痛所代替，以后经临床观察，才认识到腰椎间盘突出和坐骨神经痛的因果关系，尝试手法治疗而取得较好的效果。其作用有两方面：一是通过手法挤压，迫使髓核回纳；二是通过手法改变髓核和神经根的相对位置，从而解除了突出物对神经根的压迫和刺激。

## 第六节　腰椎椎管狭窄症

由于骨性或纤维性增生或移位，造成腰椎椎管、神经根管、侧隐窝的狭窄及椎间孔变形，压迫马尾神经或神经根，产生一系列症状者，称为腰椎椎管狭窄症。多由于先天性或后天性等各种原因，使椎管前后、左右内径缩小或断面形状异常，而使腰椎椎管狭窄。这种狭窄可以是骨性的，也可能是软组织的改变。本病发病缓慢，病程较长，病情为进行性加重。除少数为先天性而发生于青年人外，其余大多数于 35 岁以后发病，男性多于女性，以 $L_{4～5}$、$L_5～S_1$ 椎间隙平面最多见。

腰椎管狭窄症属于中医"痹证""腰痛"的范畴。中医认为本病以肾虚为本，肾气虚衰，以及劳役伤肾为其发病的内在原因，感受寒湿，阻滞经络，不通则痛；或因腰部劳损、外伤致气血瘀阻，营卫不通，骨失濡养，久之则发生腰腿疼痛。

### 病因病理

目前还不很清楚，一般分为先天性腰椎椎管狭窄与后天性腰椎椎管狭窄两大类。先天性者多发生于青年人，包括特发性、软骨发育不全性，临床较少见。后天性椎管狭窄又称继发性椎管狭窄，多由于椎间盘突出、骨质增生、脊椎滑脱、外伤性骨折脱位、骨炎、肿瘤、血肿等引起。其中最常见的是退行性椎管狭窄。早期，由于椎间盘退变，髓核脱水，膨胀力减弱，使黄韧带及关节囊松弛，导致脊柱不稳定，产生假性滑脱，引起椎管腔狭窄。晚期，可继发椎间纤维环向后膨出，后纵韧带肥厚、骨化、后缘增生、关节囊肥厚、关节肥大，黄韧带肥厚骨化，无菌炎症水肿，肿胀致使管腔容积减少，以上因素造成椎管前后径狭窄（<13mm）及侧隐窝、神经管、椎间孔的狭窄，卡压刺激硬膜囊、马尾神经或神经根，引起一系列临床症状。

由于腰椎管狭窄是由于腰椎长期反复劳损退行性病变的结果，因此多见于中老年人群。$L_{4\sim5}$椎间盘和$L_5\sim S_1$椎间盘易于退变，因而腰椎管狭窄症的发病也多见于这两个椎间隙，某些老年人由于腰椎广泛劳损退变，可以出现多个节段的椎管狭窄和神经受压。

### 诊 断

#### （一）症 状

· 长期反复的腰腿痛和间歇性跛行。疼痛性质为酸痛、刺痛或灼痛，有的可放射到大腿外侧或前方等处。多为双侧，可左右交替出现。当站立和行走时，出现腰腿痛或麻木无力，疼痛和跛行逐渐加重，甚至不能继续行走，弯腰、下蹲及侧卧位休息后好转，骑自行车无妨碍。

· 椎管狭窄较重者，可见行走时发飘，四肢无力，甚至下肢麻木。

· 马尾神经受压严重者，可导致双下肢不全瘫痪，马鞍区麻木、肢体感觉减退、二便功能障碍，尿急或排尿困难。

#### （二）检 查

· 下腰椎棘突旁有压痛，腰部后伸时，因椎管内有效间隙减小而疼痛加剧，使腰部后伸受限。

· 神经根管狭窄者，直腿抬高试验阳性。

· 部分患者可出现下肢肌肉萎缩，小腿外侧及足背感觉异常。胫前肌、踇伸肌、趾伸肌肌力减弱。

·膝腱反射和跟腱反射异常。

·马尾神经受压者，可出现鞍区麻木，也有少数患者无明显体征。

·影像学检查：腰椎正位、侧位、斜位 X 线片检查在发育性或混合性椎管狭窄者，主要表现为椎管矢状径小（13mm 以下者示椎管狭窄），常在 $L_{4~5}$、$L_5~S_1$ 之间见椎间隙狭窄、骨质增生、椎体滑脱、腰骶角增大、小关节突肥大、椎间孔不同程度狭小等改变，或有腰椎假性滑脱。CT 有较大的诊断价值，能准确测定椎管、侧隐窝的形态和管径。尤其对诊断腰椎椎管骨性狭窄优于其他方法。椎管造影、MRI 对诊断也能提供帮助。

**治 疗**

**（一）治疗原则**

舒筋活络，补肾壮腰，松解粘连。

**（二）治疗方法**

1. 推拿整脊

（1）取穴及部位：夹脊穴、命门、肾俞、大肠俞、秩边、环跳、委中、承山，腰臀部。

（2）主要手法：㨰法、点法、压法、按揉法、拿法、弹拨法、擦法、扳法。

（3）操作方法：①手法。患者俯卧，术者以㨰法操作于腰骶部，以掌按揉法按揉督脉、膀胱经第一侧线、华佗夹脊 6~8min。点按命门、腰阳关、肾俞、志室、大肠俞 6~8min，以患侧和痛点为主。再以点、拿、揉、㨰法等手法作用于下肢 8min 左右，以环跳、阳陵泉、委中、承山为重点。②颤压法。患者俯卧，上身用宽布带经腋下固定于床头，助手握住患者双踝部，术者两手重叠在一起，置于第 4、5 腰椎处，要求患者做深呼吸，当呼气时助手以适当力度牵引，术者双手向下颤压腰部 10 下，患者吸气时，停止牵引颤压，反复操作 5 次。可扩大椎间隙，改善脊髓、神经根受压情况。其后患者侧卧位，视病情，轻施斜扳腰椎法；患者仰卧位，行屈膝屈髋按压法。患者俯卧位，指按揉委中、昆仑，擦腰骶部，以透热为度。③直腿屈腰法。患者仰卧位，术者面对患者立于床头一端，用两大腿抵住患者两足底部，然后用两手握患者两手，用力将患者拉向自己，再放松回原位，一拉一松，迅速操作，反复操作 8~12 次。

2. 其他整脊

导引整脊　推拿整脊后卧床休息 2h 症状缓解后，可采用胸腰臀导引整脊法、脊柱整体导引整脊法。

**针灸治疗** 取肾俞、命门、夹脊、秩边、委中、昆仑穴，针用平补平泻法，并可加温针灸。每日 1 次，10 次为一疗程。

**药物治疗** 对神经根的无菌性炎症可采用镇痛消炎药物如扶他林、芬必得等。中药治宜温通经络、强壮筋骨，可用补肾壮筋汤加减，常用药如熟地黄、炮姜、杜仲、牛膝、制狗脊、续断等。气虚血亏者加黄芪、党参、当归、白芍。腰腿冷痛者加鸡血藤、独活、桂枝、淫羊藿等。

**封闭治疗** 可用硬膜外封闭，能消除肿胀、松解粘连、缓解症状，常用醋酸泼尼松 12.5mg 加 1% 普鲁卡因 10ml，每周 1 次。

### 注意事项

·睡床要软硬适中，避免睡床过硬或过软，使腰肌得到充分休息；避免腰部受到风寒侵袭，避免腰部长时间处于一种姿势，肌力不平衡，造成腰的劳损。

·对骨性椎管狭窄或有马尾神经受损者，应慎用后伸扳法，手法整脊效果不明显者，可建议患者手术治疗。

### 按语

推拿整脊治疗本病有一定的疗效。只要诊断正确，手法得当，临床症状多能消除。但本病为退行性病变，易反复发作，应嘱咐患者适当进行腰腹肌功能锻炼。腰肌和腹肌的力量增强，可增加腰椎的稳定性，对腰的保护能力加强，以减缓腰椎发生退行性改变，防止病情反复。此外本病应与血栓闭塞性脉管炎、腰椎结核、肿瘤等病相鉴别。

## 第七节　腰椎滑脱症

腰椎滑脱症属伤科常见病之一，主要是由于双侧峡部不连，椎弓崩裂，椎体间慢性错位，引起慢性腰痛腿痛症状，称为腰椎滑脱症，本症多发于中年以上女性，男女比 1∶5，以 $L_{4\sim5}$ 滑脱最多见，其原因主要是先天性峡部发育障碍、外伤、退变，使关节突失去功能，腰椎不稳，向前滑脱引起的一系列症状。

中医认为先天不足，发育失良，肝肾亏损，筋失约束；或风寒侵袭，筋脉拘挛，失去了内在的平衡，加之劳伤过度或跌扑闪挫而致病。

## 病因病理

由于先天性发育畸形，外伤骨折，慢性损伤等原因使腰椎骨一侧或两侧的椎弓根或狭部间骨质连续性中断，即狭部不连或脊椎椎弓崩解；或由于椎间盘的退行性改变，相应的椎间隙变窄，致前、后纵韧带松弛，而发生腰椎滑脱。临床将脊椎滑脱分为5类：①先天性脊椎滑脱，由于骶椎上关节突发育不良，骶骨面发育差，致 $L_5$ 逐渐向前滑动而导致滑脱；②狭部脊椎滑脱，主要病变是关节突间部变性变薄，随着脊椎的向前滑移，关节突间部被牵扯，最终断裂；③崩裂性脊椎滑脱，其基本病损是在关节突间有缺损。原因不明，但一般认为这是疲劳骨折的一种，又称应力性脊椎滑脱；④创伤性脊椎滑脱，由于创伤而引起后关节脱位或骨折线自棘突伸延至椎板和关节突间部；⑤退行性脊椎滑脱，脊椎向前滑脱，但没有关节突间部缺损可见，而是较严重的关节突骨关节病，这种病变使关节突不稳，丧失交锁作用，多见于老年人，此种滑脱也称为假性腰椎滑脱，但疼痛严重。以上原因造成的椎体滑脱可压迫硬脊膜、马尾、神经根而产生腰痛或腿痛。

临床上根据椎体移位的程度将腰椎滑脱分为四度。将滑脱椎体下面的椎体上缘自后向前分为四段，滑脱椎体后缘前移至第几段则称为几度滑脱。

## 诊断

### （一）症 状

·慢性腰痛，多呈间歇性腰骶部疼痛，伴有沉重麻木。

·一般尚能从事劳动。久站、长时间行走、腰部变动体位、过度运动或负重时加重，稍休息后症状减轻或消失。

·下肢放射痛及麻木，可双侧或单侧出现，亦可见阴部麻木及小便失禁或尿潴留。

### （二）体 征

·腰椎前凸增加，腹部向前突出，重者腰骶部出现皱褶。腰背部板滞，活动受限。

·伴有椎间盘突出时，直腿抬高试验阳性。

·触诊时真性滑脱上一个棘突前移，腰后部滑脱处可触及"台阶感"，滑脱棘突压痛，季肋与髂嵴间距明显缩短。

·重者鞍区麻木，下肢肌肉软弱，麻痹，甚至发生不全瘫痪。

·影像学检查：对腰椎滑脱症诊断较为重要。X线正位片，滑脱椎体高度降低，倾斜下滑，下缘模糊，密度增高，关节突两侧不对称。侧位片可观察腰椎滑脱的程度，有80%在上下关节突间可见到由后向前下的裂线，可见上一椎体对下一椎体发生向前水平移位，一般将椎体前后方分为四等份，滑脱椎体占1/4以内称为滑脱Ⅰ度，以此类推共分为4度；腰椎双斜位可了解是否存在峡部裂。椎弓崩裂时，"狗颈部"可见斜形或纵形裂隙。CT检查可见有滑脱椎弓部有裂隙，硬膜囊受压，椎管狭窄，黄韧带肥厚。MRI检查对合并有纤维环破裂及滑脱更有诊断意义。

### 治疗

对于腰椎峡部崩裂程度较轻，腰椎滑脱Ⅰ、Ⅱ度者，或急性外伤所致可采用非手术治疗。

**（一）治疗原则**

疏通经络，整复滑脱。

**（二）治疗方法**

1. 推拿整脊

（1）取穴及部位：肾俞、大肠俞、命门、腰眼、环跳，夹脊穴、腰臀部。

（2）主要手法：掖法、按法、点法、压法、揉法、拿法、擦法。

（3）操作方法：①放松手法。患者俯卧位，先在其腰臀部施以掖法5min，继用掌揉法、拿法在患者患侧腰部棘突及下腰部旁操作10min左右，以放松局部肌张力，并以双拇指点按肾俞、大肠俞、命门、腰眼穴。最后采用掌根擦法在患者腰骶部反复施术，使局部出现温热感。②屈膝微调手法。患者取仰卧位，屈膝屈髋，臀部下方垫枕头，术者站立床端，双手向前、向下按压患者膝部1min。之后嘱患者在屈膝屈髋抱膝使膝尽量靠近腹部，术者一手扶两膝，一手持两踝部，使腰部过度屈曲，再将双下肢用力牵拉伸直，反复做2～3遍。③腰椎旋转斜扳复位法。患者侧卧位，术者和患者相对而立，一手按住侧卧上方屈膝屈髋下肢的髋部，一手推按患者侧卧上位同侧肩部，两手相对逐渐用力，在患者腰椎旋转至最大生理角度时，再给予一快速的小幅度扳动，常可听及"咔嗒"声。

2. 其他整脊

导引整脊　患者取前后弓步，交替下压髋部约5min，然后收髋弓腰，缓慢爬行10min，每日1～2次。或采用胸腰臀导引整脊法、脊柱整体导引整脊法。

针刺疗法　取阿是穴、肾俞、大肠俞、命门、腰阳关、委中、昆仑等穴，每日1次，10次为一疗程。

牵引疗法　患者俯卧位，两下肢伸直，两手紧抱床头，术者立于床尾，两手分别握住其两踝部，沿纵轴方向对抗牵引或采用腰椎骨盆牵引法，可拉伸腰椎间隙，使之产生负压和中心回吸作用，有利于滑脱腰椎的回位、组织的回纳及改善椎间小关节及软组织的位置关系。

药物注射法　椎管内封闭和腰椎间孔、神经根的封闭也是治疗腰椎滑脱症急性疼痛的一种常用方法。

### ▤ 注意事项 ▤

· 防止活动过量及负重，注意休息及腰部保暖，女性患者禁穿高跟鞋，用腰围固定等自我保护措施也非常重要。

· 功能锻炼是防治腰椎滑脱症特别是退行性滑脱的一个重要手段和有效因素，但要注意防止腰部过伸活动。

· 对椎弓断裂者，慎用腰椎定点旋转复位法或斜扳法。

### ▤ 按 语 ▤

本病多呈慢性过程，以上保守疗法多可缓解病痛，配合功能锻炼可获得较好的疗效，但疗程较长。对于脊椎滑脱严重，腰痛较重或出现马尾神经受压者可考虑采用手术疗法。

## 第八节　腰椎骶化与骶椎腰化症

腰椎骶化与骶椎腰化都是先天性脊柱畸形，是较常见的骨骼解剖上的变异。腰椎骶化是指第五腰椎与骶骨相连而变成了骶椎的形态；所说的骶椎腰化是指第一骶椎与骶骨分开变成腰椎的形态。一般来说，骨骼发育上的异常并不引起临床症状，然而由于其解剖结构上的这一弱点，常常会使脊柱的稳定性受到影响，容易使其周围的软组织损伤和劳损，从而出现腰腿痛的临床症状。因此在青少年期间甚至几十年没有症状。随着年龄增长、体质的减退，或由于不断遭受劳损，当内在平衡紊乱、外在平衡不能维持或代偿时，就容易出现症状，其发病率占正常人的15%～16%，发病率较高，且腰椎骶化较骶椎腰化多见。

中医认为本病是由于禀赋不足，发育不良，加之肝肾渐亏，兼有气血亏虚或外伤、劳伤过度等因素，而致筋骨失养，风寒湿邪乘虚侵入，痹阻经络而发病。

### 病因病理

人的腰椎由 5 个互相分离的椎体构成，而骶椎的 5 个椎体则互相融合成为一块骶骨。正常的腰骶部是 $L_5$ 与融合的骶骨之间形成关节，并被强大的髂腰韧带固定于骶骨上，能够承受相当大的压力和剪力，保持关节稳定。腰椎骶化，即 $L_5$ 与骶骨融合在一起共同构成一块骶骨；骶椎腰化即第一骶骨从筋骨块中游离出来形成第 6 个腰椎。腰椎骶化后，第五腰椎变成了骶椎，而第四腰椎虽然处于了 $L_5$ 的位置，但由于改变了腰骶的正常的坚强结构，而不能承担第五腰椎的功能，因而容易造成周围软组织的损伤。骶椎腰化后，第一骶骨从筋骨块中游离出来形成第 6 个腰椎，长度增加，杠杆变长，下腰部的稳定性减弱，同时也使得骶髂关节的关节面的结构更加复杂，关节的稳定性受到影响，也容易造成损伤，导致腰痛。其次，正常的腰椎前后均匀、左右对称，两侧的横突也同样大小。每两个椎体间还有一个发育良好、成熟的椎间盘。但是腰化的骶椎和骶化的腰椎系先天畸形，除脊柱节数的变化外，还伴有以下解剖异常：①椎体发育不全，常常出现歪斜，两个横突也大小不等，一侧或双侧横突肥大或与髂骨形成假关节，容易发生骨性关节炎；②小关节突排列紊乱、不对称，关节突软骨发育薄弱；③椎间盘发育不良，往往呈幼稚型，容易发生退行性病变，导致腰椎间盘突出；④椎间韧带、关节囊发育不良或附着点有变异，韧带受力也不均衡。由于解剖的变异与发育缺陷，其抗应力能力必然下降，在同样的应力作用下，更易出现变异组织充血、水肿、退变、纤维化及增生等病理变化，从而出现下腰部疼痛。以上变化不但引起腰痛，还易发生坐骨神经痛。腰椎骶化受累的为第 4 腰神经，骶椎腰化受累的是第 5 腰神经，这些影响是由于假关节骨性关节炎所致，肥大的横突与髂骨形成假关节，由于假关节不具备关节的解剖特点，在反复的摩擦中，周围的韧带、肌肉等软组织慢性劳损，出现充血、水肿、渗出、增厚及纤维化，刺激或压迫神经末梢，而反射性出现坐骨神经症状。

### 诊断

#### （一）症　状

·腰骶部疼痛及压痛常局限于 $L_5 \sim S_1$ 棘突间及棘突旁，多为单侧性，腰痛往往在久站、久坐、走长路或劳累后出现或加重，卧床休息后可减轻或消失。

·少数患者伴有神经刺激症状，有时可伴发一侧或双侧坐骨神经痛，疼痛直接放射至小腿外侧。

## （二）体　征

·腰肌紧张和腰脊柱生理前凸变直，脊柱运动受限，侧屈和旋转运动受限较显著。

·$L_5$ 或 $S_1$ 处有压痛，压痛部位与假关节形成的部位一致。

·直腿抬高试验亦可呈阳性，但无运动和反射方面的改变。

·X 线检查可确诊，腰椎骶化可见 $L_5$ 横突增宽，可双侧亦可为单侧，可有假关节形成；$L_5$ 与骶椎间隙变窄或消失；椎体边缘可有退行性骨质改变。骶椎腰化的病例可见 $S_1$ 与骶骨分离，形成第 6 腰椎。

### 治　疗

#### （一）治疗原则

舒筋通络，温经止痛。

#### （二）治疗方法

1. 推拿整脊

（1）取穴及部位：肾俞、大肠俞、命门、腰眼、环跳、夹脊穴、腰臀部。

（2）主要手法：㨰法、揉法、拿法、推法、点法、按法、拍法、叩法、击法、扳法。

（3）操作方法：①放松手法。先采用㨰法、掌揉法、推法在患者腰骶部反复施术 3～5min。再以点、按手法于腰骶部施术，重点选腰阳关、肾俞、大肠俞、腰眼穴、华佗夹脊穴等，操作 8～10min。再以拿法在患者腰、臀及患肢反复操作5min。然后采用拍法、叩法、侧击法在患者腰骶部、臀部及下肢操作 1～2min。②扳腿压腰。患者俯卧位，术者一手抱托患者大腿远端，将其外展后伸，另一手同时以掌根下压患侧骶髂关节，反复数次。必要时依同法施术于对侧。③扭腰扳法。伴有腰椎关节紊乱者多采用扳法。患者侧卧位，患侧在上，术者站患者身后，嘱患者将患侧下肢屈膝屈髋，一手扳住膝髋部向后，另一手推住肩背部向前，扳推动作协调进行，使脊柱扭动，扳动数次后最后用较大力量扳推一次。然后再呈反方向，扳膝髋部的手把髋压向前，推肩背的手将肩推向后，脊柱作反方向扭动。最后掌擦腰骶部，以局部透热为度。对于神经刺激的下肢疼痛患者，可配合点揉腰阳关、环跳、委中、承山、悬钟、足三里等穴，可明显缓解症状。

2. 其他整脊

导引整脊　疼痛不严重的患者可采用适当休息，进行腰背肌锻炼。仰卧在床上，双膝弯曲，双脚着床，用颈项部支撑（初练时可用双肘协助）将腰背部抬起，停顿数秒钟，然后放下。连续做 10～20 次为一组，连做几组。腰背肌肉逐渐强大后，可增加抬起、放下的幅度和速度，每次做 10～15min，早晚各做 1 次。一般练 3～6 个月可明显见效。或采用胸腰臀导引整脊法、脊柱整体导引整脊法。

针灸治疗　取肾俞、命门、腰阳关、大肠俞、八髎、委中、悬钟穴，每次选 4～6 穴，每日 1 次，每次 30min，10 次为一疗程。

封闭治疗　腰痛剧烈者可用 1% 利多卡因 10ml，加醋酸泼尼松龙 25mg 或地塞米松 5mg，做局部痛点封闭，每周 1 次，3 次一疗程。

药物治疗　腰痛较重的患者可用消炎镇痛药，如吲哚美辛、芬必得等。内服补肝肾、强筋骨中药，如补肾壮筋汤、健步虎潜丸等。

### 注意事项

·急性腰痛患者，应卧床休息，可带围腰固定。对于伴有神经刺激症状明显的病例，要与腰椎间盘突出症相鉴别。

·该病为先天性脊柱畸形，一经发现确诊，应注意预防诱因，避免重体力劳动及湿冷环境。

### 按　语

·推拿整脊治疗本病可以明显缓解甚至消除临床症状，但常复发。因此，要让患者坚持腰骶部的功能锻炼以巩固疗效。

·腰椎骶化和骶椎腰化保守疗法无效而病情较重，腰痛不能缓解者，尤其是并发腰椎间盘突出引起顽固的坐骨神经痛患者，则可考虑行脊柱融合术。

# 第十三章
## 骶尾椎及其他脊柱病

### 第一节　骨盆移位综合征

　　本病是因先、后天因素使骨盆结构发生轻微移位，导致骨盆内的血管、神经受压迫或受刺激，并影响脊柱及其他关节位置和功能而引起的一系列临床症状，称之为骨盆移位综合征。本病多由先天骨骼发育异常及外伤、劳损、退行性变而导致。因其病情隐匿、症状较繁杂易与腰及骨盆的其他一些病证相混淆，造成误诊。

**病因病理**

　　·先天性骨盆、脊柱和骶髂关节发育异常，造成骨盆位置不正而移位。

　　·后天性因素，如长期的姿势体位不正，脊柱骨盆负荷过重（肥胖、负重等）；难产、产后过早或不当活动，骨盆扩张后未能及时复原；髋、膝、踝关节病变或畸形引起的下肢不等长，各种原因引起的脊柱侧凸畸形，腰椎间盘突出症、椎管狭窄引起的脊柱畸形等，均可以引起骨盆倾斜移位。

**诊断**

　　**（一）症　状**

　　·骨盆左右高低不对称：大多伴有腰骶关节损伤，出现局部肌肉痉挛疼痛，亦可放射至耻骨、腹股沟、会阴、股骨大转子外侧、大腿后侧或前内侧。患者自觉下腰部麻木、隐痛乏力，患肢变"短"，部分患者有不同程度的"歪臀跛行"。急性发作突然起病，臀部及下肢后方胀痛麻木，沿坐骨神经放射，可呈"触电感"。

　　·盆腔脏器功能紊乱：如下腹部、会阴部胀闷不适或疼痛，肛门坠胀，排便习惯改变，便秘与腹泻交替出现，尿频、尿急、尿痛甚至排尿困难；男性可见阳痿、早泄、不育，女性可出现痛经、月经不调、不孕及妇科炎症等。

·膝或踝关节肿痛，下肢突发无痛性局限性水肿。

·卧位翻身时疼痛加剧，喜健侧卧；站、坐时健侧负重；仰卧位时两腿伸直，患侧与健侧呈不对称外翻状，患侧常作内旋或外旋，做反旋常感困难。

**（二）检　查**

·骨盆扭转试验，如骶髂关节旋转试验、单腿后伸试验、"4"字试验、骨盆分离与挤压试验、直腿抬高试验多呈阳性。

·X 线检查：轻度移位 X 线片多无异常，严重者可见髂后上棘不对称，前错位者其髂后上棘偏上，后错位者其髂后上棘偏下。双侧骶髂关节间隙不等宽，病侧关节面凹凸之间排列紊乱，耻骨联合部对合不良。

**治　疗**

**（一）治疗原则**

舒筋通络，理筋整复。

**（二）治疗方法**

1. 推拿整脊

·骨盆前错位，用仰卧单髋过屈复位法。

·骨盆后错位，用俯卧单髋过伸复位法。

·妊娠期用患肢牵抖复位法。

此外，对于脊柱畸形及下肢各关节的原发病变，应及时尽早推拿整复，使骨盆移位及其他病证得到彻底的治疗。

2. 其他整脊

导引整脊　采用胸腰臀导引整脊法、脊柱整体导引整脊法。

**注意事项**

纠正不良姿势，避免过重负荷，防止腰骶部外伤，注意保暖，防止受凉。

# 第二节　骶髂关节扭伤

骶髂关节扭伤是指骶骨与髂骨的耳状关节面，因外力而造成该关节及其韧带损伤，以致局部出现充血、水肿、粘连等无菌性炎症，引起局部疼痛和功能障碍者。近年来有人称为骶髂关节错缝或骶髂关节脱位，实乃本病的并发症。本病临床较为常见，好发于青壮年女性。若耽误治疗，可引起持久性下腰痛。

## 病因病理

1. **急性损伤** 突然滑倒，单侧臀部着地，或弯腰负重时突然扭闪，使骶髂骨间韧带受到损伤，由于韧带被牵拉，使髂骨滑离与其相对应的骶骨关节面，使关节扭错移位并发生滑膜嵌顿。也可发生于胎儿过大的产妇，分娩时扩张骨盆而引起扭伤，甚至出现关节半脱位。

2. **慢性劳损** 长期弯腰工作或抬举重物，可促使骶髂关节退行性变，久之发生损伤。妇女妊娠期可使韧带松弛和伸长，常因弯腰和旋转活动而引起扭伤。

## 诊 断

### （一）症 状

·下腰部（骶髂关节）疼痛，呈局限性、持续性钝痛，活动及受寒冷时疼痛加重，可有一侧下肢牵扯痛。

·腰部活动明显受限，患者躯干微向患侧侧屈，患侧下肢不敢负重，可有跛行。

·患侧怕负重而致步履蹒跚，行动缓慢，患侧髋关节外展和外旋受限。

### （二）检 查

·骶髂关节的投影区有明显压痛，并有深在性叩击痛。

·"4"字试验阳性，骨盆分离和挤压试验阳性，床边试验阳性，髋后伸试验阳性，直腿抬高试验轻度受限，足跟叩击试验阳性。

·X线片检查，可发现骶髂关节面排列紊乱，关节间隙比健侧宽或退行性改变。

## 治 疗

### （一）治疗原则

舒筋通络，活血散瘀，松解粘连，理筋整复。

### （二）治疗方法

1. 推拿整脊

（1）取穴及部位：八髎、秩边、环跳、委中穴、骶髂关节。

（2）主要手法：㨰法、点法、按法、压法、弹拨法、揉法、扳法、擦法。

（3）操作方法：①骶髂关节扭伤治疗手法。a. 放松手法，患者俯卧位，术者站其侧，施㨰法于骶棘肌和骶髂关节及臀部，约 3~5min。b. 治疗手法，点压八髎、环跳、秩边等穴，约 3min，以酸胀为度；再在患侧骶髂关节处重点施拇指按揉，并弹拨痉挛的条索状物约 2min；待肌肉痉挛解除后，配合髋关节后伸和外展的被动运动。c. 结束手法，擦热患处，并配合湿热敷。②骶髂关节错位（或半脱位）治疗手法。a. 整复向前错位的方法，患者健侧卧位，身体靠近床边，健侧下肢伸直，患侧屈膝屈髋。术者面对患者站立，一手扶住患肩向后固定其躯体，另一手按住患侧臀部向前向下作最大限度按压，借助杠杆作用，可使骶髂关节错动而复位。患者仰卧位，术者站于患侧，在作髋膝关节屈曲至最大限度的同时，于屈髋位作快速伸髋伸膝和下肢拔伸动作，反复 3～5 次。b. 整复向后半脱位的方法，患者健侧卧位，健侧下肢伸直，患侧屈髋屈膝，术者站在身后，一手向前抵住患侧骶髂关节，一手握住患侧踝部，向后拉至最大限度的同时，两手作相反方向的推拉。患者取俯卧位，术者站于患侧，一手向下压住患侧骶髂部，一手托起患侧下肢，两手对称用力，使患侧下肢后伸至最大限度，然后两手同时用力作相反方向的骤然扳动，此时，可听到复位关节的响声。

2. 其他整脊

导引整脊　采用胸腰臀导引整脊法、脊柱整体导引整脊法。

针灸疗法　针取阿是穴、八髎、秩边、环跳、委中等穴，每次选 3～4 穴，每日 1 次，每次 30min，10 次为一疗程。

其他　封闭、理疗等。

### 注意事项

·推拿整脊治疗后，症状可立即缓解，但因骶髂关节韧带损伤需要修复过程，故在 2 周内不宜做下肢大幅度的活动。

·治疗期间，宜卧床休息，并注意保暖。

### 按语

推拿整脊治疗骶髂关节扭伤效果较好，其作用主要是舒筋通络、活血散瘀，尤以急性期为佳。手法治疗骶髂关节错位，有滑利关节、整复错位的作用。对早期患者，手法治疗可立竿见影，即刻复位。但对后期患者或病情延误，则较难复位，因此，应对该病早期诊断，早期治疗，方可达到事半功倍的效果。

## 第三节　尾骨挫伤

尾骨挫伤是指尾骨因受外力直接损伤，产生尾骨疼痛，活动受限，甚至伴有排便困难等症状的伤科疾病。好发于中年妇女。尾骨为脊柱的最终点，常因不慎跌倒而致伤，一般预后较好。

中医认为本病由于肝肾渐亏，兼有气血亏虚或外伤、劳损等因素，而致筋骨失养，风寒湿邪乘虚侵入，痹阻经络，加之劳伤过度或跌扑闪挫而致病。

## 病因病理

尾骨位于脊柱末端，由 4 块退化的尾椎融合而成，上接骶椎形成骶尾联合，下端游离为尾骨尖，是构成骨盆的一部分。尾骨周边附有骶节结韧带、骶棘韧带，骶节结韧带纤维呈扇形，起于骶尾骨的侧缘，集中附于坐骨节结内侧缘，骶棘韧带位于骶节结韧带的前方，起于坐骨棘，附于骶、尾骨的侧缘，两条韧带对于维持骨盆的稳定有重要意义。人在坐位时尾骨处于突出部位易于劳损和损伤。尾骨挫伤，一般多由直接暴力所致，多因不慎碰撞、被击打，或行走不慎、路面光滑而忽然跌倒，尾骨着地，轻者造成尾骨挫伤，重者可造成尾骨脱位或骨折。也可因分娩时用力不当，引起骶尾关节的直接损伤；其次长期坐位工作或姿势不良，亦可致骶尾部韧带慢性疲劳性损伤而诱发尾骨痛。

## 诊　断

### （一）症　状

· 患者有骶尾部外伤史或劳损病史。

· 伤后即感尾骨部疼痛，站立、下蹲排便时加重，坐凳时疼痛更甚。故患者多不敢正坐，往往是一侧臀部坐凳，由站立到坐位，特别是坐位起来时，疼痛加剧，疼痛常放射至臀、会阴及大腿后侧。

### （二）检　查

· 局部无明显肿胀，有叩击痛，触摸时有明显疼痛，坐位和卧位时不能以骶尾部碰触凳面或床面，尾骨尖受挤压时疼痛加剧，可触到尾骨末端左右倾斜或向前倾斜，损伤较重的一侧直腿抬高受限。

· 肛门指检尾骨可有压痛，并可排除脱位、骨折。

· X 线检查一般尾骨侧位片无阳性发现，但可鉴别有否尾骨骨折、脱位及其他骨病。

## 治　疗

### （一）治疗原则

疏通经络，活血止痛。

## （二）治疗方法

### 1. 推拿整脊

（1）取穴及部位：阿是、八髎、腰俞、秩边、环跳、委中等穴。

（2）主要手法：推法、㨰法、点法、按法、弹拨法、揉法。

（3）操作方法：①患者俯卧，术者以推、点、㨰、揉等手法充分放松尾骨周围肌肉及其他软组织，再用拇指在尾骨损伤的两侧、压痛点和坐骨结节处弹拨，手法依患者耐受程度，由轻到重，最后点按腰俞、秩边、环跳、委中、承山、昆仑等穴，结束手法。②患者取左侧卧位，髋、膝关节尽量屈曲。术者右手戴手套，以右手食指伸入肛门内，直接放置尾骨，骶骨下部。然后手指向左右方向按摩骶尾骨两侧，及附着于尾骨两侧的肌肉，对缓解其肌肉痉挛很有帮助。推拿手法起初宜轻，以后逐渐加重按摩力量。

### 2. 其他整脊

导引整脊　手法治疗的同时行提肛、摆臀练习，增强疗效，并能加强臀部肌肉的功能活动，防止发生慢性尾骨疼痛。或采用胸腰臀导引整脊法。

药物治疗　药物治疗以舒筋活血、消肿止痛为主，可内服跌打丸、三七伤药片，七厘散，喷涂骨伤药。同时，可用伤科洗方煎水熏洗尾骨部或进行坐浴。每天两次，每次半小时。

局部痛点封闭　抽取泼尼松龙8mg加1%盐酸普鲁卡因4ml混匀后做局部痛点封闭，每日1次，2~3次症状多能迅速缓解。

### 注意事项

·急性期手法宜轻，陈旧伤可适当加重力量，但不可施以暴力。如有骨折脱位可采用肛门内手指复位法使之复位，恢复期亦可推拿治疗。

·伤后应适当卧床休息，避免久坐，切忌坐硬板凳。调理大便，勿使干燥。

### 按语

尾骨挫伤后，如无骨折、脱位，采用以上疗法可很快缓解疼痛，预后较好。

# 第四节　梨状肌综合征

梨状肌综合征是由于间接外力使梨状肌受到牵拉而造成撕裂，引起局部充血、水肿、痉挛，刺激或压迫坐骨神经，产生局部疼痛并向下肢后外侧放射和功能障碍等一系列综合征。又称梨状肌损伤、梨状肌孔狭窄综合征。本病为临床常见疾病之一。

## 病因病理

1. 损伤　梨状肌损伤多由间接外力所致，如闪扭、跨越、下蹲等，尤其在负重时，髋关节过度外展、外旋或下蹲猛然直立用力，梨状肌突然过度收缩或牵拉而致撕裂损伤，局部渗血、水肿，引起无菌性炎症，肌肉产生保护性痉挛，从而刺激或压迫周围的神经、血管而产生症状。

2. 变异　在解剖学上，坐骨神经紧贴梨状肌下缘穿出为正常型。梨状肌变异是指坐骨神经和梨状肌的解剖位置发生改变。梨状肌变异有两种类型：一是坐骨神经从梨状肌肌腹中穿出；另一类是指坐骨神经高位分支，即坐骨神经在梨状肌处就分为腓总神经和胫神经，腓总神经从梨状肌肌腹中穿出，胫神经在梨状肌下穿出。在临床上梨状肌综合征好发于上述变异，显然和这一解剖结构上的异常情况有密切关系。一旦梨状肌因损伤或受风寒湿邪，即可使梨状肌痉挛收缩，导致梨状肌营养障碍，出现弥漫性水肿、炎症而使梨状肌肌腹钝厚、松软、弹性下降等，使梨状肌上、下孔变狭窄，从而刺激或压迫坐骨神经、血管等出现一系列临床症状。

## 诊　断

### （一）症　状

·大部分患者有外伤史，如闪、扭、跨越、负重下蹲，部分患者有受凉史。

·臀部深层疼痛，疼痛可呈烧灼样、刀割样或蹦跳样疼痛，且有紧缩感，疼痛逐渐沿坐骨神经分布区域出现下肢放射痛。偶有小腿外侧麻木、会阴部下坠不适。

·活动受限，患侧下肢不能伸直，自觉下肢短缩，步履跛行，或呈鸭步移行。髋关节内收、内旋活动受限。

## （二）检 查

·压痛：沿梨状肌体表投影区有明显压痛。

·肌痉挛：在梨状肌处可触及条索样改变或弥漫性肿胀的肌束隆起，日久可出现臀部肌肉萎缩、松软。

·患侧下肢直腿抬高试验在 60°以前疼痛明显，当超过 60°时疼痛反而减轻。

·梨状肌紧张试验阳性。

·X 线片可排除髋关节的骨性疾病。

### ▓ 治 疗 ▓

#### （一）治疗原则

舒筋通络，活血散瘀，解痉止痛。

#### （二）治疗方法

1. 推拿整脊

（1）取穴及部位：环跳、承扶、阳陵泉、委中、承山穴、臀部。

（2）主要手法：㨰法、按揉、点法、按法、弹拨法、擦法、摇法。

（3）操作方法：①急性期治疗手法。a. 放松手法。患者俯卧，患侧髋前垫枕，使髋、膝关节屈曲内收。术者站于患侧，先用柔和而深沉的㨰法、按揉法施术于臀部及大腿后侧约 10min。b. 治疗手法。点按环跳、承扶、委中、阳陵泉、承山等穴 8~10min，以酸胀为度；用两拇指重叠弹拨痉挛的梨状肌肌腹约 6min。c. 结束手法。患者仰卧位，术者一手位于踝关节处，另一手握膝关节，并使膝关节屈曲的同时做髋关节内收、外旋运动，范围由小逐渐加大，当达到最大限度时使髋关节向相反方向做外展内旋运动，反复 5 次。②慢性期（缓解期）的治疗手法。a. 放松手法。体位同上，术者用较重的按揉等渗透力较强的手法施术于臀部及下肢约 10min。b. 治疗手法。接着，点按环跳、委中、承扶等穴 8min，以局部酸胀为度。用两拇指或肘尖用力弹拨条索样之梨状肌腹 6min，以患者能忍受为度；再做髋关节的后伸、外展及外旋等被动运动 2min，使之松解粘连，解痉止痛。c. 结束手法。最后，擦热患部。

2. 其他整脊

导引整脊　采用胸腰臀导引整脊法、脊柱整体导引整脊法。

针灸疗法　取阿是穴、八髎、秩边、环跳、承扶、阳陵泉、委中、承山穴等穴，每次选 4~6 穴，每日 1 次，每次 30min，10 次为一疗程。

其他　封闭、小针刀、理疗等。

· 梨状肌位置较深，治疗时不可因位置深而用暴力，避免造成新的损伤。

· 急性损伤期，应卧床休息 1~2 周，以利损伤组织的修复。

· 注意局部保暖，免受风寒刺激。

**按语**

推拿整脊治疗梨状肌综合征的主要作用是舒筋通络、活血散瘀，关键是缓解梨状肌痉挛，解除对神经、血管的压迫；同时通过局部手法以加速血液循环，促进新陈代谢，消除局部无菌性炎症，改善局部组织的营养供应，有利于损伤组织的修复。因此，临床上用按揉法和弹拨法以缓解肌肉痉挛，用擦法、擦法以加速血液循环，消除无菌性炎症。只要辨证准确，一般都能取得较好的疗效。

# 第五节　棘上和棘间韧带损伤

棘上和棘间韧带损伤是指在弯腰时突然遭受外力或负重，腰肌突然受力或长期劳损而引起棘上和棘间韧带的撕裂性损伤，从而导致腰背急、慢性疼痛和活动功能障碍的一种病症。本病好发于青壮年体力劳动者，男性多于女性。棘上和棘间韧带在弯腰时，位于腰背部的最外层和正中线，应力最大，容易损伤。据临床统计，棘上和棘间韧带损伤占软组织损伤所致腰背痛患者的 18%，因而本病是导致腰背痛的常见疾病之一。

**病因病理**

1. **急性损伤**　棘上和棘间韧带在正常情况下受骶棘肌保护，但在弯腰搬运重物时，骶棘肌处于相对松弛状态，臀部及大腿后部肌肉收缩，以腰椎为杠杆将重物提起，其支点在腰骶部，所以力量全落在韧带上，极易造成棘上韧带撕裂伤。或由于弯腰劳动时，突然受外力打击，迫使腰前屈，引起棘上韧带的撕裂。由于棘上韧带大多终止于 $L_{3-4}$ 棘突，而 $L_4$ 以下几乎无棘上韧带，在弯腰时，其应力落在棘间韧带上，棘间韧带受到强力牵拉或外力作用，容易使之发生损伤或断裂。

2. **慢性劳损**　长期从事弯腰劳动，其维持腰姿势的应力主要由棘上和棘间韧带负担，由于韧带经常受到牵拉而超出其弹性限度被拉松，逐渐发生水肿、炎症和粘连，刺激腰脊神经后支而引起慢性腰痛，或因韧带纤维发生退变时，弹力减弱，这时如弯腰负重，常易发生部分纤维的损伤和劳损。

## 诊断

### （一）症 状

1. 棘上韧带损伤

·有弯腰劳动突然受重力牵拉或弯腰负重史。

·脊柱中线部位疼痛，轻者酸痛，重者可呈断裂样、针刺样或刀割样疼痛。痛点常固定在 1~2 个棘突，弯腰时疼痛加重。可向棘突旁甚至臀部扩散。

·腰肌张力增高，不能弯腰，弯腰时间稍长，不但出现疼痛，而且无力，腰部不能挺起。

2. 棘间韧带损伤

·往往与棘上韧带合并损伤，疼痛位置主要在棘突之间。单独损伤多在 $L_{4~5}$ 及 $L_5~S_1$ 间隙。

·腰痛无力，弯腰时病变部有断裂样感觉，疼痛部位较深在，劳累后可使疼痛加重，休息后疼痛得到缓解。

·骶棘肌痉挛，腰部活动受限较棘上韧带重。

### （二）检 查

·局部压痛明显，主要压痛点在损伤的棘突顶端和棘突间隙部。

·急性损伤者，在损伤的棘上韧带处有条索状剥离或有明显钝厚感。局部有时稍隆起，左右拨动时有紧缩感，并感到有纤维束在棘突上滑动。

·慢性损伤者，可触及棘上韧带松弛，在损伤处呈片状或条索状与下面剥离，在棘突顶或棘突间有轻重不等的压痛或酸胀感。

·陆温征阳性　患者仰卧，两手放在胸前，主动做屈颈和仰卧起坐，若此时出现腰部疼痛，即为阳性。

## 治 疗

### （一）治疗原则

舒筋活血，消肿止痛，理筋整复。

### （二）治疗方法

1. 推拿整脊

（1）取穴及部位：阿是穴、腰夹脊穴、八髎穴、患部棘突和间隙。

（2）主要手法：按揉法、点法、按法、扳法、推法、抹法、擦法。

（3）操作方法：①放松手法。患者俯卧，术者以按揉法在患处及周围施术 8~10min，重点按揉结节状或条索状物，使其消散。②治疗手法。用两拇点按患椎上下夹脊穴，约 6min。以损伤棘突处为定点，施用胸腰椎左右斜扳各 1

次，以手下有椎骨松动感为佳。如有棘上韧带剥离移位时，沿棘上韧带方向做上下推抹 6min，使其平复。③结束手法。直擦腰背部督脉及两侧膀胱经，以透热为度。可于局部配合湿热敷，以温经通络、活血止痛。

2. 其他整脊

导引整脊　采用胸腰臀导引整脊法、脊柱整体导引整脊法。

局部痛点封闭　抽取泼尼松龙 8mg 加 1% 盐酸普鲁卡因 4ml 混匀后做局部痛点封闭，每日 1 次，2~3 次症状多能缓解。

其他　针灸、理疗、熏蒸等。

### 注意事项

·本病治疗以理筋整复为主，如无剥离移位，则手法以活血散瘀为主。治疗期间，宜制动 1~2 周。

·本病急性期一般不主张推拿治疗，应卧床休息，减少弯腰活动。并可内服镇痛解痉药，外敷消肿止痛药物。

·术后腰部宜用宽皮带护腰，局部保暖，适当休息，以利修复。

推拿整脊治疗棘上、棘间韧带损伤，除完全断裂为禁忌外，临床疗效显著。推拿整脊治疗可加速局部血液和淋巴液循环，有助于损伤组织的修复。但在推拿整脊治疗时，一定要注意手法的轻柔，切忌腰部被动运动，如在腰部施用腰前屈的被动运动会进一步增加棘上、棘间韧带的损伤。若采用腰部过伸、挤压等手法可使棘突间距缩短，棘上、棘间韧带则进一步增加挤压性刺激而受损伤。

# 第六节　退行性脊柱炎

退行性脊柱炎又称肥大性脊柱炎、增生性脊柱炎、老年性脊柱炎、脊椎骨关节炎等，是指椎间盘退变狭窄，椎体边缘退变增生及小关节因退变而形成的骨关节病变。以椎体边缘增生和小关节肥大性变化为其主要特征。本病好发于中年以后，男性多于女性，长期从事体力劳动者易患此病。

### 病因病理

1. 内因　退行性变是发生本病的主要原因。椎体边缘增生与椎间盘退变有着密切的联系，也与年龄、压力及创伤有关。腰椎间盘在人体直立时是负重最大、活动最多的部位，在日常生活和劳动中受到损伤的机会较其他组织为多。加之椎间盘缺乏直接的血液供应，故损伤、退变后修复较慢。椎间盘退变后，失去其固有的弹韧性，厚度变薄，椎间隙变窄，从而减弱了椎体对压力的抵抗，椎体和小关节不断受到震荡、冲击和磨损，椎体边缘及小关节退变增生，而导致本病的发生。

2. 外因　损伤和劳损是导致本病的外部因素。由于腰部长期负重和过度活动，损伤和劳损机会增多，腰椎的损伤又进一步加速椎间盘退变，弹性减弱，同时引起周围韧带松弛；关节不稳定，使椎体不断受到创伤刺激，日久形成骨刺。骨刺的产生一般与年龄增长成正比，年龄愈大，增生愈严重。骨刺发生的部位，多在脊柱生理曲度的凹侧，这是由于杠杆力学的作用。所以压力和重力与骨刺的产生有密切关系，压力可能是引起骨刺的主要因素，骨刺则是椎体对于压力的反应，是骨组织对压力所产生的代偿性产物。

### 诊　断

#### （一）症　状

·患者多为40岁以上的体质肥胖者，有长期从事弯腰劳动和负重的工作史或有外伤史，起病缓慢。

·早期症状典型，患者常感腰背酸痛不适，僵硬板紧，不能久坐久站，晨起或久坐起立时症状较重，稍加活动后减轻，但过度活动或劳累后加重。

·腰部俯仰活动不利，但被动运动基本达到正常。

·急性发作时，腰痛较剧，且可牵涉到臀部及大腿，若骨刺压迫或刺激马尾神经时，可出现下肢麻木无力、感觉障碍等症状。

#### （二）检　查

·腰椎生理曲度减小或消失，甚或出现反弓。

·局部肌肉痉挛，有轻度压痛，一般无放射痛。

·下肢后伸试验常呈阳性，而直腿抬高试验阴性。

·X线片检查，可见椎体边缘有不同程度增生，或有椎间隙变窄，生理弧度改变。

### 治　疗

#### （一）治疗原则

舒筋通络，行气活血，解痉止痛。

#### （二）治疗方法

1. 推拿整脊

（1）取穴及部位：肾俞、腰阳关、腰夹脊、气海俞、关元俞、委中、阳陵泉、承山等穴及腰骶部。

（2）主要手法：𢭐法、按揉法、点法、按法、压法、弹拨法、拿法、扳法、擦法。

（3）操作方法：①放松手法。患者俯卧位，术者用深沉有力的𢭐法施于腰背两侧骶棘肌6min，然后用掌根按揉6min，以缓解肌肉痉挛。②治疗手法。点按压肾俞、大肠俞、腰阳关等穴，约6min。术者用拇指在腰背痛点上做与肌纤维垂直方向的弹拨5min。再行腰椎后伸扳法扳动3~5次，然后用腰椎斜扳法，左右各1次，以滑利关节。有下肢牵掣痛者，可拿委中、承山，按揉阳陵泉、昆仑等穴，约3min。③结束手法。患者俯卧位，术者以红花油或冬青膏为介质，在腰部督脉及两侧膀胱经施擦法，再横擦腰骶部，以透热为度。

2. 其他整脊

导引整脊　采用胸腰臀导引整脊法、脊柱整体导引整脊法。

针灸疗法　取大杼、肾俞、腰阳关、腰夹脊、气海俞、关元俞、委中、阳陵泉、承山、绝骨等穴，每次选4~6穴，每日1次，每次30min，10次为一疗程。

其他　小针刀、理疗、内服中药。

#### ▓ 注意事项 ▓

·避风寒，卧硬板床，适当进行腰部功能锻炼。

·劳动时腰部宜用腰围固定，以增加腰椎的稳定性。

#### ▓ 按　语 ▓

退行性脊柱炎以骨质增生为其特点，增生是不可逆的，所以一切治疗方法只能是减轻症状，缓解疼痛，增加腰脊柱的活动度。推拿整脊治疗的目的是增加腰部的血液和淋巴液的循环，提高腰部肌肉的张力，从而增强脊柱的稳定性而使腰痛症状缓解。

# 第七节 强直性脊柱炎

强直性脊柱炎是常见关节疾病，是一种病因尚不明确的自身免疫系统疾病，主要累及骶髂关节及脊柱，最终导致整个脊柱骨性强直，或称"畸形性脊柱炎"。本病北方较多见，常发于 15 岁以后的青年男性，男女之比为 8∶1 左右，其发病年龄高峰在 20 ~ 40 岁，且有家族遗传倾向。

## 病因病理

强直性脊柱炎的发病原因目前尚不明确，以往认为是类风湿关节炎的一型，目前已知本病与类风湿性关节炎有明显区别。强直性脊柱炎是血清阴性关节炎的一种类型，其病因一般认为有以下几种：①遗传因素。大约有23.7%的患者家族有关节炎史。②感染因素。如泌尿生殖系感染在病因方面有重要的作用，常是本病发生的诱因。③其他因素。外伤、甲状腺疾患、肺结核等。从病理特征上看，早期病理变化与类风湿关节炎相似，都以增生性肉芽组织为特点的滑膜炎开始。不同的是在附近骨质中也可发生和滑膜病变无联系的慢性炎性病灶。其炎性反应起于滑膜及关节囊和韧带，病变多始于骶髂关节，极少累及四肢小关节，并逐渐上犯腰、胸、颈椎及其他关节。病变主要表现为炎性浸润，关节软骨破坏形成纤维组织，纤维组织可以骨化；韧带钙化和骨化，关节囊和韧带附着处的骨质遭侵蚀破坏，代之以骨赘生长向外隆起，使脊柱呈竹节状；椎间盘的软骨板和纤维环外层炎症引起软骨内骨化，并与韧带骨赘融合成骨桥，致使整个脊柱骨化强直。本病可累及心脏及肾。

强直性脊柱炎属中医骨痹范畴，中医认为本病大多由于寒湿外袭，湿热浸淫，跌打损伤，瘀血阻络，气血运行不畅，或先天禀赋不足，肾精亏虚，骨脉失养所致。

## 诊 断

### （一）症 状

· 本病好发年龄在 16 ~ 30 岁，有明显的家族史。

· 起病隐匿，初发常有下腰、髋臀部僵硬，阴天及劳累加重，休息遇热减轻，症状呈间歇性反复发作。随着病情发展，腰部持续性僵痛伴有疲劳感，可见单侧或双侧坐骨神经痛。

·晚期病情逐渐扩展到胸、颈椎，为减轻脊背疼痛常取前屈位，脊柱活动度越来越小，患者不能直腰，不能抬头平视，髋、膝关节屈曲挛缩，身体重心前移，逐渐形成驼背畸形。严重畸形者，长期卧床不起。

**（二）体 征**

·颈椎前倾，胸椎后凸，腰椎生理弯曲消失，形成"驼背"畸形，脊柱活动和胸廓扩张受限；脊柱僵硬，骶髂关节及腰部有压痛或叩击痛。

·骶髂关节试验阳性；"4"字试验阳性；直腿抬高试验在发作期阳性，后期则正常。

·X线特点：由于该病一般先侵犯骶髂关节，并重点累及脊柱，最终导致脊柱骨性强直。早期骶髂关节骨质增生，腰椎小关节模糊；中期关节间隙变窄、模糊，软骨下骨质边缘呈锯齿状破坏；晚期关节骨性强直，小关节融合，关节间隙消失，关节囊及韧带钙化骨化，脊柱呈"竹节"样改变。

**治 疗**

**（一）治疗原则**

祛风散寒，活血化瘀，补肾健骨。

**（二）治疗方法**

1. 推拿整脊

（1）取穴及部位：阿是穴、夹脊、风池、肩井、八髎、秩边、环跳、居髎。

（2）主要手法：按揉法、滚法、一指禅推法、按法、压法、点法、揉法、推法、抹法、拿法、摇法、扳法、擦法。

（3）操作方法：①患者俯卧位。术者站于旁，在患者腰背部沿脊柱及两侧，用滚法上下往返治疗5min。然后自上而下用按揉、一指禅推法在腰背部沿肌纤维走行治疗5min。用掌根或拇指按揉脊柱旁夹脊穴及背俞穴及臀部秩边、环跳、居髎5min。再用手掌重叠，在背部沿脊柱胸、背、腰、骶依次按压，按压时要配合患者呼吸，当呼气时向下按压，吸气时放松，反复操作2min。②患者仰卧位。用滚法、揉法治疗髋关节前部及大腿根部，配合髋关节的屈伸、外展、外旋被动活动，反复操作3min。再用拿法、搓法作用于大腿内侧肌肉2min。③患者坐势。术者站于后方，用滚法施于颈项两侧及肩胛部，同时配合颈部左右旋转及俯仰活动2min，然后按揉或一指禅推颈椎两侧上下2min，再拿风池及颈椎两侧到肩井2min。待颈背部肌肉放松后，嘱患者两肘屈曲，抱于后脑枕部，两手指交叉握紧。术者站于背后，以膝部抵住患者背部，再以两手握住患者两肘，作向后牵引及向前俯的扩胸俯仰动作。在进行这种被动活动时，患者要配合呼吸运动（前俯时呼气，后仰时吸气）。俯仰5～8次。④患者坐位或卧位。将腰背暴露，术者站于旁，用掌推法施于脊椎两旁2min。再直擦背部督脉及两侧膀胱经，横擦骶部，均以透热为度，可加用热敷。

推拿整脊对强直性脊柱炎的治疗具有显著的疗效。推拿整脊不但可以舒通经络、止痛，控制病情的发展，而且还可以达到滑利关节、矫正畸形等作用。

2. 其他整脊

导引整脊　积极进行功能锻炼也是极为重要的，尤其在病变的早期，锻炼可分为二步进行，一是身体素质的锻炼，根据情况可采用少林内功、太极拳、健身操等；二是进行针对性的脊柱及关节功能锻炼，如深呼吸、扩胸、下蹲、脊柱运动等。锻炼应持之以恒，但不宜过度疲劳。

药物治疗　中医治疗原则是以辨证施治为主，祛风散寒，利湿通络，活血化瘀，解毒消肿，补肾健骨，调节整体。常以乌头桂枝汤，强脊汤加减治疗。

针灸治疗　取阿是穴、华佗夹脊穴、大椎，配身柱、膈俞、脾俞、肾俞、大肠俞、环跳、委中、阳陵泉、承山等穴，每次选8～10穴，常规毫针刺法，留针20min，每日1次，10次为一疗程。

### 注意事项

·推拿整脊对早期强直性脊柱炎是有效的，能缓解疼痛，帮助脊柱及双髋关节恢复运动功能，减轻僵硬，防止驼背畸形的发生或减缓畸形的发展。

·要调节患者起居，切忌住在潮湿阴冷的地方。在饮食方面，合理增加营养，一般应以高蛋白、高热量、高维生素易消化的食物为主，要注意补充微量元素。

·为了预防强直性脊柱炎患者可能过早发生的脊柱强直造成驼背畸形，保持各个关节的活动功能，除急性期和活动期有严重疼痛以外，应当进行姿态的矫正和关节功能的锻炼。坚持各部位的活动锻炼十分重要，在疼痛症状完全消失和停止药物治疗后，仍应长期坚持运动，尽可能保持各关节处于正常功能状态。

·强直性脊柱炎的腰骶部病变多为早期阶段，如能早期诊断，及时治疗，一般预后尚可，一旦发展到晚期骨性强直则预后差，顽固难愈，甚至缠绵终身。

·本病疗程长，应加强心理治疗，要使患者能够正确地对待自己所患的疾病，理智地处理由于疾病带来的各种问题，树立患者战胜疾病的决心和信心。

# 第八节 脊椎骨骺骨软骨病

脊椎骨骺骨软骨病是引起腰背疼痛的常见病，更为严重的是该病可引起脊椎畸形而致残，此病又称"青年性圆背""少年驼背症"，多发于 12～18 岁的青少年，男性多于女性。

本病属中医腰背痛范畴，中医认为正虚邪实乃是本病的病机关键，肝肾不足、气血亏虚是发病的内因，劳累外伤及风寒湿邪痹阻经络是其外因，内外因素相互作用而发病。

## 病因病理

脊椎骨骺骨软骨病的发病原因目前学说较多，多数观点倾向于其发病与先天性异常有关，在此基础上又加之未成熟的青少年过早地参加体力劳动，或超负荷体育锻炼导致脊椎慢性损伤而致病。

本病为椎体上下骺板的骨软骨病，好发部位为下胸段及上腰段生理后突明显而且负重最大的 $T_{10}$～$L_1$，常为胸椎中 3～5 个相邻椎体同时发病。其病理特点为：骨骺前半部缺血性坏死病变，椎体的前上角、前下角可出现不规则骨骺板的碎裂现象，致椎体前半部发育障碍，逐渐变为楔形，脊柱后突呈圆背畸形。造成这种病理改变的机理，一般认为是由于脊柱的负载能力与所承负荷的平衡失调引起的。其中降低脊柱负载能力的因素有三：一是脊柱血供紊乱，骺板血供减少，生物强度降低；二是椎间盘过早退变，缓冲力下降，使椎体面产生不均匀应力；三是青少年骨发育尚不完全，若伏案学习过久，使椎体前方受力过大成为楔形。而体重过度增加，过多地负重性劳动、多次的轻微外伤及双侧跟腱短缩使弯腰时胸椎的骺板承受的负荷加大，引起软骨的损害等都可能引起本病。此外，椎前血管沟使椎体前半呈楔形或阶梯形，椎间盘发育不良，先、后天性髓核突入椎体内也是常见发病原因。椎体的负载能力与负荷一旦失衡，胸椎段自然顺势后凸，更加大了椎体前方的负荷，影响前半椎体的发育。随着年龄的增长和身体的发育，后半椎体越来越高于前半椎体发育成楔形，数个楔形的椎体使胸椎后凸加大，形成驼背。

### 诊 断

#### （一）症 状

·发病年龄 12 ~ 18 岁的青少年。

·早中期主诉为背部疼痛、僵硬不适和疲劳感，疼痛较轻，位于脊柱中线，劳动和负重后加重，休息后缓解，胸段后突逐渐增大伸展困难。

·后期症状消失，并逐步发展为驼背畸形。

#### （二）体 征

·早期背部酸痛、僵硬不适，有压痛、叩击痛。

·中期胸段后凸逐渐增大，伸直困难。检查可见圆背畸形，腰部代偿性前凸增大，但活动正常。

·后期症状消失，但遗留圆背畸形。颈椎及腰椎前凸增加以代偿下胸椎的后凸畸形。

·X线检查：X 线表现可分为三个阶段，即早期椎体楔形变，前低后高，上下骺环见斑点状改变，椎体上下缘毛糙不平，椎间隙稍变窄。中期侧位椎体前缘上角、下角有不规则的骨骺板碎裂现象，椎体前方上下角的正常形态消失。后期骨骺密度复常，但楔形变成永久性，椎体前方存在血管沟。一些患者椎体缘可见一内陷切迹（许莫结节）。可见脊柱骨性关节炎改变。

17 岁以下无明显诱因出现背部困痛、僵硬都应该考虑到本病。但应与活动性驼背（可复性）和固定性驼背相鉴别。

### 治 疗

#### （一）治疗原则

疏经通络，解痉止痛，矫正畸形。

#### （二）治疗方法

1. 推拿整脊

（1）取穴及部位：大椎、华佗夹脊、阿是穴、心俞、膈俞。

（2）主要手法：擦法、一指禅推法、揉法、捏法、按揉法、按法、点法、压法、弹拨法、推法、拿法、扳法、擦法。

（3）操作方法：患者俯卧，术者立于其侧，用轻柔的按压、揉法、一指禅推法、揉、捏等手法在背部反复操作 10min。分别拿、按肩井、天宗穴 3min。再找到痛点，在其上用拇指做连续滑动按压、弹拨 5～8min。弹拨脊柱及其两侧夹脊穴及背俞穴 5min。从大椎穴开始，上端胸椎为重点，两掌由上向下分推、按压脊柱两侧 3～5min，并以 $T_{5-7}$ 为重点叠掌按压胸椎。部分伴胸椎关节紊乱的患者采用膝顶扳胸法：患者坐位，令其两手交叉置于项部，术者立其身后，两手从患者腋部伸入其上臂之前并握住其前臂下端，同时用一侧膝部顶住患部脊柱。嘱患者身体略向前倾，医生两手同时做向后上方用力扳动，常可听到复位声响。最后拍击背部、擦背。

2. 其他整脊

导引整脊　选择胸腰臀导引整脊法、脊柱整体导引整脊法，增强背腰肌力量，矫正并限制后凸加重。

针灸疗法　取大椎、华佗夹脊穴、背俞穴，常规毫针刺法，针刺得气后留针 20～30min，每日 1 次，15 次为一疗程。

药物疗法　对于疼痛明显者，可口服止痛药或用中草药，中药以祛风散寒，舒筋活血通络止痛为主，拟用羌活胜湿汤、桃红四物汤加减，或服用小活络丸等。

支架固定　脊柱后凸大于 50°时，可用支架或石膏固定，以尽量纠正畸形，减缓病情发展速度。

### 注意事项

·本病急性期需卧休息数月，应注意休息，防止过劳，减轻脊椎负担，禁止担、抬重物及举重等脊椎负重活动。

·注意保持脊柱适当过伸位，加强腰背肌锻炼，坚持扩胸运动和仰卧硬板床，以防止和纠正驼背畸形的发生和发展。

### 按语

·用推拿整脊、针灸等方法能缓解疼痛，控制驼背畸形的发展，但疗程长需坚持治疗。急性期需卧休息数月，注意保持脊柱适当过伸位，加强腰背肌锻炼。

·青少年生长发育停止后，本病的畸形发展也就停止，腰背疼痛也会减轻或停止，但驼背畸形用保守方法往往无效，严重者可采用手术矫正驼背畸形。

# 第九节　小儿功能性脊柱侧弯症

脊柱侧弯是由多种疾病引起的一种临床体征。是指脊柱的一个或数个节段在冠状面上偏离身体中线，向侧方弯曲，形成一个带有弧度的脊柱畸形，同时还伴有肋骨左右高低不等平，骨盆的旋转倾斜畸形和椎旁的韧带和肌肉的异常。小儿功能性脊柱侧弯症是指小儿直立位时脊柱的某部分朝一侧倾斜而使腰背不适或疼痛，甚至影响内脏器官的一种可逆病症。多见于4～6岁儿童，女孩多发。

中医认为本病是由于先天不足，肾精亏损，发育不良，加之劳伤过度或劳损、体虚，合而发病。

### 病因病理

引起小儿脊柱侧弯的原因很多，有先天的，也有后天的，有功能性的，也有病理性的。本节重点讨论小儿功能性脊柱侧弯症，主要的成因有姿势不良等。

·婴儿坐得过早：当婴儿3～4个月龄时，就裹着被子让他坐起来，同一姿势坐着，婴儿容易疲劳，也容易造成脊柱弯曲。

·幼儿坐的姿势不正确：如桌、椅的高低不合适；写字、看书时坐姿不正，歪着趴在桌面上等不正确的坐立位置及姿势，或没有适当地变换体位与休息，以及长期的一侧肩膀负重，久而久之，都易形成脊柱侧弯。

·脊柱或腹部疼痛、痉挛引起保护性脊柱侧弯。

·双下肢不等长，骨盆移位倾斜、髋关节内收或外展等挛缩畸形等可导致脊柱侧弯。

脊柱一旦侧弯则平衡失调，致使脊旁软组织痉挛、不适或疼痛，可引起一系列症状和体征。

### 诊　断

#### （一）症　状

·小儿功能性脊柱侧弯常无明显症状，或仅有背部酸困不适，易疲劳，或在身体前屈时感到不适。

·结构性脊柱侧弯患儿，出现肩背腰骶酸困或疼痛，常伴有心、肺等内脏器官的压迫症状，如心跳加快，运动后气短，心胸部疼痛，血循受阻及呼吸气促等。部分患儿出现下肢麻木、行走不便、大小便困难。

## （二）检　查

·患儿两肩高低不平，两侧胸廓不对称，轻者仅有脊柱向一侧弯曲。若不及时治疗和矫正，可发展为结构性脊柱侧弯，患儿脊柱侧弯明显，棘突连线偏离中轴，两肩高低不平，两侧胸廓明显不对称，有的骨盆有倾斜，两侧髂嵴不等高，严重的脊柱侧弯患儿，脊柱呈扭曲状。

·X线片显示脊柱侧弯，以颈、腰段多见，亦可行 CT 或 MRI 来确诊是否患有脊柱侧弯。并排除脊柱其他病变。

首次就诊患者要详细询问病史，了解母亲妊娠、生产情况，有无潜在致畸的影响，有无家族史。以排除其他原因引起的脊柱侧弯，以早期明确诊断。

### 治　疗

#### （一）治疗原则

舒筋活血，理筋矫形。

#### （二）治疗方法

功能性脊柱侧弯病情轻者，脊柱弯曲畸形并不严重，只要根本原因改善，侧弯自然改善。如当患者平卧或用双手拉住单杠悬吊时，畸形可暂时自动消失，故病情较轻者可以功能锻炼为主，病情重者则应推拿整脊治疗。

1. 推拿整脊

（1）取穴及部位：脊柱两侧、大椎、华佗夹脊、阿是穴、背俞穴。

（2）主要手法：推法、㨰法、按揉法、点法、压法、揉法、弹拨法、拿法、按法、扳法、擦法。

（3）操作方法：①放松手法。患儿俯卧，术者立于一侧。首先以推法、㨰法于脊柱两侧反复施术 10min，手法宜轻柔。再用点、揉手法分别施与背俞穴、夹脊穴 8min，要以侧弯中心处为重点。然后用拍、压等手法使局部软组织放松，反复操作 5min。②治疗手法。掌揉脊旁肌肉，凸侧要多揉；以手指或手掌沿骶棘肌由上向下按揉 5min。然后一手按于凸侧顶点处，另一手向后上方扳健侧肩，双手反向用力，可听到弹响声；伴有脊柱关节紊乱者，亦可以定位旋转扳法，以矫正脊柱侧突：术者立于患儿前侧，令患儿上半身尽量旋后，下半身尽量旋前，脊柱侧突一侧的下肢屈膝屈髋置于上侧，术者两肘同时用力缓慢推肩扳臀，使患者腰部旋转至最大限度，这时两肘骤然用力，同时置于棘突的拇指推挤该棘突，当听到有"咯噔"声时证明已有复位。

## 2. 其他整脊

**导引整脊** 采用胸腰臀导引整脊法、脊柱整体导引整脊法。

**针灸治疗** 取阿是穴、华佗夹脊穴、大椎、身柱、膈俞、肾俞、委中、阳陵泉等穴，每次选 4~6 穴，常规毫针刺法得气后平补平泻，留针 20min，每日 1 次，10 次为一疗程。可配合温针疗法，效果更佳。

**牵引疗法** 患儿俯卧位，双手抓住床头，医者两手分别握住其两踝上部，并逐渐用力向后牵拉，力度适当，可根据患儿的年龄、身体状况而定，牵拉 2~3min 放松，待患儿休息数分钟后，在以上方法牵拉，反复 2~3 次。此方法可扩大椎体间隙，使已发生粘连的组织剥离，达到复位的目的。人工牵引，手法柔和，易于掌握力度，较适合于小儿。

**支具固定** 经推拿、牵引后使用必要的支具迫使已复位的脊椎稳定不变，不发生回缩变化，也有扩大椎体间隙的作用。

### ≡ 注意事项 ≡

·保持良好的姿势、体位，走路抬头挺胸，注意卧姿和卧具的选择。

·发育期的青少年，要多运动，可避免脊柱侧弯加剧。若早期发现侧弯，还应通过体育锻炼，如做体操、俯卧撑、单杠双杠等，以增强脊柱旁和腰、腹部肌肉的力量，有助于矫正畸形。

·针灸疗法以背部腧穴为主，要注意针刺的方向和深度，避免发生针刺意外。

### ≡ 按 语 ≡

小儿功能性脊柱侧弯不仅影响外观，还会影响患者的体质发育，甚至会造成心肺功能障碍，影响患儿的身心健康。因此应及早发现、及早治疗，对后天性脊柱侧弯应以预防为主，学龄期儿童应保持正确的姿势，即坐要正，站要直，以改正姿势矫正畸形，缩短疗程，提高疗效。

对于畸形较为严重、疗效欠佳者，要与特发性脊柱侧弯以及其他原因引起的脊柱侧弯相鉴别，以免误诊延误病情。

# 第十节 外伤性截瘫

外伤性截瘫是指由外伤而致的脊髓横断性病变。临床多见于胸椎、腰椎压缩性骨折、粉碎性骨折或合并脱位后脊髓受损，表现脊髓损伤部位以下的肢体发生瘫痪和知觉、大小便功能障碍。多因直接或间接暴力引起，损伤程度和暴力大小成正比。

本病属中医学"痿证"的范畴。中医学认为，肾经贯脊属肾，督脉贯脊入络脑，二脉与脊髓和脑的关系极为密切。因此，脊髓受损则阻遏肾、督二脉，气血运行不畅，筋骨失养，必致肢体瘫痪失用。

### 病因病理

根据脊髓损伤的程度和病理改变，一般可分为脊髓休克、脊髓受压和脊髓本身的破坏三种类型。

1. **脊髓休克型** 脊髓本身无解剖学上的显著变化，脊髓周围也无压迫性水肿或其他占位性病变，仅表现为功能上暂时性传导中断。在损伤平面以下出现运动、感觉、反射和内脏功能不完全障碍，一般在 2～3 周后可完全或大部分恢复、不留任何器质性病变后遗症。

2. **脊髓受压型** 对脊髓的机械性压迫。多因骨折、脱位或异物压迫，移位的椎体、骨碎片，突出的椎间盘组织或其他异物压迫脊髓或马尾神经。由于脊髓挫伤，蛛网膜下腔出血，损伤组织机化，瘢痕组织形成，均可压迫脊髓及马尾神经。

3. **脊髓本身** 其损伤程度有很大差异。轻度损伤，脊髓本身无明显器质性改变，往往表现为脊髓休克，以后逐渐恢复，预后较好。重度损伤，可发生硬脊膜外血肿，如血肿被吸收，大部分功能可恢复，仅留少部分后遗症。极严重的损伤，可发生脊髓完全横断，神经细胞被破坏，神经纤维断裂，造成不可恢复的终身瘫痪。

### 诊 断

#### （一）症 状

1. **脊髓休克** 在损伤节段以下继发的完全性弛缓性瘫痪，伴各种反射、感觉及运动功能丧失。

2. **感觉障碍** 在损伤节段以下各种感觉均丧失。需待脊髓休克恢复后，感觉才能逐渐出现。有时在脊髓休克期中肛门及会阴部可有部分感觉，表示脊髓损伤是不完全性的。

3. **运动功能** 横贯性损伤时，在脊髓休克期消失后，损伤节段以下的运动功能完全消失，但肌张力逐渐增高，腱反射亢进。部分损伤者在脊髓休克期恢复后逐渐出现肌肉的自主活动，但相当于损害节段所管辖的肌群表现为张力弛缓、萎缩、腱反射消失等。

## （二）体　征

· 损伤段脊柱及其两侧的肌肉有明显压痛、叩击痛。

· 脊柱可有侧弯或后凸畸形，受损平面以下深、浅感觉迟钝或消失。

· 下肢张力增高或松弛，肌力减弱，反射亢进、减轻或消失。

· 影像学检查：X 线检查可见压缩椎体的形态改变和位移，并可观察椎管腔的情况，借以判断脊髓损伤的程度。CT 检查可明确病变部位，并能排除其他原因引起的截瘫。

## 治　疗

### （一）治疗原则

舒筋通络，行气活血。

### （二）治疗方法

1. 推拿整脊

（1）取穴及部位：大椎、华佗夹脊、阿是穴、环跳、承扶、委中、承山、昆仑等

（2）主要手法：㨰法、按揉法、点法、按法、压法、捏脊法、弹拨法、拿法、摇法、推法、扳法、擦法。

（3）操作方法：患者取俯卧位，术者站于一侧，先用㨰法在双下肢至背部施治 5min，然后用捏脊法自长强至大椎，反复 5～10 遍。用双拇指同时点损伤节段相应的夹脊穴和膀胱经腧穴 3min，通过刺激脊神经后支，达到刺激损伤节段脊髓神经的作用。然后弹拨坐骨神经及环跳、承扶、委中、承山、昆仑等6min。用㨰揉法及拿揉法作用于背部及双下肢，反复操作 5min。再做腰骶、髋、膝、踝关节的被动运动。患者改取仰卧位，先用㨰法、揉法自下而上作用于四肢体表，以舒筋通络，反复操作 3min。沿淋巴回流方向，施用推揉手法作用于四肢内侧，反复操作 3min。用按揉法作用于足太阴脾经、足阳明胃经3min，均以酸胀感为度。最后俯卧轻叩腰背及下肢 1min，结束治疗。若患者大小便失常，应在其腹部加用掌摩法顺时针摩腹 3～5min，并点按中脘、天枢、气海、关元等穴，每穴 1min。

2. 其他整脊

针灸治疗　以督脉和下肢三阳经腧穴为主。损伤脊柱上、下 1～2 个棘突的督脉穴及其夹脊穴、环跳、委中、阳陵泉、足三里、悬钟、三阴交、太冲穴。操作：督脉穴向上斜刺 1.5 寸左右，夹脊穴可刺向椎间孔，使针感向脊柱两侧或相应肢体放射，或相应部位的体腔出现紧束感；其他穴位按常规操作。

皮肤针疗法　取督脉背腰段、足太阳经和瘫痪肢体的手足三阳经、太阴经。每次选2~3经，按循行部位以中等力量逐经叩刺，至皮肤潮红或隐隐出血为度。由于瘫痪肢体神经调节障碍，故叩刺前必须严格消毒，以防感染。

芒针疗法　取大椎穴，沿背正中线皮下向下透刺至受伤平面椎体；自受伤平面脊椎两侧的夹脊穴透至骶髂关节。如遇阻力不能一次达要求部位时，可酌情分段透刺2~3针。

电针疗法　在督脉或瘫痪肢体选取2~3对穴位，针刺得气后接通电针仪，以断续波中度刺激，以肌肉轻轻收缩为度，留针20~30min。适用于弛缓性瘫痪。

穴注疗法　取穴同针灸治疗，用维生素 $B_1$、维生素 $B_{12}$、当归、丹参、麝香、红花注射液等，每穴0.5~1ml，每日1次，10次为一疗程。

### 注意事项

·针刺督脉穴，如进针有阻力突然消失的感觉或出现触电样感向二阴及下肢放射，当终止进针，以免造成脊髓新的损伤。

·瘫痪患者要加强护理，防止褥疮、泌尿系感染和便秘，如有发生，应及时处理。

·鼓励患者树立战胜疾病的信心，重视全身功能锻炼对瘫痪肢体的作用。根据不同的瘫痪肌群，嘱患者采用不同体位的方法进行锻炼，促使肢体功能的康复。

### 按　语

·本病目前尚无满意的治疗方法，针灸对其中部分病例有一定的疗效。其恢复的程度视损伤的程度、年龄、体质、病程、治疗方法等多方面的因素而定。对下肢穴位针刺无任何反应、经数个疗程无改善者效果不佳。

·自主锻炼和被动锻炼是配合针灸治疗、早日康复不可缺少的环节。针灸治疗本病疗程较长，有的患者需要治疗数年之久，故需鼓励患者树立战胜疾病的信心，坚持治疗和功能锻炼。

·避免受凉，防止肺炎、泌尿系感染，加强护理，防止褥疮发生。

# | 第十四章 |
# 脊柱及脊柱相关疾病的预防

脊柱及脊柱相关疾病的发生，通常有一个病理发展过程，首先是损伤、受寒等多种诱发因素导致脊柱结构异常或功能退变，引起椎间隙、椎管、椎间孔、横突孔等相对变窄，相应的神经或血管受到刺激或压迫造成脊柱局部、躯干四肢及相关内脏器官的功能紊乱甚或障碍。疾病一旦发生，将严重影响人们的生活、学习和工作。随着人们健康意识的不断提高，预防脊柱及相关疾病的发生显得尤为迫切。消除诱因以降低发病率，加强功能锻炼以调整脊柱内外环境的相对平衡是切断以上病理发展过程，有效预防脊柱及脊柱相关疾病的有效措施。其中不良的卧、立、坐、行及不正确的工作姿势是造成脊柱损伤的重要因素。

## 第一节　保持良好的姿势和体位

### 一、正确的姿势和体位

根据脊柱的解剖结构和生物力学特点，保持正确姿势和体位的原则是尽量保护脊柱正常的生理曲度。

#### （一）正确的站立姿势

头端平，双目平视前方，两肩在同一水平线上，挺胸拔背，蓄腹收臀，双腿站直，两足踏实地面，平均承负体重，即所谓"站如松"（图5-1）。正确的站立姿势可以使身体的重心从耳后乳突向下经髋关节平均分布到承重的双足上，避免脊柱因承重导致的过度疲劳。久站时，可让双膝或其中一膝略弯曲一些以减轻腰部的负担，这就是"稍息位"的站立姿势。

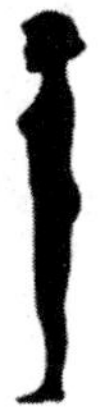

图5-1　正确站立姿势

为减轻腰部负担，在需要长时间站立位工作时，还可间歇性地将双下肢交替踏在 10～15cm 高的踏脚凳上，膝关节轻度屈曲，以避免腰部过伸，减少腰段脊柱损伤的机会。

站立位劳作，可先屈膝屈髋，略弯腰，或腰部伸直但不过度后伸，以减轻腰背部肌肉负荷，减少脊柱受损的概率。如立于盥洗池前洗刷，应先使双膝微屈，再略弯腰；站立位搬运重物，应先屈膝屈髋下蹲，然后再弯曲腰背部，降低人体重心，尽量将搬运的物体靠近身体，并使重物不超过腰围的高度以缩短力臂，有效减轻腰背部肌肉的负荷；背负重物，向高处存、取东西等，均应先微屈膝、髋，腰背弯曲，或腰部伸直但不能过度后伸。

（二）正确的坐姿

正确的坐姿是"坐如钟"，即要坐端正。由于坐具的不同，又有一些细微的不同要求。如坐单人沙发，除坐端正外，最好将双腿屈膝放置，双手置放于两侧扶手上（图5-2），这样既感到舒适，又可保持脊柱的正常生理曲度。若坐长沙发，应注意紧靠沙发后背，上身正直。坐在课桌前读书写字，身体可稍微前驱或伸直，把前臂及肘部搁在书桌上，或者可将双脚踏在踏脚凳上以减轻腰部负担（图5-3）。坐靠背椅操作键盘时，背部靠着椅背，腰部不可过伸，手臂自然下垂置于扶手上，手与键盘平行。若需要长时间坐位工作时，最好在桌子下面放一个踏脚凳，使膝关节略高于髋关节，容易保持脊柱的正常曲度而减少损伤。

不管坐姿如何正确，也不能长时间固定在一种姿势上。一定时间后在不影响工作、学习的情况下应适当伸伸懒腰，做做工间操、课间操和脊柱导引等。

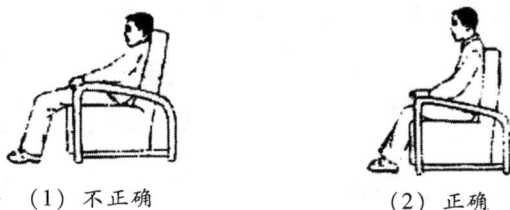

（1）不正确　　　　（2）正确

图5-2　坐单人沙发

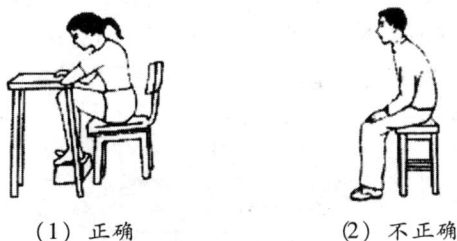

（1）正确　　　　（2）不正确

图5-3　坐课桌前

### （三）正确的卧姿

每个人生命中有 1/3 的时间在睡眠中度过，选择正确的卧姿和卧具对保持脊柱的健康尤其重要。人的卧姿通常采用仰卧、俯卧和侧卧 3 种。

1. 仰卧位　腰部垫一只薄枕，双下肢伸直（图 5-4）或在膝下垫一薄枕（图 5-5），以既感觉舒适，又可放松腰部肌肉，减少腰椎后关节压力，保护腰段脊柱及脊旁组织不受损伤，避免腰部过伸，保持脊柱正常的生理曲度为原则。

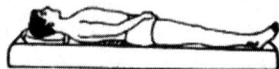

图 5-4　仰卧（腰部垫薄枕）　　　　图 5-5　仰卧（膝下垫薄枕）

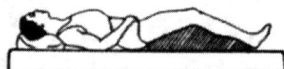

2. 俯卧位　正确的俯卧位是在骨盆下垫一软枕（图 5-6），可有效防止腰部过度后伸产生腰部病变。但这种体位容易对胸部产生压迫感，一般很少采用这种睡眠姿势。有部分人喜欢采用俯卧位看书（图 5-7），这种卧姿容易导致腰脊柱过伸引起腰肌损伤，应该避免。

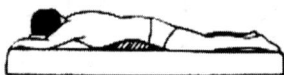

图 5-6　正确的俯卧位　　　　图 5-7 不良的俯卧姿势

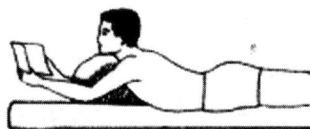

3. 侧卧位　右侧屈膝屈髋卧位（图 5-8），不仅可避免心脏、盆腔等脏器受压，而且能使脊柱保持正常的生理曲度，减少脊柱的受损机会，是大多数人采取的正确卧姿。所以，古人强调"卧如弓"。如侧卧时，让双髋、双膝伸直位则不能很好地保持脊柱生理曲度，属不良姿势（图 5-9）。

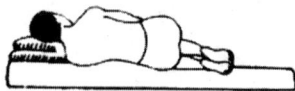

图 5-8　正确侧卧位　　　　图 5-9　不良侧卧位

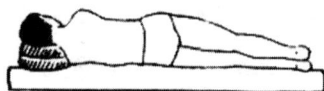

有效预防脊柱病，不仅要有正确的卧姿，还必须配合良好的卧具。通常，卧具以硬板床垫上中等厚度海绵或软褥最为理想。枕头的选用要软硬适度，高度适当，形状以颈部能保持正常的生理曲度为原则，通常多用中间低、两端高的元宝形，枕内盛装荞麦壳、海绵或根据病情需要填装适当的中草药（图 5-10）。

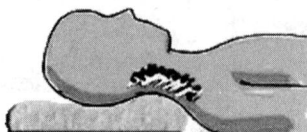

图 5-10　正确选用枕头

## 二、不良姿势和体位对脊柱的危害

### (一) 不良站、行姿势对脊柱的影响

不良站立姿势,如肩部陷下,胸部扁平下陷,即背屈肩坠,腹部隆起、臀部后突或歪斜,容易引起脊柱正常生理曲度的改变,甚至导致脊柱侧弯畸形。穿高跟鞋站立或行走时,人的重心向前移,骨盆前倾增加,腰后部的骶棘肌等伸肌群紧张,为保持人体平衡,脊柱腰部代偿性过度前伸,腰椎后关节负担加重,容易引起腰椎病或其他脊柱及脊柱相关性疾病。

### (二) 不良坐姿对脊柱的影响

不良坐姿包括斜靠沙发、椅凳而坐,跷二郎腿而坐,屈背弯腰而坐,下棋或打牌时坐矮凳并低头弯腰,坐动荡的车厢打盹,侧身歪斜并伏案写作,一些青少年学生甚至俯伏课桌打盹等,这些不良的姿势均容易影响脊柱的正常生理曲度,久之容易引起脊柱侧弯畸形或脊柱生理曲度异常而诱发脊柱及脊柱相关性疾病。特别是从事会计、写作、编辑、打字等工作的人群,若长期坐位而又不注意姿势的正确性,则颈部的韧带和肌肉长期处于一种非协调受力状态,容易造成损伤,椎体前缘易相互磨损而增生。腰椎间盘因坐位承受较大的压力而加速退变的进程,脊柱的稳定性、灵活性和承重能力相应下降,这也是脊柱病多发并呈年轻化趋势的重要因素。

要保持脊柱的健康,除了正确的坐姿,还要注意调节桌椅的高度。如坐位工作时,桌子过高或椅子过低,人的头部势必要过度后仰和双肩上抬,眼睛和桌面的距离缩短,既易造成颈肩部肌肉劳损,又易导致视力疲劳。相反,如果桌子过低或椅子过高,则易使人过于前倾前屈,引起颈项部韧带及肌肉的劳损。

### (三) 不良卧姿对脊柱的影响

不良卧姿除俯卧外,多因卧具不符合人体需要而引起。席梦思软床是目前多数人,特别是年轻人追求舒适享受而选用的一种卧具,这样的软床,容易引起脊柱变形而引起颈、胸、腰椎病变。仰卧时,软床使躯体(较重)下陷,头颈和下肢(较轻)上抬,造成颈部前屈而颈椎生理曲度减弱、消失甚至反曲,腰椎后凸,久而久之,引起颈、腰椎病。侧卧时,由于腰臀部较重而下陷,易造成腰椎侧弯畸形(图5-11)。软床俯卧则易引起腰椎过度前凸而失稳。

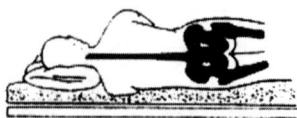

软硬适中，脊柱无侧弯

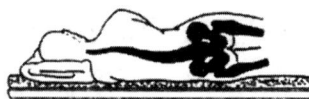

硬床，脊柱稍侧弯

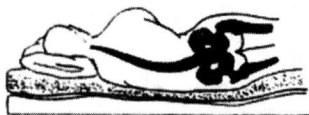

软床，脊柱侧弯明显

图 5-11　床的软硬度对脊柱的影响

　　枕头也属重要卧具之一，枕头选用适当与否，与颈椎、胸椎乃至整个脊柱关系密切。仰卧位枕头过高，易引起颈部过度前倾，颈后侧肌群长时间处于紧张状态容易造成损伤，久之，可引起颈椎正常生理屈度减弱、消失甚至反曲。相反，枕头过低或不用枕头，易使头部过度后仰，颈前侧肌群及双侧的胸锁乳突肌长时间紧张而容易造成损伤，颈椎生理曲度增大，甚至引起颈椎椎间盘前突。侧卧位枕头过高或过低，不仅因颈侧动静脉的受压而引起头、颈部血供的异常，而且颈项两侧的肌群如胸锁乳突肌和前、中、后斜角肌长期处于不平衡状态，易引起落枕、颈椎侧弯、侧凸畸形等综合征。反复落枕易影响颈椎的正常生理曲度，加速颈椎的退变，使颈椎失稳，诱发各种类型的颈椎病。颈椎是脊柱的一个重要组成部分，颈椎的长期不适和结构异常势必影响胸、腰椎的正常结构和生理功能，进而造成整个脊柱的异常。

　　正确的站、坐、卧姿势，能较好地预防脊柱病的发生。但即便是正确的姿势，长时间固定在同一体位，也容易造成损伤。《黄帝内经》指出："久视伤血，久卧伤气，久坐伤肉，久立伤骨，久行伤筋。"气、血、筋、骨、肉的损伤均易引起脊柱及相关性疾病的发生。故在日常活动中，不管站、坐或卧均应坚持"适度"的原则。另外，根据脊柱生物力学原理，腰椎间盘承受的压力坐位时最大，站位其次，卧位最小。故遵循"能卧不站，能站不坐"的原则也是有效减少椎间盘的承重和损伤，防治腰椎病的有效手段之一。

　　总之，坚持正确的站、坐、卧姿势，并适时变换体位或者适度锻炼腰背肌肉，有助于预防脊柱及脊柱相关性疾病。

## 第二节　劳动保护

由于生活和工作的需要，有时人们的活动不得不选择不利于脊柱健康的姿势和体位。在这种情况下，尽量改变环境条件，并根据生物力学原理以"既能省力，又能减少损伤、保持持久、增加效益"为原则选择最佳功能位，在不影响生活和工作效率的前提下保持脊柱内外环境的平衡，有效预防和减少脊柱及脊柱相关疾病的发生，即劳动保护。端正和提高认识，保持正确的劳作姿势，改善劳作环境，杜绝不合理的超量负荷，加强相关锻炼等是劳动保护常用的有效措施。

### 一、端正和提高认识，防止和减少损伤

加强宣传教育，让劳动者了解脊柱病的基础知识，认识到保持正确姿势和体位对防治脊柱及脊柱相关性疾病的重要性，做到积极主动的配合防治。日常生活中注意用力适度，劳逸结合；工作中注意适时改变体位；工作后注意采取恰当的手段消除疲劳和损伤，如伏案工作者适时进行颈腰部自我按摩或采用工间操、太极拳及脊柱导引等手段进行适度锻炼。"思想决定行动"，劳动者只有深刻地认识到劳动保护的重要性，才能自觉采取相应的劳动保护措施，并能持之以恒，有效防止和减少由于劳动姿势不良造成的损伤。

### 二、保持正确的劳作姿势

站、坐、卧均应采用如前所述的正确姿势，并将其贯穿到日常生活及工作中，尽量避免因工作需要长时间保持同一姿势和体位的情况发生。以"能卧不站，能站不坐"的原则选择劳作体位以有效减少腰椎间盘的承重和损伤。同一姿势最好不要持续超过 1h，应根据工作需要适时变换体位。劳作姿势的变换要自然协调，如由坐位站起时不可突发猛力，特别是弯腰负重起立不能太快、太猛。需要长时间蹲位或坐位工作者，每隔 1h 左右须站立活动或进行腰骶部的穴位按揉。需要长时间站位工作者，除适时变换体位外，还应注意少负重或不负重。另外，如果需要做跑、跳、游泳等运动者，运动前要做舒缓的预备活动，运动量要适度，运动后做一些整理动作，可以避免脊柱的运动损伤。

### 三、改善劳作环境，消除各种容易造成脊柱损伤的不良因素

劳作场地的温度、湿度、活动空间及劳作的负荷量不当等均容易造成脊柱

的损伤，劳作时应注意避免。如温度过高，容易出汗，不仅体力消耗较大，而且皮肤毛孔开放，"汗出当风"易引起韧带、肌肉、筋膜发生痉挛而损伤。温度过低，肌肉因寒冷而张力增高，局部血液循环不良，一旦遭受轻微外力即容易损伤。活动空间狭小，特别是需要长时间蹲位或站立位负重工作者如果不能及时改变体位，进行必要的调整，容易造成腰背肌肉的急性损伤或慢性劳损，影响整个脊柱的健康。负重劳作，如搬运重物，一定要量力而行，不能超负荷劳作，特别是不能用突发的猛力搬抬重物，否则容易引起急性腰扭伤等脊柱病。另外，劳作的姿势及工具选择也应按劳作的具体情况科学选择，如移动重物时，如果重物较重、体积不大、搬运距离较远，则选用背背或肩扛的方式；若重量较轻，体积适当，搬运距离较近，则选用双手搬抬的方式，以尽量减轻脊柱各关节的负重为原则。

## 四、加强工作中的防护，及时治疗微小损伤

需要在户外寒冷环境中站立位工作者，应注意保暖，除身穿较为保暖的防寒服外，护肩、护膝、护腰等局部防寒物品的应用，可以有效减轻脊旁肌肉、韧带等软组织的紧张和痉挛，减少脊柱病的发生。武术运动者从事训练或表演时，搬运工人搬抬重物时，检修机器的修理工需要长期弯腰劳作时，保护性腰围或腰带的应用不仅可消除劳动者的紧张情绪，还能有效保护腰背肌，避免损伤。尤其是室外清洗工人或建筑工人等高空作业者，更应注意安全防护，避免高空坠落造成的损伤。

微小的损伤，短期内不会影响工作，但要高度重视，及时治疗，并注意休息，尤其是在急性损伤期应避免负重劳动。急性损伤若得不到及时有效的治疗，则容易转为慢性劳损，甚至造成脊柱失稳，增加治疗的难度。

## 五、重视重度疲劳综合征的防治

适度、适量的工作是防止疲劳综合征发生的前提，长期超负荷工作易造成重度疲劳综合征。疲劳综合征首先表现为肌肉酸痛、四肢无力、动作迟缓、速度降低等运动系统的症状，此时若采取有效措施，可以避免严重的脊柱及脊柱相关疾病的发生以及神经、心血管等系统发生病变。防治的方法很多。首先，充足的睡眠和休息非常必要；其次，可选用适宜的物理疗法，如蒸气浴、药浴、热敷疗法、音乐疗法、芳香疗法等。这些方法可通过不同的方式改善机体的血液循环和淋巴循环、缓解肌肉的痉挛、促进代谢产物的排除、提高肌肉和神经的营养，尽快恢复健康。也可采用药物疗法，如中药滋补类或活血类，兴

奋神经的西药。但药物尤其是西药疗法存在一定的毒副作用，一般较少应用。

### 六、增强体质，提高抗病能力

合理的膳食、适量的运动、乐观的心态、科学的生活方式是保持健康的前提。身心健康有利于体质的增强，颈、背、腰肌的肌力也会相应增加，整个脊柱的弹性、柔韧性、灵活性和稳定性得以增强，对疾病的抵抗能力也相应提高，即使存在一些难以避免的不利因素，也不易诱发脊柱及其相关疾病。

## 第三节　颈段脊柱病的预防

随着电脑的普及，人们生活方式的改变，颈椎病的发病率呈逐年增高的趋势。国内统计表明，在明确诊断的脊柱病中，颈椎病约占 2/3。50 岁以下的人群中，25% 患过或正在患颈椎病；51~60 岁人群发病率高达 50%。近年来该病的发病年龄呈逐渐年轻化的趋势。头颈部急性损伤、慢性劳损、感受风寒、枕头不当等因素均可导致或诱发颈椎病的发生，这些因素有时可能很轻微，但它是致病的病理基础，日积月累，则易引发颈段脊柱病。所以，预防颈段脊柱病强调一要早，二要持之以恒。尽早采取有效预防措施，可以降低颈段脊柱病的发病率或推迟发病时间。

### 一、防止外力损伤

颈部是人体活动范围较大、活动方向较多（为多轴活动）、活动频率较高的部位，而且从解剖结构上讲，颈椎没有胸椎和腰椎稳定，颈部的肌肉和韧带没有胸腰部肥厚，也没有胸廓的保护，这样的结构特点极易发生损伤。损伤的类型很多，其中极易被忽视的是婴幼儿期的颈椎损伤。

**（一）预防分娩造成的颈椎损伤**

1. 分娩造成颈椎损伤的机制　一般情况下，胎儿出生时绝大多数是头先露。胎头娩出后，最大的关卡是肩部。为及时娩出双肩，助产医生常会采用前屈、后伸和左右扭动胎儿头颅的助产方式，而此期大多数胎儿的寰枕关节和寰枢关节处于半脱位状态，如果助产医生缺乏经验或者操作粗暴，容易造成胎儿颈部肌肉、韧带等组织的损伤，甚至造成颈椎脱位。

正常胎位生产尚且容易造成损伤，如果遇到胎位不正或难产，如头盆不称、臀位或者器械吸引产（包括高位或中位产钳）、肩娩出困难产等，生产过程中的暴力牵拉、过度屈伸或旋转造成颈部损伤的概率就更大，较为明显表现出颈部的皮下血肿或婴幼儿斜颈（胸锁乳突肌损伤）、臂丛神经损伤、寰枢关节紊乱等相关症状，容易引起医生和家长的重视，但绝大多数患儿的损伤症状不明显，他们又无法表达疼痛等主观症状，以上损伤往往被忽视。再者，这些损伤在影像学检查中也没有明显的异常，如果再加上新生儿不正确的睡眠姿势，就更加重了颈部的损伤。这种损伤得不到及时治疗，或治疗不彻底，均会成为日后颈段脊柱病的宿根。

2. 预防方法

·按时进行产前检查，及时纠正胎位。如果发现头盆不称或臀位等不正常胎位，应及时纠正，必要时采用剖腹产，并注意避免颈椎的损伤。

·注意助产操作技巧：助产医生应熟练掌握助产技术，熟悉胎位，尤其特别注意胎头的常规复位。防止过度扭动、拖拉新生儿头颅。

·注意产后护理：分娩过程结束后，应注意检查新生儿颈肩部有无肿块，颈部活动是否正常等。有的患儿颈部的肿块可在出生后 10～15d 出现，故应告诉家长注意观察。另外，应告诉家长注意新生儿正确的睡眠姿势，避免颈椎再次损伤的发生。

·及时治疗微小损伤：一旦发现新生儿颈部的损伤，应及时治疗。其中，胸锁乳突肌损伤造成的婴幼儿肌性斜颈是较常发现的损伤类型，应采用适当的手法及时治疗。一般情况下，半岁以内，治疗效果较好。如果长期得不到有效治疗，会引起颈椎甚至脊柱的异常弯曲。

**（二）预防意外事故造成的颈椎急性损伤**

1. 常见的损伤类型

（1）摔伤：1～3 岁的婴幼儿缺乏意外伤害的防范意识，高床或高处玩耍坠落，头着地时医生和家长往往只注意脑部外伤，而忽视由此造成的颈部间接暴力冲击伤，这种损伤类型是在颈部的意外损伤中常见又容易被忽略的一种。高空作业人员，如建筑工人、室外清洁工人等由于缺乏必要的防护措施，高空坠落造成头着地或足着地间接损伤颈椎，不仅可损伤颈部的肌肉、韧带，而且可能导致颈椎脱位或半脱位。

（2）扭挫伤：从事体力劳动、文艺演出等工作或长期低头伏案工作者，在毫无防备的情况下，突然扭转头部造成颈部肌肉强烈扭转或过度牵拉，肌纤维部分撕裂或断裂，局部组织充血、水肿，这些无菌性炎性反应若得不到及时治疗，容易引起颈椎的继发性损伤。高速行驶的汽车突然紧急刹车，惯性作用使乘客头颈部继续向前，而身体则"刹住"，致使颈椎快速地前后摆动造成颈部急性损伤。汽车追尾撞击事故中，人体在靠背或坐凳的带动下突然向前或向后时，头部与身体的运动不能协调一致，也是较常见的颈椎损伤类型。

头颈部的外伤是导致颈段脊柱病的重要因素之一，从事武术、跳水、单杠、体操等体育运动者，动作失误又缺乏必要的防护措施，可致颈椎摔伤；如果运动前没做好准备工作，则可能会在运动中发生扭挫伤。

2. 预防方法

·加强防范意识，尽量避免损伤的发生：婴幼儿应有专人看护，避免睡卧高床、高处玩耍或乘坐碰碰车，减少损伤机会。高空作业人员必须佩戴必要的防护设备。乘坐汽车、飞机应系好安全带，尽量避免急刹车或行走过于颠簸的道路。劳动、演出和体育运动前充分的准备活动可使关节、肌肉充分舒展、协调，并使人体的应激能力与之相适应，有效预防此类损伤的发生。

·如果发生意外，应注意检查颈部情况和伤者的搬运体位，避免再次损伤。

·及时治疗微小损伤，合理运用颈围或牵引等制动方法进行治疗，避免发展为难治性颈段脊柱病。

·平时应加强颈项部肌肉的功能锻炼，以增强肌肉、韧带的力量和弹性，提高颈椎避免损伤的应急能力。

**（三）预防颈椎慢性劳损**

1. 常见的损伤类型

（1）姿势不良：不正确的坐、卧、立、行姿势，或歪头写字、办公桌椅高低不适等日常生活中的不良姿势，习惯成自然，不被人们重视，日积月累，容易造成颈部肌肉疲劳和关节囊、韧带松弛乏力，加速颈椎的退变进程，出现颈椎代偿性增生，引起颈神经根、椎动脉等被刺激或压迫，表现出一系列颈段脊柱病的临床症状。

（2）职业损伤：从事会计、刺绣、编织、编校、写作、电脑打字等伏案工作者，长期低头使颈背部肌肉长时间处于非协调受力状态，尤其是颈后部的肌肉和韧带受到过度牵拉，张力增高，甚至引起部分肌纤维的撕裂或断裂。同时，长期低头工作使头颈部的血液供应受到影响，不仅加重颈部肌肉和韧带的损伤，而且加速颈椎的退变进程，脊柱的稳定性下降，过早出现颈段脊柱病症状。

职业驾驶员也是颈段脊柱病多发的人群之一。通常，驾驶员在分析路况时，身体会不自然的处于向前微倾的状态，而头又必须抬起保持目视前方，这个姿势对颈椎的负荷最大。如果再不注意调整汽车的座椅，座椅过高或过低、身体离脚踏板的距离不合适、手臂长期处于悬空状态等，均会增加颈椎劳损的概率。

（3）精虚血亏，筋肉衰弱：相同的工作性质、工作体位、工作时间和工作强度，有的人容易患颈段脊柱病，有的却很健康，这与人的体质有密切的关系。中医认为，"正气存内，邪不可干。邪之所凑，其气必虚"。精虚血亏，精不足无以主骨，血不足无以养筋；筋肉衰弱易受外邪的侵袭而致损伤。女性由于存在经、带、胎、产等特殊的生理现象，尤其容易导致此类劳损。从解剖角度看，女性颈背肌肉、韧带的强度也相对弱于男性，这也是颈椎病的发病率女性较男性高的原因之一。

哺乳期的乳母，一方面存在精虚血亏，筋肉衰弱的现象，另一方面喂奶时喜欢长时间低头看婴儿吃奶或夜间喂奶时因图方便长时间侧睡于一个方向等不良哺乳姿势，极易诱发或加重颈段脊柱病，应引起高度重视。

2. 预防方法

·加强宣传：正确认识良好的坐、卧、立、行姿势在维持机体健康中的重要性。脊柱是人体的中轴，犹如大厦的支柱，正确的坐、卧、立、行姿势是决定脊柱是否健康的重要因素之一。让越来越多的人认识到保护脊柱的重要性及正确的保护方法，能最大限度地减少因姿势不良造成的颈椎损伤。

·加强劳动保护，有效避免职业损伤：端正和提高认识，保持正确的劳作姿势，改善劳作环境，杜绝不合理的超量负荷，提倡适度、适量的工作可减少颈椎的职业损伤。如长期从事会计、刺绣、编织、编校、写作、电脑打字等伏案工作者，应随时提醒自己要保持正确的坐姿，眼和桌面保持33cm左右的距离，工作1h左右改变一下体位，通过不断变换体位可以减少颈部肌肉、韧带的疲劳，进而避免颈椎的损伤。驾驶员在驾车过程中，首先要注意事先调整好座椅的舒适度、系好安全带并避免不良的驾车姿势，其次可利用红灯的间隙活动颈椎、舒展身体、休息手臂、极目远眺，长途驾驶时最好两个小时进行一次一定时间的休整。

·适度锻炼，增强体质：太极拳、广播操等全身性锻炼方式可促进全身气血运行，使精足神旺。颈项部功能锻炼可增强局部肌力，滑利颈椎关节。坚持适度锻炼，合理膳食，保持乐观的心态和健康的生活方式是增强体质的有效方法，可抵御外力对颈椎的损伤。

哺乳期妇女体质较弱，除注意增强体质外，消除乳头凹陷等乳母基础性疾病，保持正确的哺乳姿势，加强营养，哺乳间隙适度做些抬头后仰、左右转颈等颈椎活动和适当的颈项部保健按摩可有效减少哺乳期颈段脊柱病的发生。

## 二、注意颈肩部保暖，防止感受风寒

中医学认为，风为阳邪，易袭阳位，颈椎为脊柱之上部，又为"总督一身之阳"之督脉所过，故颈肩部易感受风邪。风为百病之长，常兼邪致病。在颈肩部，常见风寒相兼为患。风性善行数变，发病急、变化快。寒为阴邪，主收引，其性凝滞，寒邪致病易阻碍气机，损伤阳气。故风寒为患，多阻滞气血运行，使气血淤滞不通而产生疼痛，阳气受损，不能温煦滋养肌肉和筋脉，疼痛以冷痛为主，得温则减，遇寒加重。

现代医学认为，颈肩部感受风寒后，局部肌肉痉挛，肌肉和韧带的张力增高，血管收缩，甚至局部缺血、瘀血、水肿等使血液循环受到影响，如果刺激相应的感觉神经末梢，则出现疼痛症状，进而影响颈肩部的正常活动，导致颈椎的慢性劳损或加速颈椎的退变进程诱发颈段脊柱病。

注意颈肩部保暖，除平时注意添加衣被、寒冷的冬天佩带护肩外，还要注意不要久居寒冷地带，不睡卧寒冷湿地或当风而卧。

## 三、防止长时间低头工作，避免不正确的工作体位

长时间低头工作或不正确的工作体位，使颈部的肌肉和韧带长期处于一种非协调受力状态，容易造成颈肩部肌肉和韧带的劳损性改变，即局部慢性渗出、充血和水肿等炎性改变，这些病理改变刺激颈椎周围软组织，表现出颈肩部疼痛、活动不利等颈肩部疾病的常见症状。如不及时纠正，颈椎内外环境的平衡状态可被破坏，颈神经根、椎动脉、交感神经甚至脊髓受到刺激或压迫，容易发展成相应类型的颈段脊柱病。

正确的工作体位以既能感觉舒适，又可保持颈椎的正常生理曲度为原则。保持正确的坐、立、行等姿势，特别是坐位工作时，每隔1h左右应变换一下体位。坐具如果有扶手应将双手放置于两侧扶手上，如果有靠背，应尽量将背部靠紧椅背以减轻脊柱的负荷。操作电脑者，眼睛最好与屏幕上端平齐，目光自然向下看时能与屏幕中心成15°左右的夹角最为适宜。

## 四、纠正不当睡姿，并注意用枕的合理性

不恰当的睡姿和卧具不仅影响受术者的睡眠质量，还容易使颈椎内外环境平衡失调而诱发或加重颈段脊柱病。枕头的软硬、高低不适对颈椎的影响也很大。

仰卧位睡眠，枕头置于枕颈部后方使头颈部保持自然仰伸位，是预防颈段脊柱病较为理想的睡眠姿势。也可采用侧卧位，以脊柱保持自然弯曲，头颈水平放

于枕上为宜。不提倡俯卧位。卧具以硬板床垫上中等厚度海绵或软褥最为理想。

枕头的选用要软硬适度并具有一定的弹性，高低适宜，形状以颈部能保持正常的生理曲度为原则，通常多用中间低、两端高的元宝形，枕内盛装荞麦壳、绿豆壳、海绵或根据病情需要填装适当的中草药。

## 五、适当的保健推拿

随着年龄的增加，在生物力学、营养、基质降解酶、遗传和其他因素的影响下，脊柱不可避免地发生衰退，其中椎间盘从 20~25 岁即开始退变。不恰当的脊柱运动，特别是单一的不良体位的运动，可加速椎间盘退行性改变的进程。35~40 岁以后总骨量开始下降，关节软骨逐渐被破坏，椎骨随即发生骨质疏松或骨质增生等退行性改变。脊柱的稳定需要由肌肉、韧带、脊柱骨和关节之间的协同运动来维持，无论是肌肉和韧带的急、慢性损伤，还是脊柱骨和关节的正常退变都会影响脊柱内外环境的相对平衡状态，进而引起脊柱及其相关疾病的发生。

保健推拿旨在解除肌肉和韧带的紧张、痉挛状态，修复受损的肌纤维；调整血管、神经的功能状态，促进局部及全身的血液循环，减少神经递质儿茶酚胺的释放并促进其代谢过程；整复脊柱骨和关节微小的解剖结构异常或功能改变，即松解粘连、滑利关节，从而达到延缓脊柱的正常退变进程，修复肌肉和韧带的急、慢性损伤，进而调整脊柱内外环境的平衡，恢复脊柱的稳定性和灵活性，有效预防颈椎及其相关疾病的发生。

保健推拿多选用松解类手法，如一指禅推法、㨰法、点法、按法、揉法、弹拨法、拿法、摇法等，施术于颈项部、头部、上肢部及印堂、百会、风池、风府、玉枕、天柱、大杼、大椎、肩中俞、肩外俞、肩井、秉风、天宗、天鼎、缺盆、曲池、合谷等督脉、足太阳膀胱经、足少阳胆经上的腧穴。手法操作力求柔和，刺激量以受术者感觉舒适为度，切记不能用蛮力和暴力。具体操作可参照第四章第一节颈段脊柱病的推拿整脊保健方法或推拿学等相关教材。

## 六、适度的颈项肌功能锻炼

适度的功能锻炼可以增强颈项部肌肉的肌力，促进颈椎及其周围组织的血液循环，滑利颈椎小关节，恢复并维持颈椎内外环境的相对平衡状态，预防颈段脊柱疾病的发生，并能促进落枕、颈项部劳损和颈椎病的早日康复。常用的锻炼形式为主动锻炼，有时也可根据情况做一些辅助或抗阻力形式的锻炼。锻炼的方法多种多样，如与项争力、仙鹤点头、前伸探海、回头望月等。前两种锻炼方法主要针对的是使颈椎前屈后伸的肌群，后两种则主要锻炼的是使颈椎侧屈、旋转的肌群。具体方法介绍如下：

预备姿势　站立位（两脚平行分开与肩等宽）或端坐位，两手叉腰，头端平，双目平视前方。

与项争力　吸气，头颈尽量往上拔伸并缓慢抬头望天，停留片刻。呼气还原并低头看地。呼吸自然，并逐渐加深。重复 8～10 次。

仙鹤点头　吸气，头颈尽量往上拔伸并将下颌尽量往前探，停留片刻。呼气，下颌带动头颈尽量往下勾并还原。犹如仙鹤伸长脖颈点头状。重复 4～6 次。

前伸探海　吸气，头颈前伸并侧转向右前下方，目视右前下方似向海底窥探一样。呼气还原。左右相同，重复 4～6 次。

回头望月　吸气，低头旋转并将头颈向右后上方尽力扭转，目视右后上方，似回头并向天空窥望月亮一般。呼气还原。左右相同，重复 4～6 次。

## 七、其他方面

由于引发颈段脊柱病的因素复杂多样，故预防颈段脊柱病除需要注意以上几个方面外，及时治疗咽炎、保持心情舒畅、戒烟限酒等方面也不容忽视。

1. 及时治疗咽炎　咽喉与颈椎毗邻，两者之间的血液、淋巴循环关系密切。咽部感受细菌或病毒后所产生的炎性物质等，可以直接刺激或通过血液、淋巴循环影响颈椎部的肌肉、韧带或关节，使肌肉紧张、痉挛，韧带松弛甚至关节功能紊乱，导致脊柱内外环境的平衡失调，脊柱的稳定性、灵活性和柔韧性下降，诱发颈段脊柱病。临床流行病学调查显示，急、慢性咽喉炎均为颈椎病发病的重要危险因素之一，大部分颈椎病受术者伴有不同程度的咽部炎症也证实了咽炎与颈段脊柱病的密切联系。及时治疗咽炎，可减少颈段脊柱病的发生或避免颈椎病的加重。

2. 保持心情舒畅　研究表明，长期情感压抑，多愁善感的人易患神经衰弱综合征，使人体整体机能下降，颈部的肌肉、韧带和关节得不到应有的休整。加之情绪不良时常垂头丧气，影响颈椎的生理曲度和支撑能力。长此以往，容易造成颈肩部肌肉、韧带的慢性劳损性改变和关节功能的紊乱，诱发颈段脊柱病。故心胸开阔、心情舒畅也是预防颈段脊柱病发生和避免加重颈椎病病情的有效措施之一。

3. 戒烟限酒　烟中的尼古丁等有害物质可导致毛细血管痉挛、颈椎椎体的血液供应下降，进而影响椎间盘的酸碱度，促使椎间盘的代谢改变，加速椎间盘的退变进程。吸烟最容易引起的慢性咳嗽还可增加椎间盘的瞬间负重，诱发椎间盘突出症。研究表明，吸烟还是骨质疏松的诱发因素之一。因此，戒烟或减少吸烟可预防颈段脊柱病的发生，并可促进颈椎病的康复。酒精会影响钙质在骨骼的沉积，并可影响各种营养成分的吸收，诱发骨质疏松症或骨质软化症等，加速颈椎的退变进程，故限量饮酒也可在一定程度预防颈段脊柱病的发生。

## 第四节　胸腰段脊柱病的预防

胸腰段脊柱病的种类繁多，原因复杂。有些病因尚未完全清楚，但胸腰椎本身的退变和急、慢性损伤无疑是发病的主要因素。注意腰部保暖，防止风寒湿邪侵袭，睡卧硬板床，改正不良卧姿及不正确的工作姿势，注意劳逸结合，合理使用腰围护腰，适度进行腰背肌功能锻炼等方法可以减缓腰椎退变，有效避免各种急、慢性损伤，从而预防胸腰段脊柱病的发生。早期预防，从青少年开始就应注意避免发生胸腰段脊柱病的潜在因素。持之以恒，从学校、家庭和职业前训练及工作环境、生活习惯开始，树立"以预防为主"的观念，才能有效避免胸腰段脊柱病的发生。

### 一、定期进行健康检查，避免急、慢性损伤

脊柱是人体的中轴，其中胸腰段脊柱又是脊柱的主要承重部位之一，高空坠地或劳作过程中的意外损伤均有可能导致胸腰段脊柱疾病的发生。有时，损伤的程度较轻，或者损伤远离感觉神经末梢或血管，不会引起诸如疼痛、肿胀等较明显的临床症状，容易被忽略。

青少年由于学习任务繁重，容易发生因姿势不良导致的脊柱侧弯，在健康体检中应予以高度重视。另外，还应注意筛查先天性或特发性畸形，如特发性脊柱侧弯或椎弓崩裂。对于从事过腰部剧烈活动者，如背跃式跳高运动员，应注意有无慢性腰肌损伤或椎弓根的隐性骨折。职业驾驶员或长期从事坐位或站位工作者应注意检查有无慢性腰肌劳损或姿势性侧弯畸形。女性由于存在经、带、胎、产等特殊的生理现象，特别是哺乳期和更年期，由于一方面存在精虚血亏、筋肉衰弱的现象，另一方面由于内分泌失调引起的肥胖加重了腰脊柱的负担，容易导致腰肌的劳损性及腰椎的退行性改变。

因此，加强防范意识，尽量避免急、慢性损伤的发生；定期进行健康检查，及时发现和治疗微小损伤，防微杜渐是预防胸腰段脊柱病发生的有效措施之一。

## 二、注意腰部保暖，防止风寒湿邪侵袭

中医学认为，胸腰椎为督脉所过，易受风邪侵袭。"风为百病之长"，风邪致病，又常挟寒、湿为患。寒、湿均为阴邪，易袭阴位，故风寒湿相合为患，常以腰骶部症状最为突出。寒性收引，凝滞；湿性黏滞。均易阻碍气机，损伤阳气，使气血阻滞，经脉拘急，表现出以冷痛、活动不利为主的临床症状，且反复发作，缠绵难愈。

现代医学认为，寒冷本身是一种物理刺激，它不仅可降低痛阈，还可引起肌肉和小血管的收缩。肌肉的长时间收缩，可产生大量的乳酸等代谢产物，这些代谢产物的大量堆积，又进一步刺激筋肉，使之痉挛。肌肉痉挛和血管收缩最终造成组织缺血、缺氧、代谢障碍，进而导致腰部软组织损伤，产生以疼痛和功能障碍为主的胸腰部疾病常见症状。潮湿可使身体热量的外传速度成倍增加，故若遇潮湿则症状加重。

总之，风寒湿邪侵袭是引起胸腰段脊柱病的主要诱因之一，注意腰部保暖应贯穿于日常生活中，如避免睡卧湿地、久居寒冷处所。遇天气变化应及时添加衣被，工作状态的风扇或空调吹风口应避免直对腰背部等。

## 三、睡卧硬板床，改正不良卧姿

不良的卧姿，如俯卧位、长期同一体位或过度屈颈弯腰姿势睡眠，容易使胸腰部肌肉、韧带的受力不均匀，脊柱的椎体、小关节所受的应力不当，加速脊柱的正常退变或引发脊柱侧弯，诱发胸腰部疾患。过软的卧具，如席梦思软床，仰卧时可使躯体过度（较重）下陷，头颈和下肢（较轻）过度上抬，造成颈部前屈而颈椎生理曲度减弱、消失甚至反弓，腰椎后凸；侧卧时由于腰臀部较重而下陷，易造成腰椎侧弯畸形；俯卧则易引起腰椎过度前凸而失稳。软硬适度的卧具可以减轻或防止以上现象的出现，有效保护脊柱，使之维持正常的生理曲度，进而避免胸腰椎疾病的发生。

## 四、纠正不正确的坐立或工作姿势，注意劳逸结合

胸腰椎是脊柱中负重最大的部位，特别是腰椎，在身体各部运动中起着枢纽作用，是日常生活和劳动中活动最多的部位之一。不正确的坐立或工作姿势，或者即使是正确体位，持续时间过长都会加重胸腰椎的应力负荷，破坏健康脊柱内外环境的平衡状态而导致胸腰部疾患。因此，纠正不正确的坐立或工

作姿势，并注意劳逸结合是预防胸腰椎疾病的有效方法之一。

日常生活和工作中，需要弯腰、下蹲、起立或提起重物时，须注意先使肌肉用力，避免无精神准备的突然动作。劳动中，如端、扛、背、挑等，要适当使胸、腰挺起，注意重力的平衡。准备将重物由地面抬起时，可先屈髋、膝关节作下蹲姿势，腰部保持挺直，上抬时用力伸直髋膝，二人的动作要协调，同时抬起。需要固定弯腰姿势下劳作时，"用跪代替弯腰下蹲"不失为一种保护腰椎的好办法。同时注意间歇性地做些伸腰活动，可有效避免胸腰椎的损伤。经常搬运重物者，可在腰部系一宽腰带，以预防发生损伤。

青少年由于学习负担较重，普遍存在不良的读书写字姿势，如果长时间得不到纠正，会影响脊柱的正常发育，成为胸腰椎疾病的常见诱发因素。纠正此种不良姿势，可采用前位坐姿，即坐位时，身体自然放松，躯干胸段略前倾，腰部轻靠椅背，前臂放于桌上，使身体上部的重心线通过坐骨结节或髋关节前方，用背部肌肉的紧张维持坐姿的平衡。坐位学习持续的时间不宜太长，一小时左右需要站立休息片刻，活动一下身躯、上肢和头颈。也可通过改变坐椅高度或在椅面上前后挪动臀部来不断调整坐姿，减少腰背的疲劳。

## 五、合理使用保护器具

腰围和腰垫是预防腰椎疾病常用的保护器具，合理使用可有效分担脊柱的重力负荷，减弱椎间盘和小关节的应力，对胸腰椎及其附着的软组织具有较好的制动和保护作用。通过限制腰椎的过度活动，尤其是前屈活动，可使腰椎局部组织得到充分休息，缓解肌肉的痉挛或疲劳状态，促进微小的损伤尽早康复，消散致痛物质，避免胸腰部疾病发生。对于患有腰腿部疾病的受术者，合理使用护膝也可间接地保护胸腰椎肌肉免受意外损伤。

长期使用腰围，脊柱的重力负荷是减少了，但脊柱周围的肌肉因承重减少会产生不同程度的失用性萎缩，一旦除去腰围，容易导致脊柱失稳。故腰围的使用应合理，通常在负重劳动或胸腰段脊柱病发作期腰部需要保护时使用，避免脊柱对腰围产生依赖。另外，腰围使用的规格选择应与佩戴者的体形相适应，一般以上方到达下肋弓，下方覆盖髂嵴部，后方不宜过分前突，前方不宜过分束紧，能保持腰椎良好的生理曲度为原则。

## 六、适度的腰背肌和腹肌功能锻炼

适度的腰背肌和腹肌功能锻炼可以增强腰背部肌肉的肌力，促进胸腰部脊柱及其周围组织的血液循环，恢复并维持脊柱内外环境的相对平衡状态，预防胸腰部疾病的发生，并能增强机体对其他疾病的抗病能力，促进慢性腰肌劳损、腰背筋膜综合征及其他胸腰部疾病的早日康复。

锻炼的方法很多，其中许多全身性的体育运动对腰背肌和腹肌也能起到相应的锻炼作用，如慢跑、跳绳、形体操、广播操、太极拳、游泳和适当的体力劳动等。但一些侧重于单侧锻炼的运动，如羽毛球、乒乓球、保龄球等，容易导致脊柱侧弯畸形的出现。为了保持脊柱的正直，提倡做对称运动。

此外，一些针对性强，简单易行，便于长期坚持的锻炼方法一直广泛应用于临床，具有较好的效果。如飞燕点水、仰卧架桥、双手攀足、转腰推碑等。前三种锻炼方法主要针对的是使胸腰椎前屈后伸的肌群，后一种则主要锻炼的是使腰椎侧屈、旋转的肌群。锻炼要循序渐进，持之以恒。具体方法介绍如下：

飞燕点水　锻炼者取俯卧位，头转向一侧，双下肢伸直，双上肢掌心向上置于体侧。吸气，腰腹肌、上肢肌及下肢肌同时用力收缩，尽量使上胸部和下腹部离开床面，保持 10～20s。呼气还原休息。连续做 8～10 次。

仰卧架桥　锻炼者取仰卧位，两手叉腰作支撑点，两腿屈膝成 90°，两足平行分开与肩等宽并踏实置于床上。吸气，挺起躯干，以头后枕部及两肘支撑上半身，两足支撑下半身，尽量使腰腹部离开床面成半拱桥形，保持 10～20s。呼气还原休息。连续做 8～10 次。

双手攀足　两足分开站立，两手置于腹前，掌心向下。吸气，向前弯腰，手掌下按尽量触地。呼气还原休息。两手下按时两腿伸直，膝关节勿屈曲。连续做 8～10 次。

转腰推碑　站立位，两脚平行分开与肩等宽，两臂下垂，头端平，目平视。吸气，向左转体，右手成立掌向左前方推出，手臂伸直与肩平，左手握拳护于腰部，目视左前方；呼气，右手握拳收回，双手握空拳护于腰部。吸气，向右转体，左手变立掌向右前方推出，右手握拳护于腰部，目视右前方；呼气，左手握拳收回，双手握空拳护于腰部。左右各重复 2×8 次。推掌时，动作要与呼吸配合，手腕稍用力，手臂伸直与肩平，转体时头颈与腰部同时动作，但两腿不动。

# | 第十五章 |
# 整脊保健

衰老不是从眼角的第一道皱纹开始，也不是从鬓间的第一根白发开始的，而是从身体特别是脊柱开始的。脊柱的柔韧性减弱是人体衰老的最早征兆，脊椎退变引起的许多病变，是影响中老年人工作、生活，引起衰老和病痛的主要原因。诚如民间流传的《老来难》所说的"袖手缩肩脊背弯""杖扶墙根立不稳""腰柱痛，腿发酸，困乏昏晕懒动弹""侧体卧，身难翻，足冷抽筋咬牙关"等，整脊不仅是治疗和预防上述脊柱及其相关疾病的重要方法，而且是中医传统的保健强身、延年益寿方法，现在被越来越多的人重视和运用。

## 第一节　整脊保健的概念、作用和意义

### 一、整脊保健的概念

"整"为调整，"脊"为脊柱及脊柱相关组织。整脊保健是运用推拿整脊、导引整脊等方法调整脊柱及脊柱相关组织的生理功能和病理状态，达到预防疾病和养生保健目的的一种方法。它是整脊学的重要组成部分，属于中医"治未病"的范畴，可归属于现代医学中的"预防医学"领域。随着社会进步和人们生活水平的提高，整脊保健越来越受到人们的喜爱，并逐步进入人们的日常生活。如常见的踩背踏背、跪背、通督按摩、太极拳的脊柱运动、道家养生术的扭脊导引、本书介绍的许多脊椎导引方法，均能调整和增强人体的中轴、神经的中枢、保健的中心——脊柱——的功能，发挥保健强身、延年益寿的作用。

### 二、整脊保健的作用和意义

整脊保健主要通过各种整脊保健技术对脊柱及脊柱相关组织进行不同方式

的刺激，从而达到预防脊柱及脊柱相关性疾病、促进儿童生长发育、强身健体、减肥美容和延年益寿等目的。

两千多年前庄子提出养生保健时就非常重视整脊保健。《庄子·养生主》说："缘督以为经，可以保身，可以全生，全以养亲，可以尽年。"一言以蔽之，就是以督脉循行的脊椎部位为中心进行各种方法的养生，可以健康长寿，克尽人事。现存第一部中医经典著作《黄帝内经·素问·脉要经微论》则从病理角度论述了脊柱病变与人体脏腑功能，尤其是与人体生长发育、健康长寿有密切关系的先天之本——肾脏——功能衰退的关系，提示脊柱保健的重要作用："背曲肩随，府将坏矣；转摇不能，肾将惫矣；膝屈伸不能，行则偻俯，肾将惫矣。"这段话分别指出了胸、腰椎及整个脊柱在形态上的改变对脏腑机能的不良影响。中医经络学指出，位于脊柱正中的督脉分为两支：一支入脊贯肾，上通于脑；一支并膀胱之脉起于目内眦，分别行于脊旁 1.5 寸和 3 寸，形成脊旁第 1、2 侧线。也就是说脊柱及脊旁 3 寸内的脊椎区均与督脉的功能活动有直接关系，而与督脉交通、交会和同源的其他经脉，如六阳经、任脉、冲脉等，也与脊柱形成较密切的关系。换句话说，通过推拿、导引等方法调整和增强脊柱及脊柱区的功能，就可以调整督脉及与其相联系的其他经脉的功能，进而调整和增强经脉所络属脏腑的生理功能，增强体质，延年益寿。

中医经络学说认为，督脉是一身阳脉的总汇，既可以督率周身之阳气，又可以统摄人体真阳（元阳）。阳气在人体内有非常重要的作用，"阳气者，若天与日，失其所则折寿而不彰"（《内经》）。明代医家张介宾把《内经》关于阳气对人体生命的重要性进一步具体化："人之所以通体能温，由于阳气；人之所以有活力，由于阳气；五官五脏之所以变化无穷，亦无不由于阳气。""凡万物之生由乎阳，万物之死亦由乎阳。非阳能死物，阳来则生，阳去则死。"这说明人身阳气对人的生、老、病、死过程起着重要的甚至是决定性的作用。可以这样认为，阳气在人体的整个生命活动过程中起决定性作用，而阳气为督脉所统率，督脉又循行于脊柱内和脊旁，与肾脑相通，与冲、任同源。所以，整脊就可以调整和增强督脉阳气，增强大脑和肾脏功能，调理冲任两脉气血，从而使人体"阴平阳秘，精神乃治"而健康长寿。这正是整脊保健的重要作用。

现代医学认为，人体是一个以脊柱为中轴，骨骼为杠杆，肌肉为动力，关节为支点，韧带为稳定，血液为能量供应，中枢神经为指挥，神经反射、体液调节为信息传递构成的一个复杂的生物力学平衡体，其中任何一个环节失常都可破坏这种平衡，引起相关的疾病。整脊保健通过整脊保健技术可以直接或间接地刺激骨骼、肌肉、关节、韧带、神经和血管等组织，修复脊柱及脊柱周围软组织的病理改变，纠正脊柱解剖位置的异常，恢复脊柱的力学平衡；解除肌肉痉挛、松解组织粘连、改善血液循环、调整与脊柱相关的神经和血管的功能状态；促进机体的新陈代谢，如提高血清中内啡肽类物质的生成量，促使体内去甲肾上腺素及多巴胺、5－羟色胺等单胺类物质的生成和排泄，刺激蛋白分解产物尿酸、尿素氮的排泄等。整脊还能间接作用于骨髓造血系统，增强机体的免疫功能。

无论从中医学还是现代医学的角度来看，脊柱都是人体的一个重要组成部分，为人体四大保健特区之一。整脊保健能调整脊柱及其相关组织的平衡状态（特别是对处于亚健康状态的人群，这种调整作用尤为明显），达到预防疾病、强身健体的目的，是一种简便有效的保健养生方法，对人类的养生保健具有重要的意义。

# 第二节  整脊保健的方法

凡是能对脊柱及脊柱周围软组织进行适度的刺激，以调整脊柱生理、病理状态，从而达到预防脊柱及脊柱相关性疾病、强身健体、延年益寿的方法均属于整脊保健方法，如推拿手法、运动、牵引、导引、膏摩、药浴、刮痧、拔罐、灸法等均可作为整脊保健的常规方法在临床上广泛应用。由此可见，整脊保健的方法丰富多彩、琳琅满目，但均有显著的消除疲劳，保健强身的作用。现就常用推拿整脊保健方法介绍如下，有关导引等整脊保健方法，可选用导引整脊法及其他整脊方法。

## 一、推拿整脊保健法一

该方法主要针对健康或临床已出现失眠、乏力、体力下降、情绪低落或紧张烦躁等亚健康状态的症状但又没有阳性体征可诊断为某种疾病的人群。手法尽量直接作用于皮肤，操作部位可涂抹适量橄榄油、冬青膏、麻油等推拿介质，以期能起到润滑和保护皮肤、提高保健效果的作用。手法的应用以松解类手法为主，力求持久、有力、均匀、柔和，刚柔相济。根据施术对象的体质强弱灵活调整手法的力量，以既能让被施术者感觉舒适，又能起到调整脊柱、保健强身的作用为施术原则。具体操作时要注意选准经络和穴位，凡局部皮肤破损、溃烂，或骨折、结核、肿瘤及心脏病急性发作期、高血压脑病急性期等禁用，过饥、过饱、酗酒或过度疲劳时应慎用。操作后应注意休息，避免汗出当风。整套手法每次操作以 50 ~ 60min 为宜。

受术者俯卧位，全身放松，双手自然垂放于体侧，下肢自然伸直。

1. 颈、肩部操作

（1）拿揉五经及颈项：用双手十指指腹着力，紧贴头皮拿揉头部五经（督脉、太阳经和少阳经），自前额至枕部 3 ~ 5 遍；以右手拇指与食、中指指面或拇指与其余四指指面相对用力拿揉颈项部肌肉，自上而下 3 ~ 5 遍。

（2）拿揉肩部：用双手拇指与其余四指指面着力，拿揉受术者两侧肩部，以肩井穴为主，自内向外拿揉 3 ~ 5 遍。

（3）按揉督脉及相关俞穴：以右手或左手拇指指面着力，自头顶百会穴沿督脉循行路线经大椎到至阳穴，依次按揉 3 ~ 5 遍。按揉风池、天柱、肩井、肩外俞、肩中俞、秉风、天宗、肩贞、缺盆、肩前等常用俞穴，每穴约半分钟，以局部出现酸、胀、痛、麻等得气感为度。

（4）弹拨韧带：以拇指指面着力，沿棘突弹拨棘上、棘间韧带（项韧带），从枕后至大椎，自上而下 2 ~ 3 遍。

（5）拿揉肌群：拿揉颈项两侧肌群，尤以斜方肌和胸锁乳突肌为主，自上而下，每侧 2 ~ 3 遍。

（6）搓擦颈项及肩背：以右手或左手全掌，或双掌重叠着力，搓擦颈项及肩背部，以热为度。

（7）被动运动：一手扶受术者前额，另一手稳定胸脊柱，做缓慢的颈椎前屈、后伸和侧屈、旋转的被动运动，每个方向做 2 ~ 3 遍，以感觉轻松舒适为度。

2. 胸背、腰骶部操作

（1）轻摩脊柱：以右手或左手全掌着力轻摩脊柱，从脊柱颈胸段至腰骶部，往返操作 3 ~ 5 遍。

（2）按揉脊柱：以双手拇指指面着力，同时或交替按揉棘旁夹脊穴、肩胛骨内侧缘及棘旁肌肉，自上而下各 2 ~ 3 遍。若遇肌肉较为丰厚或肌张力较高的肌群，可双手重叠按揉以增加刺激量。

（3）擦揉脊柱：手握空拳，用小鱼际肌或侧掌着力，沿肌纤维走行方向擦脊柱两侧肌肉，自胸背至腰骶部 3 ~ 5 遍；用掌根着力轻揉 3 ~ 5 遍。

（4）调理督脉：用拇指指面着力，从风府穴开始，沿棘突自上而下依次按揉至长强穴 3~5 遍；再以手掌面着力，双手重叠按压脊柱从第 7 颈椎至长强 3 ~5 遍。捏脊 3~5 遍（用双手拇指指面与屈曲的食指桡侧缘着力，捏起受术者脊柱部皮肤，自长强穴沿督脉向上提捏至大椎穴）。

（5）调理足太阳膀胱经：以手掌根部着力，双手重叠依次按揉背部足太阳膀胱经第一、二侧线，从大杼穴至腰骶部，自上而下 2~3 遍，背俞穴处重点按揉，以有得气感为度。

（6）微调整脊：双手掌交叉分别按于脊柱棘突两侧，嘱受术者全身放松，张口呼吸，呼气时逐渐下压，并相对用力推按。吸气时放松还原。从第 1 胸椎至腰骶部依次调整，交换左、右手位置，重复操作 1 遍。

（7）调整骶髂关节：用掌跟着力，双手重叠按揉腰骶部 3~5min；充分暴露脊柱部，用拇指触诊法检查双侧髂后上棘的高度并做好记录；双手掌交叉置于双侧骶髂关节上部，两掌相对用力压揉骶髂关节，从上到下依次调整 2~3 遍。骶髂关节的调整以脊柱位于骨盆正中、双侧髂后上棘处于同一条水平线为度，但切忌用蛮力和暴力。

（8）搓擦脊柱：先用掌擦法沿脊柱中线及足太阳膀胱经第一、二侧线直擦，再用侧擦法横擦腰骶部，均以局部皮肤轻度充血为度。

（9）运腰整脊：受术者仰卧，两下肢并拢，屈髋屈膝。双手分按于两膝部或一手按于膝关节，另一手按于足踝部，两手协调用力，环转摇动腰脊柱，顺逆时针方向各摇 3~5 遍。

## 二、推拿整脊保健法二

### （一）颈、肩部按摩操作

受术者取俯卧位，施术者站其一侧或头前。

1. **拿揉颈项部**　施术者一手托受术者前额，另一手拇指指腹与食、中指指腹或余四指相对，用三指或五指拿揉颈项部肌肉 2~3min。

2. **指压棘突两侧**　施术者以双手拇指指端分别置受术者项部棘突两侧，自上而下按压 2~3 遍，按压同时或按压后可行轻揉法。

3. **拿揉肩部**　施术者以双手拇指分别置于受术者两侧冈上窝，余四指放在肩前部，自内向外拿揉肩部 2~3min。施术者亦可立于受术者头前，双手拇指分别置于受术者两侧肩前部，余四指置冈上窝，自内向外拿揉肩部 2~3min。

4. **按压肩井、秉风、天宗穴**　施术者以双手拇指指腹分置于受术者两侧秉风、天宗穴上，按揉各 1~2min，然后立于受术者头前，双拇指置于受术者两侧肩井穴，余四指抱定肩后部，揉压肩井穴 1~2min。亦可按压后再行揉法。

5. 搓肩部　施术者立于受术者一侧，搓揉肩部 2~3min；然后双掌心对置，五指自然分开，以小指尺侧端有节奏地叩击肩部数下。

**（二）背腰部按摩操作**

受术者俯卧位，施术者站其一侧。

1. 按揉背腰部　施术者以双手拇指指端置于受术者两侧肩胛内侧上缘肩中俞穴，自上而下同时或交替按揉肩胛骨内缘、夹脊穴和膀胱经第一、二侧线各 3~5 遍；然后用掌根同时或交替按揉脊柱两侧肌肉。需要增加力量、增强刺激，可双手重叠进行操作。

2. 弹拨足太阳膀胱经　施术者双手拇指指端相对，以双手拇指指腹同时自上而下弹拨受术者足太阳膀胱经 3~5 次，如需增加力量、增强刺激，可用一手拇指指腹压在另一手拇指指背，双拇指重叠弹拨。拨后应轻揉 2 遍。

3. 按压足太阳膀胱经　施术者以双手拇指指端或指腹置受术者背部膀胱经第一侧线上，自大杼穴起，自上而下，同时交替按压背俞穴 3~5 遍。可边按边揉或按揉交替或按后缓揉。

4. 搓脊柱两侧　施术者沉肩、垂肘、悬腕，手握空拳，侧掌搓或握拳搓受术者脊柱两侧 2~3min；注意腰部搓法的力量、角度和方向。

5. 拍打背腰部　施术者以双手空拳或虚掌叩击、拍打受术者背腰部 1~2min，注意腰部两侧叩击的力量。

6. 按揉肾俞穴　施术者以两手拇指指端（拇指伸直位）置于受术者双侧肾俞穴，同时着力对按、对揉或按揉交替，一般以每个动作连续 3 次为宜，时间约 1~2min。施术者亦可以双手拇指重叠置一侧肾俞穴，双手食、中、无名指并拢重叠置对侧肾俞穴，同时着力拿揉 1~2min。

7. 搓命门　施术者双手搓热，迅速以一手扶受术者背部，一手放置于命门穴，快速搓擦肾俞、命门至受术者腹部感到温热为止，时间约 1~2min。搓擦后亦可缓揉，以增加热感的穿透力量。

8. 直推背腰部　施术者一手扶持受术者肩部，一手以掌根推脊柱两侧 3~5次。

**（三）下肢后侧部按摩操作**

受术者取俯卧位，施术者站其一侧或足侧。

1. 拿揉臀部及下肢后侧　施术者以两手拇指与四指相合，自上而下拿揉受术者臀部及下股后侧3~5min。以臀部、大腿后侧及小腿后侧肌群为重点。

2. **揉臀部及下肢后侧** 施术者沉肩、垂肘、悬腕、手握空拳，以掌指关节揉受术者臀部及下肢后侧3~5min。其中以臀部，大腿及小腿后侧肌群为重点。

3. **按压环跳、承扶、殷门、委中、承山穴** 施术者以拇指分别按压术者环跳、承扶、殷门、委中、承山穴各30s，环跳、承扶、殷门穴还可用肘尖按压，压后应缓揉。

4. **拿揉昆仑、太溪穴** 施术者以拇指、食指指腹分置受术者下肢两侧昆仑、太溪穴上，提拿揉捏1~2min。

5. **叩击臀部** 施术者以一手空拳有节奏地叩击受术者臀部，力量稍重，时间1~2min。

6. **抱揉下肢后侧** 施术者双手掌心对置受术者下肢后侧肌肉，稍用力抱紧，自上而下揉下肢后侧2~3遍，重点抱揉小腿后侧肌群。

7. **足部五脏反射区的按摩** 受术者足背下垫一高枕或屈曲膝关节，以暴露足底。施术者一手托其足背，另一手用拇指推掌法，分轻、中、重三步，由足跟向足趾按推心反射区3次；用单食指扣拳法，自足跟向足趾外端压刮肝反射区3次；用单食指扣拳法向下按压脾反射区3次；用单食指扣拳法自外向内压刮肺、支气管反射区3次；用握足扣指法由足趾向足跟方向按摩肾反射区3~6次。

8. **拔伸趾关节受术者屈膝** 施术者一手托其足背，另一手拇指、食指依次捻揉拇趾及小趾，并拔伸趾关节，在沉缓拔伸的同时，急速滑脱，施术者两指可发出碰撞的声音。

9. **搓、推、揉、叩足底** 受术者足背垫垫或膝关节屈曲暴露足底。施术者以单手鱼际、掌根或双手拇指推揉其足弓、足底各3~5遍；最后以空拳有节奏地叩击足底3~5遍，时间约2~3min。

**（四）上肢部按摩操作**

1. **拿揉上肢** 施术者一手托住受术者一侧腕部，另一手拇指与余四指相对，沿经脉路线或肌肉轮廓，拿揉上肢肌肉，由肩至臂，反复3~5遍。

2. **按揉腕关节** 施术者一手握住受术者一手手指，另一手四指托住腕部，拇指轻揉腕关节1~2min，然后作腕关节摇法数次。亦可两手拇指同时对一侧腕关节施术。

3. **点按曲池、手三里、内关、神门、合谷、劳宫穴** 施术者两手托起受术者一侧上肢，另一手拇指分别点按曲池、手三里、内关、神门、合谷、劳宫穴各30s，点后轻揉，或点揉相结合。

4. 推按手掌并拔伸指关节　施术者一手托住受术者手背或手掌；另一手拇指在受术者掌骨间隙由下至上推摩，按揉手掌或手背，各3~5次；然后施术者以食指与中指依次挟住受术者拇指、食指、中指、无名指、小指拔伸指关节，并急速滑脱，施术者两指相撞可发出响声。

5. 抖动上肢　施术者双手同时握住受术者一手大、小鱼际部，在稍用力拔伸的基础上，先左右、后上下交替抖动上肢1~2min。

6. 摇肩关节　施术者用一手握住受术者肩部，另一手握住腕部或托住肘部，先顺时针后逆时针，环转摇动关节各3~5次。

**（五）下肢前、内、外侧部按摩操作**

受术者取仰卧位，施术者站其一侧。

1. 直推下肢节前、内、外侧　施术者以手掌紧贴受术者大腿根部，分别自股内侧直推至足弓，自髀关推至足背，自环跳推至足外踝，各3~5次。

2. 拿揉下肢前、内、外侧　施术者以双手拇指与余四指分别着力于受术者下肢前、内、外侧，自上而下，拿揉3~5遍。

3. 按压足三里、血海、三阴交穴　施术者以拇指分别按压受术者足三里、血海、三阴交穴各1~2min。

4. 抱揉膝关节　施术者一手掌心置受术者髌骨上进行轻轻揉压，然后双手如抱球状抱住膝关节两侧，轻揉1~2min，两侧分别进行。

5. 拍打下肢前、内、外侧　施术者以手握空拳有节奏地自上而下分别叩击拍打受术者下肢前、内、外侧各3~5次。

6. 推摩足背　施术者以一手托受术者足底，以另一手拇指指腹、鱼际或掌根推摩足背10~20次。

7. 活动踝关节　施术者一手托住受术者足跟，另一手握住其足掌部，使踝关节背曲、背伸及环转摇动，先顺时针后逆时针，各5~8圈。

## 三、踩蹻法（踩背法）

踩蹻按摩是操作者以双足足趾、足掌、足跟为主，施力于被操作者的体表，同时配合双手的悬吊或支撑动作来调节自身的体重和重心，以达到保健强身、养生防病的目的。其特点是力量较大、技巧性强，适用于肌肉发达、体格健壮、耐受力强的人。要求操作者脚法娴熟、身体轻巧如燕、力量深透，重而不滞，轻而不浮。由于本法刺激力量大，操作者必须慎重，对年老体弱、脊柱强直、骨质疏松，或曾有过脊柱骨折、心血管疾病和高血压者不能应用。

**（一）踩跷准备工作**

·被操作者应在饭后 1h 进行，并应排空大小便。

·术者应告诉被操作者取出皮带、钥匙、手机及口袋里钱包等硬物。

·让被操作者俯卧在按摩床上，上肢外展 90°与肩平，面部向下对准呼吸孔，双脚分开与肩同宽并内扣，在足背处垫一软枕。

·在被操作者身上铺盖按摩巾，按摩巾的上端应压在被操作者的肩前，下端应包裹其双足。

·操作者应穿上专用袜子或专用软底布鞋。

·操作前告诉被操作者放松，不可憋气，呼吸自然，操作时要循序渐进，切忌鲁莽从事。被操作者应随时向操作者反馈力量的轻重以便调整用力。

·操作前应排除被操作者不宜用踩跷法的情况，如孕妇、经期、过饱、过饥、酒后等及骨结核、骨质疏松症、骨折、皮肤损伤、传染性皮肤病等都不宜用踩跷法。

**（二）踩跷基本方法**

1. 基本手法

足点按法　是用蹞趾螺纹面或趾端为着力点，进行按压或点按穴位的一种方法。主要用于穴位，常与揉法配合，形成足大蹞趾揉按或揉点复合手法。此法可单侧或双侧同时操作。

足踩压法　用足前掌、足弓或足全掌踩压身体体表经穴或肌肉的一种方法。主要用于腰背及四肢。可单侧或双侧同时操作。

足揉摩法　用足趾、足前掌或足全掌揉摩身体体表经穴的一种方法。主要用于腰背及四肢。可单侧或双侧同时操作。

足滑推法　用足全掌或足掌心在体表进行滑推的一种方法。主要用于腰背及四肢。可单侧或双侧同时操作。

足震颤法　用足趾、足前掌或足跟着力于穴位上进行颤抖的一种方法。主要用于腰背及四肢的穴位上。可单侧或双侧同时操作。

足搓擦法　双足全掌交替往返快速地搓动，使其被操作部位发热的一种方法。主要用于腰背部。

足踢打法　用跟部或足前掌处踢打足掌及足跟处的一种方法。主要用于足跟、足掌、腰背及臀部。

足掌拍法　足背伸直，利用膝关节的屈伸，用足全掌来拍打腰背部的一种方法。

**（三）成套常规手法**

1. 点按涌泉穴　用足大踇趾螺纹面或趾端点按涌泉穴，两轻一重，使其有酸胀感，左右交替，反复操作 3 遍。

2. 踩压足掌　足跟或足弓横向踩踏足掌，从足跟至足趾，使其有发热感，两轻一重或连续操作，交替进行，反复操作 3 遍。

3. 按压、搓揉、滑推下肢后侧　足大踇趾点按太溪、昆仑、承山、委中、殷门、承扶；然后用足弓搓揉、滑推下肢，从足跟至臀部。左右交替，反复操作 3 遍。

4. 踩压大腿、臀及腰骶部　双足同时踩在大腿承扶穴处，呈"外八字"，缓慢上移至双足并拢，逐渐踩至臀部及腰骶部，左右交替操作 1～2min。

5. 踩压、振颤臀部及腰眼　足大踇趾或足前掌踩压腰骶部及腰眼，足跟踩压臀部环跳穴，可前后交替踩压进行，然后足前掌踩在腰眼进行颤抖，反复操作 3 遍。

6. 双足滑推腰背部　双足成"外八字"分推腰背部，从骶部至肩背部，反复操作三遍。

7. 点按、揉摩背部督脉及两侧膀胱经　一足踩在大腿承扶穴处，一足大踇趾点按督脉及膀胱经上穴位，左右交替进行，反复操作 3 遍。

8. 推擦腰背部　一足踩在大腿承扶穴处或腰骶结合处，另一足由腰部沿脊柱向上至同侧肩背部，重心逐渐向前移，然后再回抹至腰部，回至起式位，左右交替进行，反复操作 1～2min。

9. 踩压、弹拨膀胱经　一足踩在大腿承扶穴处或腰骶结合处，另一足全掌或前掌进行踩压、弹拨膀胱经上穴位，从大杼向下至八髎穴，左右交替进行，反复操作 3 遍。

10. 拍打肩背部　一足踩在大腿承扶穴处或腰骶结合处，另一足全掌拍打背部大杼穴、天宗穴处，两轻一重，左右交替进行，反复操作 3 遍。

11. 点按、踩压、滑推上肢　一足站在被操作者的肩前，另一足按踩、踩压肩胛冈上的肌肉及肩井、曲垣、秉风、天宗、肩贞等，再换足搓揉、滑推背肩、上臂至手指。

12. **点按手指**  足大踇趾点按被操作者的手指及劳宫穴、大小鱼际、大陵、内关等穴。

13. **反向滑推腰背足部**  双足掌踩踏在肩背部,呈八字形用双足掌沿脊柱两侧滑推到腰部,再沿下肢后侧滑推至足跟。

14. **踩压大腿承扶穴**  一足踩压在大腿根部的承扶穴处 1～2min,意在阻断下肢血流。然后缓慢将足放开,让被操作者有一股热流向下走。

15. **搓揉、屈膝压腿**  双足横向踩在一侧大腿后侧,进行搓揉,再一足踩大腿中部,另一足用足面将被操作者的足部勾起,使其屈膝,并用足掌踩压其足背,偶尔可听到关节弹响声。左右交替操作。

（四）踩跷法收式

1. **踩压足掌**  用双足横踩、直踩被操作者双足底,两足交替进行。

2. **踢打足掌**  用双足背或足前掌踢打被操作者的足底,两足交替进行。

3. **运动关节**  被操作者盘坐,操作者可进行腰椎的旋转摇扳法、胸椎的后伸扳法、肩关节的摇扳法。

4. **放松理筋手法**  双手捏拿颈项、肩井及肩周肌肉,然后,用拇指按膀胱经穴位及曲垣、天宗、秉风、巨骨、肩贞等穴,再进行击拍、搓揉结束。

## 四、整脊减肥法

肥胖是指人体因长期、慢性的能量摄入超过能量消耗,多余的能量以脂肪的形式储存于体内,致使身体发胖、体重增加。体重超过标准体重20%,临床上就会出现不同程度的头晕目眩、神疲乏力、气少懒言等症状,影响机体的健康。中医认为"元气胜谷气,其人瘦而寿;谷气胜元气,其人肥而夭"。说明肥胖者多元气不足。肥胖多属本虚标实之证,五脏亏虚为本,特别是脾虚和肾虚,痰湿、瘀血、胃热为标。脊柱是人体脏腑经络之气汇集之所,特别是脊中的督脉为"阳脉之海"。整脊能使"阴阳经络,气相互贯,脏腑腹背,气相通应"。通过整脊可以健腰强肾、健脾和胃、疏经通络、祛痰除湿、活血散瘀、清泻胃火,从根本上调整脏腑经络的功能,使五脏调和、气血畅运、阴阳平衡,痰湿瘀滞自消而肥胖自减,形体自调。

整脊减肥主要针对单纯性肥胖者,重在整体调理,手法的选用以松解类手法为主,力求持久、有力、均匀、柔和、深透,但忌用蛮力和暴力。需要减肥者平时应注意坚持适当的体育锻炼或体力劳动；清淡饮食，多食蔬菜、水果等富含粗纤维和维生素的食物，忌肥甘醇酒厚味，忌暴饮暴食。整脊减肥应循序渐进，不可骤减，以免损伤正气。下面介绍两套整脊减肥方法，每套手法每次操作以 50~60min 为宜。

**（一）整脊减肥方法一**

在对肩、背、腰、臀等部位进行按摩之前，应先做两节整体按摩，使之慢慢进入按摩状态。因此，这两节操作应从缓慢、轻柔入手，逐步加大力度与速度

·左侧位，双手横位，两中指相对，全掌着力，从臀部沿着脊椎向上推按至颈部；双手指尖向上、向外旋转180°，沿肩胛骨按摩至两腋窝内侧，手竖位向下推抹到臀部。如此反复8~10次。

·左侧位，双手拇指指尖相对，由尾骨两侧沿着脊椎骨两侧用力慢推至大椎；然后用食指、中指、无名指、小指分别勾住左、右肩胛提肌，迅速向下推；再以全掌着力，沿脊椎两侧背部用力推按至臀部。如此反复8~10次。

1. 肩部按摩

·头位，双手拇指分别置于双肩背部，食、中、环、小四指放于双肩上，卡住两肩三角肌的部位，同时向内旋推至颈部；然后用力推抹回位至双肩三角肌部位。如此反复10~12次。

·头位，双手指尖向下扣于双肩三角肌处，沿肩胛骨从外侧向内侧用力旋推至颈部；然后分别沿双肩向两侧用力推按至三角肌。如此反复10~12次。

·头位，右手拇指、食指、中指分别从大椎沿颈椎脊柱两侧由颈椎向上旋推至风池穴；在风池穴点揉6次后，将拇指、食、中指迅速滑至大椎两侧。如此反复6~8次。

·头位，双手全掌着力扣于颈部两侧，从颈部向下推至肩胛骨下缘；再沿肩胛骨外缘从两侧用力拉抹回位至颈部。如此反复10~12次。

·头位，双手置于颈部两侧，拇指在上，食指至小指在下，用虎口卡住肩胛提肌，两手同时用力将肌肉拿起，再松开；自颈部两侧沿双肩、大臂至肘部拿按；然后依原线路返回原位。如此反复拿按6~8次。

·头位，双手微握拳，拇指、小指略伸直，呈马蹄状，以拇指、小指、大小鱼际外侧着力，抖腕用力暴发叩击双肩、两臂。如此反复叩击6~8次。

2. 背部按摩

·左侧位，双手平扣于颈下，全掌着力，沿肩胛骨边缘由内而外旋推、拉

按至原位。如此反复 10 ~ 12 次。

·左侧位与右侧位交替，双手虚握拳，扣于背部，前后交错搓按背部。如此反复搓按 30 ~ 40 次。

·左侧位，微握拳状，以手指指腹与大小鱼际对称着力，腕部放松，反复扣捏背部。如此双手交替反复扣捏 30 ~ 40 次。

·左侧位，双手虚握拳，腕部放松，两手交替用抖腕的瞬间叩击背部。如此反复叩击 30 ~ 40 次。

·左侧位，左手按在右手上扣于尾骨上侧，用力推至颈部；再从右臀推至右肩、左臀推至左肩。如此反复 6 ~ 8 次。

3. 腰部按摩

·左侧位与右侧位交替，用双手大、小鱼际着力，分别交错地从腰部两侧向中央快速推按，反复 5 ~ 10 次。

·左侧位，屈肘，肘尖部着力于腰椎两侧，以肩部带动肘部做均匀的环行运动，并结合点压操作。其动作要柔和而有节奏，肘压揉 20 ~ 30 次。

·左侧位，双手握虚拳，交替叩击腰椎两侧部位，反复 50 ~ 60 次。

·左侧位，掌面紧贴于腰部皮肤作环状摩揉至皮肤发热。

4. 臀部按摩

·左侧位，双手扣于骶尾椎两侧，全掌用力，沿臀大肌用力，做弧状运动推抹至腹股沟中部；再用大、小鱼际托住臀部，以爆发力快速用力向上推按至原位。反复 16 ~ 20 次。

·左侧位，双手分别向手背方向用力绷直，以 V 字形虎口扣于臀部，手掌和大鱼际着力，前后交替向上推按臀部。反复 30 ~ 50 次。

·左侧位，右手拇指、食指指腹，分别点按于尾骨两侧，同时旋按揉 20 ~ 30 次。

·左侧位，掌根部着力于臀部，腕部放松，以腕关节连同前臂做小幅度回旋按揉。力量要柔和深透。每侧 30 ~ 40 次。

·左侧位，手握空拳，腕部放松，交替叩击臀部 50 ~ 60 次。

5. 收式按摩

收式按摩是前述按摩的结束动作，因此，在按摩时应注意力度越来越小，速度越来越慢，直至结束。左手压在右手上拳掌着力，从臀部分别至肩颈部，依次分 4 线按压。反复 6 ~ 8 次。

**（二）整脊减肥方法二**

被操作者（以下简称受术者）采用俯卧位，全身放松，双手自然垂放于体侧，下肢自然伸直。

**1. 整体调理**

推抹脊柱　双手全掌着力，从臀部沿脊柱正中向上推抹至颈部，再由脊柱正中向两侧分推，从上到下，由内向外，沿肩胛骨、肋骨依次分推直至尾骶部。如此反复操作 8~10 遍。

按揉督脉及相关背俞穴　以单手拇指指面或双手拇指指面重叠着力，自头顶百会穴沿督脉循行路线经大椎、至阳、命门、腰阳关等，一直到长强穴，依次按揉 3~5 遍，每穴约半分钟。点按风池、天柱、缺盆、肩井、天宗、肩贞、肺俞、心俞、膈俞、脾俞、胃俞、肾俞、大肠俞等常用俞穴，每穴约半分钟，以局部出现酸、胀、痛、麻等得气感为度。

捏拿脊柱　用双手拇指桡侧缘与食、中二指指面或拇指指面与屈曲的食指桡侧缘着力，捏起脊柱部皮肤，双手交替捻动向前推行，自长强穴沿督脉提捏至大椎穴，自下而上操作 3~5 遍，以局部皮肤轻度充血为度。为加强疗效，可采用"捏三提一"法，即在向前推行时，每捏三下向上提拉一下。肥而气虚者，在向上提拉时可闻及"咯咯"的响声，尤其在 $T_{11}$、$T_{12}$ 水平，即脾俞或胃俞的位置。

弹拨足太阳膀胱经　以拇指指面着力，沿背部足太阳膀胱经第一、二侧线依次弹拨棘旁肌肉，从大杼穴至腰骶部，自上而下 2~3 遍，触及肌肉张力增高或伴条索状或结节样反应物处可重点弹拨，并加以按揉。

微调整脊　双手掌交叉分别按于脊柱棘突两侧，嘱受术者全身放松，张口呼吸，呼气时逐渐下压，并相对用力推按。吸气时放松还原。从 $T_1$ 至腰骶部依次调整，其中尤以 $T_1$ 至 $T_5$ 为重点，交换左、右手位置，重复操作 1 遍。

搓擦脊柱　先用掌擦法沿脊柱中线及足太阳膀胱经第一、二侧线直擦，再用侧擦法横擦腰骶部，均以局部皮肤轻度充血为度。

**2. 局部调整**

（1）颈肩部操作

拿揉颈项　以右手拇指与食、中指指面或拇指与其余四指指面相对用力拿揉颈项部肌肉，自上而下 3~5 遍；同法拿揉颈项两侧肌群，尤以斜方肌和胸锁乳突肌为主，自上而下，每侧 2~3 遍。

拿揉肩部　用双手拇指与其余四指指面着力，拿揉受术者两侧肩部，以肩井穴为主，自内向外拿揉 3~5 遍。

搽揉颈肩　用右手或左手搽颈项及肩背部，从颈项部沿肩胛骨，自内向外搽至两侧三角肌部位，往返操作 3~5 遍；以掌根着力，按揉以上部位 3~5min。

弹拨韧带　以拇指指面着力，沿棘突弹拨棘上、棘间韧带，从枕后到至阳穴，自上而下 2~3 遍。

推抹颈项　以双手掌大鱼际或掌根着力，先自颈部至两侧三角肌，用力来回推抹 8~10 遍；再沿斜方肌、胸锁乳突肌分布区域用力来回推抹 8~10 遍。

拔伸正脊　用双掌扶住头两颞侧，逐渐用力缓慢拔伸牵引颈部约 1min，然后搓擦颈项及肩背部，以热为度。

（2）腰臀及下肢部操作

拿揉腰臀及下肢部　用双手拇指与其余四指指面相对用力拿揉腰臀及下肢部肌群，其中尤以腰大肌、腰方肌、臀大肌、半腱肌、半膜肌和小腿三头肌为主，自上而下，每侧 3~5 遍。

搽揉腰臀及下肢　手握空拳，用小鱼际肌或侧掌着力，沿肌纤维走行方向搽受术者腰部、臀部及下肢后侧部，从上到下依次操作 3~5 遍。其中尤以臀大肌、大腿及小腿后侧肌群为重点。

点按相关背俞穴　以右手或左手拇指指面着力，点按督脉及足太阳膀胱经俞穴，尤以膈俞、肝俞、胆俞、脾俞、胃俞、三焦俞、肾俞、大肠俞、膀胱俞、腰眼、环跳、承扶、委中、承山、昆仑等穴，每穴约半分钟，以局部出现酸、胀、痛、麻等得气感为度。

推抹相应肌群　以双手掌大鱼际或掌根着力，从腰脊柱正中向两侧分推，由内向外，自上而下，从第一腰椎水平到尾骶部，操作 8~10 遍；双手掌根重叠按于腰眼处，用力来回推抹腰部肌群，以透热感为度；双手全掌着力，快速向上用力推抹臀部肌群 8~10 遍；双手掌根着力，沿臀大肌向下推抹大腿后侧，直到小腿三头肌，自上而下推抹 8~10 遍。

压揉整脊　以掌根着力，双手掌重叠按揉腰骶部 3~5min；双手掌交叉分别按于腰脊柱棘突两侧，两掌相对用力压揉两侧竖脊肌，从上到下直至骶髂关节，依次调整 2~3 遍。尤其注意整复第 7~12 胸椎解剖位置的异常。

横擦腰骶　以掌根着力，直擦命门、肾俞、腰阳关，横擦腰骶关节和骶髂关节，均以透热为度。

整脊的同时，还可酌情在胸腹、四肢部分行推拿减肥，以提高整体减肥效果。

## 五、小儿整脊保健法

小儿的生长发育与脊柱密切相关，特别是 1 岁以内的婴幼儿，由于脊柱三个正常的生理弯曲尚未完全形成，存在"脏腑娇嫩，形气未充；生机蓬勃，发育迅速"的生理特点和"发病容易，传变迅速；脏气清灵，易趋康复"的病理特点。做好脊柱的保健，可有效预防疾病，促进儿童的生长发育。

小儿整脊保健通过运用按、揉、推、捏等特定的小儿推拿手法作用于脊柱及相应的小儿推拿特定穴，促进脊柱的健康发育，进而调和阴阳、调整脏腑、调理气血、疏通经络、培补元气，起到预防疾病、强身健体的作用。现代研究表明，捏脊等操作法可通过刺激脊柱两侧的自主神经干和神经节等，提高机体免疫系统功能，从而防治多种疾病。

### （一）小儿常规整脊保健法

由于小儿特殊的生理特点，普遍存在"肺常不足、脾常不足、肾常虚"的现象，故常规整脊保健法旨在调整脊柱及脏腑生理功能，通过补益肺气、健脾和胃、消食导滞促进脊柱的健康发育，提高机体免疫力，从而达到预防疾病和保健强身的目的。常规操作步骤简介如下：

·开天门 30 次，推坎宫 30 次，揉太阳 30 次。

·补肺经 300 次，补脾经 300 次，补肾经 100 次，揉板门 100 次，运内八卦 100 次。

·揉中脘 3min，摩腹 5min，搓胁 50 次。

·捏脊 3~5 遍，按揉肺俞、脾俞、肾俞各 50 次。

·用全掌着力，自上而下轻摩脊柱正中及两侧 3~5 遍。

·按揉脊柱及足太阳膀胱经第一、二侧线，自上而下依次操作 3~5 遍。

### （二）小儿整脊健脑法

"脑为髓海"，小儿脑的发育与脊柱的健康关系密切。现代医学认为，脊柱有支撑头颅的作用，椎管内的脊髓与延髓相接，脊髓被膜与大脑的被膜相续，大脑的血液供应主要来源于颈内动脉系统和椎动脉系统，脊柱的运动对脑神经具有牵拉刺激作用。通过调整脊柱，维持脊柱的健康发育，可以补肾益精、健脑益智，防治早产儿、低体重儿及发育迟缓儿童的智力发育异常，使儿童更健康、更聪明。

·摩囟门 2min，按揉百会 50 次，拿头部五经 3~5 遍。

·补脾经 100 次，补肾经 300 次，清肝经 100 次，揉板门 100 次，运内八卦 100 次。

·轻摩脊柱：用全掌着力，自上而下轻摩脊柱正中及两侧 3~5 遍。

·按揉脊柱及足太阳膀胱经第一、二侧线，自上而下依次操作 3~5 遍。

·捏脊 3~5 遍，按揉风池、风府、天柱、肩井、天宗、肺俞、心俞、肝俞、脾俞、肾俞、环跳、承扶、委中、承山穴各 50 次。

·用一手食、中、无名指三指揉脐及天枢，另一手托揉龟尾，双手同时操作按揉 100 次。

·用双手拇指指腹交替直推七节骨，先自下而上，再自上而下各操作 100 次。

·横擦肾俞、腰阳关、命门，以透热为度。

·按揉双侧合谷、内关，足三里、三阴交各 60 次。

·运动四肢关节各 3~5 遍。

**（三）小儿整脊保健的注意事项**

小儿整脊保健作用明显，简便易行，可由医生操作，有些较为简单的方法还可教会家长施术，是一种无创伤、无痛苦、小儿易于接受的保健方法之一。但是，操作中应注意以下事项：

·注意手法操作技巧。由于小儿特殊的生理特点，施用手法必须做到"轻快柔和，平稳着实"，切忌蛮力和暴力。

·注意调神。术者要态度和蔼，耐心细心，操作认真。让小儿以愉快的心态接受推拿，才能保证较好的效果。

·注意局部保暖。操作室应保持温度、湿度适宜，不宜过冷过热，要空气流通，环境安静，避免当风操作。

·注意操作时间。一般宜在清晨、饭前或浴后进行，隔日 1 次，10 次为一疗程，休息 3d 后，可继续进行第二个疗程。饱食后不宜立即进行整脊保健，急性传染病期间可暂停，待康复后再继续。

·注意使用推拿介质。小儿肌肤娇嫩，适当使用推拿介质不仅可较好地润滑皮肤，防止皮肤擦伤，介质还可通过手法渗透肌肤，增加疗效。故操作时通常可使用滑石粉、葱姜水、麻油等推拿介质。

## 六、国外整脊保健方法简介

随着人们生活水平的不断提高和生活方式的不断改变，整脊作为一种绿色保健方法越来越受到人们的关注，根据手法的应用特点，主要来源地的不同等因素，国外整脊保健方法主要分为日式、泰式、欧式等几种流派，本节做简单介绍。

### （一）日式整脊保健

日式整脊保健根据中医整体观念，结合日本保健按摩而创立，属日本整体保健疗法之一。其特点是以拇指按压法、叠掌推按法、侧掌按揉法、双掌分推法及跪压法等挤压类手法为主要整脊手法依次作用于脊柱及脊柱两侧俞穴，起到调整脊柱的生理功能和病理状态，保健强身的作用。

受术者以俯卧位为主，按头项部→背部→腰部→盆骶部的顺序进行操作，手法的力度及频率以受术者感到舒适为度。为避免擦伤皮肤，操作过程中可配合使用适量按摩油作为介质。全套手法操作约需 60~90min，可酌情增减时间和手法。

### （二）泰式整脊保健

泰式整脊保健起源于古印度西部，由传教的僧人传入泰国，它以活动关节为主，无穴位之说。手法主要为点（压）法、揉（拿）法、推法、劈叩法、踩（跪）法及运动关节类手法。泰式整脊保健非常注重背部、腰部的舒展，常于浴后实施，可以快速消除疲劳，恢复体能。还可增强关节和韧带的弹性，恢复关节正常的活动功能，从而起到促进血液循环，预防疾病，保健强身，健体美容的作用。

受术者以俯卧位为主，操作者通常为跪式服务。除特殊情况外，一般从足部开始，再按盆骶部→腰部→背部→头项部的顺序进行操作，施术者左右手交替操作，无须使用按摩油，用力适中而柔和，速度均匀。全套手法操作约需120min，可酌情增减时间和手法。

### （三）港式整脊保健

港式整脊保健是在我国南方沿海地区常用保健方法的基础上，结合香港地区的经济特点逐渐发展起来的一种保健方法。多在沐浴后进行，是一种对身体和心灵进行有效放松的保健方法，可快速消除疲劳，使受术者感到心情愉快、轻松舒适。

受术者以俯卧位为主，除特殊情况外，操作一般采用头项部→背部→腰部

→盆骶部的顺序进行，常用反向分推法、双掌叠压法、拇指点按法、踩背法、捶法、叩法等较为简单的手法作用于脊柱及相关部位，不注重经络和穴位的应用。手法操作力求轻柔，更适合日常生活保健的需要。全套手法操作约需60~90min，可酌情增减时间和手法。

### （四）欧式整脊保健

欧式整脊保健源于古希腊和古罗马的欧式按摩，一度被称为"贵族的运动"。其特点是以推、压、捏、拿、揉、搓、提、抹为主要手法，手法操作通常沿肌纤维走行方向、淋巴走行方向或血管走行方向进行，力求轻柔和缓。另外，手法操作时需配合使用多种芳香精油。手法和精油保健作用的叠加可增强肌肉放松的效果，促进血液循环和淋巴循环，改善肌肉的营养代谢，并对神经系统具有一定的镇静作用，使受术者享受到芳香疗法的舒适及肌肉深层的舒缓，感觉轻松、自然、舒适，进而促进体内各大系统的自我调整，达到"阴平阳秘"的健康状态。

### （五）美式整脊保健

美式整脊保健源于帕尔默医生（D. D. Palmer）于1895年创立的以脊椎解剖学、生物力学、X线等影像学为基础的按脊疗法。按脊疗法理论认为脊椎的错位、半脱位干扰了人体神经部分、物理结构、化学成分三者之间的关系而导致疾病。整脊以调整脊椎的系统性手法为主，通过调整神经肌肉骨骼系统的紊乱矫正脊柱，达到调整脊椎平衡的目的，主要用于治疗脊柱及脊柱相关性疾病。20世纪90年代，按脊疗法传入中国内地，逐渐应用于缓解痛症，预防脊柱及脊柱相关性疾病的发生，发展为以"顺其自然""回归自然"为操作指导原则的美式整脊保健。

# 附　录

## 一、中国现代推拿整脊技术发展概况

中国古代推拿整脊技术源远流长，富有底蕴和特色（详见作者《中国古代推拿整脊技术发展简史》一文）。近代推拿整脊技术主要在民间和武林中运用和发展，可述不多。"五四运动"以后，中国进入现代社会，政治、经济、科学和文化在传统基础上有了很大的改革和发展。就推拿整脊来说，在中医脏腑经络学说的基础上逐渐融入了西医的解剖生理知识和整脊技术，形成了全新的整脊学科。

1. 民国时期　由于受西方文化的冲击和国民党政府对传统医学采取民族虚无主义的态度，使中医饱受摧残、举步维艰，推拿整脊发展不多。1935 年谢剑新编著《按脊术专刊》，扼要介绍了西方按脊术史略、治病原理、疾病与脊柱、神经与脊柱病变、伤科推拿与按脊术等内容，使我国脊柱病治疗在传统推拿导引的基础上融入了西方的按脊术。然而，由于按脊术手法单一，其旋转、后伸、侧扳手法仅是我国正骨、整脊推拿手法的一部分，所以未引起国人的重视。但随着现代医学在中国的传播，使推拿整脊与人体解剖、生理、病理紧密联系，手法与各部组织结合，提高了推拿整脊的科学性、有效性和安全性。

2. 新中国成立以来　新中国成立后，人民政府十分重视中医学的继承和发扬工作，推拿整脊也枯木逢春，蓬勃发展。

（1）推拿整脊适应证不断扩大：新中国成立初期，推拿主要以治疗软组织损伤和正骨、整脊为主，但在整脊方面治疗病症甚少，主要用捏脊法治疗儿科疾病和整脊法治疗少数脊柱病变。如龙层花对颈椎病的治疗和研究。20 世纪 70 年代后，推拿整脊临床经验不断丰富，在脊源性颈肩臂腰腿痛的治疗上积累了较多的经验和方法。如冯天有的脊柱旋转复位手法，成为脊柱错位引起的许多运动系统和内脏器官疾病的有效手法；郭学亮运用整脊手法和自我研制的颈腰椎旋转复位机治疗颈、腰椎病及椎间盘突出症；龙层花的垂直牵引下颈椎复位法；王福根的颈椎牵引下斜扳法；王中衡的通督按摩法等。1984 年 4 月 4 日在北京召开的"首届全国脊柱相关疾病学术研讨会"，确定了推拿整脊不仅可以治疗颈、胸、腰椎局部病变，而且可以有效治疗 70 余种脊柱相关疾病，为内、妇、儿、五官科许多疾病提出了新的病因学说，开辟了新的治疗途径。为了规范临床治疗，2004 年 6 月 26 日第 5 届"世界中医骨科学术交流大会"讨论通过了"中国整脊法治疗规范"，使推拿整脊步入规范化发展的道路。

（2）相关专著不断丰富：据作者不完全统计，从 1963 年李志明著《小儿捏脊》起，迄今论述脊柱病防治方法、理论的专著多达百余种，其中以颈肩臂腰腿痛防治书籍最多，从学科角度论述者仅有潘之清的《实用脊柱病学》、赵定麟的《脊柱外科学》、龙层花的《脊柱病因治疗学》、伊智荣的《实用中医脊柱病学》、钟士元的《脊柱相关疾病治疗学》、黄开斌的《脊柱系统疾病学》，而为与国际接轨，从整脊学学科高度立论的仅有吕选民等著的《中国整脊学》。

（3）治疗和研究机构不断增多：解放初期的推拿整脊治疗多是自发的、散在的，且以中医推拿执业者和综合医院的骨伤、理疗工作者为主，无专门的治疗和研究机构。20 世纪 70 年代，广州流花桥医院在国内率先成立了脊柱相关疾病科研组（后发展为研究所），从事脊柱及其相关疾病的治疗和研究，提出"脊柱病因学说"。冯天有在脊柱病的临床研究中提出"椎体棘突偏歪学说"，认为腰椎后关节紊乱、腰椎病等脊柱病存在患椎棘突偏歪，只要纠正了偏歪棘突，临床症状就可减轻或消失。此后，从事临床治疗和研究的人员越来越多，颈椎病方面如杨克勤、潘之清、赵定麟、郭学亮等，腰椎病方法如陆一农、刘岚庆、栾长业等，腰椎间盘突出症方面如胡有谷、温建民、徐栋华、王海泉、魏效荣等，脊柱相关疾病方面如张长江、钟士元等，手法研究方面如李义凯、苟亚博等。而全国各大医院，尤其是中医医院的推拿、骨伤、针灸、康复、理疗等科室，多开展脊柱病的治疗和研究工作。进入 21 世纪后，国内陆续建立了一些脊柱病医疗和科研机构，如山东海威颈椎病研究所，辽宁营口市老边区脊柱病医院，北京北亚颈椎病医院，北京美国凯诺脊柱健康研究中心，北京百川脊柱健康技术研究中心，百川脊柱医学研究所，北京以宗整脊医学研究中心等，全国各地也都开设了规模不一的以脊柱病治疗和研究为主的专科、诊所、医院和研究所。

（4）宣传和培训工作蓬勃发展：20 世纪，中国整脊的宣传和培训主要是一些专家，学者著书和《中国康复》《按摩与导引》《中国脊柱脊髓杂志》《颈腰痛杂志》及一些骨伤杂志的零星报道，传播范围有限，整脊培训较少。进入 21 世纪后，由于临床、科研和学科发展的需要，推拿整脊的宣传报报道频见报端，培训活动日渐频繁。目前已形成两大宣传培训中心。

北京百川健康科学研究院　创建于 2000 年，下设"脊柱医学研究所"及以研究脊柱病防治器械为主的"医疗器械研究所"。该院在研究、发展、宣传和推广整脊学术方面做了很多有益的工作。2003 年 10 月其"中华脊柱医学网"正式上线，11 月内刊《脊柱医学》通讯（2004 年 8 月改为《脊柱与健康》资讯）赠阅发行，2004 年 2 月《脊柱系统疾病学》向国内外发行，2004 年 5 月18 日《中华脊柱医学杂志》创刊号发行，5 月 21 日在北京成功举办了第一届中华脊柱医学论坛，此后不定期举办脊柱医学专题培训班和脊柱健康技术高层专题论坛。为推动脊柱保健的发展，该院还于 2004 年 12 月 1 日成立了"脊柱健康技术研究中心"。

2005 年 5 月 24 日该院在珠海又成功举办了第二届中华脊柱医学论坛。该院广纳中西脊柱医学人才，致力脊柱健康事业的发展，推出许多脊柱病科研成果、特色手法和操作技术，如三新正脊疗法、定向疏通正脊疗法、王氏（燮荣）现代整脊疗法、倒悬推拿正脊法、龙氏治脊疗法、广西整脊手法、美式脊柱矫正手法、澳式椎间关节松解术及日式骨盆矫正压揉法等。

北京以宗整脊医学研究中心　该中心以北京光明骨伤医院为依托，以"中国整脊网"、《世界中医骨伤杂志》为载体，从事中国整脊的医、教、研和宣传、培训工作。2003 年以来，作为国家级中医药继续教育项目举办了 10 余期全国中国整脊学高级研修班。2004 年成立北京光明正骨学校，开设"中国整脊"专业。中心分别于 2004 年 11 月、2005 年 8 月分别在北京和连云港成功举办了第一、二届"全国整脊学学术交流大会"。2001 年以来，其学术带头人韦以宗在《健康报》《中国中医药报》《中国医药导报》（美国版）刊载多篇中国整脊文章，向国内外传播中国整脊学术。

3. 存在问题及对策　由于脊柱病患者多，诊疗活动遍布各地，而诊疗水平良莠不齐，造成许多患者误诊误治，甚至发生意外或后遗症，而医学界普遍重视手术治疗，忽视推拿等整脊方法，多数医务人员对脊柱病尚缺乏系统、全面的认识。针对以上问题，笔者认为应引起足够的重视，并采取适宜的措施：①明确对脊柱及其相关疾病的认识，加强脊柱及其相关疾病的综合防治研究和学术交流；②制定完整的脊柱病诊疗常规，提高诊疗水平；③完善和提高整脊理论、知识和技能，建立现代整脊学学科体系；④加强脊柱病防治知识宣传，普及脊柱健康理念，充分运用传统整脊学术，结合现代整脊技术，降低发病率；⑤各级医疗机构要重视脊柱病的防治，设立专科，以减少误诊误治，提高脊柱病诊疗水平；⑥编写规范的《整脊学》教材，并在高等、中等医学教育中开设整脊学课程，培训实用型整脊医学人才。

让我们树立起高度的责任心，继承和发扬中国传统的整脊学术，结合现代科学及医学知识，完成中国现代整脊学的学科建设，提高中国整脊技术水平，为国内外脊柱病患者的康复做出更大的贡献。

## 二、国外整脊疗法发展概况

### （一）美式整脊疗法

1. 美式整脊疗法的起源  美式整脊疗法（Chiropractic）又称美式脊椎矫正学或按脊疗法，起源于古老的欧洲，英国早在 1895 年前就有脊柱按摩疗法的记载，美国紧随其后创立了正规的整脊疗法专业，政府规定从事该行业的人必须获得该专业的毕业证书或取得政府颁发的合格证才行。目前整脊疗法已经遍及世界许多国家，属于被 WHO 认可的广为流传的一种自然疗法。

19 世纪末，巴尔默（D. D. Palmer）在美国创立的按脊医学，源自民间的踩背疗法。巴尔默在无意中用按脊手法治愈了一名听力障碍的患者后，他认真学习了脊神经解剖生理知识，提出了用按脊方法治疗因脊椎骨关节错位引起的脊神经功能紊乱并发的疾病，并成为他提出"Chiropractic"（按脊疗法）一词的立论依据。实际上，在巴尔默之前，英国的马普夫人（Mrs. Mapp）用手法整脊就引起了英国皇家的重视。巴尔默及其继承人根据这些理论及临床实践，成立了按脊疗法学校、学会。20 世纪 70 年代，美国整脊疗法的医学地位被确立，并取得了迅速发展。

2. 美式整脊疗法的发展  美国脊椎矫正教育委员会（CCE）于 1947 年创立，它后来被美国教育部和美国健康、教育和福利部评为脊椎矫正专业的认证机构。

John Nugen 对提高脊椎矫正专业的教育水平做出了巨大的贡献。1935 年，他被国家脊椎矫正协会（NCA）委任为首位教育总监。Nugen 花了将近 20 年时间规范脊椎矫正教育，这个规范化过程的一部分包括在 1947 年创立的 CCE，在 20 世纪 60 年代末期，CCE 规定被认证的学校录取新生时要求有 2 年的预科学历。1968 年，脊椎矫正学博士成为被承认的专业学位。1971 年，CCE 成为一个独立机构。

以上的脊椎矫正教育发展进程使脊椎矫正学院把它们的专业标准升级到一

个史无前例的水平上。CCE 掌管着脊椎矫正教育的全部教学内容，要求某些知识必须教授给学生，并且对学校的实施情况进行监控，对单个学校进行指导，效果非常显著。今天，所有 CCE 认证的学院教授课程的范围都很广，包括基础医学（如生理学、解剖学和生物化学），临床医学（如实验诊断、放射诊断、骨科学、营养学、内科、外科、妇科、儿科、公共卫生等）和临床实践。有趣的是，尽管课程是标准化的，并向公众保证大多数 CCE 学院的毕业生接受了很好的教育，但每个学校除了教授学生相同的脊椎矫正技术课以外，各校也会有自己的特色，代表着一些主要的流派。

2000 年 5 月美籍华人董安立博士等开始在北京推广美式脊椎矫正学，至此，美式脊椎矫正学逐渐被国人所了解，并渗入中国整脊学，为国际范围内的整脊医学做出了较大贡献。

3. 美式整脊疗法的主要理论　整脊疗法是指通过使用一系列的动态手法来纠正脊柱从颈椎到腰骶部各个关节的错位，使之达到正常位置状态，从而缓解与脊柱及其神经分布部位相关的疾病，亦称"脊柱矫正疗法"或"按脊疗法"。

整脊疗法认为，脊柱骨矢状面上正常的生理弯曲以及水平面上正常的垂直状态，是提供自主神经发挥功能的基本条件；多数慢性病患者，都显示有脊柱骨解剖位置紊乱或脊柱排列的异常，从神经、解剖、运动、生理的种种现象显示，治疗运动障碍或慢性病，都应先从脊柱骨入手。这些观点，在美、加、日、意、法、英等医疗先进的国家中是主流。

整脊疗法认为脊柱是"人体第二生命线"，位于背部的正中，由 24 块椎骨和 1 块骶骨、1 块尾骨借软骨、韧带和关节连接而成。每块骨头又有 6 个关节，向 6 个不同的方向旋转，组成了 2 亿种不同的排列组合。其中任何一种非正常组合都有可能造成身体的不适。每块椎骨的椎孔连接起来组成椎管，脊髓位于椎管内，31 对脊神经从椎间孔发出，调节机体的各项功能、各种感觉、各种反射等等。脊柱在人体有 2 个中心位置：一是运动中轴，一切运动都以脊柱为基础；二是控制中心，除脑神经及其控制的相应部分外，其余的运动、感觉、器官功能以及器官之间的平衡都在脊神经的控制之下。如果脊柱的椎体位置发生任何微小变动，影响或压迫到脊神经，就会影响相应脊神经的正常功能。在这种综合整体观的指导下，运用整脊疗法治疗后，使发生错位紊乱的椎体恢复正常的位置，解除脊神经的压迫，改善症状。

整脊疗法从人体健康的平衡观、整体观出发，对脊椎、脊柱常见病、多发病已经形成了自己独到的理论。整脊疗法从纠正单个椎体的位移着手，调整人体脊柱连带的肌肉骨骼系统，改善功能障碍，主要解决脊柱各个关节的紊乱错位，从而减轻周围骨骼、肌肉、关节的疼痛和炎症。整脊疗法认为，100% 的人都有脊柱疾患，只是程度不同而已，任何人都可以进行整脊治疗。

整脊疗法的着重点是打破原来运用单一施治的局限性，发挥了综合施术的直接性、特异性、整体性，为临床治疗提供了多样性的治疗方法，从而形成了独具特色的整脊医术。

整脊疗法的建立，为多种疾病的发病补充了新的病因学说，提供了新的诊断和治疗途径，在某些疾病长期治疗效果不明显或无效时，不妨换个角度从脊柱方面去思考、分析，并着手治疗，常常会有"柳暗花明又一村"的效果。

整脊疗法也注重患者全身的所有变化，通过调整脊柱各个关节之间的位置，同时观察骨盆是否有旋转等问题，调整骨盆的位置达到平衡，从而调动整个机体的自我恢复能力。近十几年，美国整脊疗法发展很快，也像中医一样更加注重人体的整体观念，注重人体的营养均衡、情绪稳定等等，强调使整个机体达到理想的状态，逐步改善人体的神经系统和免疫系统，提高人体抗病能力，维持体内生理平衡，从而得到整体的康复。

4. 美式整脊疗法的现状　目前美国共有 17 所脊椎矫正学院或大学，招收的学生要求具有学士学位，学制为 4 年，毕业时授予脊椎矫正博士学位，毕业后要经过 4 个部分的国家级考试，通过后才有资格参加各州的执照考试，通过州考试后，获得行医执照，方可独立行医。

脊椎矫正学在美国有着很高的地位。在美国，有三种具有独立诊断权、行医权的医生。一种是 Medical Doctor（MD）；第二种是脊椎矫正师 Doctor of Chiropractic（DC）；第三种是骨科医生 Doctor of Osteopath（DO）。美国各大主要医疗保险机构及其保险险种，均认可脊椎矫正治疗。较著名的有全美老年及无工作能力者保险（Medicare）、医疗补助计划（Medicate）、蓝盾蓝十字（Blue Shift Blue Cross）等。极为普遍的所有的车祸医疗保险，也均认可脊椎矫正治疗。联邦法律允许脊椎矫正医生在全美 50 个州行医，脊椎矫正已被列入美国医疗健康与医疗援助法案和医疗保险法案中。脊椎矫正博士学位由美国教育部授予，脊椎矫正学院被美国高等教育委员会认定为专业的医疗教学机构，并且大多数的脊椎矫正医生可独立行医。

目前，全美国约有 60 000 多名脊椎矫正医生，遍布美国的各大、中、小城镇，平均每 4000 人就有一名脊椎矫正医生。美国的军方医疗机构以及体育界，均有相当数量的脊椎矫正医生。经过 100 多年的发展，脊椎矫正学的各项技术已非常成熟，安全程度很高，事故率不到 1/400 万。

## （二）其他国家和地区整脊疗法的发展概况

其他国家和地区的整脊疗法大多源于美式整脊，加拿大、德国、英国、韩国、日本、新加坡以及我国的香港、台湾地区等都很盛行美式脊椎矫正疗法。世界上许多国家和地区都有这个专业的医生在行医，并日渐盛行。欧洲的一些国家和澳大利亚有类似美国的脊椎矫正学专业，仍然沿袭历史流传下来的手法。英国、加拿大、日本、韩国，甚至在中国台湾地区都已建立了脊椎矫正专业学院。在学院，学生除了学习常规的医学基础知识和医疗诊断课程外，特别注重脊椎的解剖学和神经解剖学、神经生理学的学习。在此基础之上，学院向学生教授一套完整的脊椎平衡的分析、诊断方法，并进行一整套严格的手法治疗训练。经过非常严格的临床实习和毕业考试之后，学生方可毕业。

整脊最重要的是要掌握整脊的思路，诊断的思路也是非常重要的部分，而手法只是一种形式。各地的整脊医生，包括中国大陆、中国台湾、中国香港、韩国、美国，他们的手法都是不一样的。台湾的整脊治疗通常作为一种民俗疗法，整脊师是没有行医资格的，他们大多不是医学院校毕业，但手法却很到位，从枕骨到尾骨都可以整复。

日本最早的脊椎矫正学院成立于 1974 年，学制为 5 年，力求使毕业生达到美国脊椎矫正学院的水平。日本的脊椎矫正学会成立于 1992 年，学会成员已超过 7000人，其中具有美国博士学位的成员逾 60 人。随着社会各阶层人士对这一专业的认识与支持，日本正在培养脊椎矫正学人才，并规范脊椎矫正的临床实践。

另外，"骨盆矫正压揉法"作为日式整脊中重要的组成部分，李建民在《脊柱矫正手法各家学说之日式骨盆矫正压揉法》中进行了介绍：日式整脊——骨盆矫正压揉法——是日本国际预防医学实践研究所所长西园寺正幸先生创立的一种独特的治疗方法。它的独特之处就是把人的骨盆移位看作是一切疾病的根本原因。当人骨盆处于正常位置时，髂脊连线是水平的，并与脊柱成直角相交，左右下肢长度相等，肌肉和脊边线是水平的，肌肉和结缔组织柔软富有弹性，各个关节能很容易发出清脆的矫正音。当骨盆移位时，可使脊柱弯曲压迫神经，导致肌肉、关节和脏器功能发生障碍，因而产生各种疾病。《骨盆矫正压揉法》共 100 个施术动作，是矫正法和压揉法的结合，是以患者骨盆为基础，以髋关节和脊柱为中心，将移位的骨骼予以正常化，并消除肌肉和结缔组织的紧张和僵硬，扩大各个关节的可动范围，调动人体本身自愈力（生命力），恢复体内的平衡，以达到治病防病、强身健体的效果。20 世纪 80 年代初，西园寺正幸先生创立的骨盆矫正压揉法很快因其神奇的治病功效获得日本社会广泛接受，并引起了国际医学界的高度重视。他的著作被译为英语、法语、德语、意大利语、西班牙语、俄语、汉语等20多种语言，在不同国家和地区出版发行。他在世界各国普及协会并开设医疗中心，取得了卓越的成就。20世纪90年代初，西园寺正幸曾多次来华开展学术交流活动，他的示范表演赢得了在场学者的赞叹，但因历史的种种原因使他在中国的办医办学活动未能正常开展。

目前经全世界医学公认的约70余种内科顽疾可由整脊手法治疗，世界范围内整脊学院超过80余所，每年有3000余名整脊医师毕业，整脊医学的治疗范围也愈来愈广。1984年，在挪威汉斯及沃利夫学院的沃利夫·爱夫仁茨教授和瑞典祝恩·汉柏哥博士将肌肉之伸展手疗医学简称为整肌医学，合并在整脊医学中，颇得整脊医学界人士的好评与欢迎。后来有许多学者，如瑞典和华纳·舒乃得博士、吉瑞·沃莱克博士等人，又把四肢的推拿、接骨简称为整肢医学，整理合并在整脊医学中。至此则三种医学演变成为完事的整体医学（整脊医学＋整肌医学＋整肢医学＝整体医学），而整脊医学的发展，至此也更具规模了。

### 三、推拿整脊的基础研究概述

目前，脊柱推拿已经成为治疗脊柱疾病的主要治疗手段，在治疗颈腰痛方面，其疗效不亚于理疗和手术。鉴于脊柱推拿疗法在临床应用日趋增多，而其作用机理尚不明确的情况下，自1975年以来，许多基础研究对脊柱推拿的治疗机制、疗效及手法的不良反应等进行了研究，并对由推拿医生自己定义的脊椎关节半脱位等进行了重点研究。研究主要集中在解剖学、神经解剖学和生物力学上，相对而言，免疫学、生化、生理以及病理生理的研究较少。

1. 脊柱小关节是研究的重点　研究发现关节内的半月板结构是腰椎小关节的解剖学特征，该结构受压很可能造成下腰痛或反射性肌肉痉挛。脊柱推拿可改变小关节的咬合，解除受压的半月板，从而缓解疼痛。但实验未能证明推拿能改变小关节的咬合状态。小关节性疼痛有其特征，研究发现小关节的滑膜皱襞上有丰富的感觉神经纤维，滑膜皱襞受压可直接产生疼痛。对脊柱结构神经支配的研究，有助于明确脊柱源性疼痛的周围神经解剖学，对改善临床的手法治疗有益。通过对胸腰段解剖学特征的研究，证明在胸腰段牵引比旋转手法更有效。

应用CT和MRI对腰椎小关节研究后推测，小关节的炎性反应物质，如P物质和透明质酸等，可通过黄韧带上的缺损渗出，刺激神经根，产生根性疼痛。椎旁深层组织有丰富的无髓伤害感受器分布至周围的各种组织，构成下腰痛的神经疼痛学基础。

2. 冰冻解剖学技术的应用　应用冰冻解剖学技术的研究发现椎间孔四周也可出现退变，腰后伸及旋转时椎间孔内的神经根及血管受到明显的挤压。这表明加强脊柱结构与脊神经之间解剖关系研究的重要性。椎间孔在后伸时减小，前屈时增大，这对设计准确的诊断和推拿手法大有帮助。

3. 应用 MRI 和解剖学研究脊柱韧带的结构特点和走行　对腰椎侧扳前后 $L_5$ 椎间孔变化 MRI 的研究证实，侧扳后腰痛缓解者，其椎间孔的变化与腰痛无缓解者有明显差异。解剖学研究还发现，在寰枕关节平面，硬脊膜与头后小直肌之间有一结缔组织桥。此发现为阐明一些头痛提供了新的解剖形态学依据。通过对与颈源性头痛有关神经的研究，发现上四颈神经所支配的组织结构出现病变，产生的疼痛可反射至头颈部，即颈源性头痛。

4. 关于椎间盘有否神经分布的研究　直到 20 世纪 80 年代，一直认为椎间盘没有神经分布，椎间盘不是引发腰痛的直接原因。近来研究证实纤维环外 1/4 有神经分布，并应用抗体确定其神经类型。这表明椎间盘内的感觉神经纤维是引发腰痛的主要原因，即使无椎间盘突出，也可刺激椎间盘内的神经，造成腰痛。由于椎间盘是推拿治疗的主要部位，所以此解剖学发现有助于推拿手法的改进。通过研究证实，前、后纵韧带上也有神经分布，这有助于定位诊断和治疗手段的选择。

5. 组织学研究表明　腰椎骨赘可压迫邻近椎体的自主神经，腰椎活动时有可能刺激自主神经系统，进而影响内脏功能。

6. 关于脊柱推拿的安全性研究　针对颈部推拿易出现损伤这一现实，国内外加强了颈部推拿手法适应证和禁忌证的研究。美国的按脊疗法施术者们十分注意观察在推拿治疗前后有无脑血管损伤的症状和体征。现在认为，大多数推拿造成颈脑血管损伤是由于推拿前未能筛选适合推拿的患者所致，但用何种检查方法来确定颈部推拿的适应证和禁忌证还有争议。虽然颈部推拿有一定的危险性，但最近一篇对比颈部推拿与非激素类抗炎制剂在治疗颈痛中危险性的综述表明：非类固醇激素抗炎制剂是治疗骨骼肌性颈部疼痛最常用的首选传统疗法，占美国国内处方量的 5%，每年达 9000 万张。非类固醇激素抗炎制剂最严重的并发症是胃肠道溃疡、穿孔和出血，这有致命的危险。仅在美国，每年就有 3200 人因骨关节炎服用非类固醇激素抗炎制剂而丧命。统计结果表明，服用非类固醇激素抗炎制剂治疗颈痛的危险性是颈部推拿的 100～400 倍。由此可见，脊柱推拿有一定的危险性，但相对临床一些常用的传统疗法来讲，还是比较安全的。

7. 脊柱推拿基础研究面临的问题　目前应用临床解剖学、生物力学、医学影像学等多学科方法来研究脊柱推拿手法，但由于一些实验条件的限制，尚不能完全阐述脊柱推拿手法的作用机理。计算机模拟与可视化技术的出现正是此领域迫切需要的技术，利用图像、图形的直观手段对计算数据和结果进行直观地表达和三维显示。只有三维显示才使可视化成为真正意义上的可视，代表21世纪推拿研究的发展方向。进一步应用生物力学与计算机模拟和可视化技术的结合，多学科交叉研究脊柱推拿手法对正常和不同脊柱疾患的脊椎关节运动的影响，有可能阐明旋转手法的作用机制，进而提高脊柱推拿手法的准确性和安全性，为研究脊柱推拿手法开辟一条新的途径。

## 四、脊柱推拿手法的生物学效应

脊柱推拿亦称整脊（Chiropractic），是国内外治疗脊柱结构位置异常引起的脊柱及脊柱相关组织器官疾病的首选非手术疗法。整脊手法的生物学效应往往是通过手法力的能量转化或（和）信息传递，借助于神经系统或神经 - 内分泌 - 免疫网络系统的调控作用来实现的。脊柱推拿的生物学效应是多方面的，但在脊柱及脊柱相关疾病的治疗中主要体现在以下三个方面：

1. 整脊手法的镇痛机制研究

提高血清内啡肽含量　研究发现，颈、腰、腿痛患者通过㨰、推、按、揉及斜扳、后伸扳和脊柱旋转等手法治疗后，血清内啡肽含量升高了17.1%，从而增强了对生理功能的调节和疼痛的调制。而对腰椎间盘突出症和急性腰扭伤患者通过指压、旋摩委中、承山及阿是穴20min后，血浆中β内啡肽的含量显著升高，血浆和脑脊液中cGMP含量升高、cAMP/cGMP比值显著下降，从而发挥其镇痛效应。

对单胺类物质的影响　中枢内的去甲肾上腺素、多巴胺和5 - 羟色胺主要表现为抑制作用，而在外周则主要是兴奋性作用。对腰椎间盘突出症采用骨盆牵引结合腰部按压或踩跷后血浆、血清和唾液中上述单胺类物质及部分代谢产物5 - 羟吲哚乙酸的含量皆呈现不同程度的降低，血浆中多巴胺的前体酪胺酸和5 - 羟色胺的前体色胺酸也显著降低，而尿中5 - 羟吲哚乙酸却显著提高。对颈椎病采用按、摩、捏、推、拿、点、扳等手法和对急性腰、颈软组织损伤采用推、揉、㨰、拿、拨、摇、扳等手法治疗后，血浆中去甲肾上腺素、多巴胺含量均显著降低。也有观察发现颈、腰部软组织损伤整脊后 5 - 羟色胺含量升高，且与疗效正相关。

## 2. 整脊手法改善血液循环作用的研究

**改善脑血流**　对椎动脉型颈椎病患者在颈、项、肩施以㨰、推、按和旋转手法 10 ~ 20 次后，脑血流图的波幅明显升高，且上升时间缩短，重搏波明显；在前额、头、项、肩施以推、抹、按、揉、拔伸等手法具有同样结果。而对左右两侧脑血流通过时间的观察发现，多数患者通过时间明显缩短，提示单位时间通过的血流量增加，但也有个别通过时间延长的现象，推测可能存在双向调节作用。

**提高椎、椎 - 基底和左右小脑后下动脉的流速**　对颈椎病和眩晕患者采用间歇性多次拔伸手法或在颈项肩背行揉、按、拿、捏、摩、弹拨、理筋手法，可使左右椎动脉、椎 - 基底动脉和左右小脑后下动脉的收缩流速、舒张流速和平均流速显著提高。但极度右旋或极度后伸手法可导致椎动脉血流受阻，极度后伸复加旋转，则可使部分受试者椎动脉完全闭塞，且以右侧为甚。可见颈椎极度旋转复位手法带有一定的危险性，尤其应避免在颈椎极度后伸状态下施行旋转手法。而拔伸手法则较安全。为安全起见，在行颈部手法时应对椎动脉血流进行必要的检查，对于椎动脉异常的患者手法操作应特别谨慎。

**改善微循环**　对颈椎病患者在颈、肩、臂施以捏拿、按揉、推、㨰、提扳、点压和拍打等手法 10 次后大椎穴处皮温升高 0.2℃ ~ 0.4℃，微循环明显改善（管袢数、正常管袢构型明显增加，清晰度提高，血流速度加速，输入和输出支障碍例数及异常管袢型明显减少）。对腰椎间盘突出症患者行㨰法结合后伸扳、四指推、压、振、斜扳、弹拨、拔伸牵引 30 次后，其甲皱微循环明显改善。对颈椎病、$L_3$ 横突综合征、梨状肌综合征在特定部位施用一指禅推、㨰、揉、摩、捏、按、点、弹拨、理筋、扳、旋转及牵引等手法后，球后结膜和甲皱微循环总积分值显著升高，后效应持续 3 ~ 7d。

**对血液流变学变化的影响**　对颈椎病施用揉捻、㨰、拿、去、散、归合、旋转等手法 3 ~ 5 次后，血沉明显升高，红细胞压积和聚集指数、血小板聚集率、血浆黏度、低切黏度等指标呈不同程度地显著性降低，高切全血黏度变化不明显，提示整脊手法使颈椎病患者血液的高黏滞状态得到显著改善。对腰椎间盘突出症采用镇痛牵引结合整脊手法后，全血比黏度和全血还原黏度显著降低，血细胞比容、血浆比黏度、红细胞电泳时间、纤维蛋白原百分比则呈不同程度的降低趋势。

3. 整脊手法对组织损伤修复作用的研究

对椎间盘组织损伤的作用　①使椎间盘突出症患者突出物变位和变性。对38例43个节段突出物采用镇痛牵引加整脊手法治疗3~6个月，有9个节段突出物消失，13个明显缩小，8个稍微缩小，17个无变化，6个增大。突出物总体变化呈现一定的缩小趋势，但上述变化与疗效无显著的相关性，整脊手法治疗腰突症的作用机制可能使突出物发生了变位和变性，改变了突出物与神经根之间的位置关系。②使椎间盘的高度和面积缩小。经牵引、踩跷、揉等手法治疗，半年后复查，腰突症患者椎间盘的高度和面积均呈缩小趋势，2例病程在15d内的膨出患者完全还纳，提示突出物能否还纳与其突出类型和时间有关。时间较长的陈旧性突出，粘连处已异常坚固或合并骨性椎管狭窄，均非手法所能改变。

对肌肉、肌腱、关节软骨和神经组织损伤的作用　推拿对以上组织损伤的作用的研究多是脊外组织，但可以说明其若作用于脊柱和脊旁仍然具有相似作用。①对肌肉组织损伤的修复。对运动性肌肉损伤施以向心性揉、弹拨、推、搓等手法后，可消除训练后延迟性肌肉疼痛，对肌张力恢复也有明显促进作用。此外还可明显抑制氧自由基产物的生成，减轻血管扩张、瘀血、血栓形成及水肿等病理性损害。对周围神经所致肌肉病变，施以重手法揉捏→提弹→重揉→轻揉捏，可明显促进萎缩肌肉的恢复，改善失神经肌肉的异常结构和代谢状态，使肌纤维肥大，肌肉湿重和最大肌肉横切面积恢复，肌纤维间质中脂肪和结缔组织增生减轻，血管血栓减少，微循环改善。②对肌腱组织损伤的修复。手法对肌腱损伤后组织结构的恢复和生物力学性能的改善均有明显的促进作用。③对关节软骨损伤的修复。软骨损伤后的再生修复能力较差。手法一方面可以促进损伤后炎性渗出物的吸收，另一方面还能刺激成纤维细胞向软骨细胞转化，有利于软骨组织的再生和修复。而目前用非甾类消炎镇痛药对症治疗，长期使用后抑制了软骨细胞增殖，进一步加剧了软骨组织的破坏。④对神经组织损伤的修复。手法可在损伤早期有效促进神经修复和再生，恢复运动终板结构和功能。

此外，整脊手法在脊柱和脊柱区施术，还可调节消化、呼吸、心脑血管、泌尿生殖、内分泌等系统的功能，是整脊治疗脊柱相关内脏疾病的理论基础。

## 五、推拿整脊手法的力学效应研究

推拿整脊手法的力学效应研究揭示了整脊手法力作用于脊柱后直接引起的应力、应变规律，为整脊手法的安全性和有效性提供了理论保障。

1. 旋转类推拿整脊手法的力学效应　旋转类整脊手法分为定点整复和非定点整复两种。施术中被旋转脊柱节段处于中立、前屈或后伸位或拔伸状态。由于操作方式、方法和施力情况不同，其力学效应有异。

关于弹响声的研究　在施行旋转整脊手法时，绝大多数情况下伴有"咔嗒"样弹响声的出现，其是关节内气体快速流动的结果，常被一些医生作为整复成功的标志。研究发现，行颈椎旋转整复时，弹响声主要出现在旋转一侧。定点旋转仅出现一声，而非定点的端提旋转可出现多声。可见定点旋转整脊手法有较高的准确性，而非定点整脊手法存在一定的盲目性。一般来讲，弹响声提示关节活动达到了极限位置，即手法作用力到达了脊椎关节，并引起关节的位移。至于能否将弹响声作为整复成功的标准目前仍存在争议。

关于椎体位移的研究　行颈椎中立位旋转手法时，颈椎位移的幅度从下至上依次增大，$C_1$ 与 $C_7$ 棘突偏中线的距离相差 3 倍以上，说明中立位旋转手法应力较多的集中于上位颈椎，而对下位颈椎作用较小。

对神经根与其周围组织位置关系的调整　颈椎前屈或过伸旋转时，对侧 $C_5$、$C_6$ 神经根袖明显上移，与同一节段的另一侧相比，$C_5$ 神经根袖分别上移 $0.3 \sim 0.6cm$ 和 $0.3 \sim 0.4cm$，$C_6$ 神经根袖分别上移 $0.3 \sim 0.5cm$ 和 $0.2 \sim 0.3cm$。提示旋转手法可以调整神经根与其周围组织的位置关系。但在安全性方面，前屈旋转较过伸旋转手法高。

对椎间盘内压的影响　对颈、腰椎施行旋转手法时，盘内压力普遍增高，并随旋转角度的增加而增高，手法完成时盘内压达到最高，停止施术还原后盘内压恢复至术前水平，未见降低现象。

对脊椎关节突关节内应力的影响　在行腰椎定点旋转手法中，下关节突呈向上→向前→向下→向后的时序运动，且活动范围较大，使错位关节呈复位倾向；关节内压先低后高。在施术的后半程关节内压达到最高，比相邻关节内压增高 8 倍；脊椎恢复原位时，关节内压降至术前水平。

对椎间孔的影响　颈椎前屈位旋转手法使同侧椎间孔缩小而对侧椎间孔扩大。而过伸位极度旋转可使同侧椎间孔极度缩小，导致椎动脉完全闭塞，造成椎基底动脉供血不足。其中右旋较左旋的危险性更大一些。

综上所述，旋转类整脊手法能够调整脊椎关节突关节及神经根与其周围组织结构的位置关系，调节椎间盘内外压力，影响椎间孔的大小。该类手法因使椎间盘内的压力普遍增高，无法使已经突出或膨出的髓核还纳，但借助于盘内外压力的变化及对神经根的牵拉，则有可能改变髓核与神经根之间的位置关系，从而使相应的临床症状得以缓解。这可能是手法治疗椎间盘突出或膨出症的有效机制之一。从安全角度考虑，宜在前屈状态下施术，并尽可能用定点整脊手法。

2. 拔伸类推拿整脊手法的力学效应  拔伸类整脊手法分为持续性和间歇性两种，并因拔伸力大小、方向和作用点的不同而产生不同的力学效应。

对椎间盘内压的影响  拔伸颈椎过程中，椎间盘内压呈下降趋势，其变化与拔伸的力量和持续或间隔的时间有关。以 5kg 的重量在 2s 内缓慢拔伸，盘内压呈一定程度的下降，但与拔伸前比较无显著性差异，以此重量继续拔伸盘内压不再变化。若以 10kg 的重量在 0.1s 内拔伸则盘内压显著降低，以此重量继续拔伸，盘内压则持续降低，且在拔伸结束后维持一定时间的后效应。

对椎间孔的影响  纵向牵拉颈椎时，$C_{4 \sim 5}$ 椎间孔由 10.5mm × 4.0mm 扩大到 13.0mm × 5.0mm；而对颈椎进行挤压时则缩小为 9.0mm × 4.0mm。

对颈椎关节后缘应力的影响  颈椎关节后缘在拔伸时所受拉应力的大小与拔伸力的着力点和方向有密切关系。拔伸时 $C_1$、$C_2$ 棘突所产生的应力较高；$C_{4 \sim 5}$ 在 15° 位拔伸时产生的应力最高；$C_{5 \sim 6}$ 和 $C_{6 \sim 7}$ 在 25° 位拔伸时产生的应力最高。这就要求行颈椎拔伸时，应根据病变关节的不同选择合适的着力点和拔伸方向。

总之，拔伸类整脊手法可使盘内压降低，在颈椎间盘突出症的治疗上较旋转类手法安全。

3. 屈伸类推拿整脊手法的力学效应

（1）对椎管容积的影响：颈椎过伸时，脊髓变粗并引起皱折，硬膜与黄韧带一起形成皱折并突入椎管，纤维球膨出增大，向中线对侧突出的髓核亦增大，椎管容积变小。而颈椎前屈时无上述变化，$C_6 \sim T_1$ 节段椎管内截面积与过伸时相比明显增大，椎管矢状径与过伸、自然伸相比有增大趋势。其他节段在屈伸时椎管内截面积变化不明显。可见前屈手法的安全性相对较高。

（2）对脊椎关节突、关节活动和神经根位置的影响：当固定下位椎体行腰椎后伸手法时，上位椎体的下关节突主要在上下或前后方向上发生较大的移动，同时也有轻度的侧移。俯卧位后伸手法主要使下关节突呈现向后下方且略带旋转的运动。后伸幅度过大时可造成关节突的重叠，而小幅度的反复后伸则可起到松解关节突间粘连的作用。仰卧位前屈手法主要使下关节突向前移位，幅度过大时可产生关节突抵触。

脊椎关节突关节的位移可直接影响椎管容积。研究发现，行腰椎后伸手法时硬膜囊矢状径缩短，椎管长度减小；前屈时作用则相反，从而有利于神经根减压。坐位屈曲旋转腰椎可使硬脊膜两侧的神经根向上下和内外方向移动，进而改变神经根与周围组织的位置关系。

综上所述，屈伸手法可在一定程度上使脊椎关节突关节发生位移，位移的多少与屈伸幅度呈正相关。从安全角度考虑，适当控制屈伸幅度，尤其要避免脊柱关节的过度后伸。

## 六、推拿整脊的作用机制假说

目前，由于研究条件等因素的限制，对脊柱推拿治疗机理研究的较少，对其治疗机理大多为推测。学术界公认的第一篇实验研究论文是 Crelin 于 1973 年完成的。现就有限的一些相关实验研究和文献报道作简要介绍。

### （一）国外关于脊柱手法的作用机制假说

神经受压假说　最早提出神经受压假说的是 D. D. Palmer，他认为半脱位时的脊椎位移可使椎间孔变小，造成从大脑向组织细胞或从组织细胞向大脑传导的精神脉冲发生障碍以及神经活动的不平衡。后来 Hadley、Junghhans 以及其他一些学者都已证明发生半脱位时的脊椎可以压迫脊神经。

脊髓受压假说　1934 年，B. J. Palmer 首次提出了脊髓受压假说，以后他又强调了脊髓在半脱位的上颈段受压的概念。B. J. Palmer 系统地阐述了治疗上颈段半脱位的调整手法，认为仅使用这种调整手法即可治疗这种半脱位。他推测 $C_1$ 发生轻微的半脱位时，就有可能压迫脑干或上颈段的脊髓，影响脊髓和脑神经向身体各部位精神冲动的传导，并可影响脑干内重要神经中枢的功能。

固定假说　脊柱运动单元的活动度减小，是属于脊椎关节半脱位的范畴。脊椎关节出现固定，就有可能刺激疼痛感受器，一旦刺激强度超过阈值，就会通过神经反射弧引起躯体自主神经系统和内脏功能障碍。

### （二）脊柱推拿手法可能的作用机制

1. 解除滑膜嵌顿　最早是由欧洲脊柱推拿治疗者提出，认为脊柱小关节间的滑膜嵌入是造成脊柱活动受限和疼痛的主要原因。因为脊柱椎间小关节各有自己独立的关节囊，当颈随头做各个方向的运动，椎间关节间隙增大时，关节囊内层的滑膜或滑膜皱襞就有可能嵌入成为疼痛源引起患者剧烈疼痛。脊柱推扳或旋转推拿手法可使嵌入的滑膜或滑膜皱襞得到解除，从而达到治疗目的。

2. 解除肌肉痉挛　骨骼肌张力的异常升高以及肌肉痉挛时，肌肉的形态结构、组织性质、解剖位置和生化等方面并无病理改变，只是功能上出现非协调性的异常收缩。在临床触诊时可摸到收缩变硬的肌肉或僵硬无弹性的条索状肌腹。脊柱推拿时的快速推扳和旋转，可突然牵拉松解肌肉的高张力，使异常的肌肉张力恢复正常。

3. 松解粘连　颈椎的钩椎关节、小关节、神经根周围以及颈椎管内的某些粘连是造成临床症状的原因之一。颈神经根的肿胀粘连促使椎间孔狭小，引发神经症状。关节周围的软组织粘连，致使关节活动受限和疼痛。快速的推拿手法可使神经根和关节周围的粘连得到一定程度的松解。

4. 纠正关节错位　脊椎关节位置异常致使椎间孔变小和横突孔狭窄扭转位移，使神经根受压以及椎动脉管腔狭窄和扭曲，造成神经根和椎动脉受损的症状。推拿可调整椎间盘与神经根的位置，恢复正常的颈椎关节解剖序列，有利于椎间盘、韧带和关节囊等处组织水肿的消退以及静脉回流的改善，促使神经根周围炎症减退，增加椎动脉血供，从而达到治疗目的。

## 七、脊柱相关疾病的研究概况

### （一）脊柱相关疾病的概念

从广义来看，脊柱相关性疾病泛指由于脊柱及周围软组织力学失衡引起的所有疾病。它不仅涉及颈、肩、腰、腿痛，如落枕、颈椎病、腰椎间盘突出症、腰扭伤、腰肌劳损等，还涉及循环、呼吸、消化、神经、内分泌、免疫等系统的 50 多种病症。

狭义的脊柱相关性疾病主要指由脊柱力学失衡导致的循环、呼吸、消化、神经、内分泌、免疫等系统的病证，如头痛、眩晕、耳鸣、视力障碍、脑震荡后遗症、高血压、心律失常、心绞痛、哮喘、冠心病、腹痛、胃痛、慢性胆囊炎、结肠功能紊乱综合征、痛经、月经不调等。

### （二）相关研究概述

从脊柱生物力学角度研究脊柱及脊柱相关性疾病的病因、发病机制和临床治疗方法已经发展成为脊柱医学不可缺少的一部分，越来越受到国内外医学界的重视。自 20 世纪 70 年代，我国少数学者开始从事这方面的研究工作，1984年召开了首届全国脊柱相关疾病学术研讨会，1991 年召开了第一届国际脊柱相关疾病学术研讨会。现就一些相关实验研究和文献报道作简要汇总。

1. 临床研究　千百年的临床实践表明，足太阳膀胱经及四肢的许多腧穴可以治疗内脏疾病，其理论基础是祖国传统医学的脏象学说和经络学说。西方许多国家的医生在临床实践中也同样证实，针对脊柱的治疗，可以治疗许多内脏疾病，并积累了许多经验。

脊柱应力异常引起脊神经损伤导致的肢体疼痛、麻木、运动障碍，通过现代医学的查体和辅助检查，很容易得到客观依据而被认识和接受。但是，同样是脊柱应力异常引起的内脏神经损伤导致的内脏功能障碍，尽管大量临床实践已证实它的存在，却由于缺乏更客观的检查手段和量化指标，不易被人们所认识，还需要大量的实验研究。

据文献报道，1980 年 Lindan 总结 213 例 $T_6$ 以上高脊髓损伤 48% 出现血压升高及心脑缺血表现。1997 年 Fcurt 报告高脊髓损伤不仅可引起高血压、头痛、头晕、脉搏变慢、恶心、损伤平面以上多汗，还可引起惊厥和脑出血等。研究还表明，脑出血患者 98% 有颈椎病史。故颈椎病及上胸椎病的防治和康复，不仅对防治高血压、心律失常及脑缺血疾病有良效，对防止脑出血也会大有裨益。

潘之清是我国著名的脊柱疾病专家，他对 200 余例颈椎病长达 15 年的临床研究发现，颈椎病是脑缺血性疾病的原因之一，也是血压异常（高血压、低血压、血压不稳）和心律失常（包括部分冠心病）的重要原因之一。其发病机制为，支配心脑的自主神经受骨赘的刺激是神经根型和交感型颈椎病引起血压异常、心律失常的主要原因；颈脊髓受压引起脊前动脉缺血，造成侧角内交感神经细胞功能障碍，导致心脑血管舒缩失常是脊髓型颈椎病引起心率失调和血压异常的主要原因；椎动脉型颈椎病，由于椎动脉供血不足，导致脑干及高位脊髓内的网状结构缺血可引起心律失常和血压异常；自主神经受累会引起继发性神经体液变化。他认为，脊源性疾病 70% 左右是神经科疾病，另 30% 左右为呼吸、消化、五官等系统的脊源疾病，其发病机制绝大多数与神经，特别是自主神经相关，这是由于脊柱与脊神经唇齿相依的密切关系所致的。

2. 实验研究　实验研究表明，脊柱相关疾病通常由于脊柱及周围软组织的应力异常引起，并通过以下途径引发脊源性疾病，第一，刺激或压迫了附近的自主神经（神经根、交通支），从而影响所支配脏器的功能（增强或减弱）。第二，刺激或压迫附近血管，引起该血管供血区缺血症状。第三，刺激或压迫脊柱附近的脊神经及感受器，反射性影响了内脏功能。通过以上三个途径对所支配器官功能的影响，可以由量变发展到质变，即由功能性疾病发展到器质性疾病。

（1）国内主要实验研究简介：①段俊峰等对 16 具成人尸体进行的解剖学研究发现，椎间联结被破坏后，颈椎伸屈大于 40° 时可致前后滑脱式错位；旋转运动大于 30° 时可使椎间孔变窄，椎间孔变窄 1/3 时，神经根受到刺激，变窄到 1/2 时，神经根受到压迫。颈椎侧屈大于 30° 时，钩椎关节发生侧摆式错位，使椎动脉和交感神经受到影响。椎体前后滑脱式错位超过 2~3mm 时，可使已有椎管狭窄的脊髓受到压迫。他们的研究表明，已有损伤、退变的脊椎在运动时可引起错位。错位是引起脊椎病发病的主要原因之一，这为临床治疗脊椎相关性疾病提供了解剖学基础。②研究者用家兔进行的急性实验和用家犬进行的慢性实验均发现，对于颈椎下段和胸椎上段棘突偏歪、椎体错位的动物模型，造模前心电图正常，造模后用同样方法测量心电图则均提示心律失常。用较大样本进行的家兔随机分组对照实验也表明，脊椎错位可使心肌和神经根发生变性改变。③对 100 例颈椎病患者和 100 例正常人颈椎 X 线片进行的对比研究发现，颈椎病患者椎管矢状径平均值（13.5mm）小于正常人平均值（15.5mm），颈椎病患者椎间孔横径平均（6mm）小于正常人平均值（7.9mm）。④对 $C_6$ 至 $T_5$ 椎间关节错位的家犬模型进行的血流动力学研究发现，除中心静脉压和平均动脉压以外，错位前、后 20min 家犬的心输出量、肺动脉压、肺毛细血管嵌压、心脏指数、每搏容积指数、肺循环阻力和周围循环阻力等 7 项主要指标改变明显，具有统计学意义。

（2）国外相关研究表明，躯体神经与内脏功能的联系相当密切：①解剖学发现。交感神经低级中枢在脊髓的侧角，其传入神经感受内脏的代谢状态，传入神经纤维不仅有分支作用到自身中枢，而且与躯体神经共同作用到相应的核团，即躯体神经与内脏神经是合作的，是可以相互影响的，叫分工不分家。②躯体－心脏反射。动物实验表明，躯体的伤害性刺激，均可产生交感神经张力增高，引起心率加快，这种改变可在动物心脏附近的交感神经上记录到，由慢波变成快波。③躯体－血管反射。交感神经电生理依据表明，躯体受到刺激，可产生血管先收缩后扩张的反应。④躯体－胃肠反射。刺激躯体不同部位，产生不同的反应，手部刺激可产生易化作用（胃肠蠕动增强），局部刺激可产生抑制作用（胃肠蠕动减弱）。与中医针灸配穴有相关性。⑤躯体－膀胱反射。刺激下腹部和骨盆区，可产生排尿反应，膀胱压力增高。对四肢远端刺激，可产生抑制排尿反应。

**（三）脊柱相关疾病的思考**

目前，脊柱相关疾病的发病越来越广泛，但人们对脊柱健康的认识仍存在着许多的问题：如认为没有症状就没有问题；对脊柱在发育过程中形成的问题，没有足够的认识及相应的预防措施和治疗方法（如青少年脊柱侧弯）；疾病发生后，不治疗或仅采取片面的，甚至有时是错误的治疗方法；高等院校没有开设相关专业；卫生部门没有相应的机构来负责。如何保护我们的脊柱，使我们的脊柱更加健康，还有许多事情要做，愿各位同仁共同努力，将脊柱健康事业推向一个新的高潮。

# 参考书目

1. 李义凯．脊柱推拿的基础与临床［M］．北京：军事医学科学出版社，2001．

2. 严隽陶．推拿学［M］．北京：中国中医药出版社，2003．

3. 吕选民，权觉武．中国整脊学［M］．西安：陕西人民出版社，2004．

4. 吕选民．整脊治疗学［M］．北京：中国中医药出版社，2009．

5. 吕选民．整脊保健学［M］．北京：中国中医药出版社，2009．

6. 宋一同，吕选民．整脊基础与脊柱病诊断［M］．北京：海洋出版社，2009．

7. 宋一同，吕选民．整脊治疗学［M］．北京：海洋出版社，2009．

8. 宋一同，吕选民．颈椎整脊学［M］．北京：海洋出版社，2009．

9. 宋一同，吕选民．胸椎整脊学［M］．北京：海洋出版社，2009．

10. 宋一同，吕选民．腰椎整脊学［M］．北京：海洋出版社，2010．

11. 宋一同，吕选民．骶尾椎整脊学［M］．北京：海洋出版社，2010．

12. 宋一同，吕选民．整脊保健学［M］．北京：海洋出版社，2011．

13. 宋一同，吕选民．国外整脊技术［M］．北京：海洋出版社，2011．

14. 吕选民，李兴国．中医知行录［M］．西安：世界图书出版公司，2015．

15. 吕选民．推拿学［M］．北京：中国中医药出版社，2006．

16. 吕选民．推拿治疗［M］．北京：中国中医药出版社，2015．

17. 吕选民，于莉莉．实用气功学［M］．西安：陕西科技出版社，1990．

18. 吕选民．药王孙思邈养生长寿术［M］．西安：陕西科技出版社，1991．

19. 王国才．推拿手法学［M］．北京：中国中医药出版社，2003．

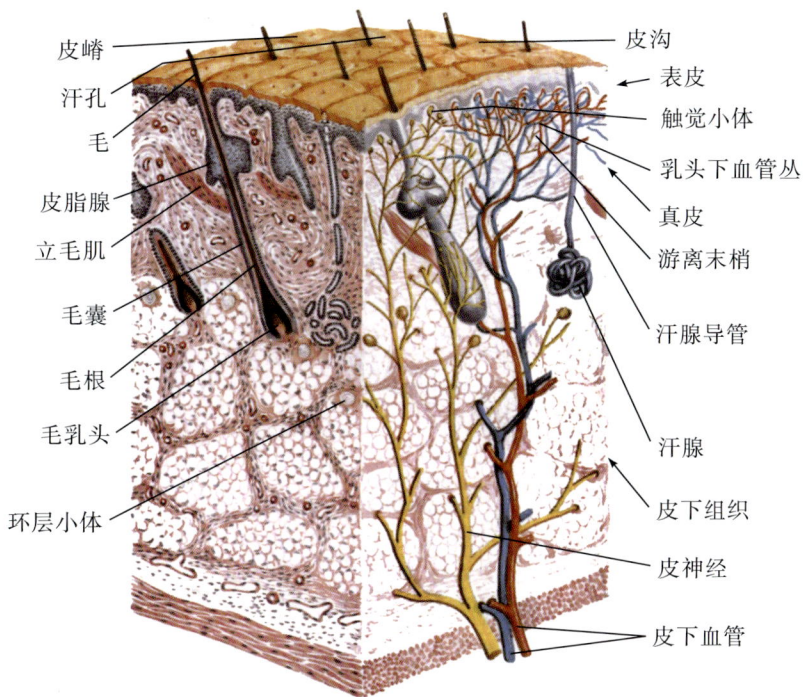

彩图1　脊柱区皮肤和浅筋膜

皮嵴
汗孔
毛
皮脂腺
立毛肌
毛囊
毛根
毛乳头
环层小体

皮沟
表皮
触觉小体
乳头下血管丛
真皮
游离末梢
汗腺导管
汗腺
皮下组织
皮神经
皮下血管

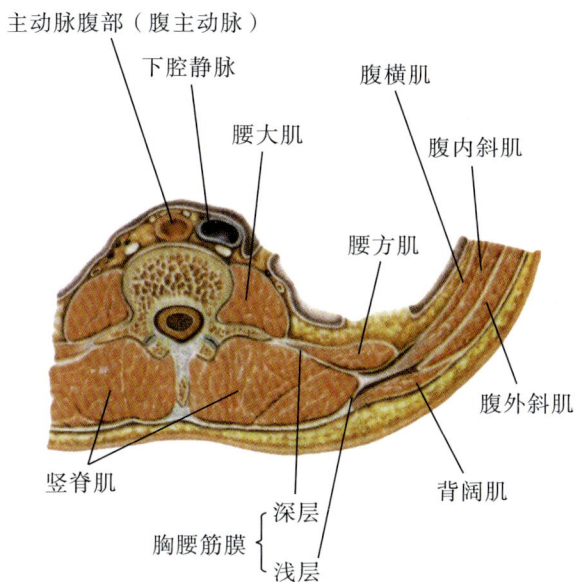

彩图2　胸腰筋膜

主动脉腹部（腹主动脉）
下腔静脉
腰大肌
腹横肌
腹内斜肌
腰方肌
竖脊肌
深层
胸腰筋膜
浅层
腹外斜肌
背阔肌

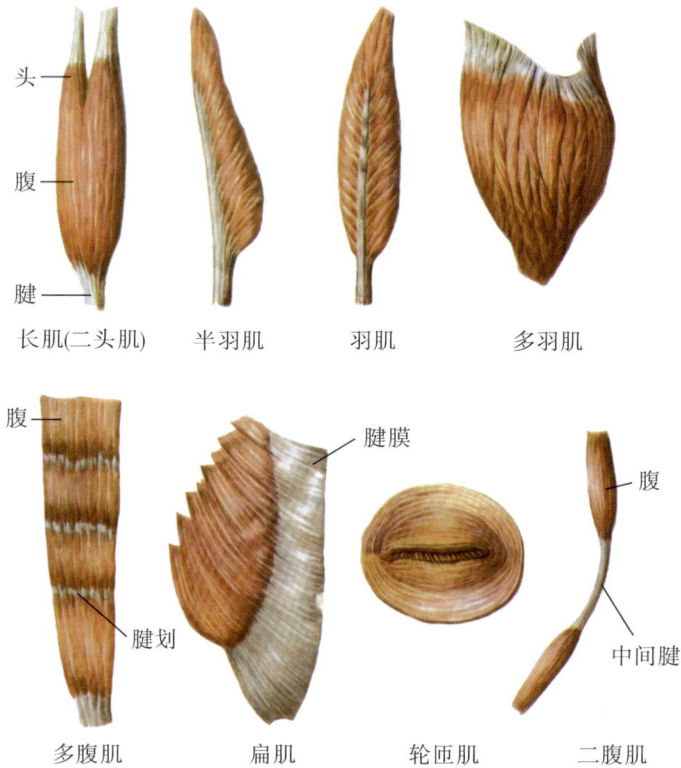

彩图3　骨骼肌的形态

长肌(二头肌)　半羽肌　羽肌　多羽肌

头
腹
腱

腹
腱膜
腱划

多腹肌　扁肌　轮匝肌　二腹肌

腹
中间腱

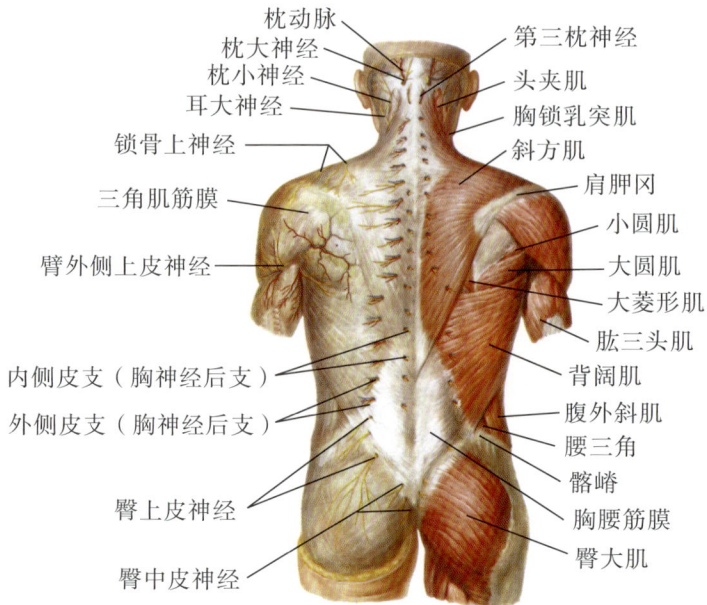

枕动脉
枕大神经
枕小神经
耳大神经
锁骨上神经
三角肌筋膜
臂外侧上皮神经

第三枕神经
头夹肌
胸锁乳突肌
斜方肌
肩胛冈
小圆肌
大圆肌
大菱形肌
肱三头肌
背阔肌
腹外斜肌
腰三角
髂嵴
胸腰筋膜
臀大肌

内侧皮支（胸神经后支）
外侧皮支（胸神经后支）

臀上皮神经

臀中皮神经

彩图4　脊柱区浅群肌及神经Ⅰ

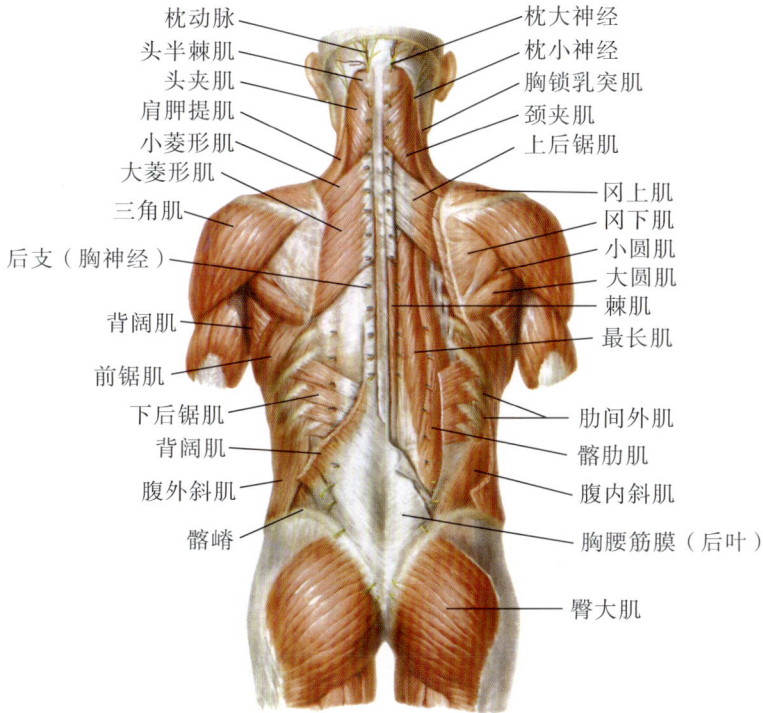

彩图5 脊柱区浅群肌及神经Ⅱ

枕动脉
头半棘肌
头夹肌
肩胛提肌
小菱形肌
大菱形肌
三角肌
后支（胸神经）
背阔肌
前锯肌
下后锯肌
背阔肌
腹外斜肌
髂嵴

枕大神经
枕小神经
胸锁乳突肌
颈夹肌
上后锯肌
冈上肌
冈下肌
小圆肌
大圆肌
棘肌
最长肌
肋间外肌
髂肋肌
腹内斜肌
胸腰筋膜（后叶）
臀大肌

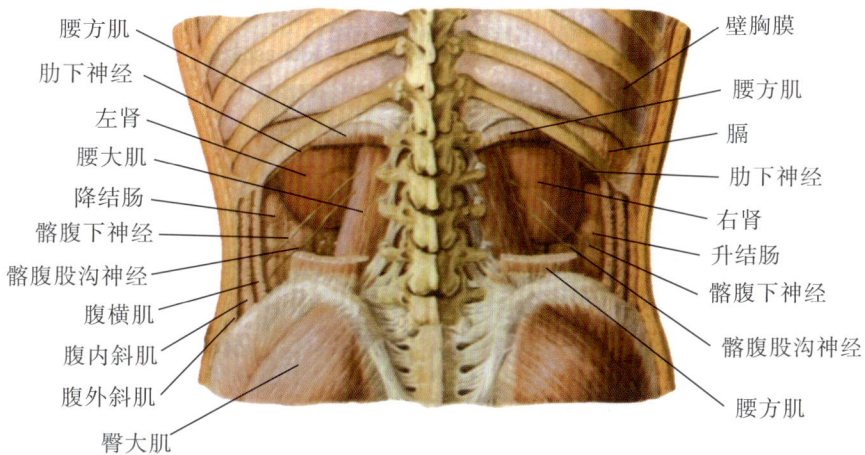

彩图6 脊柱区深群肌

腰方肌
肋下神经
左肾
腰大肌
降结肠
髂腹下神经
髂腹股沟神经
腹横肌
腹内斜肌
腹外斜肌
臀大肌

壁胸膜
腰方肌
膈
肋下神经
右肾
升结肠
髂腹下神经
髂腹股沟神经
腰方肌

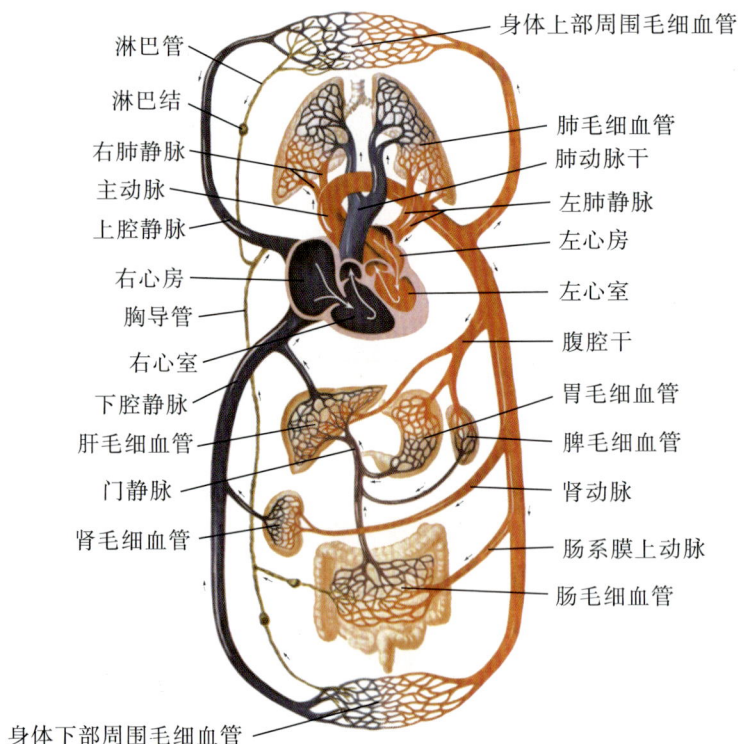

淋巴管
淋巴结
右肺静脉
主动脉
上腔静脉
右心房
胸导管
右心室
下腔静脉
肝毛细血管
门静脉
肾毛细血管

身体上部周围毛细血管
肺毛细血管
肺动脉干
左肺静脉
左心房
左心室
腹腔干
胃毛细血管
脾毛细血管
肾动脉
肠系膜上动脉
肠毛细血管

身体下部周围毛细血管

彩图7　静脉、毛细血管示意图

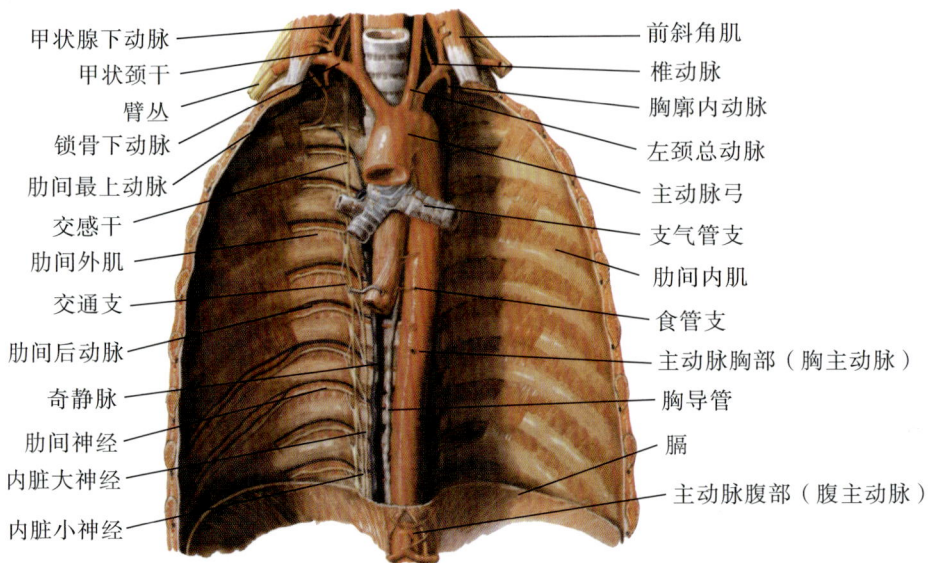

甲状腺下动脉
甲状颈干
臂丛
锁骨下动脉
肋间最上动脉
交感干
肋间外肌
交通支
肋间后动脉
奇静脉
肋间神经
内脏大神经
内脏小神经

前斜角肌
椎动脉
胸廓内动脉
左颈总动脉
主动脉弓
支气管支
肋间内肌
食管支
主动脉胸部（胸主动脉）
胸导管
膈
主动脉腹部（腹主动脉）

彩图8　脊柱区动脉

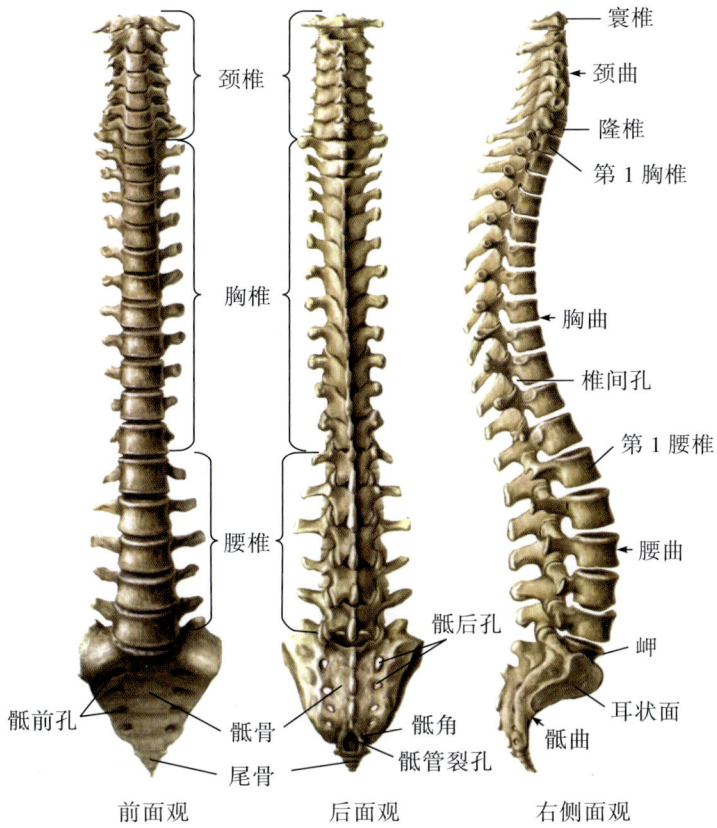

彩图9 椎骨

颈椎

胸椎

腰椎

骶前孔　骶骨　尾骨

骶后孔　骶角　骶管裂孔

寰椎　颈曲　隆椎　第1胸椎　胸曲　椎间孔　第1腰椎　腰曲　岬　耳状面　骶曲

前面观　　　后面观　　　右侧面观

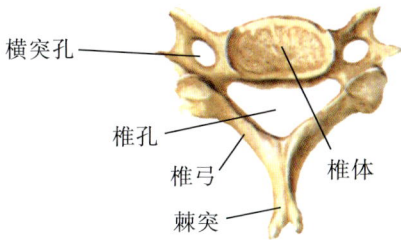

彩图10 颈椎

横突孔　椎孔　椎弓　椎体　棘突

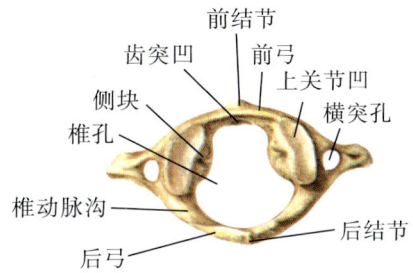

彩图11 寰椎

齿突凹　侧块　椎孔　椎动脉沟　后弓　前结节　前弓　上关节凹　横突孔　后结节

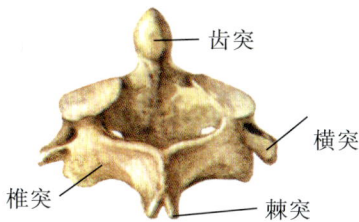

彩图12 枢椎

齿突　横突　椎突　棘突

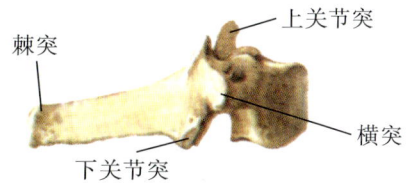

彩图13 隆椎

棘突　上关节突　横突　下关节突

— 5 —

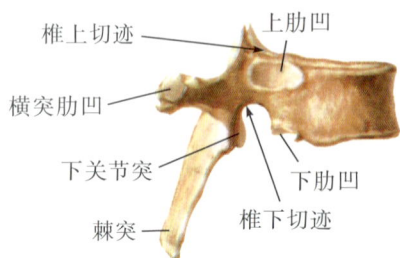

椎上切迹　　上肋凹
横突肋凹
下关节突　　　下肋凹
棘突　　　椎下切迹

彩图14　胸椎

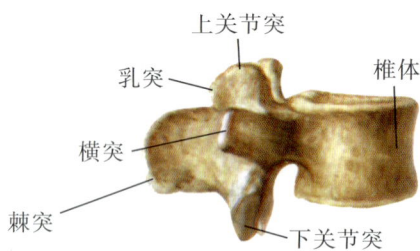

上关节突
乳突　　　　　　　椎体
横突
棘突　　　　下关节突

彩图15　腰椎

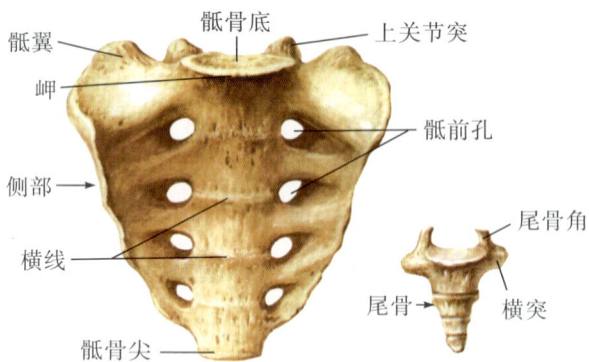

骶翼　　骶骨底　　上关节突
岬
　　　　　　　骶前孔
侧部
　　　　　　　　　　尾骨角
横线
　　　　　　尾骨　　横突
骶骨尖

前面观

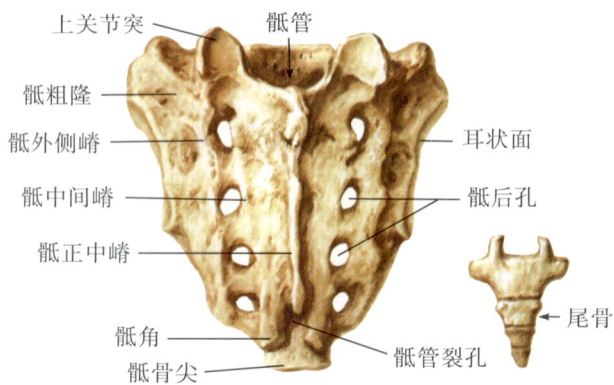

上关节突　　骶管
骶粗隆
骶外侧嵴　　　　　　耳状面
骶中间嵴
骶正中嵴　　　　　　骶后孔
　　　　　　　　　　　　尾骨
骶角
骶骨尖　　　骶管裂孔

后面观

彩图16　骶骨和尾骨

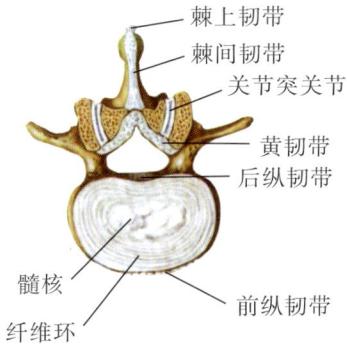

棘上韧带
棘间韧带
关节突关节
黄韧带
后纵韧带
髓核
纤维环
前纵韧带

彩图17　椎间盘

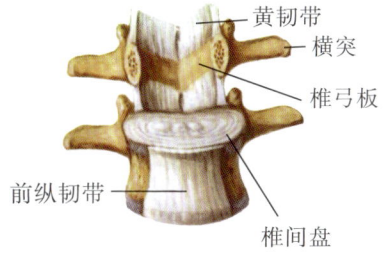

黄韧带
横突
椎弓板
前纵韧带
椎间盘

彩图18　前纵韧带

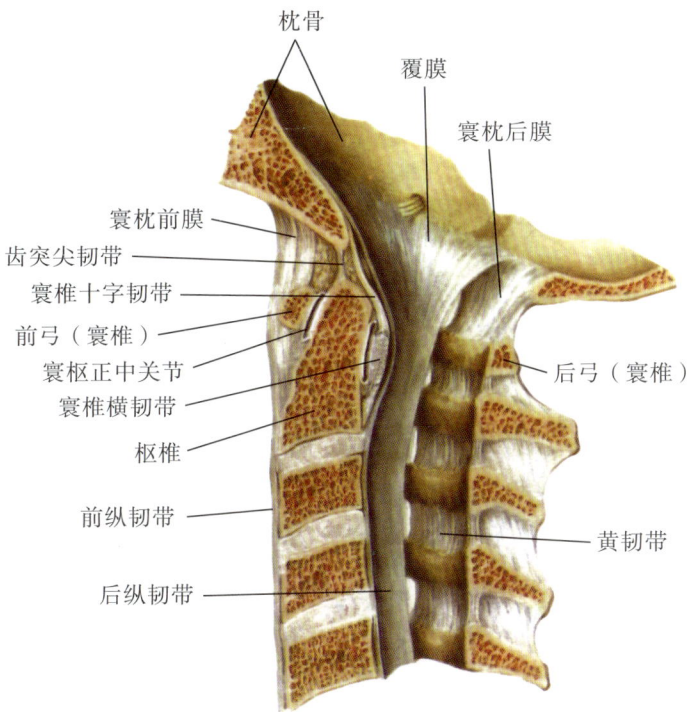

枕骨
覆膜
寰枕后膜
寰枕前膜
齿突尖韧带
寰椎十字韧带
前弓（寰椎）
寰枢正中关节
寰椎横韧带
枢椎
前纵韧带
后纵韧带
后弓（寰椎）
黄韧带

彩图19　覆膜和后纵韧带

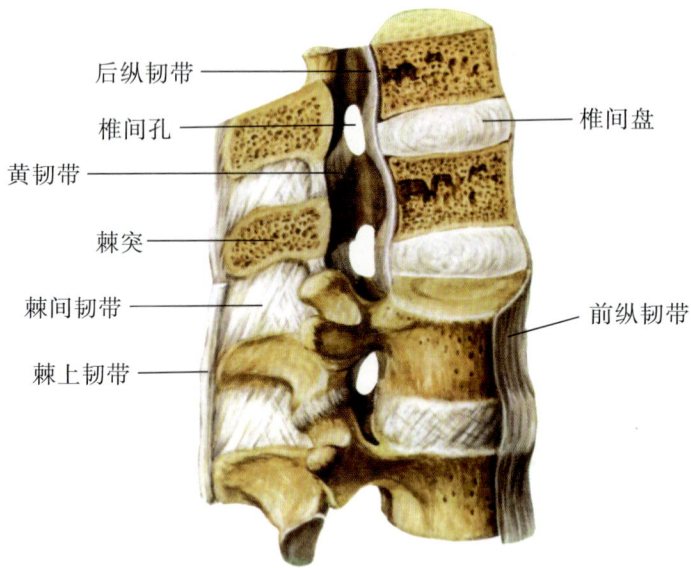

彩图20　椎弓间的连接

后纵韧带

椎间孔

黄韧带

棘突

棘间韧带

棘上韧带

椎间盘

前纵韧带

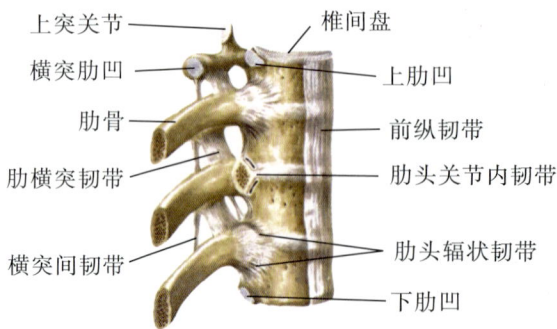

上突关节

横突肋凹

肋骨

肋横突韧带

横突间韧带

椎间盘

上肋凹

前纵韧带

肋头关节内韧带

肋头辐状韧带

下肋凹

彩图21　横突间韧带

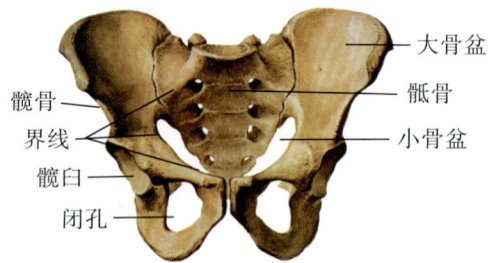

髋骨

界线

髋臼

闭孔

大骨盆

骶骨

小骨盆

彩图22　脊柱与下肢带骨的连接

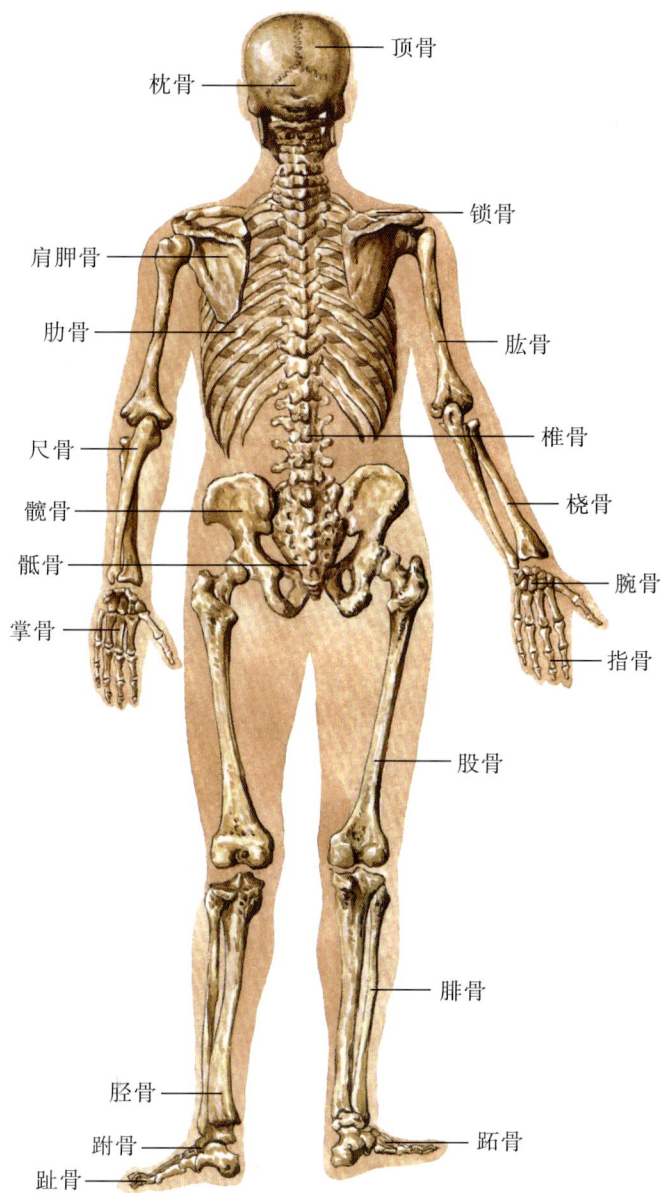

顶骨

枕骨

锁骨

肩胛骨

肋骨

肱骨

尺骨

椎骨

髋骨

桡骨

骶骨

腕骨

掌骨

指骨

股骨

腓骨

胫骨

跗骨

跖骨

趾骨

彩图23　脊柱与颅的连接

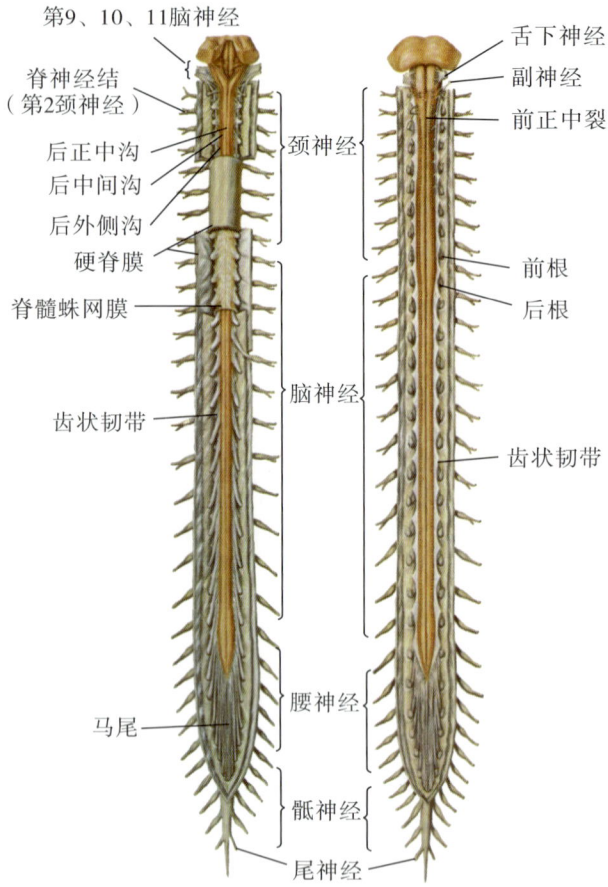

第9、10、11脑神经
脊神经结
（第2颈神经）
后正中沟
后中间沟
后外侧沟
硬脊膜
脊髓蛛网膜
齿状韧带
马尾
颈神经
脑神经
腰神经
骶神经
尾神经
舌下神经
副神经
前正中裂
前根
后根
齿状韧带

彩图24　脊髓和脊神经

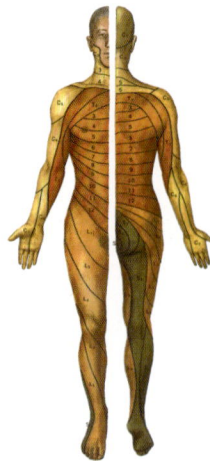

彩图25　神经对皮肤的节段性支配

— 10 —

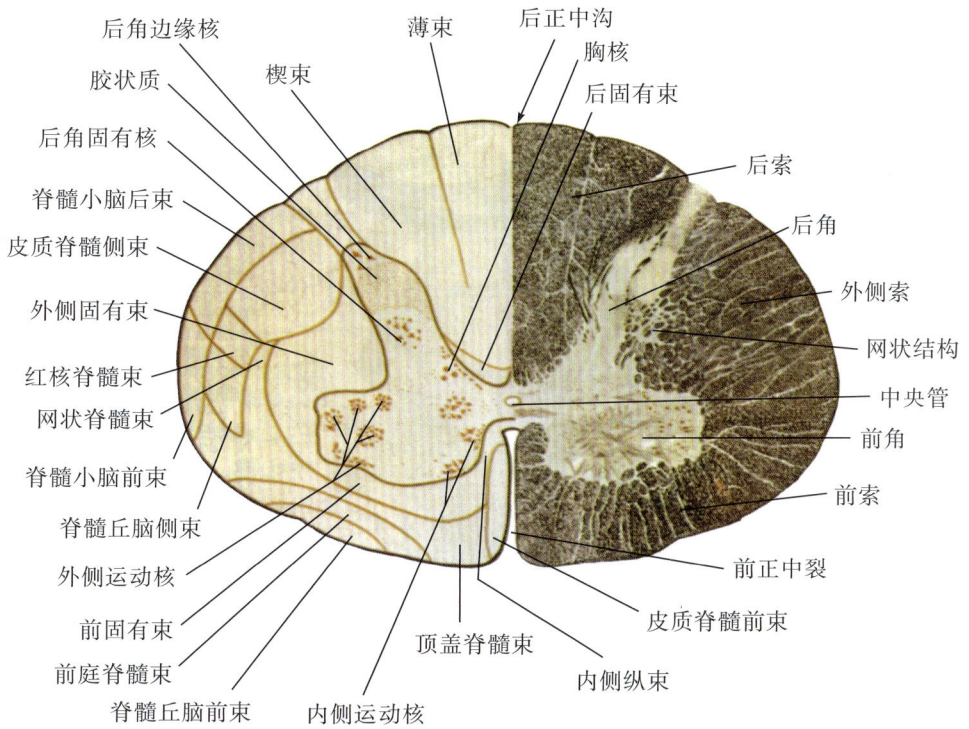

彩图26 脊髓的内部结构

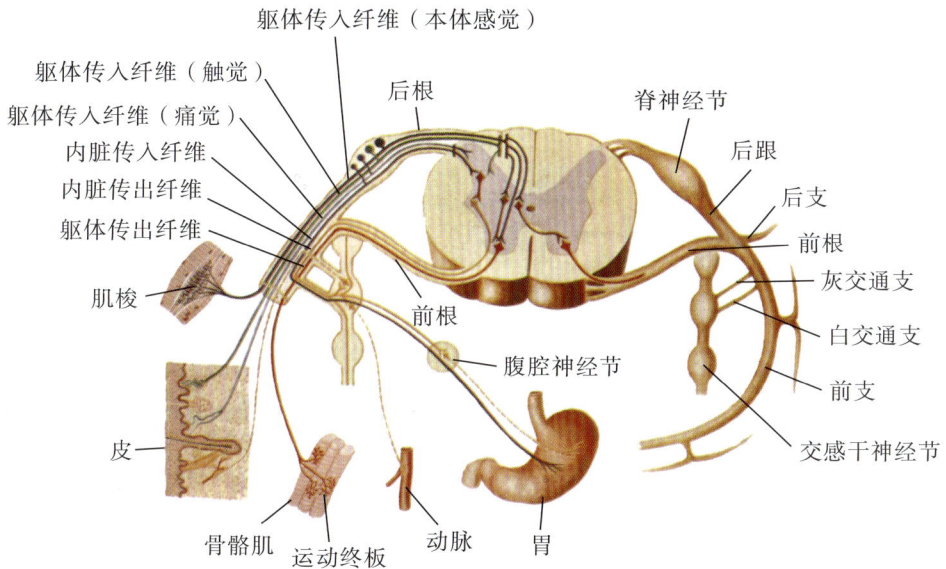

后角边缘核　薄束　后正中沟
胶状质　　　楔束　　　胸核
后角固有核　　　　　　后固有束
脊髓小脑后束　　　　　后索
皮质脊髓侧束　　　　　后角
外侧固有束　　　　　　外侧索
红核脊髓束　　　　　　网状结构
网状脊髓束　　　　　　中央管
脊髓小脑前束　　　　　前角
脊髓丘脑侧束　　　　　前索
外侧运动核　　　　　　前正中裂
前固有束　　　　　　　皮质脊髓前束
前庭脊髓束　顶盖脊髓束
脊髓丘脑前束　内侧运动核　内侧纵束

彩图26　脊髓的内部结构

躯体传入纤维（本体感觉）
躯体传入纤维（触觉）
躯体传入纤维（痛觉）　后根　脊神经节
内脏传入纤维　　　　　　　后跟
内脏传出纤维　　　　　　　后支
躯体传出纤维　　　　　　　前根
肌梭　　　　　　　　　　　灰交通支
　　　　　　　　　前根　　白交通支
　　　　　　　腹腔神经节　前支
皮　　　　　　　　　　　　交感干神经节
骨骼肌　运动终板　动脉　胃

彩图27　神经的组成和分类模式图

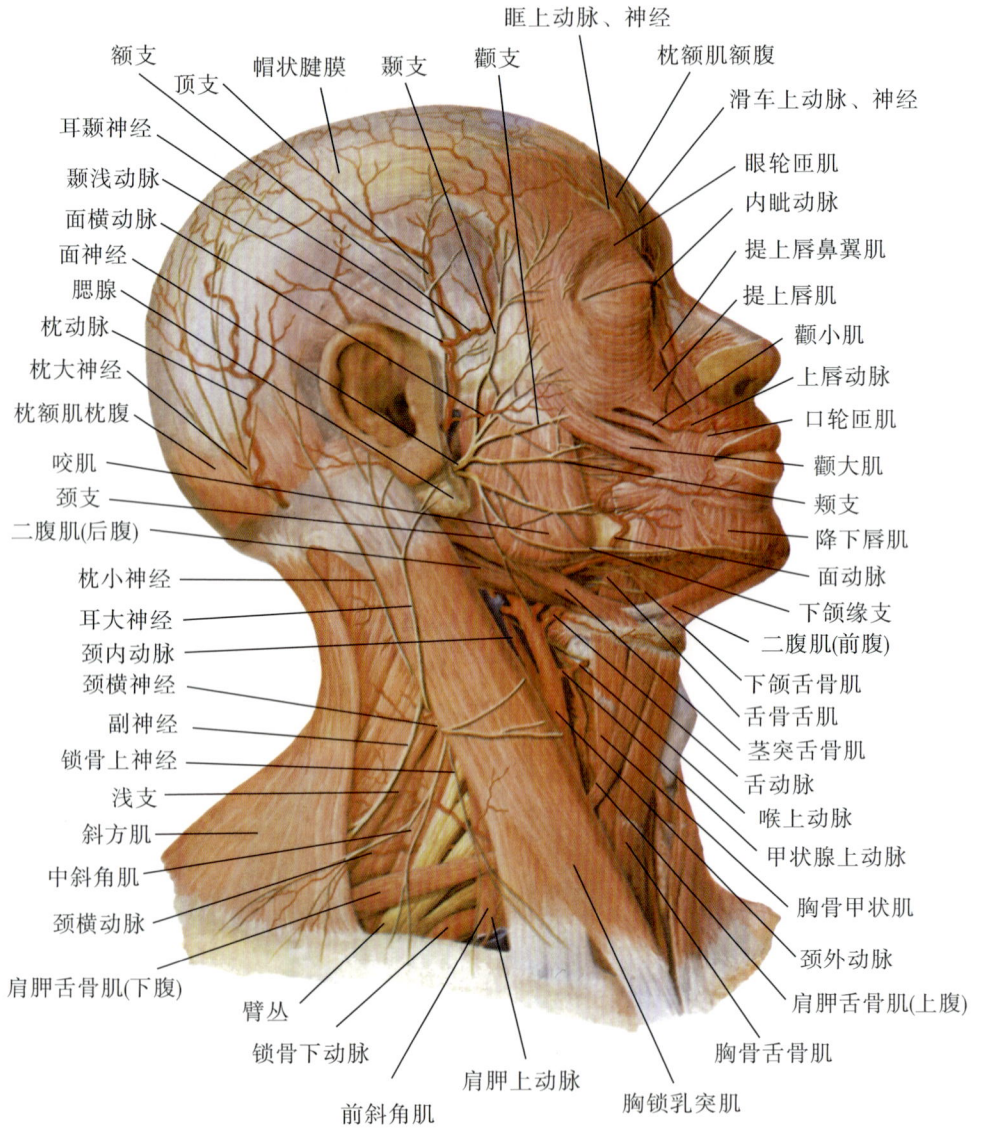

额支　　顶支　　帽状腱膜　　颞支　　颧支　　眶上动脉、神经　　枕额肌额腹

耳颞神经

颞浅动脉

面横动脉

面神经

腮腺

枕动脉

枕大神经

枕额肌枕腹

咬肌

颈支

二腹肌(后腹)

枕小神经

耳大神经

颈内动脉

颈横神经

副神经

锁骨上神经

浅支

斜方肌

中斜角肌

颈横动脉

肩胛舌骨肌(下腹)

臂丛

锁骨下动脉

肩胛上动脉

前斜角肌

胸锁乳突肌

滑车上动脉、神经

眼轮匝肌

内眦动脉

提上唇鼻翼肌

提上唇肌

颧小肌

上唇动脉

口轮匝肌

颧大肌

颊支

降下唇肌

面动脉

下颌缘支

二腹肌(前腹)

下颌舌骨肌

舌骨舌肌

茎突舌骨肌

舌动脉

喉上动脉

甲状腺上动脉

胸骨甲状肌

颈外动脉

肩胛舌骨肌(上腹)

胸骨舌骨肌

彩图28　颈丛

— 12 —

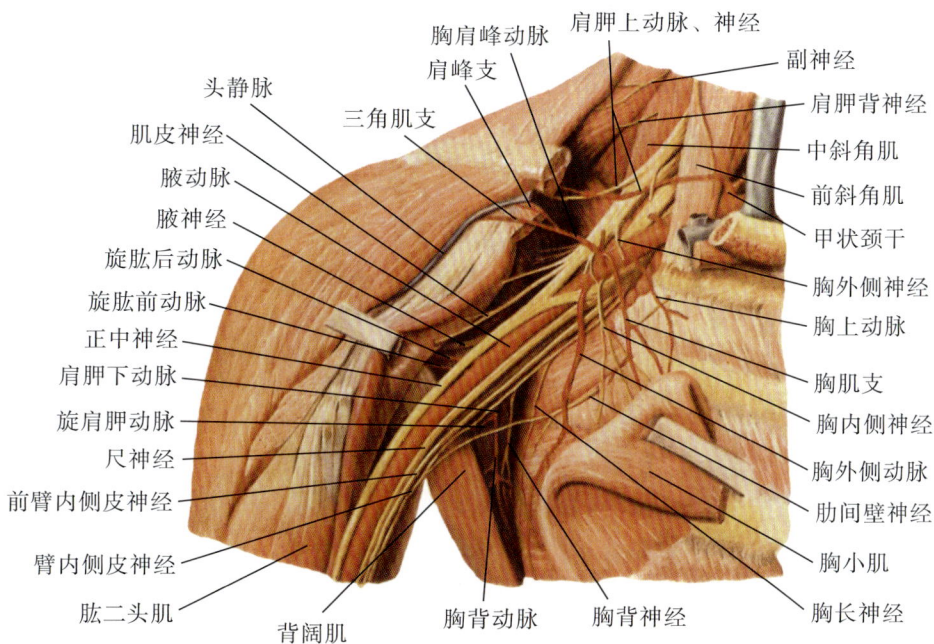

彩图29　臂丛 I

胸肩峰动脉
肩峰支
三角肌支
头静脉
肌皮神经
腋动脉
腋神经
旋肱后动脉
旋肱前动脉
正中神经
肩胛下动脉
旋肩胛动脉
尺神经
前臂内侧皮神经
臂内侧皮神经
肱二头肌
背阔肌
胸背动脉
胸背神经
胸长神经
肩胛上动脉、神经
副神经
肩胛背神经
中斜角肌
前斜角肌
甲状颈干
胸外侧神经
胸上动脉
胸肌支
胸内侧神经
胸外侧动脉
肋间壁神经
胸小肌

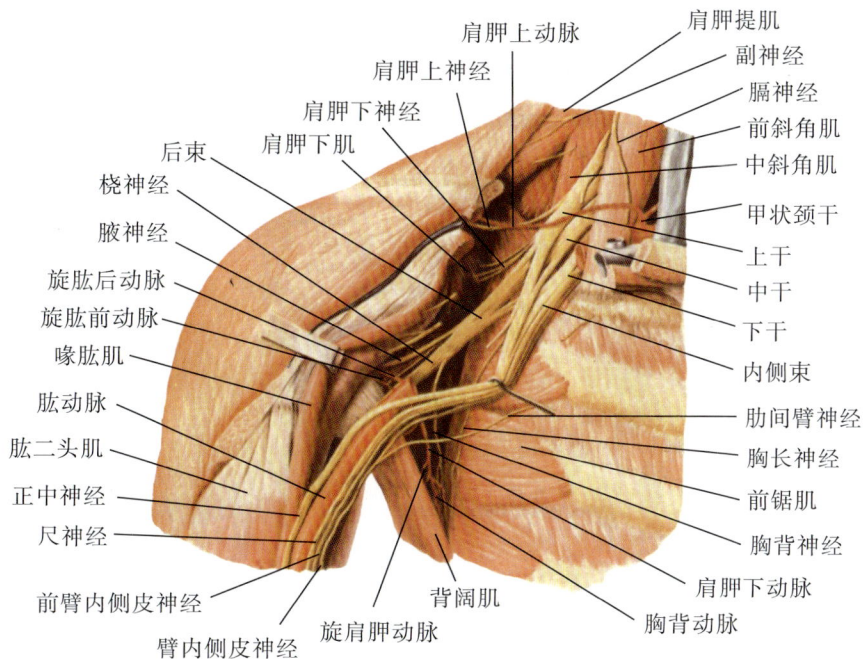

彩图30　臂丛 II

肩胛上动脉
肩胛上神经
肩胛下神经
肩胛下肌
后束
桡神经
腋神经
旋肱后动脉
旋肱前动脉
喙肱肌
肱动脉
肱二头肌
正中神经
尺神经
前臂内侧皮神经
臂内侧皮神经
旋肩胛动脉
背阔肌
胸背动脉
肩胛下动脉
胸背神经
前锯肌
胸长神经
肋间臂神经
内侧束
下干
中干
上干
甲状颈干
中斜角肌
前斜角肌
膈神经
副神经
肩胛提肌

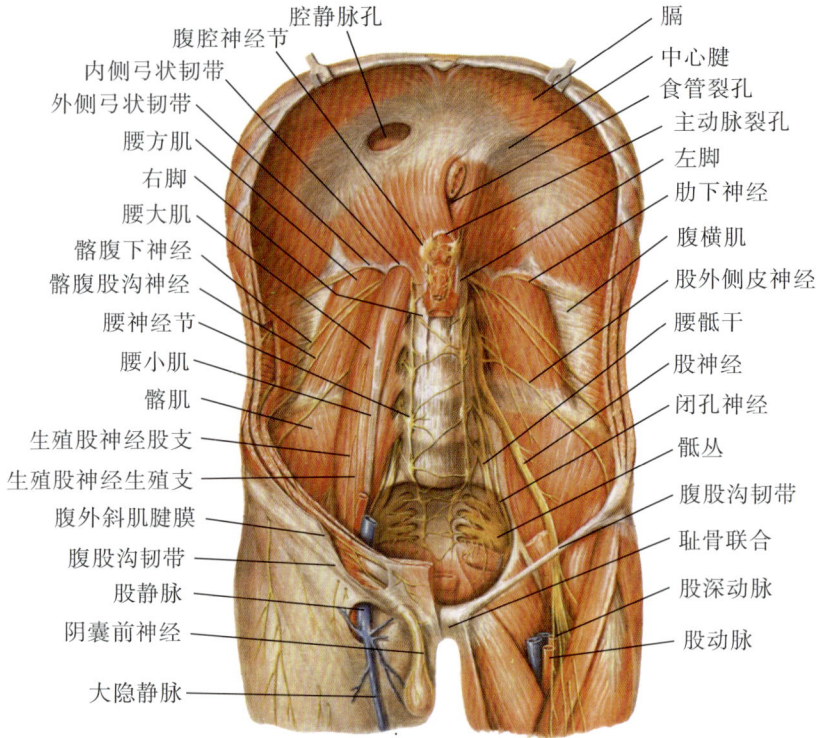

彩图31　腰丛

腔静脉孔
腹腔神经节
内侧弓状韧带
外侧弓状韧带
腰方肌
右脚
腰大肌
髂腹下神经
髂腹股沟神经
腰神经节
腰小肌
髂肌
生殖股神经股支
生殖股神经生殖支
腹外斜肌腱膜
腹股沟韧带
股静脉
阴囊前神经
大隐静脉

膈
中心腱
食管裂孔
主动脉裂孔
左脚
肋下神经
腹横肌
股外侧皮神经
腰骶干
股神经
闭孔神经
骶丛
腹股沟韧带
耻骨联合
股深动脉
股动脉

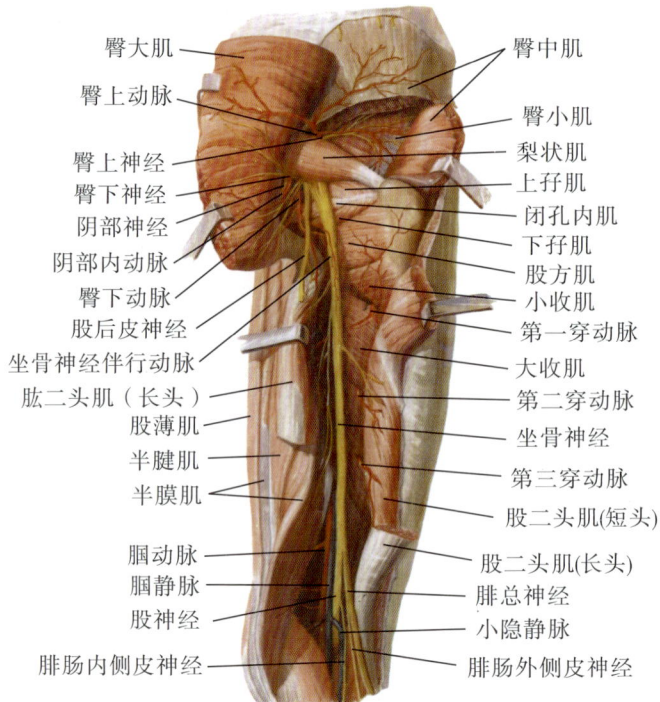

彩图32　骶丛

臀大肌
臀上动脉
臀上神经
臀下神经
阴部神经
阴部内动脉
臀下动脉
股后皮神经
坐骨神经伴行动脉
肱二头肌（长头）
股薄肌
半腱肌
半膜肌
腘动脉
腘静脉
股神经
腓肠内侧皮神经

臀中肌
臀小肌
梨状肌
上孖肌
闭孔内肌
下孖肌
股方肌
小收肌
第一穿动脉
大收肌
第二穿动脉
坐骨神经
第三穿动脉
股二头肌(短头)
股二头肌(长头)
腓总神经
小隐静脉
腓肠外侧皮神经

— 14 —

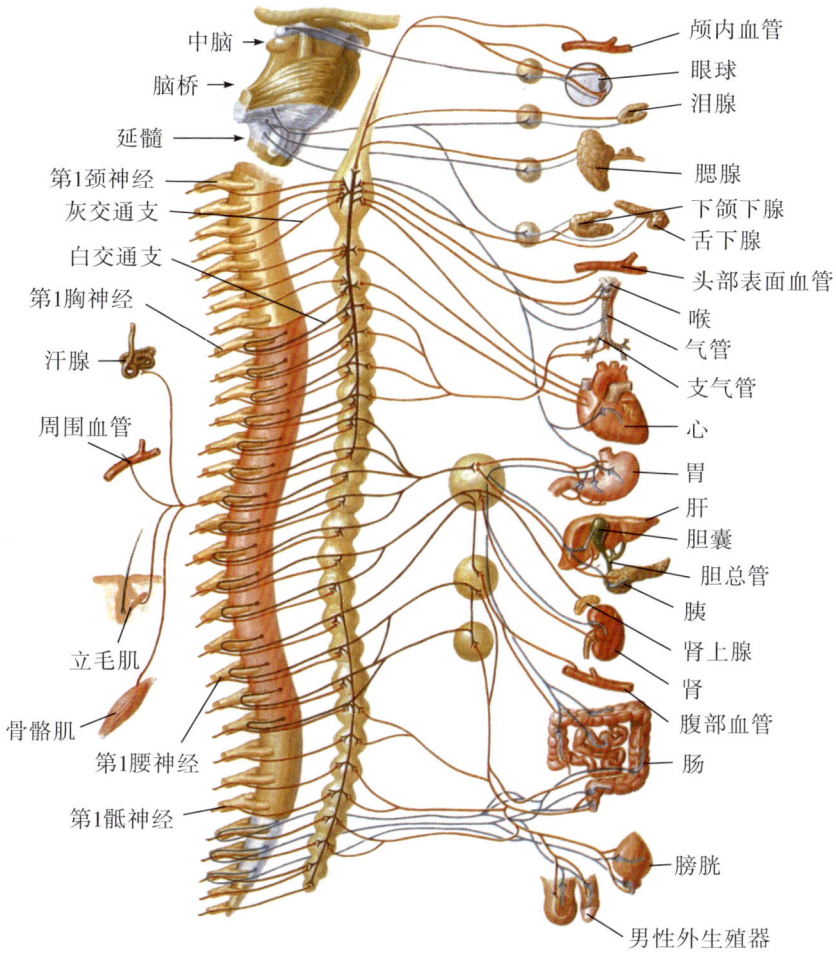

彩图33　交感神经系统概观

图中标注：
中脑、脑桥、延髓、第1颈神经、灰交通支、白交通支、第1胸神经、汗腺、周围血管、立毛肌、骨骼肌、第1腰神经、第1骶神经

颅内血管、眼球、泪腺、腮腺、下颌下腺、舌下腺、头部表面血管、喉、气管、支气管、心、胃、肝、胆囊、胆总管、胰、肾上腺、肾、腹部血管、肠、膀胱、男性外生殖器

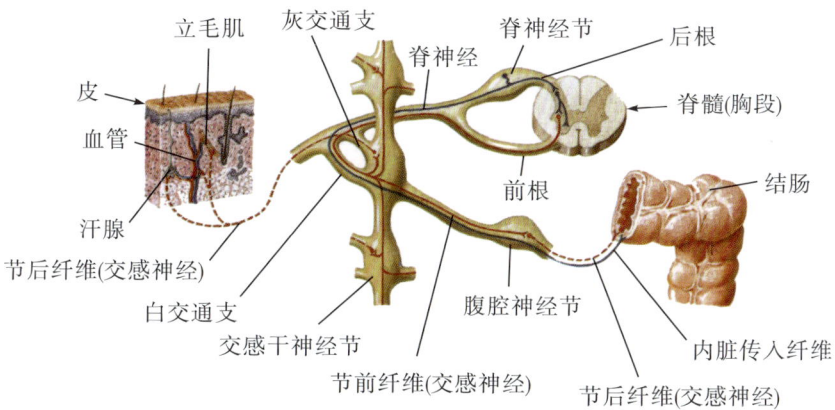

彩图34　交感神经系统模式图

图中标注：
立毛肌、灰交通支、脊神经、脊神经节、后根、脊髓(胸段)、皮、血管、汗腺、节后纤维(交感神经)、白交通支、交感干神经节、节前纤维(交感神经)、前根、腹腔神经节、节后纤维(交感神经)、内脏传入纤维、结肠